Gynäkologie upgrade 2002

L. Beck · D. Berg · A. Pfleiderer
T. Strowitzki (Hrsg.)

Springer-Verlag Berlin Heidelberg GmbH

Gynäkologie upgrade 2002
Weiter- und Fortbildung

L. Beck · D. Berg · A. Pfleiderer

T. Strowitzki (Hrsg.)

Mit 53 Abbildungen und 97 Tabellen

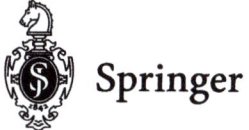

Springer

Prof. Dr. med. L. Beck
Universitäts-Frauenklinik
Moorenstraße 5
40225 Düsseldorf

Prof. Dr. med. D. Berg
Schwaigerstraße 33
92224 Amberg

Prof. Dr. med. A. Pfleiderer
Eichbergstraße 34
79117 Freiburg

Prof. Dr. med. T. Strowitzki
Abteilung Gynäkologische Endokrinologie
und Fertilitätsstörungen
Universitäts-Frauenklinik
Voßstraße 2
69115 Heidelberg

Aus der Zeitschrift: Der Gynäkologe, Hefte 6/1999–1/2002

ISBN 978-3-540-43398-9   ISBN 978-3-642-56142-9 (eBook)
DOI 10.1007/978-3-642-56142-9

Die Deutsche Bibliothek - CIP-Einheitsaufnahme
Gynäkologie upgrade ...: Weiter- und Fortbildung. - 2002 -. - Berlin ;
Heidelberg ; New York ; Barcelona ; Hongkong ; London ; Mailand ; Paris ; Tokio:
Springer, 2002
    Erscheint unregelmäßig. - Bibliographische Deskription nach 2002

Dieses Werk ist urheberrechtlich geschützt. Die dadurch begründeten Rechte, insbesondere die der Übersetzung, des Nachdrucks, des Vortrags, der Entnahme von Abbildungen und Tabellen, der Funksendung, der Mikroverfilmung oder der Vervielfältigung auf anderen Wegen und der Speicherung in Datenverarbeitungsanlagen, bleiben, auch bei nur auszugsweiser Verwertung, vorbehalten. Eine Vervielfältigung dieses Werkes oder von Teilen dieses Werkes ist auch im Einzelfall nur in den Grenzen der gesetzlichen Bestimmungen des Urheberrechtsgesetzes der Bundesrepublik Deutschland vom 9. September 1965 in der jeweils geltenden Fassung zulässig. Sie ist grundsätzlich vergütungspflichtig. Zuwiderhandlungen unterliegen den Strafbestimmungen des Urheberrechtsgesetzes.

http://www.springer.de/medizin

© Springer-Verlag Berlin Heidelberg 2002

Die Wiedergabe von Gebrauchsnamen, Warenbezeichnungen usw. in diesem Werk berechtigt auch ohne besondere Kennzeichnung nicht zu der Annahme, dass solche Namen im Sinne der Warenzeichen- und Markenschutzgesetzgebung als frei zu betrachten wären und daher von jedermann benutzt werden dürften.
Produkthaftung: Für Angaben über Dosierungsanweisungen und Applikationsformen kann vom Verlag keine Gewähr übernommen werden. Derartige Angaben müssen vom jeweiligen Anwender im Einzelfall anhand anderer Literaturstellen auf ihre Richtigkeit überprüft werden.

Lektoratsplanung: Elisabeth Narciß
Umschlaggestaltung: design & production GmbH, Heidelberg
Druck- und Buchbinderarbeiten: Mercedes-Druck GmbH, Berlin

SPIN: 10873413   22/3130 – 5 4 3 2 1 0 – Gedruckt auf säurefreiem Papier

Vorwort

Die Rubrik Weiter- und Fortbildung gibt es in der Zeitschrift „Der Gynäkologe" seit 1996 mit dem Ziel, gesichertes Wissen unseres Faches für den Arzt in der Weiterbildung und zur Vorbereitung auf die Facharztprüfung darzulegen. Gleichzeitig dient sie dem in der Praxis tätigen Facharzt zur Fortbildung und als Repetitorium.

Entsprechend den drei Säulen unseres Faches liegen Beiträge zur Weiter- und Fortbildung vor aus den Schwerpunkten: Geburtshilfe/Pränatalmedizin, Gynäkologie/Onkologie und gynäkologische Endokrinologie/Fortpflanzungsmedizin. Wichtige und didaktisch gut aufbereitete Themen der drei genannten Schwerpunkte sollen zur Auffrischung des Fachwissens dienen.

Die von uns getroffene Zusammenstellung enthält 24 aktuelle und an der Praxis orientierte Arbeiten der letzten 2 Jahre, die auch zur Vorbereitung auf das Facharzt-Examen geeignet sind.

Die Herausgeber danken den Autoren für die vorliegenden Beiträge und wünschen dem Buch eine weite Verbreitung.

Lutwin Beck, Düsseldorf

Inhalt

Perinatalmedizin und Geburtshilfe

Blutgerinnungsstörungen in der Schwangerschaft — 1
M. Winkler · W. Rath

Intrauterine Wachstumsretardierung - Diagnostik und Management — 13
G. Crombach · B. Tandu-Umba

Tokolyse - Einsatzgebiete, Methoden und Grenzen — 25
L. Spätling

Lageanomalien des Fetus in der Schwangerschaft - Beckenendlage — 33
U. Büscher · J.W. Dudenhausen

Schulterdystokie und Plexusparese — 41
T. Schwenzer

Notfälle in der Geburtshilfe. Teil I: Blutungen vor der Geburt - Eklampsie - HELLP-Syndrom — 45
H. Ludwig · I. Hösli

Notfälle in der Geburtshilfe. Teil II: Postpartale Blutungen — 65
H. Ludwig · I. Hösli

Gynäkologie – Onkologie

Die Abklärung eines Adnexbefundes — 74
H.J. Prömpeler

Früherkennung von Karzinomen der Zervix, Vulva, Vagina — 91
R. Kreienberg für die Arbeitsgruppe Krebsfrüherkennung
der Deutschen Krebsgesellschaft e.V. und der Deutschen Krebshilfe e.V.

Vulvakarzinom - Diagnostik und Therapie — 97
H.-G. Schnürch · A. Pfleiderer

Vaginalkarzinom - Diagnostik und Therapie — 107
H.-G. Schnürch · A. Pfleiderer

Diagnose und Therapie des Zervixkarzinoms — 114
A. Pfleiderer

Das Mammakarzinom - Verlauf, Rezidiv und Rezidivtherapie — 124
G. v. Minckwitz · M. Kaufmann

Supportivmaßnahmen in der Therapie gynäkologischer Malignome -
Nebenwirkungen der Chemotherapie und deren Behandlung — 136
A. du Bois

Schmerz/Schmerztherapie im Bereich der Gynäkologie — 146
P. Dall

Palliativmedizin und Hospiz — 154
L. Beck

Psychosomatische Grundversorgung in der Frauenheilkunde — 156
G. Haselbacher

Miktionsstörungen aus der Sicht des Gynäkologen — 168
C. Anthuber

Endokrinologie und Fortpflanzungsmedizin

Zyklusabhängige Befindlichkeitsstörungen der Frau — 178
H.P. Zahradnik · B. Wetzka · W. Schuth

Hyperprolaktinämie - Ursachen, Symptome, Therapiemöglichkeiten
und Therapienotwendigkeiten — 192
M. Ziegert · H. Alexander

Behandlung der gestörten Ovarfunktion - Ovarielle Stimulation
und Substitution — 201
J.M. Weiss · R. Felberbaum · M. Ludwig · K. Diedrich

Andrologische Diagnostik bei unerfülltem Kinderwunsch — 209
C. Keck · D. Denschlag

Habituelle Abortneigung - Abklärung und Therapie — 218
B. Hinney

Natürliche Familienplanung und "nicht-hormonale Kontrazeption" — 232
G. Freundl

Autoren

ALEXANDER, H., Prof. Dr. med., Universitätsklinikum Lübeck, Klinik für Frauenheilkunde und Geburtshilfe, Ratzeburger Allee 160, 23538 Lübeck

ANTHUBER, C., Priv.-Doz. Dr. med., Universitäts-Frauenklinik, Klinikum Großhadern, Marchioninistraße 15, 81377 München

BECK, L., Prof. Dr. med., Universitätsfrauenklinik, Moorenstraße 5, 40225 Düsseldorf

BÜSCHER, U., Priv.-Doz. Dr. med., Klinik für Geburtsmedizin, Charité, Campus Virchow-Klinikum, Augustenburger Platz 1, 13353 Berlin

CROMBACH, G., Prof. Dr. med., Abt. Gynäkologie und Geburtshilfe, St. Marien-Hospital Düren, Hospitalstraße 44, 52353 Düren

DALL, P., Prof. Dr. med., Universitätsfrauenklinik, Moorenstraße 5, 40225 Düsseldorf

DENSCHLAG, D., Dr. med., Reproduktionsmedizin, Universitätsfrauenklinik, Hebammenschule, Hugstetter Straße 55, 79106 Freiburg

DIEDRICH, K., Prof. Dr. med., Klinik für Frauenheilkunde und Geburtshilfe, Universität Lübeck, Ratzeburger Allee 160, 23538 Lübeck

BOIS, A. du, Priv.-Doz. Dr. med., Klinik für Gynäkologie und Gynäkologische Onkologie, Dr.-Horst-Schmidt-Kliniken, Ludwig-Erhard-Straße 100, 65199 Wiesbaden

DUDENHAUSEN, J. W., Prof. Dr. med., Klinik für Geburtsmedizin, Charité, Campus Virchow-Klinikum, Augustenburger Platz 1, 13353 Berlin

FELBERBAUM, R., Prof. Dr. med., Universitätsklinikum Lübeck, Klinik für Frauenheilkunde und Geburtshilfe, Ratzeburger Allee 160, 23538 Lübeck

FREUNDL, G., Dr. med., Städtisches Krankenhaus Düsseldorf-Benrath, Lehrkrankenhaus der Heinrich-Heine-Universität, Urdenbacher Allee 83, 40593 Düsseldorf

HASELBACHER, G., Dr. med., Facharzt für Frauenheilkunde und Psychotherapeutische Medizin, Psychotherapeut, Bäckerstraße 3, 81241 München

HINNEY, B., Universitätsfrauenklinik Göttingen, Robert-Koch-Straße 40, 37075 Göttingen

HÖSLI, I,. Dr. med., Universitätsfrauenklinik, Universität Basel, Wartenbergstraße 9, CH-4052 Basel

KAUFMANN, M., Prof. Dr. med., Universitäts-Frauenklinik, Universität Frankfurt, Theodor-Stern-Kai 7, 60590 Frankfurt

KECK, C., Dr. med., Reproduktionsmedizin, Universitätsfrauenklinik, Hebammenschule, Hugstetter Straße 55, 79106 Freiburg

KREIENBERG, R., Prof. Dr. med., Universitäts-Frauenklinik Ulm, Prittwitzstraße 43, 89075 Ulm

LUDWIG, M., Priv.-Doz. Dr. med., Universitätsklinikum Lübeck, Klinik für Frauenheilkunde und Geburtshilfe, Ratzeburger Allee 160, 23538 Lübeck

LUDWIG, H., Prof. Dr. med., Universität Basel, Wartenbergstraße 9, CH-4052 Basel

MINCKWITZ, G. von, Priv.-Doz. Dr. med., Universität Frankfurt, Universitäts-Frauenklinik, Theodor-Stern-Kai 7, 60590 Frankfurt

PFLEIDERER, A., Prof. Dr. med., Eichbergstraße 34, 79117 Freiburg

PRÖMPELER, H.J., Priv.-Doz. Dr. med., Universitätsfrauenklinik Freiburg, Hugstetter Straße 55, 79106 Freiburg

Rath, W., Prof. Dr. med., Direktor der Universitäts-Frauenklinik, Universität Aachen, Pauwelsstraße 30, 52074 Aachen

Schnürch, H.-G., Prof. Dr. med., Frauenklinik des Lukaskrankenhauses, Preissenstraße 84, 41464 Neuss

Schuth, W., Priv.-Doz. Dr. med., Universitäts-Frauenklinik, Hugstetterstr. 55, 79106 Freiburg

Schwenzer, T., Prof. Dr. med., Frauenklinik, Städtische Kliniken, Beurhausstraße 40, 44137 Dortmund

Spätling, L., Prof. Dr. med., Städtisches Klinikum Fulda, Frauenklinik, Pacelliallee 4, 36043 Fulda

Tandu-Umba, B., Dr. med., Abt. Gynäkologie und Geburtshilfe, St. Marien-Hospital Düren, Hospitalstraße 44, 52353 Düren

Weiss, J. M., Dr. med., Klinik für Frauenheilkunde und Geburtshilfe, Medizinische Universität Lübeck, Ratzeburger Allee 160, 23562 Lübeck

Wetzka, B., Dr. med., Abt. Frauenheilkunde und Geburtshilfe II, Klinikum Freiburg, Hugstetter Straße 55, 79106 Freiburg

Winkler, M., Priv.-Doz. Dr. med., Frauenklinik, Universitätsklinikum der RWTH, Pauwelsstraße 30, 52074 Aachen

Zahradnik, H.-P., Prof. Dr. med., Abt. Frauenheilkunde und Geburtshilfe II, Klinikum Freiburg, Hugstetter Straße 55, 79106 Freiburg

Ziegert, M., Dr. med., Universitätsklinikum Lübeck, Klinik für Frauenheilkunde und Geburtshilfe, Ratzeburger Allee 160, 23538 Lübeck

M. Winkler · W. Rath
Frauenklinik, Universitätsklinikum der RWTH, Aachen

Blutgerinnungsstörungen in der Schwangerschaft

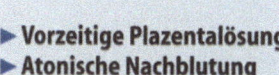

Die häufigsten Ursachen für Blutgerinnungsstörungen in der Schwangerschaft sind: die Verlust(Verdünnungs)koagulopathie nach profusen Blutungen und inadäquater
- Volumenzufuhr wie z. B. bei der postpartalen Atonie,
- die Entwicklung einer disseminierten intravasalen Gerinnung (DIG) mit Verbrauchskoagulopathie bei vorzeitiger Plazentalösung, hypertensiver Schwangerschaftserkrankung, intrauterinem Fruchttod, septischen Zustände (z. B. Amnioninfektionssyndrom) oder Fruchtwasserembolie, sowie
- Thrombozytopenien und hämorrhagische Diathesen bei internistischen Erkrankungen.

Verlustkoagulopathie (Verdünnungskoagulopathie)

In der Schwangerschaft (z. B. bei der ▶ vorzeitigen Plazentalösung), häufiger aber in der Postpartalperiode (z. B. bei der ▶ atonischen Nachblutung), kann sich durch größere Blutverluste (über 1,2–1,5 l) eine Verlustkoagulopathie (hypovolämischer Schock und Hämostasestörung) entwickeln. Die großzügige initiale Volumensubstitution mit kristallinen/kolloidalen Lösungen führt dabei zu einer „Verdünnung" des Hämostasepotentials, das dann für eine suffiziente Blutstillung nicht mehr ausreicht (erster Hinweis: Verminderung der Thrombozytenzahl <80.000/µl und der Fibrinogenkonzentration <100 mg/dl). Besonders gefürchtet ist die Kombination der Verlust- mit einer Verbrauchskoagulopathie, die am häufigsten nach vorzeitiger Plazentalösung auftritt. Angaben zur Diagnostik und Therapie der Verlustkoagulopathie sind der Arbeit „Postpartale Blutungen" [1] zu entnehmen.

Disseminierte intravasale Gerinnung (DIG)

Die DIG ist eine systemische thrombohämorrhagische Störung in Verbindung mit gut definierbaren klinischen Situationen und labordiagnostischem Nachweis
- einer Aktivierung des Gerinnungssystems,
- einer Aktivierung des Fibrinolysesystems,
- eines Verbrauchs von Inhibitoren,
- eines Endorganschadens oder -versagens.

Priv.-Doz. Dr. M. Winkler
Frauenklinik, Universitätsklinikum der Rheinisch-Westfälischen Technischen Hochschule (RWTH),
Pauwelsstraße 30, 52074 Aachen

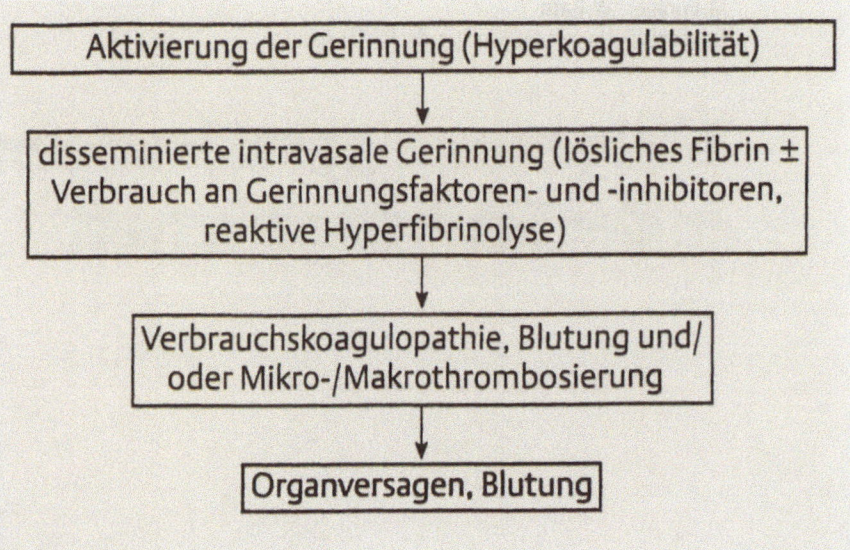

Abb. 1 ◄
Klinische Phasen der DIG (nach [4])

Verlauf der DIG

Ungeachtet der unterschiedlichen Ätiologie lässt sich im allgemeinen ein phasenhafter Verlauf der DIG erkennen (Abb. 1).

Die DIG verläuft in 3 Phasen.

Disseminierte Aktivierung des Gerinnungssystems

Als „Initialzünder" der systemische Gerinnungsaktivierung kommen unter anderem in Frage:
- direkte ▶ **Einschwemmung von thromboplastischem Material** in die Zirkulation (z. B. Fruchtwasserembolie, vorzeitige Plazentalösung),
- ▶ **Freisetzung eines Gewebefaktors** (tissue factor) bei Gewebeverletzungen oder seine Exposition auf der Oberfläche von Endothelzellen oder Monozyten nach deren vorausgegangener Aktivierung durch Endotoxin oder Zytokine (z. B. bei septischen Erkrankungen).

▶ Einschwemmung von thromboplastischem Material
▶ Freisetzung eines Gewebefaktors

Im Zentrum der intravasalen Gerinnungsaktivierung steht zunächst die gesteigerte Thrombinbildung und -aktivität, wobei Thrombin im Sinne eines positiven Feedback-Mechanismus Proteasen und Kofaktoren der Gerinnungskaskade aktiviert. In dieser Phase sind die globalen Gerinnungstests meist unverändert, der Fibrinogenspiegel erhöht.

Durch die Thrombinwirkung auf Fibrinogen entstehen Fibrinmonomere, die sich mit anderen zirkulierenden Fibrinmonomeren zu löslichen Fibrinmonomerkomplexen verbinden. Der Organismus stellt dieser Gerinnungsaktivierung auf verschiedenen Stufen inhibitorische Mechanismen entgegen. Vor allem kann Thrombin durch Antithrombin (AT) III inaktiviert werden.

Disseminierte intravasale Gerinnung

Der weitere Verlauf wird von der ▶ **vermehrten Bildung von löslichen Fibrin(monomer)komplexen** bestimmt, zu einem Zeitpunkt, an dem die inhibitorischen Mechanismen nicht mehr in der Lage sind, die aktivierten Gerinnungsproteasen zu neutralisieren. Dieser Inhibitormangel ist erkennbar an einem Abfall der Protein-C- und AT-III-Spiegel.

▶ Vermehrte Bildung von löslichen Fibrin(monomer)komplexen

Schließlich entstehen bei hoher Konzentration von Fibrinmonomereinheiten große unlösliche Fibrinnetze. Der durch Fibrin aktivierte Faktor XIII stabilisiert das polymere Fibrin durch Bildung kovalenter Bindungen. In der Folge kommt es zur Thrombosierung der kapillären Strombahn (Mikrozirkulationsstörung), die die Organfunktionen beeinträchtigt. Besonders betroffen sind Niere (erster Hinweis: verminderte Urinausscheidung) und Lunge, gefolgt von ZNS, Myokard, Leber und Milz.

Durch unlösliche Fibrinnetze kommt es zur Thrombosierung der kapillären Strombahn.

Durch eine Fibrin-induzierte Schädigung der Erythrozyten in der terminalen Strombahn kommt es zur Hämolyse (Fragmentozyten im Blutausstrich). Die Bindung von Thrombin an Thrombozyten führt zur Thrombozytenaktivierung mit nachfolgender Freisetzung von Gerinnungsfaktoren, Mediatoren und Kalzium und damit zu einer Verstärkung der Gerinnungsreaktion. Zu diesem Zeitpunkt fällt die Thrombozytenzahl ab.

Als physiologische Gegenreaktion auf die gesteigerte Fibrinbildung kommt es zur Aktivierung des Fibrinolysesystems. Durch Plasminspaltung von quervernetztem Fibrin entstehen Fibrinabbauprodukte (z. B. D-Dimere), bei überschießender Reaktion folgt eine Fibrinogenolyse.

> Als physiologische Gegenreaktion kommt es zur Aktivierung des Fibrinolysesystems.

Mikro-/Makrothrombosierung, Organversagen und Blutung (Verbrauchskoagulopathie)

Aufgrund der gesteigerten Fibrinbildung und -ablagerung mit progredienter Thrombosierung der Mikrostrombahn entsteht eine thrombophile Diathese mit Funktionseinschränkung/-ausfall verschiedener Organsysteme und Gewebehypoxie (Abb. 2). Andererseits entwickelt sich eine hämorrhagische Diathese, da die bei der Plasminlyse entstehenden Fibrinfragmente D und E an die Thrombozytenmembran binden und zu massiven Störungen der Thrombozytenfunktion führen können. Von besonderer klinischer Bedeutung ist die Aktivierung des Komplementsystems mit Lyse von Erythrozyten und Thrombozyten sowie erhöhter Gefäßpermeabilität (Hypotonie, Schock).

> Thrombophile und hämorrhagische Diathese existieren nebeneinander.

Diagnostik

Diese gründet sich auf die Anamnese, die Art der Grunderkrankung, die klinischen Symptome sowie auf die Laborbefunde. Entscheidend ist das frühzeitige Erkennen der intravasalen Gerinnungsaktivierung, um die Entwicklung einer DIG vorherzusehen und rechtzeitig therapeutische Maßnahmen ergreifen zu können.

> Entscheidend für die Prognose ist die frühzeitige Diagnose der DIG.

Nach der Diagnose der Grunderkrankung kann bei klinischem Verdacht ein diagnostischer Stufenplan eingeleitet werden (Tabelle 1), begleitet von einer sorgfältigen klinischen Untersuchung (Blutungszeichen, Mikrozirkulationsstörungen, Organfunktionen: Kreislauf, Niere, Lunge, Leber). Dabei ist die Erfassung der Dynamik des Krankheitsverlaufs durch regelmäßige Gerinnungskontrollen in kurzen Intervallen (mindestens alle 4 h) wichtig, bevor eine lebensbedrohliche Koagulopathie entsteht (Tabelle 2).

> Erfassen der Dynamik des Krankheitsverlaufs durch regelmäßige Kontrollen in kurzen Intervallen!

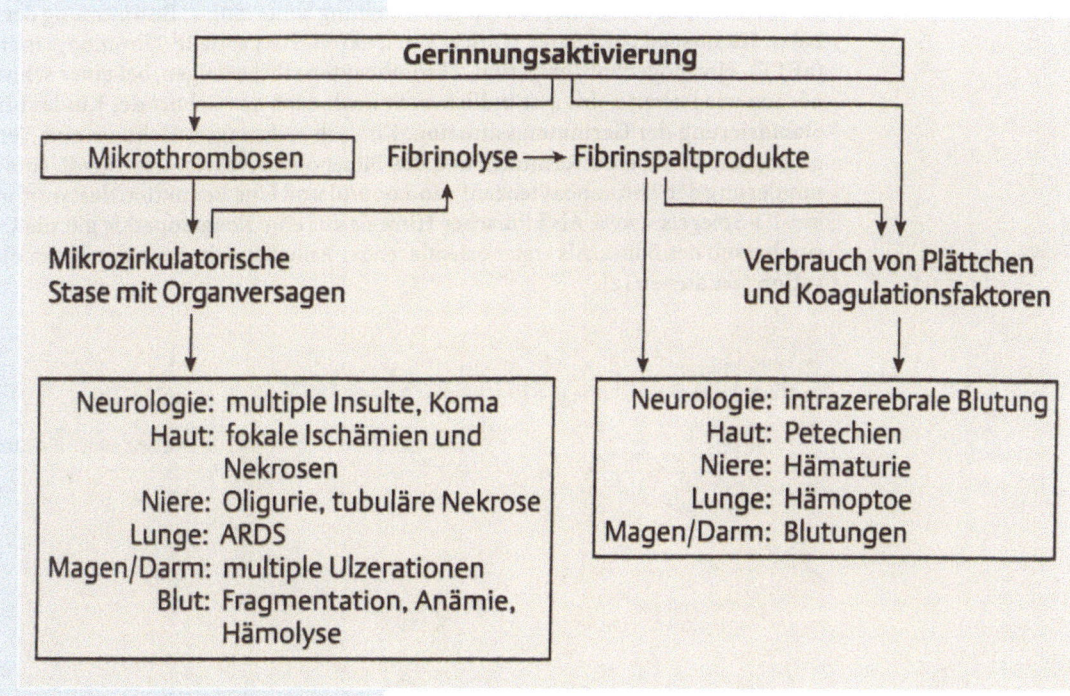

Abb. 2 Klinische Folgen einer DIG für verschiedene Organsysteme (nach [4])

Tabelle 1
Diagnostik der DIG (mod. nach Seifried 1995)

Grunddiagnostik	Spezielle Diagnostik
Prädisponierende Grundkrankheiten	Aktivierungsmarker der Gerinnung:
Periphere Leukozytenzahl	Thrombin-Antithrombin-III-Komplexe
Differentialblutbild (Linksverschiebung, rote Vorstufen)	Prothrombinfragmente 1+2
Retikulozyten	Fibrinolyseparameter:
Erythrozytenmorphologie	D-Dimere oder
Thrombozytenzahl, -morphologie	Fibrinspaltprodukte
Blutgasanalyse, Haptoglobin, LDH	Fibrinogenspaltprodukte
Quick-Wert	
Aktivierte partielle Thromboplastinzeit (aPTT)	
Thrombinzeit	
Fibrinogenkonzentration	
Antithrombin III (AT III)-Konzentration	

Therapie

Die therapeutischen Empfehlungen werden im Folgenden im Zusammenhang mit der Grunderkrankung dargestellt.

Vorzeitige Plazentalösung

Angaben zur Ätiologie, Pathogenese, Symptomatik und Diagnose der vorzeitigen Plazentalösung sind dem Beitrag „Blutungen in der Spätschwangerschaft" [2] zu entnehmen.

Diagnose der Gerinnungsstörung

Das Ausmaß der laborchemisch nachweisbaren Hämostasestörung (Abb. 3) hängt entscheidend vom Schweregrad der vorzeitigen Plazentalösung ab: eine DIG ist beim Schweregrad II und lebendem Kind äußerst selten, ihre Häufigkeit steigt im Stadium III auf bis zu 35% an.

Sofort nach der klinischen Diagnosestellung sollte eine ▶ **Bestimmung der globalen Hämostaseparameter** [Quick-Wert, aktivierte partielle Thromboplastinzeit (aPTT), Fibrinogenkonzentration, Thrombozytenzahl] erfolgen, bei einer schweren Lösung wiederholt 2- bis 4-stündlich auch noch nach der Geburt des Kindes bis zur Stabilisierung der Gerinnungssituation. Klinisch richtungsweisend ist eine Verlängerung der aPTT, eine Verminderung des Fibrinogenspiegels <120 mg/dl, eine Verminderung der Thrombozytenzahl <100.000/µl und eine Reduktion des Antithrombin-III-Spiegels <70%. Als klinischer Hinweis auf eine Koagulopathie gilt die Ungerinnbarkeit des Blutes. Als erster orientierender Anhaltspunkt kann der ▶ **clot observation test** dienen [2].

Tabelle 2
Diagnosekriterien der DIG (nach Pötsch et al. 1997)

Parameter	Kritischer Wert	Tendenz ohne Therapie
Thrombozytenzahl	<100.000/µl	↓
Thrombinzeit	>21 s	↑
Quick-Wert	<50%	↓
aPTT	Verlängerung >1,5-fach	↑
Fibrinogenkonzentration	<100 mg/dl	↓
AT III	<50%	↓
D-Dimere	>600 ng/ml	↑
Lösliches Fibrin	Erhöhte Konzentration	↑

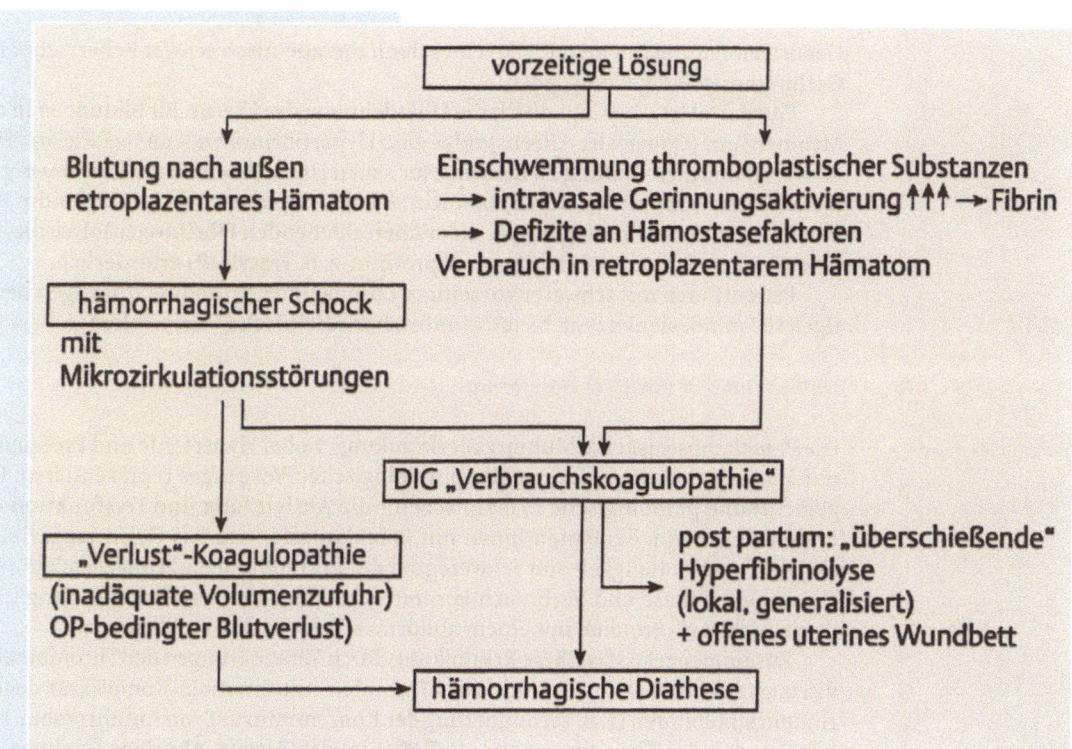

Abb. 3 ◄
Pathophysiologie der Hämostasestörung bei vorzeitiger Plazentalösung (nach [5])

Bei konservativem Vorgehen ist die tägliche Kontrolle der Hämostaseparameter unter Einbeziehung der klinischen Symptomatik und der sonographischen Volumetrie des retroplazentaren Hämatoms sinnvoll. Bei einer schweren vorzeitigen Lösung müssen im Hinblick auf die Entwicklung einer DIG zusätzlich folgende Untersuchungen durchgeführt werden:
- Messung von Puls und Blutdruck (hypovolämischer Schock)
- Messung der stündlichen Urinausscheidung (akute Niereninsuffizienz)
- bei Hinweisen auf DIG: Pulsoxymetrie, ggf. arterielle Blutgasanalyse
- Labor: Hämatokrit, Hämoglobin-, Elektrolyt- und Kreatininkonzentration

Therapie

Grundsätzlich ist zu unterscheiden zwischen Schwangeren, die aufgrund des Schweregrades der Erkrankung sofort entbunden werden müssen (Sectio caesarea), und Schwangeren, bei denen ein konservatives Vorgehen unter stationärer Überwachung bis zum Erreichen der fetalen Reife gerechtfertigt ist.

Bei Patientinnen mit „foudroyant" verlaufender vorzeitiger Plazentalösung und Notwendigkeit der sofortigen Schwangerschaftsbeendigung ist die Bereitstellung von Erythrozytenkonzentraten und „fresh frozen plasma" (FFP) erforderlich. Dabei steht die Gabe von FFP ganz im Vordergrund der Therapie; insbesondere dann, wenn bei der Sectio caesarea bereits Hinweise auf eine herabgesetzte Gerinnungsfähigkeit des Blutes bestehen (die Parameter der Globalgerinnung können zu diesem Zeitpunkt noch im Normalbereich liegen oder noch nicht zur Verfügung stehen).

Heparin sollte nicht gegeben werden, solange es blutet oder eine erhöhte Blutungsgefahr besteht. Eine medikamentöse Thromboembolie-Prophylaxe mit niedermolekularen Heparinen kann post partum (v. a. nach Sectio caesarea) nach Konsolidierung der Gerinnungssituation (Fibrinogenkonzentration >150 mg/dl, Thrombozytenzahl >100.000/µl) begonnen werden.

Bei in utero abgestorbenem Kind hängt das geburtshilfliche Vorgehen einerseits von der Zervixreife und damit von der zeitlich absehbaren Schwangerschaftsbeendigung durch die Geburtseinleitung ab, andererseits von der Gerinnungssituation. Bei unreifem Muttermund und Hinweisen auf eine Koagulopathie (Fibrinogenkonzentration <120 mg/dl, Thrombozytenzahl <100.000/µl) ist die Beendigung der Schwangerschaft aus mütterlicher Indikation durch Sectio caesarea einer unkalkulierbaren

> Bei Patientinnen mit foudroyant verlaufender vorzeitiger Plazentalösung sollte eine sofortige Schwangerschaftsbeendigung eingeleitet werden.

> Kein Heparin während der Blutung oder erhöhter Blutungsgefahr!

Geburtseinleitung mit dem Risiko einer dann therapeutisch schwer beherrschbaren Gerinnungsstörung vorzuziehen.

Postpartal ist – bedingt durch die Überdehnung des Uterus, Einblutungen in das Myometrium (Couvelaire-Uterus) oder eine Hyperfibrinolyse – an das Risiko einer schweren uterinen Blutung zu denken. Nur selten ist nach dem Erreichen einer optimalen Uteruskontraktion durch Oxytozin, Sekale-Präparate oder Prostaglandin F2α bei persistierender Blutung infolge einer überschießenden Fibrin(ogen)olyse die Applikation von Proteinaseinhibitoren (Aprotinin, z. B. Trasylol®) erforderlich.

▸ Postpartal ist an das Risiko einer schweren uterinen Blutung zu denken.

Patientinnen mit schwerer vorzeitiger Lösung und Gerinnungsstörungen benötigen für mindestens 24–48 h eine ▸ **intensivmedizinische Überwachung!**

▸ Intensivmedizinische Überwachung

Präeklampsie und HELLP-Syndrom

Die Präeklampsie ist eine Multiorganerkrankung, wobei Hypertonie und Proteinurie nur 2 Seiten eines komplexen pathophysiologischen Vorganges repräsentieren. Das gemeinsame pathologische Prinzip scheint die Aktivierung und Dysfunktion des Endothels zu sein. Bei Patientinnen mit Präeklampsie wird das Gerinnungssystem aktiviert. In Abhängigkeit von Schweregrad der Erkrankung und vom Gleichgewicht zwischen Synthese und Verbrauch kommt es zu einer Verminderung der sog. „intrinsic pathway"-Proteine mit einem abnormen Verbrauch von Fibrinogen.

▸ Die Präeklampsie ist eine Multiorganerkrankung.

Zusammengefasst ist diese Erkrankung durch Veränderungen der Thrombinaktivierung (z. B. erhöhte Konzentration des Thrombin-Antithrombin-Komplexes), der Gerinnungsinhibitoren (z. B. Verminderung der Konzentrationen von Antithrombin, Protein C und S), des Fibrinolysesystems (z. B. Anstieg der Plasmin-Aktivator-Inhibitor-Aktivität) sowie der zellständigen Aktivierungsmechanismen (z. B. Zunahme der Thrombozytenaggregation und Verminderung der Thrombozytenzahl) charakterisiert.

Bei 4–20% der Patientinnen mit Präeklampsie tritt ein Syndrom auf, bei dem es zur Hämolyse, zum Konzentrationsanstieg von Leberenzymen und zur Verminderung der Thrombozytenzahl <100.000/µl (HELLP-Syndrom = hemolysis, elevated liver enzymes, low platelet count) kommt. Diese Patientinnen entwickeln in Abhängigkeit von der Latenzzeit zwischen Diagnosestellung und Entbindung in 2,3–43% eine DIG. Beim Zusammentreffen von HELLP-Syndrom und DIG ist die sofortige Geburtsbeendigung erforderlich.

▸ Beim Zusammentreffen von HELLP-Syndrom und DIG: sofortige Geburtsbeendigung!

Intrauteriner Fruchttod

Definition nach WHO: Absterben des Kindes vor dessen kompletter Expulsion oder Extraktion unabhängig vom Schwangerschaftsalter. Als meldepflichtige Totgeburt gilt seit 1994 in Deutschland ein intrauterin verstorbener Fet mit einem Geburtsgewicht von mindestens 500 g. Trotz sinkender perinataler Mortalität liegt die Häufigkeit des intrauterinen Fruchttods in den letzen Jahren konstant bei 0,32%.

Eine gefürchtete Komplikation durch die Retention der abgestorbenen Frucht besteht in der Entwicklung eines ▸ **„dead fetus syndrome"**. Per definitionem versteht man darunter eine schleichend verlaufende Gerinnungsstörung mit einem Abfall der Fibrinogenkonzentration unter 120 mg/dl und einer Thrombozytopenie <100.000/µl. Eine Verlängerung der aPTT tritt meistens erst auf, wenn die Fibrinogenkonzentration unter 100 mg/dl abgefallen ist.

▸ „dead fetus syndrome"

Die Häufigkeit dieser Erkrankung (im Durchschnitt 10–20%) hängt vor allem vom Zeitraum der fetalen Retention ab: während innerhalb der ersten 10 Tage nach dem intrauterinen Fruchttod diese Komplikation nur selten zu erwarten ist, muss nach 5 Wochen in 25–40% der Fälle mit einer Koagulopathie gerechnet werden.

Da das Intervall zwischen dem Absterben des Kindes und dem Behandlungsbeginn meist unklar ist, sollte diagnostisch zum Ausschluss einer Hämostasestörung sofort nach der Sicherung des intrauterinen Fruchttodes ein kompletter Gerinnungsstatus mit Bestimmung der Fibrinogen- und der AT-III-Konzentration, der Thrombozytenzahl, der aPTT, des Quick-Wertes sowie der D-Dimere durchgeführt werden. Richtungsweisend für einen intravaskulären Verbrauch von Gerinnungsfaktoren sind ein Abfall der Fibrinogenkonzentration unter 120 mg/dl, ein deutlicher Abfall der AT-III-Konzentration, eine Verminderung der Thrombozytenzahl <100.000/µl, eine Verlängerung der aPTT sowie ein Anstieg der D-Dimer-Konzentration.

▸ Sofort nach der Sicherung des intrauterinen Fruchttodes sollte ein kompletter Gerinnungsstatus erhoben werden.

Tabelle 3
Vorgehen bei Verdacht auf intrauterinen Fruchttod (nach Heyl u. Rath 1996)

Erstmaßnahme	Sonographische Diagnosesicherung
Labordiagnostik	Gerinnungsstatus (Fibrinogenkonzentration, Thrombozytenzahl, aPTT, Quick-Wert, D-Dimere, AT III)
Therapie	Korrektur der Gerinnungsstörung: – FFP bei Fibrinogenkonzentration <100 mg/dl – Thrombozytenkonzentrate bei Thrombozytenzahl <20.000/µl (30.000/µl) Niedermolekulares Heparin ab Diagnosestellung
Geburtsleitung	Bei normaler Gerinnung: Geburtseinleitung in Abhängigkeit vom geburtshilflichen Status (Schwangerschaftsalter, Kindslage, Zervix-Score) Bei manifestem "dead fetus syndrom": rasche Uterusentleerung in Abhängigkeit vom Schwangerschaftsalter und von der Muttermundsweite (instrumentelle Extraktion des Feten, Sectio parva)

> Bei Verminderung des Hämostasepotentials rechtzeitig FFP verabreichen! Die Beendigung der Schwangerschaft erfolgt mit Oxytozin, Prostaglandinen oder Sektio.

Therapeutisch sollte bei einer Verminderung des Hämostasepotentials (z. B. Fibrinogenkonzentration <100 mg/dl) rechtzeitig FFP verabreicht werden (Tabelle 3). Eine absolute Indikation zur Gabe von Thrombozytenkonzentraten stellt erst eine Thrombozytopenie <20.000/µl dar. Eine prophylaktische Behandlung mit niedermolekularen Heparinen schon vor der Geburt sollte erwogen werden.

Aufgrund der psychischen und physischen Belastung der Schwangeren ergibt sich i. Allg. unmittelbar nach der Diagnosestellung die Indikation zur Beendigung der Schwangerschaft. Dabei hängt das weitere Vorgehen v. a. vom Schwangerschaftsalter und von der Reife der Zervix ab. Bei reifem Muttermund ist häufig die i.v.-Infusion von Oxytozin in ansteigender Dosierung ausreichend. In über 90% der Fälle liegt jedoch eine unreife Zervix vor, sodass der Anwendung von Prostaglandinen der Vorzug zu geben ist. Nur in Ausnahmefällen (z. B. Placenta praevia totalis, vorzeitige Plazentalösung, Progression der DIG) dürfte eine Sectio parva zur Schwangerschaftsbeendigung erforderlich werden, wenn bei unreifer Zervix ein vaginales Vorgehen nicht möglich ist. Nach einer traumatischen Geburtsbeendigung (z. B. Sectio parva, instrumentelle Uterusentleerung mit hohem Blutverlust) ist, sofern die Gerinnungsparameter im Normbereich liegen, eine generelle Thromboseprophylaxe mit niedermolekularen Heparinen indiziert. Eine Antibiotikagabe ist bei protrahierten Verläufen, Hinweisen auf eine intrauterine Infektion oder nach instrumenteller Uterusentleerung zu empfehlen.

Septische Zustände

Hauptursachen für eine Sepsis bzw. einen septischen Schock in der Geburtshilfe sind septische Aborte, antenatale Pyelonephritiden und die puerperale Sepsis. Pathophysiologie, Diagnose und Therapie von Gerinnungsstörungen infolge septischer Zustände in der Schwangerschaft können in der Weiterbildungarbeit „Fieber im Wochenbett" (Faridi, Rath) nachgelesen werden, die voraussichtlich im Dezember 2000 in *Der Gynäkologe* erscheinen wird.

Fruchtwasserembolie

> Die Fruchtwasserembolie geht mit einer hohen mütterlichen und kindlichen Mortalität einher.

Die Inzidenz der Fruchtwasserembolie liegt zwischen 1:6.000 und 1:80.000 Geburten, die mütterliche Letalität ist von 86% in den 70er Jahren auf 22–61% abgesunken, wobei bis zu 36% der Frauen die ersten zwei Stunden nach Eintritt der Fruchtwasserembolie nicht überleben. Die kindliche Mortalität wird bei antenataler Fruchtwasserembolie mit 21–40% angegeben.

Eine Fruchtwasserembolie tritt meist in engem zeitlichen Zusammenhang mit der Geburt auf (70% prä/perinatal, 30% postpartal), in 10–20% bei stehender Fruchtblase bzw. ohne nachweisbare Wehentätigkeit.

Als prädisponierende Faktoren wurden u. a. die gesteigerte Wehentätigkeit nach Blasensprung, die Gabe von Oxytozin und Prostaglandinen, mekoniumhaltiges Fruchtwasser und die Uterusruptur angegeben, ohne dass jedoch einer dieser Faktoren mit überwiegender Regelmäßigkeit nachweisbar ist.

Als klassisches pathologisch-anatomisches Substrat der Fruchtwasserembolie gilt die generalisierte Embolisation der Lunge mit Fruchtwasserbestandteilen, vorwiegend mit Mekonium, Plattenepithelzellen, Lanugohaaren und Vernix caseosa. Zum Übertritt des Fruchtwassers in den maternalen Kreislauf soll es über Defekte im Amnion in der Nähe venöser Gefäße (unteres Uterinsegment, Plazentahaftstelle) kommen.

Klinisch ist der weitere Ablauf durch zwei lebensbedrohliche Phasen charakterisiert:

Kardiorespiratorische Insuffizienz. Nach dem Kontakt der Lungengefäße mit Fruchtwasserbestandteilen kommt es zu einer Vasokonstriktion, die über eine Verminderung der Füllung des linken Ventrikels zu einer arteriellen Hypotension führt. Die Störung der Koordination von Ventilation und Perfusion mit konsekutiver schwerer Hypoxie soll für die neurologischen Störungen bis hin zum Koma bei den überlebenden Patientinnen verantwortlich sein. Die klinischen Symptome in dieser Phase sind Dyspnoe, Tachypnoe, Agitiertheit und Angst aus voller Gesundheit ohne Prodromi, gefolgt von Zyanose und Blutdruckabfall bis hin zum Atem-/Herzstillstand.

Koagulopathie. Die Koagulopathie tritt bei 30–45% der die initiale Phase überlebenden Patientinnen ein und manifestiert sich in einem Zeitintervall von 30 min bis zu 9 h nach dem akuten Ereignis. 20% der Patientinnen sterben schon vor Eintritt der Koagulopathie. Das Spektrum der Hämostasestörungen reicht von einem leichten Abfall der Thrombozytenzahl und einem Konzentrationsanstieg der löslichen Fibrinmonomerkomplexe ohne klinisch relevante Koagulopathie bis hin zu schweren Verlaufsformen einer DIG mit postpartal überschießender Fibrin(ogen)olyse.

Diagnose

Die Diagnose Fruchtwasserembolie stützt sich v. a. auf den ▶ **biphasischen Verlauf der klinischen Symptomatik**. Das Fehlen thorakaler Schmerzen gilt als differentialdiagnostisches Kriterium in Abgrenzung zur Lungenembolie. Andere symptomverwandte Krankheitsbilder wie septischer Schock, Myokardinfarkt, eklamptischer oder epileptischer Anfall, Pneumothorax, Uterusruptur und atonische Nachblutung lassen sich anhand der klinischen, apparativen und laborchemischen Befunde meist von der Fruchtwasserembolie abgrenzen. Der Nachweis von Fruchtwasserbestandteilen (Vernix caseosa, fetale squamöse Zellen usw.) im mütterlichen Lungengefäßsystem als definitiver diagnostischer Beweis gelingt nur bei der Autopsie.

Therapie

Die Therapie erfordert eine koordinierte Zusammenarbeit mit Intensivmedizinern und Transfusionsmedizinern und hat als Ziele die Aufrechterhaltung der Oxygenation, die Herstellung eins normalen Blutdrucks und eines adäquaten cardiac output sowie die Korrektur einer etwaigen Koagulopathie. Unverzichtbar ist das sofortige Legen großlumiger peripherer Venenkatheter und eines ▶ **zentralvenösen Zugangs**. Empfohlen wird zusätzlich die Applikation eines Pulmonalarterienkatheters, um einerseits klinisch relevante hämodynamische Parameter bestimmen und andererseits die Volumenzufuhr im Hinblick auf die rechtzeitige Erkennung eines Lungenödems permanent überwachen zu können. Obligat ist die ▶ **kardiotokographische Kontrolle des Kindes**.

Nach notfallmäßiger Versorgung der Mutter sollte die Schwangerschaft unverzüglich vaginal oder, z. B. bei unreifer Zervix, per Sektio beendet werden, bei Herzstillstand durch Notfallkaiserschnitt unter Reanimationsbedingungen.

Da die sich entwickelnde Koagulopathie in ihrem zeitlichen Ablauf unkalkulierbar ist, sollte kein Heparin gegeben werden, solange es blutet oder eine erhöhte Blutungsgefahr besteht. Die Korrektur der eingetretenen Koagulopathie hat durch die ▶ **großzügige Gabe von FFP in Verbindung mit Erythrozytenkonzentraten** zu erfolgen, bei Unterschreiten der Grenzwerte (s. Tabelle 2) und persistierender Blutung zusätzlich durch Applikation von Fibrinogen, AT III und Thrombozytenkonzentraten.

Marginalien:

Die Embolisation der Lunge erfolgt durch Fruchtwasserbestandteile (Mekonium, Plattenepithelzellen, Lanugohaare, Vernix caseosa).

Die klinischen Symptome entstehen aus voller Gesundheit ohne Prodromi.

20% der Patientinnen sterben schon vor Eintritt der Koagulopathie.

▶ Biphasischer Verlauf der klinischen Symptomatik

▶ Zentralvenöser Zugang

▶ CTG-Kontrolle des Kindes

Auch hier gilt: Kein Heparin, solange es blutet oder eine erhöhte Blutungsgefahr besteht!

▶ Großzügige Gabe von FFP in Verbindung mit Erythrozytenkonzentraten

Bei überschießender Fibrin(ogen)olyse ist die Anwendung von antifibrinolytisch wirksamen Substanzen nach oder während der Substitutionsbehandlung indiziert [Aprotinin (z. B. Trasylol®): initial 500.000–1.000.000 KIE (Kalikrein-Inhibitor-Einheiten) i.v. gefolgt von 200.000 KIE für 5–6 h bzw. bis zum Erreichen einer adäquaten Hämostase]. Darüber hinaus ist auf eine optimale Uteruskontraktion zu achten (ggf. hochdosiert Uterotonika applizieren).

Eine Thromboembolieprophylaxe mit niedrig dosiertem niedermolekularen Heparin sollte erst nach Konsolidierung der Hämostaseparameter (s. oben) begonnen werden.

Thrombozytopenien und hämorrhagische Diathesen bei internistischen Erkrankungen

Thrombozytäre hämorrhagische Diathesen

Bei etwa 75% der Schwangeren mit einer Thrombozytopenie handelt es sich um eine klinisch nicht relevante ▶ **Gestationsthrombozytopenie**. Von dem verbleibenden Anteil kommen mehrheitlich die hypertensiven Schwangerschaftserkrankungen (Präeklampsie/HELLP-Syndom) als Ursache in Frage; nur eine geringe Zahl von Frauen weist eine Autoimmunthrombozytopenie auf (1–2/10.000 Schwangerschaften). In jedem Fall muss eine EDTA-induzierte ▶ **Pseudothrombozytopenie** (0,85–1,9% aller Thrombozytopenien) ausgeschlossen werden. Wird erstmalig eine Thrombozytopenie festgestellt, sollte eine erneute Bestimmung der Thrombozytenzahl im Citrat-Blut erfolgen.

Autoimmunthrombozytopenie (ATP, syn. idiopathische thrombozytopenische Purpura, ITP)

Sie ist definiert als isolierte Thrombozytopenie ohne klinisch apperente Begleiterkrankungen oder andere Ursachen für eine Thrombozytopenie (z. B. Medikamente). Die ATP ist gekennzeichnet durch IgG-Autoantikörper gegen Glykoproteine der zirkulierenden Thrombozyten. Bei der akuten Form infolge von viralen Infektionen sind hauptsächlich Kinder betroffen, bei der chronischen Form (▶ **Morbus Werlhof**) in der Mehrheit Erwachsene, insbesondere Frauen. Die Inzidenz beträgt 1–13/100.000 Personen, eine Erstmanifestation in der Schwangerschaft ist selten. Diagnostisch hinweisend ist:
- die Anamnese (Thrombozytopenie schon vor der Schwangerschaft?),
- die körperliche Untersuchung (petechiale Blutungen der Haut im Bereich der Beine, der Brust- und Nackenregion und der Schleimhäute),
- der Gerinnungsstatus (aPTT, Quick-Wert, Fibrinogenkonzentration, Nachweis von Fibrin-/Fibrinogenspaltprodukten),
- die Blutungszeit.

In 90% der Fälle lassen sich plättchenassoziierte Immunglobuline nachweisen. Zur Abgrenzung gegenüber dem systemischen Lupus erythematodes und dem Antiphospholipidsyndrom sollten die entsprechen Antikörper bestimmt werden.

Folgendes geburtshilfliches Vorgehen ist zu empfehlen:
- Bei mütterlichen Thrombozytenzahlen >50.000/µl kann die vaginale Geburt angestrebt werden.
- Bei Thrombozytenzahlen zwischen 30.000/µl und 50.000/µl im I. und II. Trimenon ist keine Therapie notwendig.
- Bei Thrombozytenzahlen <10.000/µl unabhängig vom Schwangerschaftsalter sowie bei Schwangeren mit Thrombozytenzahlen zwischen 10.000/µl und 30.000/µl im II. und III. Trimenon oder wenn diese bluten, sollten ▶ **Immunglobuline** (400 mg/kg KG/Tag für 5 Tage oder 1 g/kg KG über 8 h, ggf. nach 2 Tagen wiederholen) und/oder ▶ **Glukokortikoide** (Prednisolon 1–2 mg/kg KG/Tag) eingesetzt werden.
- Versagen alle medikamentösen Maßnahmen einschließlich der Gabe von Immunsuppressiva (z. B. Azathioprin) ist bei symptomatischen (blutenden) Schwangeren mit Thrombozytenzahlen <10.000/µl eine ▶ **Splenektomie** meist nicht zu umgehen.

- Auf Grund des geringen Risikos einer fetalen Thrombozytopenie (≤10%) und damit assoziierter Blutungen sollte ein Kaiserschnitt nur aus geburtshilflichen Gründen indiziert werden.
- Unmittelbar nach der Geburt muss eine Bestimmung der Thrombozytenzahl aus dem Nabelschnurblut erfolgen, um eine Thrombozytopenie (Nadir 2–5 Tage post natum) rechtzeitig zu erkennen (neonatale Hirnblutung).
- Auf eine optimale Uteruskontraktion post partum sowie auf eine exakte chirurgische Blutstillung (Geburtsverletzungen, Episiotomie) ist zu achten.

Systemischer Lupus erythematodes (SLE)

Der SLE ist eine idiopathische, chronisch-entzündliche Erkrankung der Haut und des Gefäßbindegewebes (Kollagenose), die am häufigsten in Verbindung mit einer Schwangerschaft auftritt (1 von 1.660–2.950 Geburten). Ihre Inzidenz liegt zwischen 6 und 100/100.000 Personen, wobei Frauen 9-mal häufiger als Männer betroffen sind. Das Risiko für eine Verschlechterung des SLE in der Schwangerschaft wird mit 15–60% angegeben.

Klinik. Klinisch entwickeln 80–90% der Patientinnen Fieber, Übelkeit und Erbrechen sowie Gelenkbeschwerden. Der SLE ist in bis zu 85% der Fälle durch eine Thrombozytopenie, Anämie sowie Leuko- und Lymphozytopenie charakterisiert (Folge der Bindung spezifischer Antikörper an diese Blutzellen). In 50% der Schwangeren kommt es zur Nierenbeteiligung (Proteinurie/Hämaturie), in bis zu 25% entwickelt sich eine ▶ **Pfropfpräeklampsie**. Die Fehl-/Totgeburtenrate und die Frühgeburtenrate liegen jeweils bei etwa 30%.

Diagnostik. Diagnostisch richtungsweisend ist der ▶ **Nachweis von antinukleären Antikörpern** (gegen doppelsträngige DNA).

Therapie. Therapeutisch steht die Gabe von ▶ **Glukokortikoiden** bei symptomatischen Erkrankungen im Vordergrund. Es wird mit einer Dosierung von 60 mg Prednisolon/die für 2–3 Wochen begonnen, die dann schrittweise auf 10 mg/Tag reduziert werden kann. Kommt es zu keiner Besserung der Symptomatik, wird die Dosis in 5-mg-Schritten erhöht. Unter der Geburt oder vor einem geplanten Kaiserschnitt sollte bei Patientinnen, die bereits kontinuierlich mit Glukokortikoiden behandelt werden, eine Stressdosis von z. B. 100 mg Hydrokortison alle 8 h für einen Tag verabreicht werden, um eine endogene adrenale Insuffizienz zu kompensieren.

Antiphospholipidsyndrom (APS)

Das APS ist durch das Auftreten von venösen und arteriellen Gefäßverschlüssen, von denen sich über 50% in der Schwangerschaft ereignen, einer autoimmunologischen Thrombozytopenie und einer hohen Fehlgeburtenrate gekennzeichnet. Frauen mit einem intrauterinen Fruchttod und Patientinnen mit früher (≤34. Schwangerschaftswoche) schwerer Präeklampsie/HELLP-Syndrom sollten immer auf Antiphospholipid-Antikörper untersucht werden.

Charakteristisch für die Erkrankung ist der erhöhte Spiegel von Antiphospholipidantikörpern (Lupusantikoagulans und Anticardiolipinantikörper).

Pathophysiologie. Pathophysiologisch kommt es zu Veränderungen der Spiralarterien, die denen bei der Präeklampsie ähnlich sind. Das Auftreten von Thrombosen lässt sich durch die Wirkungen der Antiphospholipid-Antikörper auf das Gerinnungssystem erklären, insbesondere auf Protein C und Protein S.

Diagnostik. Die Diagnose erfolgt durch die Bestimmung der Lupusantikoagulans- und Anticardiolipin-Antikörper-Konzentrationen.

Therapie. Die Therapie besteht in der Vermeidung anderer Risikofaktoren für das Entstehen von Gefäßveränderungen (z. B. Nikotinentzug) sowie in der Gabe von ▶ **Acetylsalicylsäure** (60–80 mg/Tag) und low-dose-Heparin (10.000–20.000 IE/die). Eine Thrombozytopenie <50.000/μl kann mit Glukokortikoiden oder Immunglobulinen behandelt werden.

Schwangere mit Nachweis von Antiphospholipidantikörpern ohne Fehl-/Totgeburt oder Präeklampsie in der Anamnese müssen nicht behandelt werden. Hatte eine Patientin mit Kinderwunsch bereits eine Thrombose, kann schon präkonzeptionell eine Thromboseprophylaxe durchgeführt werden.

Thrombotisch-thrombozytopenische Purpura (TTP, syn. Moschkowitz-Syndrom)

Die Inzidenz für die Entstehung einer TTP in der Schwangerschaft ist mit 10–25% so hoch, dass die Schwangerschaft allein ein prädisponierender Faktor für die Erkrankung zu sein scheint. Die maternale Letalität wird in Abhängigkeit vom Einsatz der Plasmapherese-/-transfusion mit 18–44%, die Fehl- und Totgeburtenraten mit 30–80% angegeben.

Pathophysiologie. Pathophysiologisch wird ein Endothelzellschaden diskutiert, der zu einer Mikroangiopathie mit Obstruktion der Gefäße und den daraus resultierenden Veränderungen (z. B. Thrombosen) führt.

Symptome. Als klassische Symptome gelten neben der mikroangiopathisch-hämolytischen Anämie (Schistozyten) die Thrombozytopenie, Fieber sowie neurologische Symptome (Krämpfe, passagere Hemiparesen).

Therapie. Nach einer Plasmaaustauschtherapie liegt die Heilungsrate bei 80–90%. Die Gabe von Thrombozyten ist nur im Falle einer lebensbedrohlichen Blutung indiziert.

Hämolytisch-urämisches Syndrom (HUS, syn. Gasser-Syndrom)

Man nimmt an, dass das HUS und die TTP unterschiedliche Manifestationsformen eines gemeinsamen pathophysiologischen Prozesses sind, wobei das Zielorgan beim HUS die Niere ist. Klinisch dominiert neben der ▶ **mikroangiopathisch-hämolytischen Anämie (Schistozyten)** und einer Thrombozytopenie das akute Nierenversagen. Die Therapie entspricht der der TTP.

Arzneimittel-bedingte Thrombozytopathien

Pathophysiologie. Pathophysiologisch handelt es sich um ein immunologisch bedingtes Geschehen mit ▶ **Bildung von IgG- und IgM-Antikörpern.**

Heparininduzierte/heparinassoziierte Thrombozytopenie (HIT/HAT). Die heparininduzierte Thrombozytopenie mit einer Verminderung der vorher normalen Thrombozytenzahl auf <150.000/µl bzw. um ≥50% des Ausgangswertes ist die wichtigste Komplikation einer Heparingabe. Das HIT-Syndrom entwickelt sich unabhängig von der Heparindosierung. Es werden 2 Formen unterschieden.

- Beim ▶ **HIT I-Syndrom** kommt es infolge einer Heparin-bedingten Suppression der thrombozytären Adenylatzyklase zur Thrombozytenaktivierung und damit zum Thrombozytenverbrauch. Innerhalb von 4 Tagen nach der ersten Heparingabe kommt es zum Abfall der Thrombozytenzahl (selten <100.000/µl) ohne spezifische Symptomatik. Ein Absetzen der Heparingabe ist nicht erforderlich, die Thrombozytenzahlen normalisieren sich meist innerhalb von 3 Tagen.
- Das ▶ **HIT II-Syndrom** wird durch IgG-Antikörper gegen Heparin-Plättchenfaktor-4-Komplexe ausgelöst und tritt in einer Häufigkeit bis zu 3% auf. Die Thrombozytenzahl fällt 5–8 Tage nach der ersten Heparingabe auf Werte zwischen 150.000 und 20.000/µl ab. Wurde eine Patientin schon früher mit Heparin behandelt, kann ein HIT II-Syndrom bei erneuter Gabe auch früher auftreten (Boosterung). In 20–40% der Fälle kommt es zu fulminanten venösen und v. a. arteriellen Gefäßverschlüssen, die nicht durch Aktivierung der Gerinnungskaskade, sondern durch Vernetzung von Immunkomplexen entstehen (▶ **white clot syndrome**).

Diagnostik. Diagnostisch stehen v. a. der heparininduzierte Plättchenaktivierungstest und der Heparin/Plättchenfaktor-4-Komplextest zur Verfügung.

Therapie. Therapeutische Erstmaßnahme ist das ▶ **sofortige Absetzen der Heparingabe.** Eine Umstellung auf ein niedermolekulares Heparin ist nicht sinnvoll, da Kreuzreaktionen bestehen. Mittel der ersten Wahl ist das ▶ **Heparinoid** Danaparoid, das gegenüber dem unfraktionierten und niedermolekularen Heparinen in nur ca. 10% eine Kreuzreaktivität aufweist und in der Schwangerschaft gegeben werden kann. Eine Alternative stellt das ▶ **rekombinante Hirudin** Lepirudin dar, für das keine Kreuzreaktivität mit Heparin bekannt ist (in der Schwangerschaft jedoch noch nicht zugelassen).

Zur frühen Erkennung einer HIT wird grundsätzlich empfohlen, die Thrombozytenzahl vor Beginn der Heparingabe, ab dem 5. Tag nach der ersten Gabe alle 2 Tage und nach 2 Wochen einmal wöchentlich zu kontrollieren.

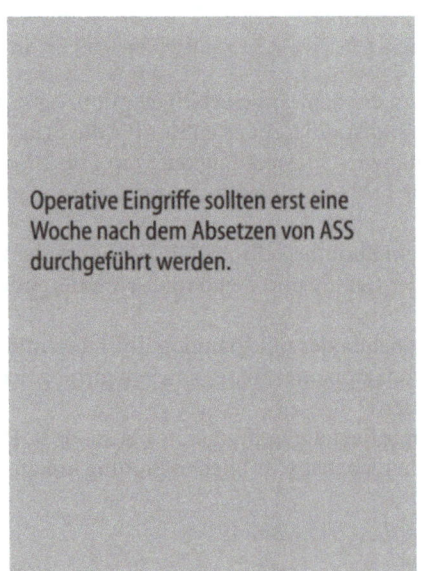

Operative Eingriffe sollten erst eine Woche nach dem Absetzen von ASS durchgeführt werden.

Acetylsalicylsäure-(ASS-)bedingte Thrombozytopathie. Diese wird durch die Hemmung der Zyklooxygenase-1-Isoform der Thrombozyten verursacht, wobei ASS in jeder Dosierung zu einer verstärkten Blutungsneigung führen kann. Da die ASS-Wirkung irreversibel ist, kommt es nach dem Absetzen der Behandlung erst durch den Thrombozyten-turn-over (7–10 Tage) zu einer langsamen Normalisierung der Plättchenfunktion. Operative Eingriffe sollten daher erst 1 Woche nach dem Absetzen von ASS durchgeführt werden. Während die Bestimmung der Blutungszeit zur Beurteilung der Auswirkungen der ASS-Einnahme auf das Gerinnungssystem nicht geeignet ist, kann die Thrombozytenfunktion mit Hilfe eines Platelet Function Analyzers (In-vitro-Blutungszeit nach Kratzer u. Born [3]) verlässlicher eingeschätzt werden.

Abschließend soll darauf hingewiesen werden, dass auch plasmatische Gerinnungsstörungen (Koagulopathien) wie die Hämophilie A und Hämophilie B, das von Willebrand-Syndrom, der Protein C- und Protein-S-Mangel und die APC-Resistenz in der Schwangerschaft zu thrombembolischen Komplikationen führen können.

Literatur

Bitte ggf. beim Verfasser anfordern.

G. Crombach · B. Tandu-Umba
Gynäkologisch-Geburtshilfliche Abteilung, St. Marien-Hospital, Düren

Intrauterine Wachstumsretardierung

Diagnostik und Management

Definition

Der Begriff ▶ „intrauterine Wachstumsretardierung" (IUGR) definiert Feten, die ihr genetisches Wachstumspotential in utero nicht erreicht haben [4]. Die Diagnose basiert auf der Kenntnis des exakten Gestationsalters. Prä- und postnatal wird als Grenzwert die jeweilige 10. Gewichtsperzentile herangezogen [1,15]. Etwa für die Hälfte dieser Neugeborenen trifft die Diagnose zu; die andere Hälfte ist aufgrund verschiedener genetischer Faktoren zwar klein, aber dennoch proportioniert und nicht durch perinatale Komplikationen gefährdet. Andererseits werden retardierte Feten, die aufgrund ihrer Körperlänge zwar schwerer als die 10. Gewichtsperzentile sind, aber wegen ihrer Mangelernährung ein erhöhtes Risiko für eine perinatale Hypoxie haben, nicht erfasst. Die Empfehlung, nur Neugeborene mit einem Geburtsgewicht unterhalb der 2,5. bis 5. Perzentile als wachstumsretardiert anzusehen, verbessert zwar die Spezifität und den positiven Vorhersagewert, mindert jedoch die Sensitivität. Die unzureichende Standardisierung und Vergleichbarkeit vieler der in der klinischen Routine eingesetzten Normbereichstabellen erschwert die reproduzierbare Einstufung des kindlichen Wachstums zusätzlich [4]. Postnatal fallen wachstumsretardierte Kinder auch noch durch einen ▶ pathologischen Ponderal-Index [Körpergewicht (g) mal 100 dividiert durch Körpergröße (cm)³ <2,32] und durch anthropometrische Messungen auf (z. B. Bestimmung der Hautfaltendicke, Relation des Oberarmumfangs zum Kopfumfang).

Pränatal sind die diagnostischen Möglichkeiten deutlich schlechter, da der Fetus nur indirekt klinisch bzw. sonographisch beurteilbar ist. Alle Einschränkungen der postnatalen Diagnostik gelten auch vorgeburtlich. Hinzu kommen die methodischen und individuellen Messfehler der Biometrie sowie die ab der Mitte des II. Trimenon fehlende, direkte Erfassbarkeit der fetalen Körperlänge, die nur noch indirekt über die Femurlänge berechnet werden kann.

Die Diagnose IUGR wird pränatal in der klinischen Routine nicht nur oft übersehen, sondern auch häufig zu früh gestellt. Sie impliziert das Vorliegen eines pathologischen Zustands mit Wachstumsstörung auf dem Boden einer fetoplazentaren Insuffizienz unterschiedlicher Ursache. Eine sonographisch nachweisbare Diskrepanz zwischen dem erwarteten und dem tatsächlichen fetalen Wachstum sollte zunächst rein deskriptiv erfasst werden. Dazu eignet sich der Begriff ▶ „SGA (small-for-gesta-,tional-age)-Fetus" besser. Erst durch Zusatzuntersuchungen (z. B. Dopplersonogra-

▶ **Intrauterine Wachstumsretardierung (IUGR)**
Als Grenzwert glit die jeweilige 10. Gewichtsperzentile.

▶ **Pathologischer Ponderal-Index**

Pränatal sind die diagnostischen Möglichkeiten eingeschränkt.

▶ **„SGA (small-for-gestational-age)-Fetus"**

Prof. Dr. G. Crombach
Abteilung Gynäkologie und Geburtshilfe, St. Marien-Hospital Düren, Hospitalstraße 44,
52353 Düren, E-Mail: gerd.crombach@t-online.de

Die Dopplersonographie hilft bei der Differenzialdiagnose.

phie) kann geklärt werden, ob es sich um ein genetisch kleines, aber normales Kind, eine fetale IUGR mit pathologischem Doppler oder einen abnormen, kranken SGA-Fetus infolge einer Chromosomenanomalie oder einer Infektion handelt [16]. Schwierigkeiten in der Abgrenzung der 3 SGA-Formen treten auf, wenn die erforderliche Diagnostik nicht konsequent durchgeführt wird bzw. ein Übergang zwischen einem noch normalen SGA-Fetus zu einem IUGR-Feten besteht. Oft klärt auch erst die Kontrollbiometrie nach 2 Wochen, ob tatsächlich ein pathologischer Zustand mit Einschränkung des Wachstumspotentials besteht.

Häufigkeit und klinische Bedeutung

Die Prävalenz von SGA-Feten hängt von der gewählten ante- und postnatalen Definition ab (2,5., 3., 5. oder 10. Perzentile). In Low-risk-Kollektiven wurden 6–8% SGA-Kinder unter der 10. Perzentile registriert [7, 8]. Die perinatale Mortalität intrauterin wachstumsretardierter Kinder (nach Ausschluss von Anomalien) liegt bei 2–4% und ist damit um den Faktor 3–10 höher als bei gesunden eutrophen Kindern; 25–40% aller intrauterin abgestorbenen Kinder sind SGA-Feten. Auch die peri- und neonatale Morbidität ist erhöht. Etwa die Hälfte aller SGA-Feten zeigt subpartual Zeichen eines ▶ „fetal distress" (z. B. variable Dezelerationen bei Oligohydramnie) mit der Konsequenz einer hohen Sektiorate. SGA-Feten haben eine 2- bis 6fach höhere Rate an Frühgeburtlichkeit, pathologischen Apgar- und pH-Werten sowie Verlegungen auf die neonatologische Intensivstation [7, 8]. ▶ **Neonatale Komplikationen** umfassen die Polyzythämie, Hyperbilirubinämie, Hypoglykämie, Hypothermie und Apnoeepisoden. Neurologische Auffälligkeiten und kognitive Defekte sind signifikant häufiger als bei eutrophen Kindern vergleichbaren Gestationsalters [18]. Auch die Langzeitmorbidität ist erhöht. Bei Geburt untergewichtige Neugeborenen erkranken im späteren Leben häufiger als normalgewichtige Neugeborene an nichtinsulinpflichtigem Diabetes sowie Hypertonie und weisen eine erhöhte Mortalität an koronaren Herzerkrankungen auf [2].

Die perinatale Mortalität von IUGR-Kindern ist 3- bis 10-mal höher als bei gesunden eutrophen Kindern.

▶ „fetal distress"

▶ Neonatale Komplikationen

Peri- und neonatale sowie Langzeitmorbidität sind erhöht.

Pathogenese und Typen der IUGR

Das intrauterine Wachstum des Feten wird bestimmt durch das Zusammenspiel intrinsischer (embryonales Genom) und extrinsischer Faktoren (maternal bzw. uterin). Es wird vermutet, dass der genetische Einfluss etwa 30–60% des kindlichen Geburtsgewichts bedingt. Die Regulation des fetalen Wachstums ist komplex.

Das intrauterine Wachstum wird durch intrinsische und extrinsische Faktoren bestimmt.

Zum besseren Verständnis der Pathogenese der IUGR werden bis heute vereinfacht 3 Phasen des fetalen Wachstums unterschieden [12]. In den ersten 16 SSW dominiert die zelluläre Hyperplasie (▶ **Zellvermehrung**); von der 16. bis zur 32. SSW wird das Wachstum gleichermaßen von Hyperplasie und Hypertrophie (▶ **Zellvergrößerung und -differenzierung**) bestimmt. Ab der 32. SSW steht schließlich die ▶ **Zellhypertrophie** im Vordergrund. Die frühe IUGR (<16–20 SSW) betrifft daher in erster Linie die Zellzahl. Die Wachstumsretardierung ist symmetrisch bzw. proportioniert und betrifft alle bei der sonographischen Biometrie erfassten Messebenen. Im Gegensatz dazu kommt es bei der späten IUGR (ab der 32. SSW) zur Verminderung der Zellgröße. Die Auswirkungen betreffen hauptsächlich die Körperregionen, die erst im späteren Schwangerschaftsverlauf ihr Hauptwachstum zeigen, wie z. B. die Leber und die subkutanen Fettdepots. Es resultiert eine asymmetrische, dysproportionierte IUGR. Kopf und Extremitäten sind meist zeitgerecht entwickelt bei deutlichem Wachstumsrückstand des Rumpfes. Werden die eine fetale Retardierung auslösenden Faktoren in dem Zeitraum zwischen der 16. und 32. SSW wirksam, findet sich häufig ein Mischbild aus symmetrischer und asymmetrischer Retardierung. Besteht eine primär asymmetrische IUGR über längere Zeit, kann sie in eine mehr symmetrisch erscheinende Form übergehen. Die Häufigkeit der verschiedenen Formen liegt bei 15–30% für die frühe und 50–80% für die späte IUGR.

▶ Zellvermehrung
▶ Zellvergrößerung und -differenzierung
▶ Zellhypertrophie

Die frühe IUGR betrifft die Zellzahl, die späte IUGR die Zellgröße.

Ätiologie der IUGR

Die IUGR kann fetale, plazentare oder maternale Ursachen haben.

Die Ursachen der IUGR sind fetalen, plazentaren oder maternalen Ursprungs (Tabelle 1). In etwa 40% der Fälle lässt sich die Ätiologie nicht klären. Die Unterscheidung

- Frühe, symmetrische IUGR (<16–20 SSW)
- Späte, asymmetrische IUGR (>32 SSW)

in die ▶ **frühe, symmetrische** und die ▶ **späte, asymmetrische** IUGR spiegelt weniger Unterschiede in der Ätiologie als im Zeitpunkt des Beginns der Wachstumsstörung wider [15]. So finden sich fetale Aneuploidien häufiger bei der asymmetrischen als bei der symmetrischen IUGR [12]. Allerdings ist der klinische Verlauf der frühen IUGR meist schwerer als der der asymmetrischen, später eintretenden Verlaufsform [15]. Letztlich ist die klinische Bedeutung der formellen Unterscheidung der IUGR-Typen nicht gesichert [1, 4, 12].

Tabelle 1
Ursachen und Risikofaktoren der IUGR (Nach [1,12])

Fetal
- Chromosomenanomalie
- Angeborene Stoffwechselerkrankung
- Infektion (Viren, Bakterien, Protozoen)
- Fehlbildung

Plazentar
- Strukturanomalie
- Multiple Infarkte
- Placenta praevia
- Abruptio placentae
- Mehrlingsschwangerschaft

Maternal
- Gastrointestinale Störung
- Hypoxie (kardial, pulmonal)
- Vaskulär-renal (SIH, Hypertonie, IDM)
- Hämoglobinopathie
- Drogenabusus, Medikamente
- Geographische Faktoren

(SIH = schwangerschaftsreduzierte Hypertonie, IDM = insulinpflichtiger Typ I-Diabetes mellitus.)

Fetale Ursachen

- Infektionen
- Fehlbildungen

Unter den fetalen Ursachen sind ▶ **Infektionen** (z. B. Zytomegalie, Röteln, Varizellen, Listeriose und Toxoplasmose) wahrscheinlich für ca. 5% aller IUGR-Fälle verantwortlich [1]. Bei bis zu 8% aller IUGR-Feten finden sich ▶ **Fehlbildungen** [12]. Etwa 2% der Feten mit isolierter IUGR haben einen auffälligen Karyotyp, 10–40% bei zusätzlichen Anomalien [1, 15]. Dabei sind v. a. die Triploidie sowie die Trisomien 18 (60–85%) und 13 (>50–90%) mit einer IUGR assoziiert, weniger die Trisomie 21 (6–30%), [12].

Neben dem Turner- und dem Cri-du-chat-Syndrom muss selten auch an einen auf die Plazenta beschränkten abnormen Karyotyp (confined placental mosaicism = CPM) bei normalem fetalem Karyotyp gedacht werden. Der CPM soll in bis zu 25% aller Fälle ätiologisch sonst unklarer IUGR vorkommen [1]. Der CPM kann als Folge des Verlusts eines überzähligen Chromosoms in der frühen Embryonalphase mit einer uniparentalen Disomie des Feten assoziiert sein. Dabei stammen bei numerisch normalem Chromosomensatz 2 homologe Chromosomen von nur einem Elternteil. Daraus kann im Einzelfall die Auslöschung oder Verdopplung einer bestimmten genetischen Information resultieren.

Plazentare Ursachen

- Beeinträchtigung der Struktur und Funktion

Die plazentaren Ursachen wirken über eine ▶ **Beeinträchtigung der Struktur und Funktion**. Dabei gibt es aber kein einheitliches pathologisch-anatomisches Bild [12]. Störungen der Plazentation (z. B. Placenta praevia) und eine Beeinträchtigung der Austauschfläche (z. B. Infarkte) sind ebenso kausal wie ein anatomisches Ungleichgewicht in der plazentaren Versorgung (z. B. bei Mehrlingen).

▶ Unzureichende Bereitstellung von Nährstoffen
▶ Störung der uterinen Gefäßarchitektur
▶ Chronisch einwirkende Noxen

Maternale Ursachen

Die maternalen Ursachen beruhen auf einer ▶ **unzureichenden Bereitstellung von Nährstoffen** und O_2 (z. B. Unterernährung; chronische Hypoxie bei Vitien, Lungenerkrankungen, Aufenthalt in großen Höhen), auf einer ▶ **Störung der uterinen Gefäßarchitektur** (z. B. langjähriger insulinpflichtiger Diabetes mellitus mit Mikro- oder Makroangiopathie, Kollagenosen, Präeklampsie) und auf ▶ **chronisch einwirkenden Noxen** (z. B. Nikotinabusus, Alkohol- und/ oder Drogenabhängigkeit, Medikation mit Antimetaboliten und Antikonvulsiva). Oft bleibt unklar, ob die maternale Grunderkrankung, die sozialen Begleitumstände oder die Medikation der eigentliche Auslöser der IUGR sind.

Bestimmung des Gestationsalters

Die sonographische Bestimmung des Gestationsalters ist verlässlicher als die Menstruationsanamnese.

Zur definitiven Beurteilung der fetalen Größe bzw. des Wachstums muss das korrekte Gestationsalter bekannt sein. Die Menstruationsdaten bzw. der Zeitpunkt der Konzeption sind in 20–45% aller Schwangerschaften unklar [9]. Die sonographische Bestimmung des Gestationsalters in der ersten Hälfte der Gravidität sagt den Entbindungstermin verlässlicher vorher als die Menstruationsanamnese. Dabei ist die Messung der Scheitel-Steiß-Länge (SSL) im I. Trimenon etwas zuverlässiger als die zwischen der 14. und 20. SSW zur Anwendung kommende Bestimmung des biparietalen Durchmessers (BPD).

Bei einer unter Studienbedingungen einfachen Standardabweichung von ±2,1–2,5 Tagen für die SSL bzw. von ±2,4–4,3 Tagen für den BPD [3] wäre eine Korrektur des Schwangerschaftsalters schon bei einer Abweichung von 5 bzw. 8 Tagen gerechtfertigt. Wegen des außerhalb von Studien sicher höheren ▶ **Messfehlers** korrigieren wir den Entbindungstermin aber grundsätzlich nur bei einer mehr als 7-tägigen Abweichung der SSL bzw. über 10-tägigen Abweichung des BPD. Leider wird die Korrektur oft durch einander widersprechende, im Mutterpass dokumentierte Messungen von SSL und BPD in den ersten 20 SSW erschwert. Auf keinen Fall darf aber das Gestationsalter nach in der 2. Schwangerschaftshälfte erhobenen Maßen verändert werden, wenn schon eine Festlegung aufgrund einer nachvollziehbaren Biometrie in den ersten 20 SSW erfolgte.

▶ Messfehler

Pränatale Diagnose

▶ Anamnestische und klinische Risikomerkmale

In 50–75% der Fälle bestehen ▶ **anamnestische und klinische Risikomerkmale** für eine IUGR:
- niedriger sozialer Status,
- Mangelernährung,
- geringes maternales Ausgangsgewicht,
- vorausgegangene IUGR,
- Zustand nach Tot-, Fehl- und Frühgeburten,
- Drogen-, Alkohol- und Nikotinabusus,
- mütterliche Erkrankungen,
- Hypertonie und
- Präeklampsie.

Der konkrete Verdacht auf einen SGA-Fetus basiert entweder auf einem auffälligen klinischen Befund und/oder auf der sonographischen Biometrie. Im angloamerikanischen Sprachraum wird die Messung der Symphysen-Fundus-Höhe propagiert, die sich in Deutschland aber nicht durchgesetzt hat. Mittels klinischer Methoden werden im antenatalen Screening etwa 10–50% aller SGA-Feten diagnostiziert [8, 9].

Mittels klinischer Methoden werden im antenatalen Screening etwa 10–50% aller SGA-Feten diagnostiziert.

▶ Ultraschallscreening

In der BRD gründet sich die Diagnose in erster Linie auf das in den Mutterschaftsrichtlinien gesetzlich verankerte ▶ **Ultraschallscreening**. Zur Biometrie werden im II. (19. bis 22. SSW) und III. (29. bis 32. SSW) Trimenon der BPD, der frontookzipitale Durchmesser (FOD) oder Kopfumfang (KU), der transversale (ATD) oder a.-p.-Abdomendurchmesser (APD) oder -umfang (AU) und die Länge der Femur- oder Humerusdiaphyse (FL bzw. HL) herangezogen. Jeweils ein Kopf-, Abdomen- und Extremitätenmaß muss fotodokumentiert werden. Während in Deutschland die Mes-

Der symmetrisch kleine SGA-Fetus wird durch Messung aller 4 Biometrieparameter diagnostiziert.

Der asymmetrisch kleine Fetus wird anhand der Bestimmung eines Abdominalmaßes (AU = Abdomenumfang, ATD = Abdomenquerdurchmesser) erkannt.

▶ **estimated fetal weight (EFW)**

AU und EFW sind zusammen am sensitivsten zur Erfassung von SGA-Feten.

Sonografisch werden durchschnittlich 50% aller SGA-Feten erfasst.

▶ **Kontrolluntersuchung nach 2 Wochen**

sung des ATD Tradition hat, was sich sich auch in den im Mutterpass integrierten Normkurven dokumentiert, wird international der AU bevorzugt. Er erscheint messtechnisch reproduzierbarer, da er Konturunregelmäßigkeiten bei der Darstellung des Abdomens mitberücksichtigt und daher auch die schallkopf- bzw. lagebedingte Kompression eher ausgleichen kann.

Die pränatale Diagnose des symmetrisch kleinen SGA-Fetus beruht auf der Messung aller 4 genannten Biometrieparameter. Der asymmetrisch kleine Fetus wird am sensitivsten durch die Bestimmung der Abdominalmaße erfasst (Abb. 1). Insofern ist die Messung des AU bzw. des ATD der wichtigste Parameter bei der Biometrie. Nach den im Mutterpass vorgegebenen Normgraphiken wird die Verdachtsdiagnose eines SGA-Fetus gestellt, wenn Kopfumfang sowie Femurlänge und/oder das Abdominalmaß bei einmaliger Untersuchung unterhalb der auf das jeweilige Gestationsalter bezogenen 5. Perzentile liegen. Dies entspricht in der 2. Schwangerschaftshälfte etwa einer fetalen Minusdiskrepanz von 2–3 Wochen. Auch wenn die Messungen noch innerhalb des Normbereichs liegen, kann eine deutliche Abweichung vom bisher perzentilen-parallelen Wachstum ein erstes Hinweiszeichen für eine beginnende Wachstumsstörung sein [15].

In der Literatur gilt der AU zusammen mit der Gewichtsschätzung [▶ **EFW = estimated fetal weight**) als der Parameter mit der größten Sensitivität und dem höchsten negativen prädiktiven Wert bei der Erfassung bzw. dem Ausschluss von SGA-Feten [15, 16]. Der positive Vorhersagewert eines unter der 2,5. bis 10. Perzentile liegenden Abdomenumfangs für eine tatsächlich bestehende IUGR liegt bei 50%. Da der AU der beste Einzelparameter zur Vorhersage des EFW ist und sich das Schätzgewicht erst durch Erfassung zusätzlicher Messwerte (BPD/KU und z. T. FL) berechnen lässt, wird der AU dem EFW zur Beurteilung des fetalen Wachstums meist vorgezogen [16].

Andere Parameter wie die Ratio KU/AU bzw. FL/AU sowie die Fruchtwassermenge und der Reifegrad der Plazenta haben in der klinischen Routine bei der Erstdiagnose der IUGR in Low-risk-Kollektiven nicht die gleiche Bedeutung erlangt. Die meist erst bei fortgeschrittener Plazentainsuffizienz auffällige Verminderung der Fruchtwassermenge (s. Abb. 1) bzw. der pathologische Doppler der A. umbilicalis und Aa. uterinae sind wichtige differentialdiagnostische und prognostische Zusatzbefunde [4, 15, 16].

Unter Studienbedingungen wurden mittels der Abdomenmessung durch erfahrene Untersucher Sensitivitätsraten von 60–90% zur Detektion von SGA-Feten ermittelt. Eine in der BRD durchgeführte Untersuchung zur Effizienz der sonographischen IUGR-Diagnose in einem Low-risk-Kollektiv berichtete allerdings nur über eine Sensitivität von 30% [7]. Die in der Literatur angegebene durchschnittliche Erfassungsrate von etwa 50% erscheint daher realistisch [15, 19]. Besteht nach der Biometrie erstmals der Verdacht auf einen SGA-Fetus, sollte die Diagnose durch eine ▶ **Kontrolluntersuchung nach 2 Wochen** erhärtet werden. Eine fehlende Zunahme des Abdomenumfangs bzw. ein Anstieg um weniger als 1 cm innerhalb von 2 Wochen gilt als beweisend für die IUGR [15]. Dabei muss allerdings der mögliche Messfehler (Unter-

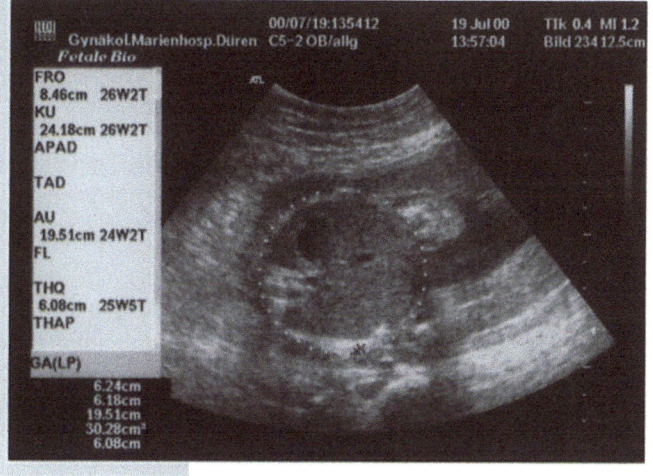

Abb. 1 ◀

Biometrie des fetalen Abdomens (28+5 SSW) unter Einstellung der korrekten Messebene mit dem Magen und der zentral getroffenen Umbilikalvene bei IUGR <5. Perzentile und Oligohydramnie (Maß entsprechend der 24. bis 25. SSW)

sucher, Ultraschallgerät, Zeitintervall) mitberücksichtigt werden. Bei 2-wöchigem Untersuchungsintervall ab der 28. SSW beträgt die Rate an falsch-positiven Befunden 12–22%, bei einem nur 1-wöchigen Abstand sogar 27–34% [10].

Der Messirrtum der Biometrie wird hauptsächlich durch individuelle Fehler (Intra- und Interobserver-Variabilität) und weniger apparativ bestimmt [10]. Weitere Ursachen für die unbefriedigenden Resultate zur pränatalen Detektion von SGA-Feten sind die inkorrekte Berechnung des Gestationsalters und die Verwendung nicht ausreichend differenzierter Normbereichstabellen. So weisen verschiedene, klinisch verwendete Normkurven trotz Selektion nach Gestationsalter und fetalem Geschlecht für die 10. Gewichtsperzentile Unterschiede von 200–720 g auf [4]. Am Geburtstermin finden sich für die 50. Gewichtsperzentile bei Müttern unterschiedlicher Rasse und Konstitution sogar Differenzen von bis zu 1000 g [9]. Tabelle 2 zeigt verschiedene Einflussfaktoren, die bei der Standardisierung von Normbereichstabellen Bedeutung haben.

> Der Messirrtum der Biometrie kommt hauptsächlich durch individuelle Fehler zustande.

Tabelle 2
Populationsbezogene und methodische Einflussfaktoren für das kindliche Gewicht bei der Erstellung von Wachstumskurven. (Nach [4])

Population
- Ethnische Zugehörigkeit
- Individuelle maternale Faktoren (Parität, Ausgangsgewicht, Größe)
- Individuelle fetale Faktoren (Geschlecht, Mehrling, kongenitale Anomalien)
- Sozioökonomischer Status
- Geographische Lebenssituation

Methodik
- Berechnung des Gestationsalters (nach LP, US, LP + US, Auf- und Abrundung der SSW)
- Berechnung der Perzentilen
- Festlegung von Ausschlusskriterien (z. B. Mehrlinge, Anomalien, Raucherinnen, unklares Gestationsalter)

LP letzte Periode, US Ultraschall, SSW Schwangerschaftswoche

Therapieansätze

Eine durch prospektiv-randomisierte Studien als effizient abgesicherte Behandlung der IUGR steht nicht zur Verfügung. Die wenigen verfügbaren Therapieansätze richten sich nach der Ätiologie bzw. zielen auf eine Verbesserung der uteroplazentaren Perfusion ab. Zur ▶ **kausalen Therapie** gehören die Beendigung eines Nikotinabusus bzw. die Substitution bei Drogenkonsum und die medikamentöse Behandlung einer Toxoplasmose. Symptomatisch wird neben körperlicher Schonung die Lungenreifungsinduktion mit Glukokortikoiden empfohlen. Prophylaktisch kann die niedrig dosierte Applikation von Azetylsalizylsäure (50–75 mg/Tag oral) ab der 14. SSW zur Vermeidung einer erneuten Präeklampsie bei belasteter geburtshilflicher Anamnese eingesetzt werden, wobei die Effizienz aber umstritten ist [11].

> Es gibt keine effizient abgesicherte Behandlung der IUGR.

▶ **Kausale Therapie**

Neben diesen anerkannten Maßnahmen sind zahlreiche andere ▶ **Behandlungsansätze** im Tierexperiment und in kleineren Studien evaluiert worden. Dazu gehören die hyperkalorische Ernährung von Mutter (oral/i.v.) und Fetus (intraamial), die Gabe von Spurenelementen und Fischöl, die maternale Hyperoxygenation, die Hämodilution sowie die Applikation von Dipyridamol, Betamimetika, Wachstumsfaktoren und des atrialen natriuretischen Peptid (ANP).

▶ **Behandlungsansätze**

Obwohl einzelne Untersuchungen hoffnungsvolle Ergebnisse hinsichtlich einer fetalen Gewichtszunahme bzw. einer Senkung der perinatalen Mortalität zeigten, hat keine dieser Therapien praktische Bedeutung erlangt [13]. Einige dieser Maßnahmen wie z. B. die übermäßige i.v.-Glukoseapplikation, die Supplementation von Aminosäuren und Proteinen sowie auch die Hyperoxygenierung beinhalten sogar fetale Risiken wie eine Laktatazidose, die Behinderung der Aufnahme anderer essentieller Aminosäuren sowie eine posttherapeutische Hypooxygenierung [15].

Hämodynamische Veränderungen und klinischer Verlauf

Maternale Seite

▶ Unzureichende Trophoblastinvasion der Spiralarterien

Maternal leitet bei der typischen IUGR die ▶ **unzureichende Trophoblastinvasion der Spiralarterien** in der 16. bis 18. SSW mit konsekutiver Minderdurchblutung des intervillösen Raumes die oft erst später manifest werdende Präeklampsie und Plazentainsuffizienz ein. Bedingt durch die große funktionelle Reservekapazität der Plazenta macht sich die uteroplazentare Insuffizienz klinisch aber erst ab einem Ausfall von 30–60% der Austauschfläche bemerkbar [11].

Fetale Seite

▶ Verminderung der Zottenoberfläche

▶ „brain/heart sparing"

Auf der fetalen Seite kommt es über die ▶ **Verminderung der Zottenoberfläche** zu einer Einschränkung der Durchblutung mit einem konsekutiven Anstieg des Gefäßwiderstands in den zuführenden Hauptgefäßen. Die daraus langfristig resultierende Hypoxämie und Hyperkapnie des Feten wird durch eine über Chemo- und Barorezeptoren vermittelte Weitstellung der zerebralen und koronaren Gefäße (▶ „**brain/heart sparing**") unter gleichzeitiger Minderperfusion der kaudalen Körperhälfte kompensiert. Dopplersonographisch spiegeln sich diese hämodynamischen Veränderungen in einem enddiastolischen Perfusionsanstieg der A. cerebri media und in einer diastolischen Blutflussverminderung in der A. umbilicalis und Aorta wider, deren extremes Ausmaß der enddiastolische Nullfluss und der Reverse-Flow darstellen (ARED = absent or reversed enddiastolic flow) (Abb. 2, 3). Zu diesem Zeitpunkt ist die IUGR schon biometrisch offenkundig.

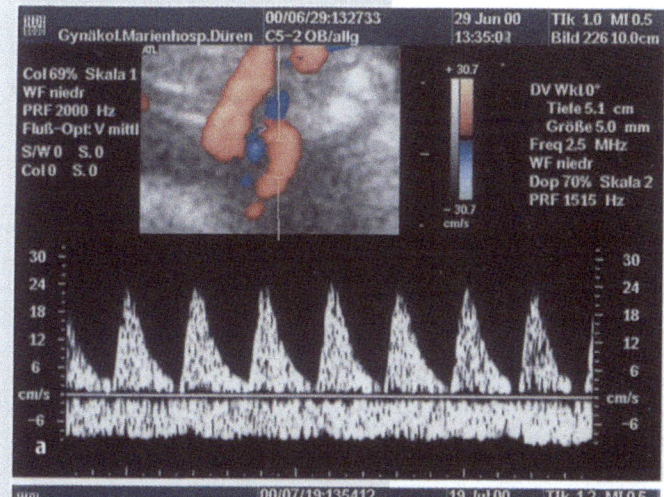
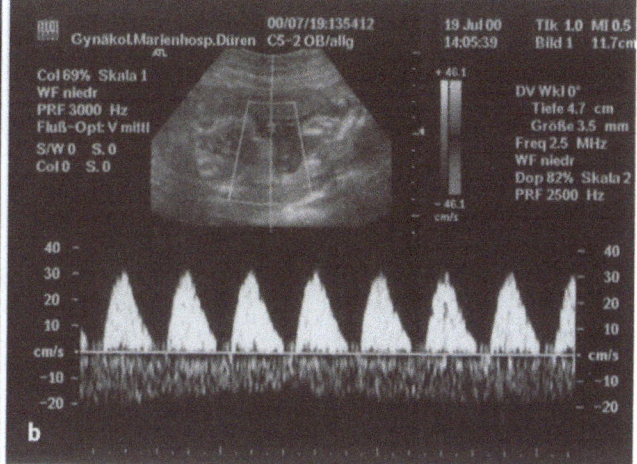
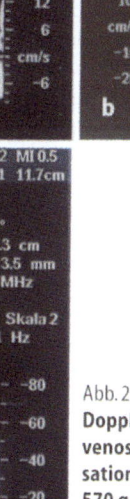

Abb. 2a–c ◀

Dopplersonographie der A. und V. umbilicalis im Verlauf sowie des Ductus venosus bei fetaler IUGR <5. Perzentile mit erhaltener kardialer Kompensationsfähigkeit (identische Patientin wie in Abb. 1: Partus 28+7 SSW, 570 g, männlich, Apgar 7/9/10, Spontanatmung). a Verminderter enddiastolischer Fluss in der Arterie bei normalem venösem Flow (25+5 SSW). b Enddiastolischer Nullfluss (AEDF) in der Arterie mit nicht-pulsatilem Flow in der Vene (28+5 SSW). c Normales Flussmuster des Ductus venosus mit antegradem Flow (positive a-Welle) in der Enddiastole (28+5 SSW)

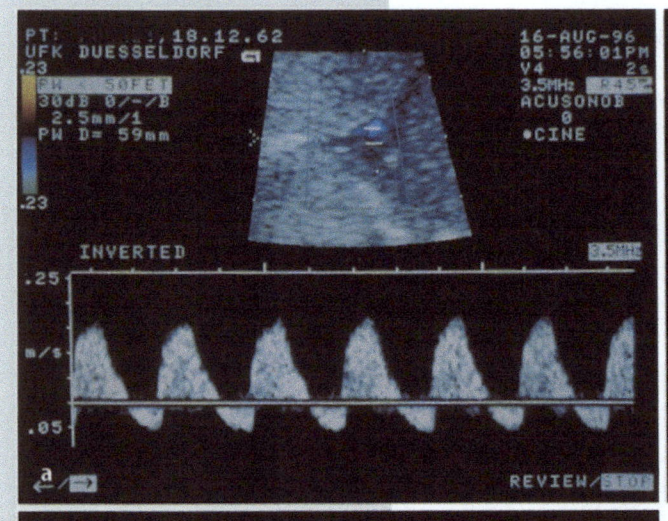
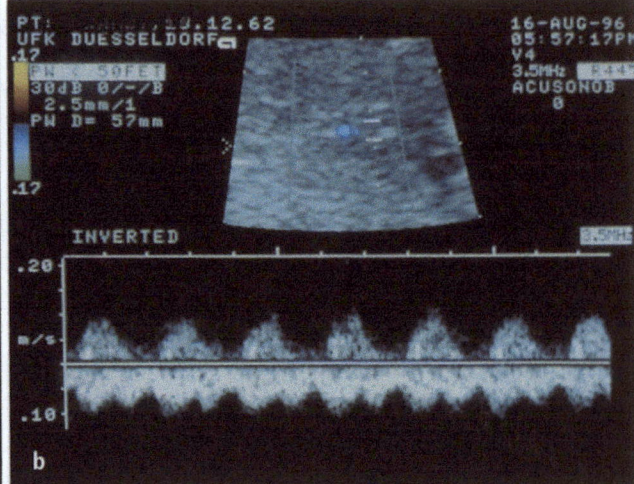
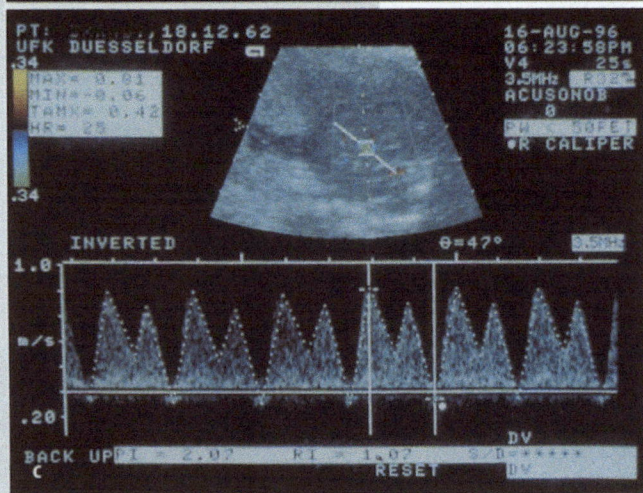

Abb. 3a–c ◄
Dopplersonographie der A. und V. umbilicalis sowie des Ductus venosus bei einem kardial dekompensierten Feten mit IUGR <5. Perzentile (23+4 SSW – intrauteriner Fruchttod 23+6 SSW, 310 g, männlich).
a Enddiastolischer Reverse-Flow (REDF) in der Umbilikalarterie.
b Gedoppelte Pulsationen mit enddiastolischer Flussverminderung in der Umbilikalvene. c Enddiastolischer Reverse-Flow im Ductus venosus mit negativer a-Welle

Die Minderdurchblutung der fetalen Nieren führt häufig zum Oligohydramnion.

▶ **Zunehmend schlechtere O₂-Versorgung des Myokards**

▶ **Späte Dezelerationen im CTG**

Die Minderdurchblutung der fetalen Nieren führt häufig zu einer Oligohydramnie, die ihrerseits wieder Grund für eine temporäre Nabelschnurkompression und damit das Auftreten variabler Dezelerationen im Kardiotokogramm (CTG) sein kann. Da die Perfusion der zentralen Organe linkskardial und die Durchblutung der unteren Körperhälfte überwiegend rechtskardial gewährleistet wird, kommt es zu einer Verschiebung der Auswurfleistung der beiden Ventrikel. Der physiologisch bei 1,3 liegende RCO/LCO-Quotient (right/left cardiac output) sinkt auf 1,0 ab. Die durch den erhöhten Afterload des rechten Ventrikels eintretende Druckbelastung und die ▶ **zunehmend schlechtere O₂-Versorgung des Myokards** haben im weiteren Verlauf eine unzureichende endsystolische Entleerung sowie eine Verminderung der Compliance zur Folge. Die Myokardinsuffizienz spiegelt sich in einer Abnahme der durch die Vorhofkontraktion bedingten, enddiastolischen Einströmungsgeschwindigkeit in den rechten Ventrikel wider.

Dopplersonographisch zeigen sich diese Veränderungen in den zentralen Venen des Feten an einer Verminderung der Strömungsgeschwindigkeit der a-Welle bis hin zur Strömungsumkehr im Ductus venosus bzw. der Verstärkung des physiologischen Rückflusses in der V. cava inferior und in den hepatischen Venen sowie in Pulsationen der Umbilikalvene (s. Abb. 3). In diesem Zeitraum treten im CTG ▶ **späte Dezelerationen** auf, die als typisches Hinweiszeichen der fortgeschrittenen Plazentainsuffizienz gelten. Wenn keine geburtshilfliche Intervention erfolgt, verstirbt der Fet innerhalb kurzer Zeit an der Herzinsuffizienz.

Dieses neuere Konzept hämodynamischer Veränderungen bei der IUGR wurde nach eingehenden echokardiographischen und dopplersonographischen Untersuchungen betroffener Feten erarbeitet [11, 15]. Engmaschige Langzeitverlaufskontrollen zeigen, dass zwischen dem erstmaligen Nachweis eines enddiastolischen Nullflusses in der A. umbilicalis bzw. einer Redistribution mit „brain-sparing" und dem Auftreten von Typ-II-Dezelerationen mit drohendem kindlichem Absterben im Median etwa 7–14 Tage vergehen. Je nach Ausgangssituation kann dieses Intervall (0–26–49 Tage) aber erheblich variieren. Eine Präklampsie sowie ein fortgeschritteneres Gestationsalter (>28–30 SSW) scheinen eher ungünstige Prognosefaktoren zu sein. Die exakte zeitliche Sequenz der verschiedenen Ereignisse in Abhängigkeit vom Schwangerschaftsalter ist noch unklar. Ein mögliches Modell ist in Abb. 4 dargestellt.

Fetale Überwachung

> Die rechtzeitige Entbindung ist eine symptomatische Therapieoption bei der IUGR.

Die rechtzeitige Entbindung ist die einzige anerkannte Behandlungsoption bei der IUGR. Der Zeitpunkt der Geburt wird – sofern eine maternale Gefährdung ausgeschlossen ist – durch den fetalen Zustand bestimmt, der heute ausschließlich mit biophysikalischen Methoden überwacht wird.

Sonographie und Dopplersonographie

> Mittels Sonographie können SGA-Fetus und evtl. Begleitanomalien diagnostiziert werden.

Die Sonographie führt zur Diagnose des SGA-Fetus und ermöglicht zusätzlich den Ausschluss von Begleitanomalien. Mittels serieller Untersuchungen in 2-wöchigem Abstand wird das fetale Wachstumsverhalten im Verlauf beurteilt. Die Dopplersonographie arterieller fetaler (A. umbilicalis, Aorta, A. cerebri media) und maternaler Gefäße (Aa. uterinae) ist zur Beurteilung der Differenzialdiagnose sowie zur Einschätzung des Schweregrades der uteroplazentaren Insuffizienz und damit zur Prognoseeinschätzung bedeutsam. Sie ist nicht primär zur Diagnosestellung der IUGR geeignet.

> Die Dopplersonographie eignet sich nicht primär zur Diagnosestellung der IUGR.

Die Ergebnisse der arteriellen und venösen Dopplersonographie korrelieren mit der O_2-Versorgung und dem Säure-Basen-Status des Feten. Ein normaler RI/PI bzw. ein positiver enddiastolischer Fluss in der A. umbilicalis schließen eine fetale Azidose aus. Ein Anstieg der beiden Parameter über die 95. Perzentile bis hin zum ARED-Flow in Kombination mit einem Abfall des RI bzw. PI der A. cerebri media unter die 5. Perzentile ist mit einer zunehmenden Hypoxie bis hin zur Azidämie korreliert [11]. Ein Anstieg des RI in den Aa. uterinae, evtl. assoziiert mit einem postsystolischen Notching, weist auf eine Einschränkung der uteroplazentaren Durchblutung hin.

> Die Dopplersonographie ist dem CTG zur Überwachung von Risikoschwangerschaften überlegen.

Die klinische Bedeutung der Dopplersonographie zur Überwachung von Risikoschwangerschaften und ihre Überlegenheit gegenüber dem CTG gilt als nachgewiesen [10a, 11]. Dopplersonographisch überwachte Patientinnen mit fetaler IUGR profitieren in Form signifikant verminderter ambulanter Kontrolluntersuchungen, stationärer Einweisungen und Weheninduktionen sowie durch eine Reduktion perinataler Todesfälle. Tendenziell ist auch die Häufigkeit von Notfallsektionen wegen „fetal distress" und von kindlicher Behandlungen auf der neonatologischen Intensivstation verringert. Frauen mit genetisch kleinen Kindern (normaler SGA-Fetus) könen bei normalen Impedanzparametern weiter ambulant überwacht und in Terminnähe entbunden werden.

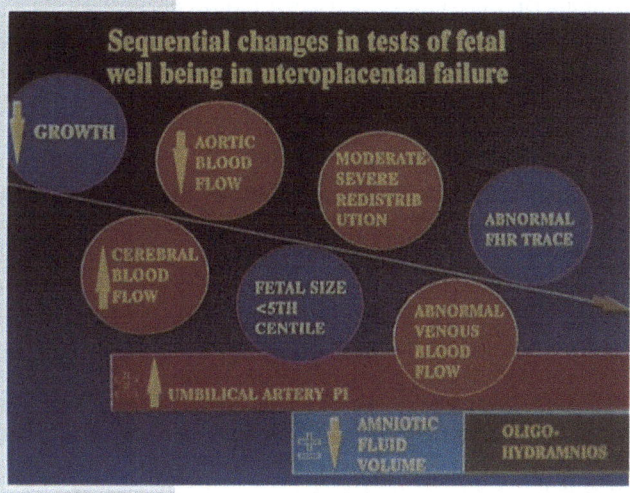

Abb. 4 ◀
Modell der sequentiellen Adaptation und Reaktionen des Feten bei fortschreitender Plazentainsuffizienz mit IUGR. (Nach [6])

Bestimmung der Fruchtwassermenge

Weitere, klinisch bedeutsame Überwachungsmethoden sind die sonographische Beurteilung der Fruchtwassermenge (FW), die Kardiotokographie (CTG) mit dem Non-Stress-Test (NST) und Oxytocin-Belastungstest (OBT) sowie das reguläre und das modifizierte biophysikalische Profil (BPP). Die Abschätzung des Fruchtwassers sollte semiquantitativ mittels der maximalen Tiefe des größten Depots oder des ▶ **Amniotic Fluid Index** (AFI = Summe der maximalen Depots der 4 Uterusquadranten) erfolgen. Die meist erst bei fortgeschrittener Plazentainsuffizienz eintretende Oligohydramnie (maximales Depot <2 cm bzw. AFI <5 cm) weist, sofern ein vorzeitiger Blasensprung und eine renale Anomalie ausgeschlossen sind, auf eine Einschränkung der Nierendurchblutung bei Redistribution hin.

▶ **Amniotic Fluid Index (AFI)**

Kardiotokographie

Die in der BRD übliche, individuell-visuelle Beurteilung des CTG basiert auf der Bewertung der basalen Herzfrequenz, der Fluktuation (Oszillationsfrequenz und -amplitude) und den mittel- sowie langfristigen Veränderungen der Herzfrequenz (Akzelerationen, Dezelerationen, Brady- und Tachykardie) in Relation zur Wehentätigkeit. Das CTG gibt in erster Linie Hinweise auf eine akute Hypoxie (z. B. im Zusammenhang mit Kontraktionen). Fehlende Akzelerationen bzw. eine Einschränkung der Fluktuation weisen aber auch auf eine eingeschränkte fetale Kompensationsfähigkeit bei IUGR infolge länger bestehender Plazentainsuffizienz hin. Als antenatale Überwachungsmethode steht das CTG wegen auch unter Experten abweichender, nicht immer reproduzierbarer Interpretationen in der Kritik. Der Einsatz bei der Überwachung von IUGR-Feten in der 24. bis 32. SSW wird durch deren unzureichende neuronale Ausreifung erschwert. In diesem, oft mit der schwergradigen IUGR assoziierten Gestationsalter, sind spontane Dezelerationen, ein nichtreaktiver NST (<2 Akzelerationen >15 Schläge/min innerhalb von 20 min) und eine Einschränkung des Oszillationstyps häufiger als bei reiferen Feten [17]. Möglicherweise ist mittels der computerisierten CTG-Auswertung der ▶ **Beat-to-beat-Intervalle** (Mikrofluktuation) nach Dawes und Redman (Hauptkriterium Kurzzeitvariation) eine objektivere Beurteilung möglich.

Das CTG gibt Hinweise auf eine akute Hypoxie.

▶ **Beat-to-beat-Intervalle**

Biophysikalisches Profil

Das ▶ **reguläre** (Atem- und Kindsbewegungen, Muskeltonus, NST, Fruchtwassermenge) bzw. ▶ **modifizierte BPP** (nur NST und Fruchtwassermenge) erfasst fetale Parameter, die bei der akuten und chronischen Hypoxie beeinträchtigt sind. Die Untersuchung ist zeitaufwendig und erfordert ein hohes Maß an Erfahrung beim Untersucher. Insbesondere ist die Beurteilung von Atem-, Kindsbewegungen und Muskeltonus schwierig. Die Methode wurde ursprünglich zur Überwachung reifer Feten eingeführt. Die bekannten diagnostischen Kriterien lassen sich nur mit Einschränkung auf die Überwachung von IUGR-Kindern übertragen, da sich das Bewegungsverhalten in Abhängigkeit vom Gestationsalter ändert und zwischen den Mustern von IUGR-Feten und eutrophen Kindern beträchtliche Überlappungen bestehen [14]. Daher darf die Beurteilung des BPP nicht nur nach dem bekannten Score erfolgen, sondern muss auch die Einzelparameter in ihrer unterschiedlichen Wertigkeit (NST und FW-Menge haben besondere Bedeutung) angemessen berücksichtigt.

▶ **Reguläres BPP**
▶ **Modifiziertes BPP**

Bei der vergleichenden Bewertung von Dopplersonographie, CTG und BPP muss der unterschiedliche Ansatz der Überwachungsmethoden berücksichtigt werden. Während die Dopplersonographie die chronische O_2-Versorgung des Feten erfasst und sich damit eher für die mittel- und langfristige Überwachung der fetalen IUGR eignet, dient das CTG mit dem ▶ **Non-Stress-Test (NST)** und dem ▶ **Oxytocin-Belastungstest (OBT)** bzw. der modifizierte BPP mit dem integrierten NST zusätzlich zur Diagnose akut eintretender Hypoxien.

Die Kombination von arterieller sowie venöser Dopplersonographie, CTG und BPP ist insbesondere bei der Überwachung der fetalen IUGR in der 26. bis 32. SSW unverzichtbar. In diesem Zeitraum bedeutet jeder intrauterin gewonnene Tag für einen kardial und neurologisch nichtkompromittierten Feten eine Verminderung der kind-

▶ **Non-Stress-Test (NST)**
▶ **Oxytocin-Belastungstest (OBT)**
Bei fetaler IUGR mit ARED-Flow in der A. umbilicalis sollte nach der 32. SSW trotz normalem CTG die vorzeitige Entbindung erwogen werden.

lichen Mortalität und Morbidität. Ein unauffälliger zentral-venöser Flow weist bei arterieller Redistribution auf eine erhaltene kardiale Kompensationsfähigkeit hin. Bei unauffälligem CTG und BPP scheint in diesen Fällen von extremer Frühgeburtlichkeit mit zweifelhafter kindlicher Prognose ein abwartendes Vorgehen vertretbar.

Mit fortschreitendem Gestationsalter verschlechtert sich aber die Kompensationsfähigkeit des Feten. Es besteht heute weitgehend Konsens, dass nach der 32. SSW bei fetaler IUGR mit ARED-Flow in der A. umbilicalis trotz eines normalen CTG die vorzeitige Entbindung erwogen werden sollte [5]. Ob die nach dem Ergebnis der Dopplersonographie indizierte Entbindung vor der 32. SSW mit einem besseren fetal outcome assoziiert ist, wird z.Zt. in einer prospektiven europäischen Interventionsstudie [5] überprüft (GRIT-Trial).

Klinisches Management

Bei dem Verdacht auf einen SGA-Fetus müssen eine Überprüfung des Gestationsalters und eine Dopplersonographie erfolgen (Abb. 5). Nach 2 Wochen ist eine Kontrollbiometrie erforderlich, die ebenfalls mit einer Dopplersonographie kombiniert werden sollte. Wenn ein dyamisches, perzentilenparalleles intrauterines Wachstum mit regelrechtem fetomaternalem Doppler nachweisbar ist, kann die ▶ **Diagnose eines genetisch kleinen, normalen Kindes** („normaler SGA-Fetus") gestellt werden [16]. Auch in diesem Fall ist es empfehlenswert, das fetale Größenwachstum ambulant alle 14 Tage sonographisch zu kontrollieren [15].

Sofern nicht eigene anerkannte Spezialkenntnisse vorliegen und die Möglichkeit der Dopplersonographie besteht, sollte die Patientin bei Verdacht auf einen SGA-Fetus zur weiteren Abklärung an ein DEGUM-II/III-Zentrum überwiesen werden. Die dort erfolgende Untersuchung ermöglicht meist eine klare Diagnosestellung und Einstufung des fetalen Risikos. Bei Bestätigung der SGA-Diagnose (s. Abb. 5) muss sich eine ausführliche Sonographie zum Fehlbildungsausschluss anschließen. Bei symmetrisch wachstumsretardierten Feten mit vermuteter Auslösung der IUGR in der 1. Schwangerschaftshälfte, Auffälligkeiten bei der Fehlbildungsdiagnostik sowie trotz ausgeprägter IUGR unauffälligem uterinem Doppler sollte eine Karyotypisierung sowie eine Überprüfung der Infektionsserologie (▶ **TORCH**) erwogen werden. Ein pathologischer Befund bei diesen Untersuchungen würde zur Einstufung „abnormer SGA-Fetus" führen [16]. Das weitere Management richtet sich nach der Grunderkrankung des Feten.

Bei einer fetalen IUGR mit Oligohydramnie und/oder pathologischem Doppler in der A. umbilicalis bzw. der Aorta (RI/PI >95. Perzentile) sowie evtl. zusätzlich auch

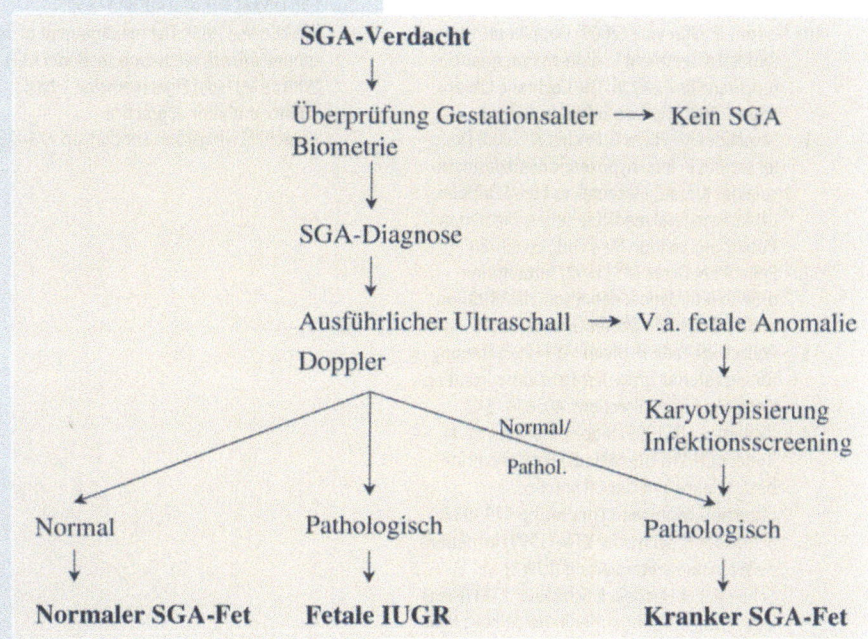

Abb. 5 ◀
Diagnostisches Vorgehen bei Verdacht auf SGA-Fetus

> Die Entbindung erfolgt meist per Sectio.

> Die kindliche Prognose ist vor <26 SSW ungünstig, ab der 29. SSW wird sie deutlich günstiger.

in der A. cerebri media (RI/PI <5. Perzentile) muss die weitere Betreuung an einem Zentrum erfolgen. In Abhängigkeit vom Gestationsalter und von Zusatzfaktoren (z. B. maternale Grunderkrankung) muss durch Zusatzuntersuchungen (CTG, BPP, venöser Doppler) geklärt werden, ob eine engmaschige ambulante Betreuung noch ausreicht oder aber die stationäre Überwachung, evtl. sogar die baldige Entbindung notwendig wird.

Die Indikation zur Entbindung hängt vom Gestationsalter, dem Ausmaß der IUGR, der fetalen Kompensationsfähigkeit, der Leistungsfähigkeit der geburtshilflichen und neonatologischen Abteilung sowie der Einstellung der Eltern ab. Unabhängig von der Kindslage erfolgt die Entbindung meist per Sectio. Vor dem Ende der 25. SSW ist die kindliche Prognose – bedingt durch die Kombination von IUGR und Frühgeburtlichkeit – ungünstig; die Neugeborenensterblichkeit beträgt 70% und Rate an Langzeithandicaps 30–50%. In diesem Zeitraum sollte die Schwangerschaft prolongiert und die Entbindung eher aus mütterlicher Indikation erfolgen. Trotzdem ist die Lungenreifungsinduktion ab der 24./25. SSW bis zum Abschluss der 32. bis 34. SSW empfehlenswert. Das optimale Vorgehen in der 26. bis 28. SSW ist noch nicht klar.

Man erhofft sich von den Ergebnissen des GRIT-Trials eine Empfehlung. In individueller Absprache mit den betroffenen Eltern und den Neonatologen wird gegenwärtig versucht, die intrauterine Phase unter engmaschiger fetaler Überwachung möglichst zu verlängern, solange die kardiale Kompensationsfähigkeit noch erhalten ist und keine neurologisch fassbaren Auffälligkeiten bestehen. Dabei können schwergradige fetale und maternale Risiken nicht ausgeschlossen werden (z. B. intrauteriner Fruchttod, vorzeitige Plazentalösung). Ab der 29. SSW ist die kindliche Prognose deutlich günstiger. In dieser Phase sollte früh genug vor einer eventuellen fetalen Dekompensation entbunden werden. Nach Abschluss der 32. SSW wird die Indikation zur vorzeitigen Entbindung großzügig gestellt.

Literatur

1. American College of Obstetricians and Gynecologists (ACOG) Practice Bulletin No 12 (2000) Intrauterine growth restriction. Obstet Gynecol 95: 1–12
2. Barker DJP (1997) The long-term outcome of retarded fetal growth. Clin Obstet Gynecol 40: 853–863
3. Gardosi J, Geirsson R (1998) Routine ultrasound is the method of choice for dating pregnancy. Br J Obstet Gynaecol 105: 933–936
4. Goldenberg RL, Cliver SP (1997) Small for gestational age and intrauterine growth restriction: definitions and standards. Clin Obstet Gynecol 40: 704–714
5. GRIT Study Group (1996) When do obstetricians recommend delivery for a high-risk preterm growth-retarded fetus? Eur J Obstet Gynecol Reprod Biol 67: 121–126
6. Harrington K, Hecher K, Campbell S (1995) The fetal haemodyamic response to hypoxia. In: Harrington K, Campbell S (eds) A colour atlas of Doppler ultrasonography in obstetrics. Edward Arnold, London, pp 81–94
7. Jahn A, Razum O, Berle P (1998) Routine screening for intrauterine growth retardation in Germany: low sensitivity and questionable benefit for diagnosed cases. Acta Obstet Gynecol Scand 77: 643–648
8. Kean LH, Liu DT (1996) Antenatal care as a screening tool for the detection of small-for-gestational-age babies in the low-risk population. J Obstet Gynecol 16: 77–82
9. Leeson S, Aziz (1997) Customised fetal growth assessment. Br J Obstet Gynaecol 104: 648–651
10. Mongelli M, Tambyraja R (1998) Screening for fetal growth restriction: a mathematical model of the effect of time interval and ultrasound error. Obstet Gynecol 92: 908–912
10a. Neilson JP, Alfirevic Z (2000) Doppler ultrasound for fetal assessment in high-risk pregnancies (Cochrane Review). In: The Cochrane Library, Issue 1, 2000. Update Software, Oxford
11. Nicolaides KH, Rizzo G, Hecher K (2000) Doppler studies in fetal hypoxemic hypoxia. In: Nicolaides KH (ed) Placental and fetal Doppler – Diploma in fetal medicine series. Parthenon Publishing, London New York, pp 67–88
12. Pollack RN, Divon MY (1992) Intrauterine growth retardation: definition, classification, and etiology. Clin Obstet Gynecol 35: 99–107
13. Pollack RN, Yaffe H, Divon MY (1997) Therapy for intrauterine growth restriction: current options and future directions. 40: 824–842
14. Richardson B (1999) Biophysical activity. In: Rodeck CH, Whittle MJ (eds) Fetal medicine – basic science and clinical practice. Churchill Livingstone, London, pp 919–937
15. Schneider H, Schneider KTM (1999) Intrauterine Wachstumsretardierung (IUWR). In: Schneider H, Husslein P, Schneider KTM (Hrsg) Geburtshilfe. Springer, Berlin Heidelberg New York Tokio, pp 511–538
16. Soothill PW, Bobrow CS, Holmes S (1999) Small for gestational age is not a diagnosis. Ultrasound Obstet Gynecol 13: 225–228
17. Spong CY (1999) Antepartum fetal monitoring. In: Queenan JT (ed) Management of high-risk pregnancy. Blackwell Science, London, pp 158–166
18. Wallace IF, McCarton CM (1997) Neurodevelopmental outcomes of the premature, small-for-gestational-age infant through age 6. Clin Obstet Gynecol 40: 843–852
19. Whittle MJ (1999) The management of intrauterine growth restriction. In: Rodeck CH, Whittle MJ (eds) Fetal medicine – basic science and clinical practice. Churchill Livingstone, London, pp 773–784

L. Spätling · Frauenklinik Fulda

Tokolyse

Einsatzgebiete, Methoden und Grenzen

Die perinatale Mortalität hat sich in den letzten 15 Jahren in erster Linie durch Reduzierung der Neonatalsterblichkeit erheblich verringert. Über 70% der Neonatalsterblichkeit ist Folge der Frühgeburtlichkeit. Sie beträgt in Deutschland gleichbleibend ca. 7%. Insbesondere die kleinen Frühgeborenen haben zunehmend eine eindeutig bessere Überlebenschance. Der Grund hierfür ist in erster Linie als Erfolg der modernen Perinatalmedizin mit Zentralisierung von Hochrisikogeburten in entsprechenden Zentren und in der Entwicklung der neonatalen Intensivmedizin zu sehen.

Vorbemerkung· In der Perinatalmedizin werden Therapien häufig in definierten Zeiträumen der Schwangerschaft durchgeführt. Deshalb ist eine ▶ präzise Bezeichnung des Gestationsalters unbedingt notwendig. Die Zeitangaben erfolgen, den internationalen Gepflogenheiten entsprechend, in abgeschlossenen Wochen und Tagen; Beispiel: Am zweiten Tag der 28. Schwangerschaftswoche beträgt das Gestationsalter 27 Wochen und einen Tag (27+1 SSW).

▶ Präzise Bezeichnung des Gestationsalters

Pathophysiologie vorzeitiger Wehen

Für die Aufrechterhaltung des Ruhezustandes des Myometriums in der Schwangerschaft ist ein labiles Gleichgewicht verantwortlich. In Abhängigkeit von der zugrundeliegenden Pathologie können verschiedene zelluläre Reaktionen in der fetoplazentaren Einheit am Anfang einer Kette von biochemischen Reaktionen stehen, die zu regelmäßigen Kontraktionen des Myometriums führen:

Eine Hauptursache vorzeitiger Wehen ist eine auf die Dezidua übergreifende aszendierende Infektion.

▶ Eine aszendierende Infektion mit bakterieller Invasion des Amnions und Chorions, die auf die Dezidua übergreift, ist eine der Hauptursachen für vorzeitige Wehen mit oder ohne vorzeitigen Blasensprung. Hier spielen ▶ Zytokine und ▶ Prostaglandine eine wesentliche Rolle.

▶ Zytokine
▶ Prostaglandine

▶ Vaskuläre uteroplazentare Veränderungen, die zu Ischämien im Bereich der Plazenta und zu retroplazentaren Blutungen führen können, sind weitere mögliche Ursachen vorzeitiger Wehen. Hier spielen ▶ Lipidperoxidationsprodukte eine wesentliche Rolle.

▶ Lipidperoxidationsprodukte

▶ Kortikotropin-Releasing-Hormon, das bei chronischem mütterlichem und fetalem Stress durch den Trophoblasten freigesetzt wird, wirkt parakrin auf Amnion,

Prof. Dr. L. Spätling
Direktor der Frauenklinik, Klinikum Fulda, Pacelliallee 4, 36043 Fulda

Chorion und Dezidua, stimuliert die Prostaglandinsynthese und sensibilisiert das Myometrium gegenüber kontraktilen Reizen. Psychischer und sozioökonomischer Stress kann auch eine primäre Ursache für vorzeitige Wehen darstellen. Auch der Magnesiummangel wird diskutiert.

Allgemeine Prophylaxe der Frühgeburt

▶ **Primäre Prävention**

▶ **Sekundäre Prävention**

Wissensvermittlung über die Symptomatologie der Frühgeburt kann die Frühgeburtsrate senken.

Der Grundgedanke der Schwangerschaftsvorsorge ist die ▶ **primäre Prävention**, die aus allgemeinen Maßnahmen als Schutz vor der Entstehung von Problemen besteht. Die ▶ **sekundäre Prävention** dient der Früherkennung von Krankheitssymptomen durch Screening-Untersuchungen. Die Aufklärung über den normalen Schwangerschaftsverlauf ist Inhalt jeder einzelnen Vorsorgeuntersuchung. Man geht davon aus, dass die Vermittlung von Wissen über den physiologischen, aber auch pathologischen Schwangerschaftsverlauf, insbesondere über die Symptomatologie der Frühgeburt, einen Beitrag zur Senkung der Frühgeburtsrate leisten kann. Qualitätskontrollierte Wissensvermittlung gemeinsam mit Hebammen in Mütterschulen sollte sich nicht nur auf den peripartalen Bereich konzentrieren, sondern gezielt prophylaktische Aspekte in ihr Programm aufnehmen.

▶ **Mutterschutzgesetz**

Die situationsadaptierte Akzeptanz der schwangeren Frau in Betrieb und Gesellschaft und das Einhalten des ▶ **Mutterschutzgesetzes** hat eine wesentliche prophylaktische Wirkung. Gesunde, abwechslungsreiche Ernährung mit Zufuhr hochwertiger Proteine, langsam resorbierbarer Kohlenhydrate und weniger Fett leistet einen Beitrag zu einer ungestörten Schwangerschaft. Die deutliche Einschränkung von Alkohol und der Verzicht auf Nikotin sind ebenso wichtig.

▶ **Risikoerfassungssysteme**

Prophylaktische Bemühungen sind nur sinnvoll, wenn sie in einem Risikokollektiv die Entwicklung einer Pathologie beeinflussen. Basierend auf epidemiologischen Daten wurden verschiedene ▶ **Risikoerfassungssysteme** entwickelt und auf ihren Erfolg geprüft. Neben einer hohen Sensitivität sollte eine hohe Spezifität bei der Voraussage einer Frühgeburt gegeben sein, um Frauen, bei denen keine tatsächliche Gefährdung vorhanden ist, nicht mit unnötigen Ängsten vor einer drohenden Frühgeburt zu belasten. Die Mühen, die in die Etablierung entsprechender Scores investiert wurden, waren erheblich, der Vorhersagewert aber enttäuschend gering, so

Tabelle 1
Risikoklassifizierung von Schwangeren im Hinblick auf eine Frühgeburt

Risikoklasse	Kriterien
Klasse A	Multipara bis zu vier Schwangerschaften mit unbelasteter Anamnese
Klasse B	Primigravida mit unbelasteter allgemeinmedizinischer Anamnese
Klasse C	Multigravida mit ungünstiger geburtshilflicher Anamnese
	– Wiederholte Aborte, Frühgeburt,
	– Totgeburt
	– Wachstumsretardierung
	– Fehlbildung
Klasse D	Primigravida mit chronischer Erkrankung:
	– Herzvitium
	– Diabetes mellitus
	– schwere Hypertonie
	– chronische Nierenerkrankung
	– Lupus erythematodes
Klasse E	wie Klasse D mit zusätzlicher
	– Frühgeburt
	– Wachstumsretardierung
	– Totgeburt

Das Risiko der Klassen A, B und C steigt bei mütterlichem Alter von mehr als 37 Jahren bzw. weniger als 18 Jahren, ungünstiger sozioökonomischer Situation und Genussmittelmissbrauch an [6].

▶ **Vaginalbefund**

▶ **Vaginalsonographie**

▶ **Laborparameter**

▶ **Vaginal-pH**
▶ **Nativpräparat**

▶ **fetales Fibronektin**

▶ **Tokographie**

Amplitude nicht verwertbar!

Ein kontraktionsloser Uterus ist nicht physiologisch. Alle Schwangeren sollten über die Frühsymptome vorzeitiger Wehen informiert werden.

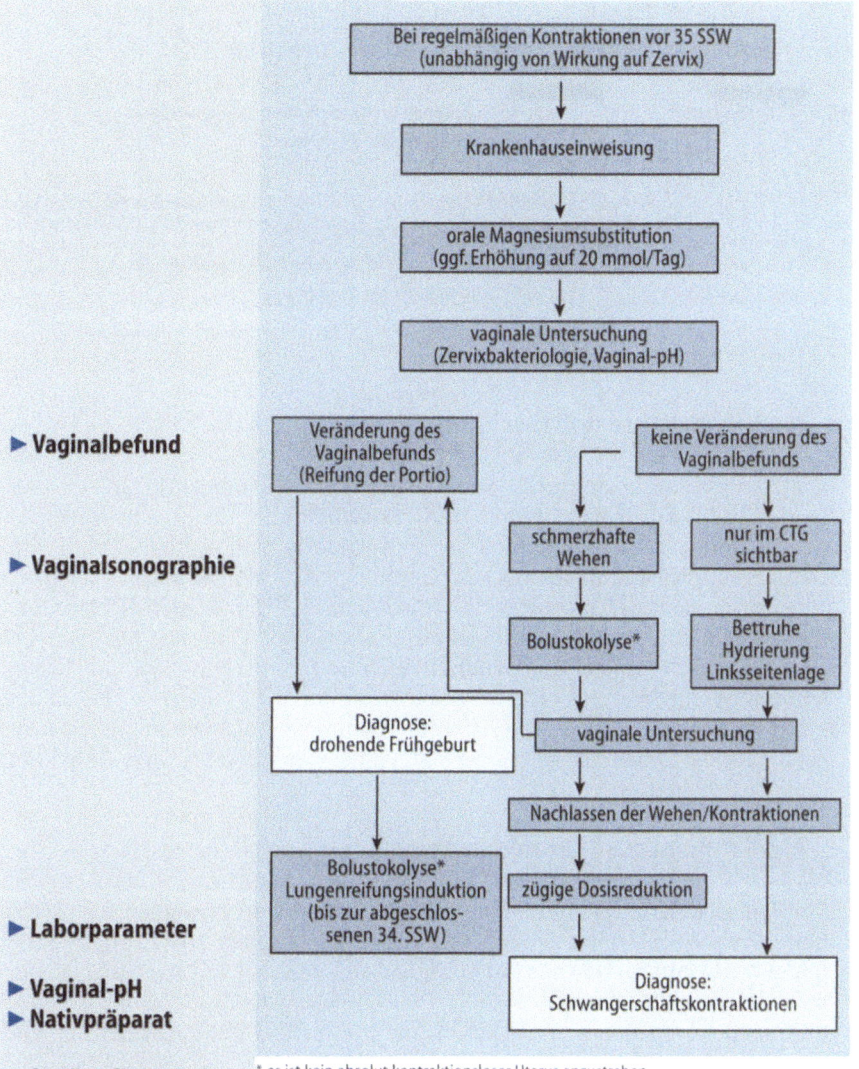

Abb. 1 ▲ **Diagnoseschema bei vorzeitigen Wehen**

(siehe Literaturverzeichnis [10], Spätling L, Schneider H, daraus wurde die Abbildung entnommen.

dass therapeutische Maßnahmen wie Bettruhe, Tokolyse oder Cerclage nicht auf Grund eines schlechten Scores indiziert werden dürfen. Um aber doch in der täglichen Praxis zu Beginn der Schwangerschaft eine Differenzierung vornehmen zu können, erscheint eine Risikozuordnung sinnvoll (Tabelle 1), die die Parität, die geburtshilfliche und die allgemein-medizinische Anamnese zugrundelegt [6].

Diagnostik

▶ **Vaginalbefund:** In einem risikoarmen Kollektiv ist die regelmäßige Beurteilung der Zervix durch Palpation umstritten, wird aber in Risikokollektiven empfohlen.

Mit Hilfe der ▶ **Vaginalsonographie** sind die Verkürzung der Zervix und die mögliche Eröffnung des inneren Muttermundes als eindeutige Hinweise auf drohende Frühgeburt objektivierbar. Bei Zervixlängen von unter 30 mm steigt die Frühgeburtlichkeit deutlich an. Die Vaginalsonographie ist für die Therapie unverzichtbar. Eine Kompression des weichen Zervixgewebes und eine damit verbundene fälschlich zu lange Messung sind zu vermeiden.

▶ **Laborparameter:** Die präventive Untersuchung von Infektionsmarkern wie ▶ **Vaginal-pH,** ▶ **Nativpräparat** und ggf. Keimanzüchtung haben einen hohen Stellenwert in der Frühdiagnostik. Der Nachweis von ▶ **fetalem Fibronektin** im Vaginalsekret hat eine gute Voraussagekraft für eine drohende Frühgeburt, wird aber wegen fehlender Konsequenzen auf das therapeutische Vorgehen zunehmend weniger angewandt (Abb. 1).

Definition vorzeitiger Wehen

Die kontroverse Diskussion um den klinischen Nutzen der Tokolyse ist nicht zuletzt Folge einer Unsicherheit bei der Definition vorzeitiger Wehen. Die Abgrenzung physiologischer Kontraktionen von pathologischer Wehentätigkeit bereitet Schwierigkeiten.

▶ **Tokographie:** Als Grenzwert für die mit einem Transducer gemessene Frequenz werden bei 25 SSW von zwei ansteigend bis fünf Kontraktionen pro Stunde mit 37 SSW angegeben (Tabelle 2). Wegen der indirekten Druckaufzeichnung ist die Amplitude nicht zu verwerten. Regelmäßigkeit und Schmerzhaftigkeit sind weitere Kriterien vorzeitiger Wehen. Tabelle 3 zeigt eine Aufstellung von Frühsymptomen drohender Frühgeburt. Ein kontraktionsloser Uterus ist nicht physiologisch, deshalb wird häufig, besonders bei schlanken Frauen, ein Tokogramm falsch interpretiert. Es ist äußerst wichtig, alle Schwangeren über die Frühsymptome vorzeitiger Wehen, die umgehend abgeklärt werden müssen, zu informieren [5].

Tabelle 2
Merkmale pathologischer Wehentätigkeit

- Frequenz: höher als 2 (25+0 SSW) bis 5mal (37+0 SSW) pro Stunde
- regelmäßig und schmerzhaft und/oder
- zervixwirksam

Tabelle 3
Frühsymptome vorzeitiger Wehen [5]

- Uterine Kontraktionen (besonders beim Treppensteigen)
- Menstruationsähnliche Beschwerden
- Tiefe Rückenschmerzen
- Unspezifische Leibschmerzen wie z.B. bei einem gastrointestinalen Infekt
- Wässriges oder blutiges Vaginalsekret
- Änderung in der Zusammensetzung des Vaginalsekretes
- Druckgefühl im Bereich der Symphyse
- Druckgefühl im kleinen Becken

Medikamentöse und mechanische Prophylaxe

Oral verabreichte Betamimetika haben keinen nachweisbaren Effekt auf Messparameter der Frühgeburtlichkeit. Prophylaktische Gabe von Antibiotika hat ebenfalls keinen Einfluss auf die Frühgeburtsrate. ▶ **Antibiotische Lokalbehandlung** von z.B. Gardnerella-Vaginalinfektionen wird empfohlen. Anschließende Gabe von Laktobazillen ist sinnvoll. Bei mindestens zwei Früh- oder Fehlgeburten in der Anamnese ist die wöchentliche ▶ **Progesterongabe** eine sinnvolle ergänzende Maßnahme. Hier kann auch ein ▶ **totaler Muttermundverschluss**, eine positive Wirkung haben. Allerdings ist eine Schwangerschaftsverlängerung durch die Einlage von Pessaren nicht nachgewiesen. Da die generelle Substitution mit 15 mmol Magnesium/Tag die Frühgeburtlichkeit reduzierte, wird diese Maßnahme zumindest bei vorzeitigen Kontraktionen empfohlen [11].

Medikamentöse Therapie: Tokolyse

Vor Beginn einer medikamentösen Therapie sollte versucht werden, die psychische und physische Integrität der Patientin wiederherzustellen. Hierzu ist die Patientin durch ▶ **Hospitalisation** aus ihrem Umfeld zu lösen und von Stressoren abzuschirmen. Besonders bei länger dauernder Therapie ist es wichtig, psychologisch geschulte Unterstützung anzufordern. Ein Magnesiummangel sollte ausgeglichen und auf eine gesunde Ernährung besonders geachtet werden.

Die Tokolyse ist umstritten, da ihr Effekt nicht in der Reduzierung der Frühgeburtlichkeit ablesbar ist. Dies hat vielerlei Gründe. Mit der medikamentösen Wehenhemmung wird das Symptom Wehen beeinflusst, nicht aber die diese Wehen verursachende Pathologie. Eine große Zahl (30–50%) der Frühgeborenen kommt nicht aufgrund vorzeitiger Wehen zur Welt, sondern wegen der Schwangerschaftsbeendigung durch eine mütterliche oder fetale Pathologie [7]. Die Kontraindikationen für wehenhemmende Maßnahmen sind in Tabelle 4 dargestellt [1].

Die Tokolyse ist nach vorgeschaltetem Versuch der oralen Magnesiumgabe zunächst bei jeder schmerzhaften Wehentätigkeit indiziert, sollte aber nur bei Verschlechterung des Vaginalbefundes längere Zeit fortgesetzt werden. Sie muss mit der kleinsten wirksamen Dosis durchgeführt werden und ist nicht als Langzeittherapie geeignet.

Betamimetika

Betamimetika relaxieren die glatte Muskulatur über die rezeptorvermittelte Steigerung des ▶ **cAMP**, das die Phosphorylierung von Myosin durch Hemmung des Enzyms Myosin-light-chain-Kinase verhindert.

Die wehenhemmende Wirkung wurde vielfach demonstriert, ein Effekt auf die perinatale Mortalität bzw. auf die Inzidenz des Atemnotsyndroms konnte kaum gezeigt werden. Die Schwangerschaft wurde nur kurzfristig (48 h) verlängert [2], ein Zeitraum, der unbedingt zur ▶ **Lungenreifeinduktion** genutzt werden sollte. Eine Tokolyse vor 20 SSW und nach 34 SSW sollte speziellen Indikationen vorbehalten sein. Die Dosierungen der einzelnen Tokolytika sind in Tabelle 5 dargestellt.

Nebenwirkungen. Bei der Mutter steigen Herzfrequenz und systolischer Blutdruck, es kommt zu einer ▶ **Hyperglykämie** (Cave: Diabetes mellitus). Die in Folge eines verstärkten Durstgefühls gesteigerte Flüssigkeitsaufnahme kann zusammen mit der vermehrten Herzbelastung, einem vergrößerten Plasmavolumen und einer gesteigerten Permeabilität zum ▶ **Lungenödem** führen. Ganz besonders ist zu Beginn einer Betamimetikatokolyse unbedingt auf eine ▶ **Einschränkung der Flüssigkeitszufuhr** zu achten. Eine Korrektur der nur zu Beginn der Therapie erniedrigten Kaliumwerte ist meist nicht notwendig. Da Betamimetika die Plazenta ungehindert passieren, ist auch mit ▶ **fetalen Nebenwirkungen** zu rechnen. Zeichen ▶ **myokardialer Ischämie** wurden im EKG nach hochdosierter Langzeittokolyse gesehen. Auch sind vereinzelt ▶ **Hirnblutungen** gesehen worden.

Angesichts der Vielzahl der dosisabhängigen Nebenwirkungen sollte eine Tokolyse mit der minimal möglichen Dosis durchgeführt werden. Dies gelingt mit der pulsatilen Applikation des Betamimetikums, der Bolustokolyse (Perfusor Bolustokolyse, Braun, Melsungen), mit der der gleiche klinische Effekt mit einem Bruchteil der Substanzmenge erreicht werden kann [9]. Das Dosierungsschema ist in Tabelle 6 dargestellt. Bei unzureichender Wehenhemmung ist durch Verkürzung des Intervalls auch kurzfristig eine quasi-kontinuierliche Tokolyse bis maximal 3,5 μg Fenoterol/Minute möglich. Überdosierungen sind nicht möglich [8].

Magnesium i.v.

Magnesium wirkt in pharmakologisch hohen Dosen durch direkten Angriff am Myometrium wehenhemmend. Im Gegensatz zur oralen Magnesiumgabe ist hier nicht das primäre Ziel, den mütterlichen Magnesiummangel zu beseitigen, sondern die Wirkung von Kalzium an der glatten Muskelzelle zu hemmen. Die Wirksamkeit hoher Magnesiumgaben ist der der Betamimetika vergleichbar. Ein günstiger Einfluss auf Geburtsgewicht, neonatale Morbidität und Mortalität konnte nicht gezeigt werden [3].

▶ **Magnesiumsulfat** wird mit einer kurzen Infusion von 4–6 g (16–24 mmol) in der ersten halben Stunde begonnen und mit 2–4 g pro Stunde fortgeführt. Zur Hemmung der Kontraktionen ist ein Plasmaspiegel von ungefähr 2–3 mmol/l notwendig. Magnesium wird über die Niere ausgeschieden.

Nebenwirkungen. Die Nebenwirkungen der Magnesiuminfusion können besonders durch die Wirkung auf die glatte Muskulatur erheblich sein und ähneln denen der Betamimetika. Ernste Nebenwirkungen bis hin zum Herzstillstand sind nur bei Überdosierungen beschrieben. Auch bei alleiniger Gabe von Magnesium sind Lungenödeme beobachtet worden.

Da Magnesium aktiv durch die Plazenta transportiert wird, sind die fetalen Spiegel höher als die der Mutter. Die Überwachungsparameter des biophysikalischen Profils, besonders Herzfrequenz und Atemexkursionen, können beeinträchtigt werden.

Marginalien

▶ Hyperglykämie

▶ Lungenödem

▶ Einschränkung der Flüssigkeitszufuhr

▶ Fetale Nebenwirkungen
▶ myokardiale Ischaemie

▶ Hirnblutungen

Die Betamimetikatokolyse sollte nur in pulsatiler Applikation als Bolustokolyse durchgeführt werden.

Die Wirksamkeit hoher Magnesiumgaben ist der der Betamimetika vergleichbar

▶ **Magnesiumsulfat**
Der fetale Magnesiumspiegel ist höher als der der Mutter.

Magnesiuminfusion: Alternative bei Kontraindikationen gegen Betamimetika

---

Tabelle 4
Kontraindikationen zur Tokolyse (nach ACOG)

Generelle Kontraindikationen
- akute kindliche Notsituation (außer intrauteriner Reanimation)
- Chorioamnionitis, Eklampsie oder schwere Präeklampsie
- intrauteriner Fruchttod (Einling)
- kindliche Reife
- mütterliche hämodynamische Instabilität

Kontraindikationen für spezifische Tokolytika
Betamimetika:
- mütterliche Herzrhythmusstörungen oder andere Herzerkrankungen
- schlecht eingestellter Diabetes, Thyreotoxikose oder Bluthochdruck

Magnesiumsulfat:
- Hypokalzämie
- Myasthenia gravis
- Nierenversagen

Indomethacin:
- Asthma
- Koronararterienerkrankung
- gastrointestinale Blutung (aktuell oder anamnestisch)
- Oligohydramnion
- Nierenversagen
- Verdacht auf fetale Herz- oder Nierenanomalien

Nifedipin:
- mütterliche Lebererkrankung

Tabelle 5
Dosierungen der tokolytisch wirksamen Medikamente

Substanz	Applikationsweg i.v. (kontinuierlich)	oral	anderer
Fenoterol	Beginn: 2 µg ↑ um 0,8 µg alle 20 min 4 µg/min maximal		Bolustokolyse: Beginn: 3–5 µg alle 3 min Bei nachlassenden Wehen: • alle 6 min, • nach 24 h: alle 12 min, • nach 48 h: alle 24 min Bei nicht nachlassenden Wehen: • zuerst Bolus UM 1µg ↑ • alle 2 min, • danach Bolus bis 7 µg
Ritodrin	Beginn: 50 µg/min ↑ um 50 µg alle 20 min 350 µg/min maximal		i.m.: 5–10 mg alle 2–4 ↑
Hexoprenalin	Beginn: 0,1 µg/min ↑ um 0,1 µg alle 10–20 min 0,5 µg/min maximal		
Magnesium	Beginn: 16–24 mmol in 20–30 min, (1–4 g MgSO$_4$) Erhaltung: 8–16 mmol/h (2–4 g MgSO$_4$)		i.m.: 4–8 mmol alle 4 h (1–2 g MgSO$_4$)
Indomethacin		Beginn: 50 mg 25 mg alle 4–6 h	rektal: 100 mg
Nifedipin		Beginn: 30 mg 20 mg alle 4–6 h	sublingual: Beginn: 10 mg 10 mg alle 20 min maximal 40 mg/h

Eine prospektive randomisierte Studie zur Beschreibung der Sicherheit einer hochdosierten Magnesiuminfusion zur Wehenhemmung für den Feten wurde wegen vermehrter neonataler Todesfälle abgebrochen [4]. Eine endgültige Stellungnahme liegt noch nicht vor.

Bei Kontraindikationen gegen Betamimetika ist die Magnesiuminfusion eine mögliche Alternative. Bei den heutigen Möglichkeiten einer nebenwirkungsarmen pulsatilen Bolustokolyse und den möglicherweise negativen Wirkungen auf den Feten scheint zur Zeit eine Tokolyse mit einer hochdosierten Magnesiuminfusion nicht indiziert.

Prostaglandinsynthesehemmer

Prostaglandine spielen bei der Zervixreifung und der Auslösung uteriner Kontraktionen eine zentrale Rolle. Im Vergleich zu Betamimetika haben Prostaglandinsynthesehemmer in kontrollierten Studien eine bessere schwangerschaftsverlängernde Wirkung gezeigt. ▶ **Indomethacin** als die bestuntersuchte Substanz kann per rectum zu Beginn in einer Dosis von 50 oder 100 mg gegeben werden. In Abständen von vier Stunden wird mit Dosen von 25 mg für 24 bis 48 Stunden weitertherapiert.

Nebenwirkungen • Bei der Schwangeren werden Übelkeit und Brechreiz, später auch Kopfschmerzen, Schwindel und Ohrensausen beobachtet. Zu den Kontraindikationen gehören Salizylatüberempfindlichkeit und chronische Leber- und Nierenerkrankungen. Bei Ulkusanamnese ist Vorsicht geboten.

▶ **Indomethacin**
Prostaglandinsynthesehemmer nur bei strenger Indikation und bis max. 32 SSW nicht >48 h

Tabelle 6
Dosierungsschema der Bolustokolyse

Patientingewicht (kg)	≤60	61–79	≥80
Bolusgröße (µg)	3	4	5
Therapieverlauf	Zeitintervall (min) unter CTG- Kontrolle im Kreißsaal		

Beginn: 3
- bei nachlassender Wehentätigkeit — 6
- nach 12 h, wenn möglich — 12
- nach 24 h, wenn möglich — 24
- nach 48 h, wenn möglich — beenden

Bei unzureichender Wehenhemmung sind folgende Steigerungen möglich:
- zunächst BOLUS UM 1µg↑
- z. B. 4 µg alle 3 min
- z. B. 4 µg alle 2 min
- z. B. 5 µg alle 2 min
- z. B. 6 µg alle 2 min
- z. B. 7 µg alle 2 min (Maximaldosis: 3,5 µg/min)

▶ **Vorzeitiger Verschluss des Ductus arteriosus Botalli**

Der ▶ vorzeitige Verschluss des Ductus arteriosus Botalli ist für den Feten bedeutsam. Die maximale Empfindlichkeit besteht bei 30 Wochen. Indomethacin verringert auch die fetale Urinproduktion. So zählen die durch den offenen Ductus kompensierten Herzfehler und das Oligohydramnion zu den Kontraindikationen. Nekrotisierende Enterokolitis und Ventrikelblutungen werden bei sehr kleinen Frühgeborenen beobachtet.

Kalziumantagonisten

Kalziumantagonisten greifen an der Myometriumzelle an. Sie blockieren die spannungsabhängigen Kalziumkanäle in der Zellmembran. Im Vergleich mit Ritodrin und Magnesiumsulfat sollen Substanzen wie das ▶ Nifedipin bei gleicher klinischer Wirkung auf vorzeitige Wehen weniger Nebenwirkungen haben.

▶ **Nifedipin**

Im Abstand von 20 Minuten werden jeweils 10 mg sublingual appliziert, danach 20 mg alle vier Stunden über 48 Stunden, danach 10 mg alle acht Stunden.

Nebenwirkungen • Tachykardie und Kopfschmerzen können als Folge der ▶ Vasodilatation auftreten. Eine negative Wirkung auf den Feten wurde bisher nicht beobachtet. Wegen Summationseffekten muss vor der gleichzeitigen Gabe von Magnesium i.v. und Antihypertensiva gewarnt werden. Eine generelle Empfehlung kann wegen geringer klinischer Erfahrung noch nicht gegeben werden.

▶ **Vasodilatation**
Kalziumantagonisten nicht zusammen mit Magnesium i.v. oder Antihypertensiva geben!

Weitere Therapeutika

▶ Oxytozinantagonisten sind schon seit längerer Zeit in Erprobung. Größere klinische Studien liegen bisher nicht vor. Nitroglyzerin gehört zu den ▶ NO-Donatoren, die über eine Aktivierung des zyklischen Guanosinmonophosphat eine relaxierende Wirkung auf die glatte Muskulatur entfalten. Auch hier fehlen größere Untersuchungen zur klinischen Anwendung.

▶ **Oxytozinantagonisten**
▶ **NO-Donatoren**

Die Gabe von ▶ Antibiotika ist nach Ausschluss diagnostizierbarer Ursachen und bei weiterbestehender Wehentätigkeit auch bei negativer Zervixbakteriologie gerechtfertigt. Prophylaktische Gabe ist nur bei wiederholten eindeutig auf eine Infektion zurückzuführenden Spätaborten gerechtfertigt.

▶ **Antibiotika**

Fazit

Die ungenügende Nachweisbarkeit des Nutzens prophylaktischer und therapeutischer Bemühungen darf nicht zur Resignation führen. Es ist vorstellbar, dass mögliche Effekte einer

Einzelmaßnahme jenseits der Nachweisbarkeitsgrenze liegen und erst die Summe einer Vielzahl von Bemühungen mit ganzheitlichem Ansatz unter Einbeziehung der werdenden Mutter bzw. ihrer Familie, des Arztes und der Gesellschaft einen Fortschritt bringen. Andererseits sollten sich unsere therapeutischen Maßnahmen an den Regeln der "Evidence based medicine" orientieren, um Übertherapien, unnötige Kosten und ungünstige Auswirkungen auf die Schwangeren zu vermeiden.

Das primäre Ziel jeder Tokolyse muss die Verbesserung der Überlebenschancen und die Vermeidung schwerer Morbidität sein. Auch der Abbau mütterlicher Ängste durch Unterdrückung der Wehentätigkeit ist ein wichtiger Beitrag der Tokolyse zu dem Problem der drohenden Frühgeburt. Der Nutzen für den Feten ist im Einzelfall sorgfältig gegenüber den mütterlichen und fetalen Risiken abzuwägen. Sowohl der kritiklose Einsatz von Tokolytika bei fehlender Indikation als auch der therapeutische Nihilismus untergraben den klinischen Nutzen einer medikamentösen Wehenhemmung.

Literatur

1. ACOG (1995) **Preterm Labor.** Technical Bulletin 206:1–10
2. Canadian Preterm Labour Group (1992) **Treatment of preterm labor with the betaagrenergic agonist ritodrine.** New Engl J Med 327:308–312
3. Keirse MJNC, Grant A, King JF (1989) **Preterm Labour.** In: Chalmers I, Enkin M, Kreise MJNC (Hrsg) Effective Care in Pregnancy and Childbirth. Oxford University Press New York, S. 694–745
4. Mittendorf R, Covert R, Borman J, Khoshnood B, Lee KS, Siegler M (1997) **Is tocolytic magnesium sulphate associated with increased total paediatric mortality?** Lancet 350:1517–1518
5. Roberts WE, Perry KG, Neff III RW et al (1995) **The irritable uterus: a risk factor for preterm birth.** Am J Obstet Gynecol 172:138–142
6. Schneider H, König C (1990) **Vorsorgeuntersuchung bei Risikoschwangerschaften.** Schweiz Med Wschr 120:247–254
7. Schneider H, Naiem A, Malek A, Hänggi W (1994) **Aetiologische Klassifizierung der Frühgeburt und ihre Bedeutung für die Prävention.** Geburtsh u Frauenheilk 54:12–19
8. Spätling L, Fallenstein F (1993) **Bolustokolyse im Konzept der Therapie vorzeitiger Wehen.** Gynäkol prax 17 635–641
9. Spätling L, Fallenstein F, Schneider H, Dancis J (1989) **Bolustocolysis, treatment of preterm labor with pulsatile administration of beta-adrenergic agonists.** Am J Obstet Gynecol 160:713–717
10. Spätling L, Schneider H (1997) **Prophylaxe und Therapie vorzeitiger Wehen.** In: Künzel W, Wulf KH (Hrsg) Frühgeburt Urban und Schwarzenberg, München, S. 50–74
11. Spätling L, Spätling G (1988) **Magnesium supplementation during pregnancy: a double blind study.** Brit J Obstet Gynaecol 95:120–125

U. Büscher · J. W. Dudenhausen
Klinik für Geburtsmedizin, Charité, Campus Virchow-Klinikum, Berlin

Lageanomalien des Fetus in der Schwangerschaft: Beckenendlage

Die Beckenendlage ist eine Poleinstellungsanomalie, bei der sich der Fetus in Längslage mit vorausgehendem Beckenende befindet.

Die Einteilung richtet sich nach der Haltung der unteren Extremitäten. Am häufigsten findet sich die reine Steißlage. Bei dieser sind die Beine in 60% der Fälle an der Bauchseite des Kindes nach oben geschlagen ("extended legs"). In ca. 25% der Fälle tritt die vollkommene Steiß-Fuß-Lage auf. Bei dieser sind die Beine im Kniegelenk angewinkelt, die Füße liegen neben dem Becken des Kindes. Die vollkommene bzw. auch unvollkommene Steiß-Fuß-Lage, bei der sich nur ein Fuß neben dem Becken des Kindes befindet, wird in ca. 25% aller Fälle von Beckenendlagen registriert. Bei der vollkommenen Fußlage gehen bei ausgestreckten Beinen die beiden Füße voran. Bei der unvollkommenen Fußlage geht ein Fuß voran, der andere Fuß ist hochgeschlagen. Die vollkommene bzw. unvollkommene Fußlage findet sich in ca. 13% aller Fälle von Beckenendlagen. In sehr seltenen Fällen liegt die vollkommene oder unvollkommene Knielage vor.

> In 5,4% aller Schwangerschaften befindet sich der Fetus zum Entbindungstermin in Beckenendlage.

In 5,4% aller Schwangerschaften befindet sich der Fetus zum Entbindungstermin in Beckenendlage (Qualitätssicherung Geburtshilfe Bayern). Über die Hälfte der Beckenendlagen betrifft Erstgebärende. Deutlich häufiger findet sich die Rate an Beckenendlagen bei Frühgeburten.

Begünstigende Faktoren

Frühgeburt

Bis zum Ende des 6. Schwangerschaftsmonats befinden sich über die Hälfte aller Feten in Beckenendlage. Je früher das Kind geboren wird, desto eher geschieht dies aus Beckenendlage heraus. 30% aller aus Beckenendlage geborenen Kinder sind frühgeborene Kinder.

> 30% aller aus Beckenendlage geborenen Kinder sind frühgeborene Kinder.

Fehlbildungen

Fetale Fehlbildungen wie der Anenzephalus, Hydrozephalus und auch Tumoren des kaudalen Körperendes können verantwortlich sein für das Ausbleiben der physiologischen Wendung in Schädellage.

Priv.-Doz. Dr. U. Büscher
Klinik für Geburtsmedizin, Charité, Campus Virchow-Klinikum, Augustenburger Platz 1, 13353 Berlin

Ätiologie

Uterine Ursachen

▶ **Uterus bicornis und/oder subseptus** können eine Wendung des Kindes in Schädellage erschweren. Außerdem kann der erweiterte und schlaffere Uterus der Mehrgebärenden häufigere Wendungen des Kindes bis zur Geburt zur Folge haben. Auch ein Polyhydramnion kann die Ursache für eine Beckenendlage zum Zeitpunkt der Geburt sein.

▶ Uterus bicornis oder subseptus

Plazentare Ursachen

Eine ungünstige Plazentalokalisation wie die ▶ **Placenta praevia totalis** kann für Poleinstellungsanomalien verantwortlich gemacht werden. Auch eine extrem kurze Nabelschnur muss als Ursache für eine Beckenendlage des Kindes in Betracht gezogen werden.

▶ Placenta praevia totalis

Weitere Ursachen

Die **Mehrlingsschwangerschaft** geht mit einer erhöhten Rate an Beckenendlage des führenden Fetus einher. Zervixtumoren oder Anomalien des knöchernen Beckens der Mutter können ebenfalls Ursache für die Beckenendlage des Kindes sein.

▶ Mehrlingsschwangerschaften

Klinik und Diagnostik

Äußere Untersuchung

Mit dem 3. und 4. ▶ **Leopold-Handgriff** kann durch die äußere Palpation die Beckenendlage festgestellt werden. Dabei ist der Steiß über dem Beckeneingang zu fühlen, der Kopf ist im Fundus unter den Fingern als harte, runde, bewegliche Kugel zu tasten. Der Kopf lässt sich im Fundusbereich ballotieren.

▶ Leopold-Handgriff

Sonographie

Mit Hilfe der ▶ **Abdominalsonographie** wird die Diagnose der Beckenendlage gesichert. In den meisten Fällen kann auch unterschieden werden, um welche Form der Beckenendlage es sich handelt. Neben der vaginalen Beckenaustastung der Schwangeren zur Geburt ist bei der biometrischen Untersuchung des Fetus in Beckenendlage besonders auf die Proportion von Schädel und Rumpf zu achten [3].

▶ Abdominalsonographie

Vaginale Untersuchung

Mit Hilfe der vaginalen Untersuchung kann der vorangehende Teil des Fetus bei Beckenendlage als weich und unregelmäßig geformt ertastet werden. Bei der vaginalen Untersuchung können 3 negative Kennzeichen des Steißes gegenüber dem Kopf bezeichnet werden:
▶ Fehlen von gleichmäßiger Härte,
▶ Fehlen der Schädelnähte,
▶ Fehlen der Fontanellen.

Bei fortgeschrittener Geburt sind bei der Beckenendlage der fetale Sitzbeinhöcker, die Steißbeinspitze, das Kreuzbein und/oder die Hüftbeugung zu tasten. Das Hauptkennzeichen bei der vaginalen Untersuchung bei Beckenendlagengeburt ist die Crista sacralis media (die Mittelleiste des Kreuzbeins), die bei I. Lage links und bei II. Lage rechts zu tasten ist.

Cave: Bei der vaginalen Untersuchung können Fuß und Hand des Fetus verwechselt werden.

Beim Vorliegen eines Fußes bei der Fußlage kann dieser durch die vaginale Untersuchung getastet werden. Allerdings besteht hier die Gefahr der Verwechslung zwischen

dem Fuß und der Hand. Zur genauen Unterscheidung sind folgende Merkmale zu berücksichtigen:
- Fersenzeichen: Beim Übergang vom Unterschenkel zum Fuß ist die Ferse als Spitze zu tasten, der Übergang ist winkelig. Im Gegensatz dazu ist der Übergang vom Arm zur Hand flach, und die Hand ist als gerade Verlängerung des Unterarmes zu tasten.
- Zehenzeichen: Die Zehen sind kürzer als die Finger und sie sind gleich lang, die Finger hingegen nicht.
- Die Zehenlinie ist gerade, die Fingerlinie ist krumm.
- Der Daumen ist im Gegensatz zur großen Zehe abspreizbar.

Differenzialdiagnose

Die reine Steißlage kann mit der Gesichtslage verwechselt werden. In seltenen Fällen sind Verwechslungen mit der Querlage oder auch dem Hydrozephalus vorgekommen.

> Cave: Die reine Steißlage kann mit der Gesichtslage verwechselt werden.

Geburtsmechanismus

Ähnlich wie bei Geburten aus Schädellage muss bei der Leitung der Beckenendlagengeburt der Geburtsmechanismus genauestens berücksichtigt werden. Im Zusammenhang mit der Beckenendlagengeburt sind 5 Abschnitte des Geburtsmechanismus zu beachten [2]:
- Eintritt des Steißes in das Becken und Vorrücken bis zum Beckenboden,
- Die Überwindung des sog. Geburtsknies mit nachfolgender Geburt des Steißes,
- Geburt des Rumpfes,
- Geburt der Schulter,
- Geburt des Kopfes.

Reine Steißlage

In den meisten Fällen tritt die Hüftbreite des Steißes in einem schrägen Durchmesser in das mütterliche Becken ein. Der Rücken ist bei der 1. Beckenendlage links vorn gelegen. Die Hüftbreite befindet sich dementsprechend im zweiten schrägen Durchmesser. Bei der 2. Beckenendlage liegt der kindliche Rücken rechts vorne, dementsprechend befindet sich die Hüftbreite im ersten schrägen Durchmesser. Befindet sich der Steiß am Beckenboden, beginnt der zweite Abschnitt des Geburtsmechanismus bei Beckenendlage.

Geburt des Steißes. Der Steiß stellt sich auf und biegt sich danach zur Seite im Sinne einer Lateralflexion. Daraufhin wird der Steiß geboren. Dabei wird zunächst die vordere Gesäßbacke in der Vulva sichtbar, dann erst erscheint die hintere. Wenn das Becken des Kindes ausrotiert ist, wird die hintere Hüfte über den Damm geboren. Nachfolgend wird die vordere Hüfte unter dem Schambogen her geboren.

Geburt des Rumpfes. Auch bei der Geburt des Rumpfes spielt die Lateralflexion der Brustlendenwirbelsäule eine entscheidende Rolle. Nachdem die Beine geboren sind, dreht sich der Rücken nach vorn. Der Steiß und der schon geborene Rumpfteil richten sich steil nach oben hin auf.

Geburt der Schultern. Nach der Geburt von Steiß und Rumpf sind die Schultern auf dem Beckenboden angekommen. Es findet wieder eine Drehung des Rückens zur ursprünglichen Seite hin statt, damit die Schultern in einem geraden Durchmesser geboren werden. Es wird zunächst die vordere, dann die hintere Schulter geboren.

Geburt des Kopfes. Sehr wichtig zu wissen ist, dass der Kopf in das Becken eintritt, wenn der Rumpf bis zum unteren Rand des vorderen Schulterblattes geboren ist. Auf dem Beckenboden befindet sich das Hinterhaupt vorne.

> Der Kopf tritt in das Becken ein, wenn der Rumpf bis zum unteren Rand des vorderen Schulterblattes geboren ist.

Komplikationen

- Sauerstoffmangel (nach Geburt des Steißes),
- Intrakranielle Blutung als Folge von Geburtstraumata,
- Weichteilverletzungen,
- Vorzeitiger Blasensprung,
- Nabelschnurvorfall.

Sauerstoffmangel. Die größte Gefahr für einen Sauerstoffmangel besteht für das Kind während der Geburt von Schultern und Kopf. Für diesen Sauerstoffmangel kann eine Verkleinerung der Plazentahaftfläche verantwortlich sein. Nach der Geburt von Steiß und Teilen des Rumpfes zieht sich die Gebärmutter über dem Kopf zusammen und vermindert daher die Plazentahaftfläche. Ein weiterer Grund für den Sauerstoffmangel während dieser Phase der Beckenendlagengeburt kann die Kompression der Nabelschnur zwischen Kopf und Becken sein. Diese Situation kann dann eintreten, wenn der untere Rand des vorderen Schulterblattes sichtbar geboren ist.

> Die größte Gefahr für einen Sauerstoffmangel besteht für das Kind während der Geburt von Schultern und Kopf.

Intrakranielle Blutung. Im Zusammenhang mit ▶ **traumatischen Kopfentwicklungen** bei Beckenendlagengeburt kann es zum Tentoriumriss und damit zur intrakraniellen Blutung kommen.

▶ Traumatische Kopfentwicklung

Weichteilverletzungen. Die mütterlichen Weichteile werden bei der Beckenendlagengeburt häufiger in Mitleidenschaft gezogen, da der vorangehende Teil des Kindes den Geburtstrakt nicht optimal für den Kopf aufdehnt.

Vorzeitiger Blasensprung. Vor allen Dingen bei Fußlagen kann es zu einem vorzeitigen Blasensprung kommen, der die Beckenendlagengeburt erschwert.

Nabelschnurvorfall. Auch diese Komplikation tritt am häufigsten bei Fußlagen ein. Im Gegensatz zum Nabelschnurvorfall bei Schädellagen geht der Nabelschnurvorfall bei Beckenendlagen nicht automatisch mit einer großen Gefahr für das Kind einher. Der Steiß bzw. die Beine komprimieren die Nabelschnur selten derart, dass keine Durchblutung mehr stattfindet.

> Ein Nabelschnurvorfall ist bei Beckenendlage weniger gefährlich als bei Schädellage.

Die äußere Wendung bei Beckenendlage

In Terminnähe kann der Versuch unternommen werden, eine äußere Wendung des Fetus aus Beckenendlage in Schädellage durchzuführen [14]. Dieser Eingriff wird unter Tokolyse durchgeführt. Er sollte deswegen in Terminnähe (ca. 3 Wochen vor dem errechneten Termin) durchgeführt werden, damit bei evtl. auftretenden Komplikationen eine sofortige Entbindung erfolgen kann. Diese ist in 0,6% direkt nach dem Wendungsversuch und in bis zu 1% innerhalb von 48 h nach dem Wendungsversuch erforderlich [4]. Außerdem ist die Wahrscheinlichkeit einer spontanen Wendung aus Beckenendlage in Schädellage in früheren Schwangerschaftswochen noch sehr viel wahrscheinlicher. Zusätzlich ist die Möglichkeit einer Rückdrehung nach einer erfolgten Wendung des Kindes aus Beckenendlage in Schädellage in den nachfolgenden Wochen bis zum Entbindungstermin erheblich geringer. Die Erfolgsrate der äußeren Wendung liegt bei den beschriebenen Verhältnissen bei 51% [10].

> In Terminnähe kann eine äußere Wendung des Fetus aus Beckenendlage in Schädellage versucht werden.

Durchführung

Die Patientin wird zu dieser Maßnahme für einen Tag stationär aufgenommen. Sie sollte zu dem Eingriff nüchtern erscheinen und entsprechend aufgeklärt worden sein. Bei der Aufnahmeuntersuchung wird die Position der Beckenendlage des Fetus durch Ultraschallkontrolle bestätigt. Nachfolgend wird für 30 min ein Kardiotokogramm angelegt. Es erfolgt dann die parenterale Applikation von ▶ **Tokolytikum** (5 µg/min Fenoterol).

▶ Tokolyse

Die Beine der Frau werden angewinkelt und leicht abduziert. Das Becken wird hoch gelagert. Wenn möglich, wird eine Kopftieflage hergestellt. Der Eingriff wird durch 2 Ärzte durchgeführt. Ein Arzt wird suprasymphysär den kindlichen Steiß mit der flachen Hand aus dem mütterlichen Becken von außen herausschieben. Gelingt dies, wird der Steiß von diesem ersten Arzt gehalten. Nun setzen die flach aufgesetzten Hände des zweiten Arztes im Bereich des kindlichen Schädels an, und beide versuchen eine Wendung im Sinne einer Rückwärtsrolle des Fetus. Gelingt dieser Versuch nicht, wird zwischenzeitlich ein CTG über ca. 5 min registriert und nachfolgend der Versuch der äußeren Wendung im Sinne einer Vorwärtsrolle vorgenommen. Mehr als 2 Versuche sollten insgesamt nicht durchgeführt werden. Nach dem letzten Versuch muss eine kardiotokographische Überwachung über 30–60 min erfolgen. Bei Rh-negativen Frauen sollte eine ▶ **Anti-D-Globulingabe** veranlasst werden.

In ca. 50% gelingt der Versuch der Wendung aus Beckenendlage in Schädellage. In ca. 25% aller Fälle sind vorübergehende Beeinträchtigungen der fetalen Herzfrequenz im CTG nachweisbar. Diese Veränderungen sind reversibel. In ca. 4% treten vaginale Blutungen auf, die keiner Behandlung bedürfen. In ca. 2% muss wegen persistierender fetaler Herzfrequenzänderungen die abdominelle Schnittentbindung durchgeführt werden. Fetale Todesfälle wurden beschrieben [13].

Geburtsleitung

Die Geburtsleitung bei Beckenendlage bedarf immer ärztlicher Hilfe. Die Hebamme ist gehalten, bei pathophysiologischen Situationen einen Arzt hinzuzuziehen. Die BEL-Geburt ist unstrittig als pathologische Situation anzusehen. Für die Geburtsleitung der Geburt aus Beckenendlage sollten die Empfehlungen der Deutschen Gesellschaft für Perinatale Medizin berücksichtigt werden [1]:
- Sicherstellung eines venösen Zugangs,
- ständige Anästhesie- und Sektiobereitschaft,
- kontinuierliche CTG-Ableitung,
- großzügiger Einsatz von Wehenmitteln in der Pressphase,
- möglichst langes Zurückhalten des Steißes,
- große Episiotomie,
- großzügige Indikation zur sekundären Sektio bei Komplikationen.

Aus dem oben Gesagten geht hervor, dass die ▶ **kritische Phase** der Beckenendlagengeburt nach der Geburt des Rumpfes bei Sichtbarwerden des vorderen Schulterblattes eintritt. Dementsprechend kann bis zu diesem Zeitpunkt die Geburt konservativ begleitet werden. Es sollten die auch bei Schädellage des Kindes üblichen Überwachungsmaßnahmen wie Kardiotokogramm und ggf. Fetalblutanalyse eingesetzt werden.

Bis zur Geburt des unteren Randes des vorderen Schulterblattes sollte nicht an Fuß, Bein, Steiß oder Rumpf gezogen werden. Dadurch kann es zum Hochschlagen der vor der Brust liegenden Arme kommen und damit der geburtsrelevante Umfang des Kopfes vergrößert werden. Zusätzlich kann sich der Rücken dadurch nach hinten drehen, was die gesamte Geburt aus Beckenendlage extrem erschwert. So zurückhaltend man also während dieser Zeit zu verfahren hat, so schnell und präzise muss man nach der Geburt des unteren Winkels des vorderen Schulterblattes handeln. Für diese Geburtssituation sollten die Verfahren der ▶ **Manualhilfe bei Beckenendlage** eingesetzt werden. Hierzu stehen 4 Methoden zur Wahl:
- Bracht-Handgriff,
- Armlösung nach Mueller plus Veit-Smellie-Handgriff,
- Armlösung nach Lövset,
- klassische Armlösung.

Als Voraussetzung für die Manualhilfe muss der Rumpf bis zum unteren Rand des vorderen Schulterblattes entwickelt sein. Die Ausnahme stellt der Bracht-Handgriff dar, der begonnen wird, wenn der Nabel des Kindes geboren ist.

Die Manualhilfe wird im Querbett durchgeführt. Sehr günstig ist eine schon liegende Periduralanästhesie. Außerdem sollte ▶ **bei Erstgebärenden die Manualhilfe immer mit der Episiotomie** beginnen. Die Harnblase der Patientin ist kurz vor der Manualhilfe durch eine Einmalkatheterisierung zu entleeren. Die Durchführung der Manualhilfe muss durch komprimierenden Druck von oben unterstützt werden. Der noch im Beckeneingang stehende Kopf muss durch die Bauchdecken hindurch mit 2 Händen kräftig in das Becken hineingedrückt werden. Dadurch werden die Arme des Kindes nicht nach oben geschlagen. Der Kopf behält die normale Beugehaltung bei und wird nicht deflektiert. Zudem ist die Manualhilfe leicht und schnell durchzuführen.

Armlösung und Kopfentwicklung nach Bracht

> Die Manualhilfe nach Bracht beginnt, wenn der Nabel geboren ist.

Die Manualhilfe nach Bracht beginnt, wenn der Nabel geboren ist. Mit einer Bewegung werden Arme, Schultern und Kopf entwickelt. Der Steiß wird mit beiden Händen kugelförmig umfasst. Die Daumen des Operateurs umfassen die Oberschenkel des Kindes und werden gegen den Bauch des Kindes gepresst. Die Resthand liegt auf der Kreuzbeinlendengegend des Kindes. Das Kind wird in dieser Stellung angehoben, aber nicht gezogen. Nachfolgend wird das Kind um die Symphyse herum gegen den Leib der Mutter hin bewegt. Nochmals sei betont, dass in dieser Situation der Druck von oben parallel ausgeübt werden muss. Bei der eigentlichen Geburt des Kopfes ist darauf zu achten, dass der Kopf nicht aus der Scheide herausschnellt. Günstigenfalls wird er von der Hebamme, die den Dammschutz übernimmt, geführt.

Armlösung nach Mueller

> Die Armlösung beginnt nach der Geburt des unteren Randes des vorderen Schulterblattes.

Die Armlösung beginnt nach der Geburt des unteren Randes des vorderen Schulterblattes. Es wird zunächst der vordere und dann der hintere Arm gelöst. Hierzu liegen die Daumen parallel auf den Gesäßbacken des Kindes. Die Finger beider Hände umfassen die Oberschenkel. Es wird nun langsam, aber anhaltend steil nach abwärts gezogen, bis die vordere Schulter und der Arm erscheinen. In einem 2. Schritt wird nun der Rumpf in entgegengesetzter Richtung steil nach aufwärts gehoben und gegen den Leib der Mutter gedrängt. Diese Bewegung erfolgt so lange, bis der hintere Arm und die hintere Schulter geboren werden. Sollte der Arm in der Vulva steckenbleiben, so wird dieser mit 2 Fingern vorsichtig aus der Scheide herausgeholt. Nachfolgend wird der Kopf mit dem so genannten Veit-Smellie Handgriff entwickelt.

Armlösung nach Lövset

Im Gegensatz zu der Armlösung nach Mueller wird hier zunächst der hintere Arm gelöst. Wie beim zuvor beschriebenen Handgriff werden auch hier die Daumen auf die Gesäßbacken des Kindes und die übrigen Finger um die Oberschenkel herum gelegt. Das Kind wird nach unten gezogen und um 180° gedreht. Diese Drehung erfolgt bei der ersten Beckenendlage entgegen dem Uhrzeigersinn, bei der zweiten Beckenendlage im Uhrzeigersinn. Durch diese Drehung wird der hinten in der Kreuzbeinhöhle liegende Arm nach vorn und vor die Symphyse bewegt. Er fällt dabei meist von selbst aus der Vulva heraus. Erfolgt das nicht, so kann er durch vorsichtige Schienung mit 2 Fingern des Geburtshelfers herausgewischt werden. In einem zweiten Schritt wird das Kind mit dem gleichen Handgriff schraubenförmig um 180° zurückgedreht, sodass der andere Arm auf die gleiche Weise entwickelt werden kann. Nachfolgend wird der Kopf mit Hilfe des Veit-Smellie-Handgriffs gelöst.

Klassische Armlösung

Die klassische Armlösung wird ebenfalls erst nach Geburt des unteren Randes des vorderen Schulterblattes begonnen. Es wird zunächst der in der Kreuzbeinhöhle liegende hintere Arm gelöst. Bei der ersten Beckenendlage werden hierzu die Füße des Kindes mit der linken Hand erfasst und nach hinten und unten gezogen. Danach werden die Füße in die rechte Leistenbeuge der Mutter hinaufgeschlagen. Gleichzeitig wird die rechte Hand des Operateurs in die Scheide eingeführt und mit mindestens 2 Fingern die Lösung des hinteren Armes vollzogen. Nun wird wird das Kind mit stopfenden Bewegungen durch flach aufgelegte Hände um 180° gedreht, damit der zunächst vordere Arm nach hinten in die Kreuzbeinhöhle gebracht wird. Mit derselben Technik wie am ersten Arm, aber mit entgegengesetzten Handgriffen (rechte Hand an die Füße, linke Hand in die Scheide zur Lösung des Armes), wird der andere Arm nun gelöst. Nach erfolgreicher Lösung der Arme erfolgt die Kopfentwicklung mit dem Handgriff nach Veit-Smellie.

Handgriff nach Veit-Smellie

Dieser Handgriff kommt nach der Lösung der Arme zum Einsatz. Die entsprechend der Bauchseite des Kindes befindliche Hand des Operateurs wird auf der Bauchseite des Kindes zwischen den Beinen und Armen hindurch vorgeschoben. Das Kind liegt danach mit dem Bauch auf der Hand des Operateurs. Der zu dieser Hand zugehörige Zeigefinger wird im Mund des Kindes platziert. Die äußere Hand wird über beide Schultern gelegt und der Kopf zwischen dem 2. und 3. Finger im Nackenbereich geführt. Die innere Hand dreht den Kopf in den geraden Durchmesser des Beckens und zieht vorsichtig das Kinn auf die Brust. Damit wird der Kopf gebeugt. Diese Haltung muss bis zur vollständigen Entwicklung des kindlichen Kopfes beibehalten werden. Zunächst wird der Kopf sehr weit nach abwärts gezogen, bis die Nackenhaargrenze unter der Symphyse erscheint. Bei weiterhin sichtbarer Nackenhaargrenze wird das Kind allmählich symphysenwärts angehoben. Diese Phase der Entwicklung muss extrem langsam erfolgen.

Der Veit-Smellie-Handgriff wird nach der Lösung der Arme eingesetzt.

Bei schwieriger Kopfentwicklung kann der sog. ▶ **Lee-Spiegelhandgriff** eingesetzt werden. Nach der Einführung des Fingers in den Mund des Kindes im Sinne des Handgriffs nach Veit-Smellie wird ein großer geburtshilflicher Spiegel in die hintere Scheide geschoben und Damm und hintere Scheidenwand nach unten gezogen.

Gelingt die Entwicklung des Kopfes mit dem Veit-Smellie Handgriff nicht, so muss der Kopf mit Hilfe der Zange (Nägele) entwickelt werden. Hierzu werden Füße, Hände und Rumpf des Kindes durch eine Hilfsperson hochgehalten und dann die Zange wie gewöhnlich angelegt. Dieser Eingriff ist nur dem gut ausgebildeten Geburtshelfer vorbehalten.

Die Kopfentwicklung mit der Zange bleibt dem gut ausgebildeten Geburtshelfer vorbehalten.

Manuelle Extraktion

Im Gegensatz zu den Manualhilfen bei Beckenendlage wird bei der manuellen Extraktion eine Geburtsbeendigung bei Beckenendlage des Kindes mit Hilfe der ganzen Extraktion durchgeführt, bevor der Steiß geboren ist. Dieser Eingriff wird heutzutage nur noch bei der notwendigen Geburtsbeendigung bei Beckenendlage des 2. Zwillings vorgenommen.

Schnittentbindung

Primäre Indikation

Seit Kubli generell die abdominelle Schnittentbindung bei der Beckenendlage des Fetus in Terminnähe empfohlen hat [9], hält die Diskussion um den Geburtsmodus an. In einer kürzlich erschienenen multizentrischen Studie wird ebenfalls die primäre Sektio als der sicherere Weg propagiert [6]. Allerdings ist diese Studie nicht unumstritten. Eine genaue Selektion der Schwangeren mit Beckenendlage für den vaginalen Entbindungsweg durch den Geburtshelfer ist auf jeden Fall unabdingbar [8].

Unbestritten ist die ▶ **absolute Indikation zur Sektio** bei verengtem Becken der Patientin, bei Nabelschnurvorfall, Placenta praevia oder Makrosomie des Fetus.

▶ **Relative Sektioindikationen** bestehen bei Frühgeburten zwischen 28 und 34 Schwangerschaftswochen, untergewichtigem Kind (<1800 g), einem Kindsgewicht von mehr als 3500 g, einer vollständigen Fußlage, der Hyperextension des kindlichen Kopfes, zervikaler Unreife und vorzeitigem Blasensprung sowie bei pathologischem CTG, Hypotrophie und/oder Diabetes mellitus der Mutter [2].

Gegenstand fortgesetzter Diskussionen ist die Frage nach dem Geburtsmodus bei der Konstellation Beckenendlage bei Frühgeburt. Allerdings weisen vaginal geborene unreife Kinder in Beckenendlage eine höhere perinatale Mortalität auf als im gleichen Schwangerschaftsalter mittels Kaiserschnitt Geborene [5]. Aus dem Grund ist bei Frühgeburten vor 35+0 Schwangerschaftswochen die abdominelle Schnittentbindung nach Ausschluss schwerer fetaler Fehlbildungen indiziert [7]. Bei extrem frühgeborenen Kindern aus Beckenendlage, die weniger als 1500 g wiegen, kann keine klare Empfehlung gegeben werden, da weder Mortalität noch Frühmorbidität Beziehungen zum Entbindungsmodus aufweisen [11].

▶ **Absolute Indikation zur Sektio**

▶ **Relative Sektioindikation**

Bei Frühgeburten ist die abdominelle Schnittentbindung nach Ausschluss schwerer fetaler Fehlbildungen indiziert.

Die vaginale Geburt aus Beckenendlage kann nach Risikoabwägung durchaus als sicheres und schonendes Entbindungsverfahren bei reifen Kindern beibehalten werden [15]. Auch die Empfehlungen der Deutschen Gesellschaft für Perinatale Medizin kommen zu dem Schluss, dass die Diagnose einer Beckenendlage unter der Beachtung der Risikofaktoren nicht obligat eine Sektio-Indikation nach sich zieht [1].

Sekundäre Indikation

Neben den Indikationen zur sekundären Sektio, wie sie auch bei Geburten aus Schädellage bestehen, muss die Schnittentbindung bei Beckenendlagengeburten – auch bei verzögerten Geburtsverläufen – großzügig gestellt werden. Eine verzögerte Eröffnungsperiode bei der vaginalen Beckenendlagengeburt, gerechnet ab 3 cm Muttermunddilatation, geht mit einer erhöhten Frühmorbidität des Kindes einher [12]. Im Mittel eröffnet sich der Muttermund auch bei Beckenendlagengeburten um 1–2 cm/h. Wird eine langsamere Eröffnung registriert, so sollte die Indikation zur sekundären Sektio großzügig gestellt werden [7].

> Die Indikation zur sekundären Sektio bei Beckenendlagengeburt sollte großzügig gestellt werden.

Literatur

1. Berg (1989) Beckenendlage (Empfehlung der Deutschen Gesellschaft für Perinatale Medizin). Perinatalmedizin 1989: 34–37
2. Dudenhausen JW, Pschyrembel W (2001) Praktische Geburtshilfe, 19. Aufl. Berlin, De Gruyter
3. Feige A, Krause M, Lenz A (1997) Entscheidungskriterien zur vaginalen Beckenendlagengeburt – Einfluss auf die kindliche Früh- und Spätmorbidität. Z Geburtsh Neonatol 201 [Suppl1]: 35–42
4. Flock F, Stoz F, Paulus W, Scheurle B, Kreienberg R (1998) Äußere Wendung aus Beckenendlage in Schädellage: Einflussfaktoren, Nutzen und Risiken. Zentralbl Gynäkol 120: 60–65
5. Gravenhorst JB, Schreuder AM, Veen S et al. (1993) Breech delivery in very preterm and very low birth weight infants in the Netherlands. Br J Obstet Gynecol 100: 411–415
6. Hannah ME, Hannah WJ, Hewson SA, Hodnett ED, Saigal S, Willan AR (2000) Planned cesarean section versus planned vaginal birth for breech presentation at term: a randomised multicentre trial. Lancet 356: 1375–1383
7. Kirschbaum M, Hermsteiner M, Künzel W (1998) Vaginale und abdominale Entbindung der Beckenendlage. Gynäkologe 31: 761–771
8. Krause M, Gerede A, Fischer T, Feige A (1994) Vaginale Geburt aus Beckenendlage erhöht nicht die kindliche Frümorbidität – Ergebnisse von 423 aus Beckenendlage geborenen Kindern aus den Jahren 1988 – 1992. Z Geburtsh Perinatol 1994: 88–95
9. Kubli F (1975) Geburtsleitung bei Beckenendlage. Gynäkologe 8: 48–57
10. Laros RK, Flanagan TA, Kilpatrick SJ (1995) Management of term breech presentation: A protocol of external cephalic version and selective trial of labor. Am J Obstet Gynecol 172: 1916–1925
11. Mattern D, Straube B, Hagen H (1998) Der Einfluss des Entbindungsmodus auf Frühmorbidiät und Mortalität von Frühgeborenen (34. SSW). Z Geburtsh Neonatol 202: 19–24
12. Perl FM, Friederichs-Vieten W, Klöck FK (1996) Der Geburtsverlauf und die neonatale Morbidität bei Erstgebärenden mit Beckenendlage. Z Geburtsh Neonatol 200: 5660
13. Saling E, Berg D (1978) Äußere Wendung aus Beckenendlage in Schädellage. 8. Kongr. Berlin 1976. In: Schmidt E, Dudenhausen JW, Saling E (Hrsg) Perinatale Medizin, Bd VII. Thieme, Stuttgart
14. Saling E, Müller-Holve W (1975) Die äußere Wendung des Feten aus Beckenendlage in Schädellage unter Tokolyse. Geburtshilfe Frauenheilkd 35: 149–154
15. Schulz H, Jorde A, Morack G (1999) Entbindungsmodus und Neonatalzustand in Abhängigkeit vom Gestationsalter bei Geburten aus Beckenendlage. Zentralbl Gynakol 121: 290–295

Schulterdystokie und Plexusparese

T. Schwenzer · Frauenklinik, Städtische Kliniken Dortmund

Häufigkeit und Risikofaktoren

Die ▶**Inzidenz** der Schulterdystokie wird bezogen auf alle Geburten in der Literatur mit 0,15–0,6% angegeben. Bei einem Geburtsgewicht >4 kg steigt die Inzidenz auf 1,7% an und erreicht bei 4,5 kg 10%. Bei Kindern mit einem Geburtsgewicht von 5 kg wird das Risiko mit 40% abgeschätzt [17]. Als weitere Risikofaktoren für die Entstehung einer Schulterdystokie gelten neben dem hohen Geburtsgewicht ein Diabetes mellitus, eine vaginal-operative Entbindung, eine vorangegangene Schulterdystokie sowie mütterliches Übergewicht.

In den Industrienationen rechnet man mit einer ▶**Frequenz** von Plexusparesen von 0,5–3 auf 1000 Geburten. In Kalifornien fanden sich in den Jahren 1994 und 1995 bei >1 Mio. Geburten eine Inzidenz von 1,5 auf 1000 Geburten. Für die USA werden pro Jahr 5420 Plexusparesen angegeben. Überträgt man diese Zahl auf die Bundesrepublik Deutschland, kann mit etwa 1800 Plexusparesen pro Jahr gerechnet werden [9]. Es ist auch erwiesen, dass die Inzidenz der Plexusparese ansteigt, möglicherweise eng korreliert mit einem Anstieg der kindlichen Geburtsgewichte: In Schweden betrug die Inzidenz 1980 1,4 auf 1000 Geburten und 1994 bereits 2,3 auf 1000 Geburten [4].

Untersuchungen zum Kraftaufwand am kindlichen Kopf bei der Entwicklung des Rumpfes haben zeigen können, dass das Risiko eines Plexusschadens eng mit dem Kraftaufwand am kindlichen Kopf korreliert: Bei Fällen von Schulterdystokie ist die Kraftanwendung mehr als doppelt so hoch wie bei Routinegeburten und immer noch 2/3 höher als bei Entbindungen mit der klinischen Angabe „schwierige Entwicklung" [2, 3].

In diesen Untersuchungen wird auch deutlich, dass für die Entstehung eines Plexusschadens die Geschwindigkeit des Kraftaufbaus von großer Bedeutung ist. Bei Kindern mit Plexusschäden betrug der Kraftaufbau pro Zeit 325 N/s, bei Kindern ohne Plexusschaden nur 123 N/s. Wenn Zug am kindlichen Kopf zur Anwendung kommt, sollte also langsam und kontinuierlich die Kraft aufgebaut werden. Ruckartige Bewegungen mit Druckspitzen müssen vermieden werden.

Die ▶**Entstehung** einer Plexusparese ist aber nicht in jedem Fall Folge verstärkter Traktionen am kindlichen Kopf. Es kann vielmehr auch ohne jede Manipulation am Kind allein durch die Einklemmung der vorderen Schulter zu einer Plexusparese kommen [13]. Auch bei der Sectio caesarea können gelegentlich am kindlichen Kopf Zugkräfte zur Anwendung kommen, die geeignet sind, eine Plexusparese aus-

---

Prof. Dr. T. Schwenzer
Frauenklinik, Städtische Kliniken, Beurhausstraße 40, 44137 Dortmund

zulösen [10]. Durch elektromyografische Untersuchungen konnten mehrere Autoren nachweisen, dass eine Plexusparese bereits in utero z. B. durch Lageanomalien bei Myomen etc. entstehen kann [7, 14, 16].

In der Literatur findet sich die Angabe, dass zwischen 47% und 54% aller Plexusparesen nicht mit einer klinisch fassbaren Schulterdystokie assoziierbar sind [9, 13]. Die Prognose geburtstraumatisch erworbener Plexusparesen ist wesentlich günstiger als bei angeborenen Paresen: Nach 1 Jahr war bei den angeborenen Paresen noch in 41,2% ein bleibender Schaden nachweisbar, bei den geburtstraumatischen Paresen nur noch in 8,7% [11].

Neben dem Plexusschaden als Hauptkomplikation der Schulterdystokie besteht die Gefahr von ▶Skelettverletzungen, am häufigsten von Klavikulafrakturen, seltener von Humerusfrakturen, Epiphysenlösungen, Distorsionen oder Schulterluxationen. Es kann zu ▶Weichteilverletzungen im Bereich des M. sternocleidomastoideus kommen. Weiterhin besteht bei der Schulterdystokie die Gefahr einer ▶fetalen Hypoxie, da für die Dauer der Einklemmung häufig eine fetale Minderversorgung besteht. Mütterliche Komplikationen der Schulterdystokie ergeben sich aus der Möglichkeit eines verstärkten Blutverlustes, aus einer Uterusruptur sowie Verletzungen der Geburtswege.

Maßnahmen zur Überwindung der Schulterdystokie

Die Maßnahmen [17, 19] können in allgemeine Maßnahmen, die jeder Arzt und jede Hebamme beherrschen muss, und spezifische Maßnahmen, die dem Facharztstandard entsprechen, unterteilt werden.

Zu den allgemeinen Maßnahmen (Tabelle 1) gehört neben der ▶Diagnosesicherung durch vorsichtigen Zug am Kopf das mehrmalige Überstrecken und Beugen der Beine (▶Manöver nach McRoberts). Weiterhin muss zügig qualifizierte Hilfe verständigt werden (Facharzt, Oberarzt, Anästhesist). Eine großzügige Erweiterung bzw. Anlegung einer ▶Episiotomie erleichtert den Zugang zum Kind zur Anwendung spezifischer Hilfsmaßnahmen. Die Episiotomie selbst löst nicht die Einklemmung. Weiterhin ist eine hochdosierte ▶Tokolyse notwendig, um der in der Regel einsetzenden forcierten Wehentätigkeit zu begegnen, die die Einklemmung weiter verstärkt und den Druck der eingeklemmten Schulter auf die Symphyse erhöht.

Tabelle 1
Maßnahmen zur Überwindung der Schulterdystokie [19]

Allgemeine Maßnahmen
- Mehrmaliges Überstrecken und Beugen der Beine der Mutter
- Alarmierung von Facharzt (Oberarzt) und Anästhesist
- Großzügige Erweiterung der Episiotomie
- Wehenhemmung mit hochdosierter Tokolyse

Spezielle Maßnahmen
- Retrosymphysärer Druck bei gebeugten Beinen der Mutter
- Eingehen mit der Hand zur Rotation der hinteren Schulter von der Brust kommend
- Lösung des in der Sakralhöhle stehenden hinteren Arms

Besondere Maßnahmen in Extremsituationen
- Zurückschieben des Kopfes und anschließende Sectio caesarea (Zavanelli-Manöver)
- Symphysiotomie mit Sectio caesarea
- Vier-Füßler-Stand (Gaskin-Manöver)

Die speziellen Maßnahmen umfassen bei maximaler Beugung der Beine den gleichzeitigen Druck auf die retrosymphysär verkeilte Schulter. Führt dies nicht zur Befreiung, kann mit der Hand in die Scheide eingegangen werden und mit Druck von 2 Fingern auf die hintere Schulter von der Brustseite her (▶Manöver nach Woods) wird versucht, das Kind so zu rotieren, dass die vordere Schulter befreit wird. Wenn auch dieses Verfahren nicht zu einer Lösung führt, ist das Lösen des hinteren, in der

Sakralhöhle stehenden Arms erforderlich. In der Regel gelingt spätestens durch diese Maßnahme eine Befreiung der vorderen Schulter.

In verzweifelten Fällen, wenn keine andere Therapie erfolgreich war, wird das Zurückschieben des Kopfes und die anschließende abdominale Schnittentbindung (▶**Manöver nach Zavanelli**) sowie die ▶**Symphosiotomie** mit anschließender abdominaler Schnittentbindung angegeben. Sandberg berichtet 1999 über 92 Fälle, in denen 84-mal erfolgreich eine Schulterdystokie durch das Zavanelli-Manöver überwunden werden konnte. Der Autor des vorliegenden Beitrags verfügt über keine eigenen Erfahrungen mit dieser Technik, bisher konnten alle eigenen Fälle von Schulterdystokie erfolgreich mit den oben angegebenen klassischen Manövern beseitigt werden.

Der Vollständigkeit halber muss auf eine weitere Technik hingewiesen werden, die aus der Hebammengeburtshilfe kommt: Die Hebamme Gaskin hat zur Überwindung der Schulterdystokie den ▶**Vier-Füßler-Stand** eingeführt, durch den allein ohne weitere Maßnahmen eine Überwindung der Dystokie mit einer Erfolgsrate von 82% (68 von 82 Fällen) erfolgt [6].

Forensische Aspekte

Der Plexusschaden nach vaginaler Geburt führt heute fast immer zu einer forensischen Auseinandersetzung. In diesen Verfahren muss geklärt werden, ob es sich um einen schicksalhaften Verlauf oder um die Folge eines Behandlungsfehlers handelt. Häufig wird auch die Frage einer fehlenden Aufklärung über Entbindungsalternativen (Sectio caesarea) relevant. Für die sachverständige Beurteilung im Arzthaftungsverfahren ergeben sich folgende Aspekte:

Die vorgeburtliche Gewichtsschätzung ist auch heute noch so ungenau, dass aus dem Verdacht eines makrosomen Kindes heraus allein keine Indikation zum primären Kaiserschnitt gestellt werden kann [8, 12]. Das Selbstbestimmungsrecht jeder Schwangeren gebietet jedoch, mit ihr die Alternative einer Schnittentbindung dann zu besprechen, wenn sie in Sorge um das Kind nach dieser Entbindungsalternative fragt. Der Geburtshelfer hat das Recht, seine persönliche Sicht der Geburtsplanung darzustellen, er muss dann jedoch die Entbindungsalternative der Schnittentbindung ebenfalls diskutieren und die Entscheidung der Schwangeren respektieren. Er ist allerdings – außer in Notfällen – nicht verpflichtet, den Eingriff, den er selbst nicht für notwendig erachtet, durchzuführen, sondern kann die Schwangere an ein anderes Krankenhaus verweisen.

Wird von Seiten der Schwangeren der Entbindungsmodus nicht direkt nachgefragt, ist der Geburtshelfer nicht verpflichtet, von sich aus die Schnittentbindung anzusprechen, wenn sie nach dem medizinischen Standard keine aus medizinischen Gründen notwendige, ernstzunehmende Alternative darstellt. Allein aus dem Aspekt einer fraglichen Makrosomie aufgrund des klinischen Befundes und einer ▶**Ultraschallgewichtsschätzung** ergibt sich diese Situation nur in wenigen Einzelfällen.

Anders sieht die Situation bei einem Zustand nach vorangegangener Schulterdystokie aus. Hier ist das Wiederholungsrisiko mit 14–17% relativ hoch, sodass die Schnittentbindung eine ernstzunehmende Alternative darstellt und vom Geburtshelfer aktiv in seine Geburtsplanung mit einbezogen werden muss [1, 15]. Auch bei anderen individuellen Risikokonstellationen (Diabetes mellitus, Kleinwüchsigkeit, Übergewichtigkeit etc.) kann im Einzelfall eine Situation vorliegen, die die Entbindungsalternative ▶ **Sectio caesarea** nach sich ziehen kann. Für diese Fälle kann es keine generellen Handlungsanweisungen geben, hier ist immer die Einzelfallentscheidung notwendig.

Bei der Beurteilung, ob die zur Überwindung der Schulterdystokie getroffenen Maßnahmen dem ärztlichen Standard entsprachen, ist die ▶ **Dokumentation** von großer Bedeutung [20]. Der Hinweis auf eine schwierige Schulterentwicklung entspricht nicht den Anforderungen an die notwendige Dokumentation. Ein sachverständiger Dritter muss aus der Dokumentation in den wesentlichen Zügen die getroffenen Maßnahmen nachvollziehen können. Wenn dann alle Maßnahmen adäquat durchgeführt wurden und es trotzdem zu einem Plexusschaden gekommen ist, wird man dies als schicksalhafte Komplikation der Schulterdystokie qualifizieren müssen. Andererseits besteht dann ein Haftungstatbestand, wenn eindeutig gebotene Maßnahmen nicht ergriffen oder falsch durchgeführt wurden.

Zusammenfassung

Die Schulterdystokie ist ein seltenes, meist überraschend auftretendes Ereignis, die ein konsequentes Handeln anhand fester Regeln erforderlich macht, damit das Risiko einer Plexusparese und anderer schwerwiegender Komplikationen so niedrig wie möglich gehalten werden kann. Trotz adäquater Behandlungsmaßnahmen kann jedoch ein Plexusschaden nicht immer vermieden werden. Neuere Untersuchungen zeigen, dass auch ohne forcierten Zug am kindlichen Kopf entweder schon in utero, aber auch bei der Sectio caesarea Plexusschäden entstehen können. Im Arzthaftungsverfahren kann sich der Arzt auf diese seltenen Entstehungsursachen normalerweise kaum berufen. Hier ist für die Beurteilung entscheidend, ob die Maßnahmen zur Überwindung der Schulterdystokie korrekt angewendet wurden.

Literatur

1. Arbeitsgemeinschaft Medizinrecht (1998) Empfehlungen zur Schulterdystokie. Erkennung, Prävention und Management. Frauenarzt 39: 1369
2. Allen RH, Sorab J, Gonik B (1991) Risk factors for shoulder dystocia: an engineering study of clinician-applied forces. Obstet Gynecol 77: 352
3. Allen RH, Bankoski BR, Butzin CA, Nagey DA (1994) Comparing clinician-applied loads for routine, difficult, and shoulder dystocia deliveries. Am J Obstet Gynecol 171: 1621
4. Bager B (1997) Perinatally acquired brachial plexus palsy: A persisting challenge. Acta Paediatr 86: 1214
5. Benedetti TJ, Gabbe SG (1978) Shoulder dystocia. A complication of fetal macrosomia and prolonged second stage of labor with midpelvic delivery. Obstet Gynecol 52: 526
6. Bruner JP, Drummond SB, Meenan AL, Gaskin IM (1998) All-fours maneuver for reducing shoulder dystocia during labor. J Reprod Med 43: 439
7. Dunn DW, Engle WA (1985) Brachial plexus palsy: Intrauterine onset. Pediatr Neurol 1: 367
8. Ferguson JE, Sistrom CL (2000) Can fetal – pelvic disproportion be predicted. Clin Obstet Gynecol 43: 247
9. Gilbert WM, Nesbitt TS, Danielsen B (1999) Associated factors in 1611 cases of brachial plexus injury. Obstet Gynecol 93: 536
10. Gherman RB, Goodwin TM, Ouzounian JG, Miller DA, Paul RH (1997) Brachial plexus palsy associated with cesarean section: An in utero injury? Am J Obstet Gynecol 177: 1162
11. Gherman RB, Ouzounian JG, Miller DA, Kwok L, Goowin TM (1998) Spontaneus vaginal delivery: A risk factor for Erb's palsy? Am J Obstet Gynecol 178: 423
12. Gross TL, Sokol RJ, Williams T, Thompson K (1987) Shoulder dystocia: a fetal-physician risk. Am J Obstet Gynecol 156: 1408
13. Jennett RJ, Tarby TJ, Kreinick CJ (1992) Brachial plexus palsy: An old problem revisited. Am J Obstet Gynecol 166: 1673
14. Koenigsberger MR (1980) Brachial plexus palsy at birth: Intrauterine or due to delivery trauma. Ann Neurol 8: 228
15. OLG Köln, 27 U 231/92 v. 15.11.1993
16. Paradiso G, Granana N, Maza E (1997) Prenatal brachial plexus paralysis. Neurology 49: 261
17. Romoff A (2000) Shoulder dystocia: Lessons from the past and emerging concepts. Clin Obstet Gynecol 43: 226
18. Sandberg EC (1999) The Zavanelli maneuver: 12 years of recorded experience. Obstet Gynecol 93: 312
19. Schwenzer T (1994) Die Schulterdystokie und ihre forensischen Aspekte. Gynäkologe 27: 222
20. Ulsenheimer K (1991) Die hohe Schulterdystokie. Teil 2: Medizinrechtliche Aspekte. Frauenarzt 32: 1037

H. Ludwig[1] · I. Hösli[2]
[1]Seminar für Gynäkologie der Universität Basel
[2]Universitäts-Frauenklinik Basel

Notfälle in der Geburtshilfe

Teil I:
Blutungen vor der Geburt – Eklampsie – HELLP-Syndrom

Bei allen Notfallsituationen in der späten Schwangerschaft, unter und nach der Geburt ist schnelles Handeln gefragt. Die Differentialdiagnose muss in kürzester Zeit eingegrenzt werden. Eine interdisziplinäre Zusammenarbeit mit Anästhesie und Neonatologie ist unumgänglich. Für das sich aus der wahrscheinlichen Diagnose ergebende Vorgehen folgt man am besten bewährten Regeln, die im Folgenden[1] in gebotener Kürze wiederholt werden [7, 18, 35, 87].

Zum Thema „Notfälle in Gynäkologie und Geburtshilfe" sind in „Der Gynäkologe" folgende Themenschwerpunkte erschienen:
- „Akutdiagnostik und Therapie von Notfällen in der Gynäkologie und Geburtshilfe" Heft 3, Band 24, (1991).
- „Die mütterliche Gefährdung während der Perinatalperiode" Heft 10, Band 30 (1997).

Blutungen vor der Geburt

Man kann davon ausgehen, dass sich behandlungsbedürftige Blutungen in ca. 4% aller Schwangerschaften ereignen. So selten sie also vorkommen, so bedrohlich sind sie, stellen doch Blutungen (inkl. der postpartalen Blutungen [48]) die häufigste mütterliche Todesursache dar. Antepartale Blutungen verschiedener Ätiologie sind auch ein Risikofaktor für vorzeitige Wehen und Frühgeburt [11]. Die wichtigsten Differentialdiagnosen sind in der Tabelle 1 aufgeführt.

Droht der Patientin ein hämorrhagischer Schock, d. h. blutet sie stark (z. B. mehr als Periodenstärke), muss – noch während die diagnostischen Bemühungen andauern – für die Wiederherstellung und allenfalls Aufrechterhaltung der Kreislaufstabilität gesorgt werden, d. h. ein intravenöser Zugang muss so schnell wie möglich gelegt und die Transfusion von Blut (Erythrozytenkonzentrat) vorbereitet werden. Solange Blut noch nicht zur Verfügung steht, sind isotonische Lösungen oder Plasmaexpander zu infundieren. Dabei sollte man einen V. jugularis interna – oder V. subclavia – Katheter legen und den zentralvenösen Druck (ZVD) messen.

In ca. 4% aller Schwangerschaften ereignen sich behandlungsbedürftige Blutungen

Droht ein hämorrhagischer Schock, muss der Kreislauf stabil gehalten werden

---

[1] In einer früheren Darstellung wurden geburtshilfliche Notfälle u.a. an kasuistischen Beispielen erläutert [67].

Prof. Dr. med. H. Ludwig
Universität Basel, 4052 Basel, Wartenbergstrasse 9, Schweiz

> **Tabelle 1**
> **Antepartale Blutungen – Differentialdiagnose**
>
> *Häufige Ursachen*
> Placenta praevia
> Vorzeitige Plazentalösung
> *Seltenere Ursachen*
> Uterusruptur
> Fetale Blutungen bei Insertia velamentosa
> Zervikale Lazerationen oder Polypen, evtl. Karzinome
> Trauma
> „Randsinusblutungen" oder Blutungen unklarer Ätiologie
> Verstärktes Zeichnen in der frühen Eröffnungsperiode (Hämorrhagische Diathesen)

Erhebung der Anamnese. Wichtige Gesichtspunkte, von denen keiner ausgelassen werden sollte, sind dabei zu beachten (Tabelle 2, 3).

Aufnahmebefund. Die Stärke der Blutung, Schätzung der verlorenen Blutmenge und der Zustand des Kreislaufs (Puls, Blutdruck, ZVD, Atemfrequenz, Urinausscheidung, evtl. transkutan gemessene O_2-Sättigung) sind die wichtigsten Daten, über die man verfügen muss. Ist die Haut feucht oder trocken, blass oder rosig, sind petechiale Blutungen zu sehen und/oder blutet es auch von anderen Körperstellen als nur aus der Vagina, z. B. aus Nase oder Rektum? Die ▶ **Palpation des Abdomens** liefert Hinweise auf Fundusstand und Kontraktionsbereitschaft des Uterus. Bei Verdacht auf Placenta praevia – und jede vaginale Blutung in der Spätschwangerschaft steht zunächst unter diesem Verdacht – sollte die manuelle vaginale Untersuchung zunächst unterbleiben, bis eine Placenta praevia durch die Ultraschalluntersuchung ausgeschlossen werden kann. Sobald das erfolgt ist, sollte eine vorsichtige vaginale Spekulumuntersuchung klären, ob eine Blutungsquelle an der Portio oder der Scheidenwand in Frage kommt. Erst danach kann die vorsichtige digitale Überprüfung der Muttermundsweite erfolgen, die nicht immer aus dem Zustand des äußeren Muttermundes abzulesen ist, auch wenn dieser klafft.

Weiterführende Laboruntersuchungen. Weiterführende Laboruntersuchungen dienen dazu, vor allem den Blutverlust genauer einzuschätzen (▶ **Hämatokrit, Hb, Erythrozytenzahl**). Wünschenswert ist auch eine globale Gerinnungsuntersuchung mit Thrombozytenzahl, Fibrinogenspiegel, D-Dimere, Thrombinzeit und aktivierter par-

---

Wichtigste Daten: Stärke der Blutung, Schätzung der verlorenen Blutmenge, Zustand des Kreislaufs

▶ **Palpation des Abdomens**

Bei Verdacht auf Placenta praevia keine manuelle vaginale Untersuchung!

▶ **Hkt, Hb, Erythrozytenzahl**

> **Tabelle 2**
> **Antepartale Blutungen – Anamnese**
>
> - Ist das angenommene Gestationsalter gesichert? (Mutterpass, Ultraschall in der Frühschwangerschaft, erste Kindsbewegungen, Vermerke über Fundusstand)
> - Seit wann besteht die Blutung?
> - Wie entwickelte sich ihre Stärke?
> - Vorausgehendes Trauma, vaginaler Geschlechtsverkehr?
> - Bestehen Schmerzen und/oder Uteruskontraktionen? Seit wann?
> - Plazentalokalisation durch Ultraschalluntersuchung (II./III. Trimenon) bekannt?
> - Besteht Blasensprung?
> - Welche Parität? Zurückliegende Kaiserschnitte? (insbesondere Frühgeburten, Placenta praevia, Placenta accreta, Kürettagen)
> - Blutungsneigung?
> - Lebererkrankungen?
> - Drogeneinnahme?

tieller Thromboplastinzeit. Mit Bestimmung der Blutungszeit werden Thrombozytenfunktionsstörungen ausgeschlossen. Der alte ▶ „Clot-observation-Test" hilft, innerhalb kürzester Zeit das Vorhandensein eines Hämostasedefektes auszuschliessen oder zu belegen (normal: Gerinnung der Blutsäule in <6 Minuten); Kreatinin, Harnstoff, Elektrolyte, Transaminasen. Fetomaternale Massentransfusionen sollten ausgeschlossen werden (Hämoglobin-Elutions-Test nach Kleihauer und Betke).

Ultraschall. Mit Ultraschall ist es so gut wie immer möglich, den ▶ **Sitz der Plazenta** festzustellen, daneben werden fetometrische Daten erfasst, welche Aussagen über das Wachstum des Kindes erlauben und evtl. das Gestationsalter präzisieren. Sobald als möglich sollte eine transabdominale Sonographie durchgeführt werden, um die Lage der Plazenta, oder Hinweise für eine vorzeitige Lösung festzustellen.

Fetales Monitoring. Ein ▶ **externes CTG** sollte angeschlossen werden. Obgleich die Dopplersonographie keine Akutsituation erfassen kann, bietet sie ein Diagnostikum, mit dem chronisch hämodynamische Störungen des Fetus erkannt werden. So kann ein „Nullflow" oder „reverse flow" der A. umbilicalis, der Aorta fetalis oder ein „brain sparing effect" der A. cerebri media die Entscheidung für eine zügige Geburtsbeendigung bei lebensfähigem Kind herbeiführen [105].

Placenta praevia

Diagnose

Die Inzidenz beträgt 0,33–0,59% (Tabelle 3). Die sonographische Feststellung der Inzidenz der Placenta praevia hängt sowohl vom Gestationsalter zum Zeitpunkt der Untersuchung als auch vom Zugang (transabdominal/transvaginal) des Ultraschalls ab [59]. Während bei einem low risk-Kollektiv in der 19. SSW bei 2% der untersuchten Schwangeren die Plazenta bis zum inneren Muttermund oder darüber lag, waren es nur noch 0,8% in der 24. SSW. und 0,14% am Termin [109].

Die Gefahr der Blutungsauslösung ist beim transvaginalen Ultraschall nicht erhöht, da die Sonde in einem Winkel von ca. 30° zum Zervikalkanal eingeführt wird. Hinreichende Erfahrung des Untersuchers vorausgesetzt, kann sie somit nicht in die Zervix eindringen [111].

Etwa 20% aller antepartalen Blutungen werden durch eine Placenta praevia verursacht. Mehr als zwei Drittel aller Patientinnen mit Placenta praevia melden sich mit Blutungen im dritten Trimenon, bei 20% bestehen auch Uteruskontraktionen bei gleichzeitiger Blutung. Die Placenta praevia ist häufiger bei Mehrgebärenden, bei höherem Alter der Schwangeren, bei Raucherinnen, nach vorausgegangener Sektio, z. B. wegen Placenta praevia, und bei Mehrlingsschwangerschaften. Weswegen das männliche Geschlecht bei Schwangerschaften mit Placenta praevia überwiegt, ist bisher unklar [21]. Das Risiko, dass in einer darauffolgenden Schwangerschaft erneut eine Placenta praevia vorkommt, liegt bei 4–8%.

Tabelle 3
Inzidenz der Placenta praevia (Literatur 1996–1999)

Autoren und Quelle	Inzidenz [%]
Lauria et al. (1996) [58] mit transvaginalem Ultraschall	0,17
Rizos et al. (1993) [98] mit transabdominalem Ultraschall	0,5
Ananth et al. (1997) [4]	0,28–2,0
Miller et al. (1997) [76]	0,37
Taipale et al. (1998) [109] mit transvaginalem Ultraschall	0,14
Zaideh et al. (1998) [122]	0,35
Zaki et al. (1998) [123]	0,48
Crane et al. (1999) [17]	0,33
Demissie et al. (1999) [21]	0,59
Frederiksen et al. (1999) [27]	0,55

Die Klassifizierung der Placenta praevia erfolgt herkömmlich nach ihrer Topographie zum zervikalen Geburtskanal, den sie entweder komplett, partial oder marginal verlegt. Nach der Lage des Zentrums einer Placenta praevia zum Zervikalkanal unterscheidet man eine zentrale, anteriore oder posteriore Placenta praevia, was Bedeutung für die Schnittentbindung hat und daher tunlichst vor der entbindenden Operation bekannt sein sollte. Eine nur tief sitzende Plazenta, ohne dass diese marginal den Zervikalkanal erreicht, ist in der Regel harmlos, obschon es auch dabei nach Wehenbeginn bluten kann ("Randsinusblutung" in der älteren Literatur).

Eine tief sitzende Plazenta ist in der Regel harmlos

▶ **Schmerzlose Blutung**

Das klassische Symptom einer Placenta praevia ist das ▶ **schmerzlose Auftreten einer Blutung** aus dem Zervikalkanal nach einer zuvor normal verlaufenden Schwangerschaft. Dabei blutet es aus zentral gelegenen Plazenten früher und schwerer als aus solchen, die den Zervikalkanal nur partiell oder marginal verlegen. Die Blutung entsteht, wenn das untere Uterinsegment in die Fruchthöhle einbezogen wird, sich ausdünnt und die Verbindungen zwischen Uteruswand und Plazenta einreissen. Deshalb ereignen sich solche Blutungen ▶ **selten vor der 30. SSW** (nur in einem Drittel der Fälle).

▶ **Blutungen selten vor der 30. SSW**

Die Diagnose der Placenta praevia erfolgt durch Ultraschall

Die Diagnose erfolgt heute nahezu ausschließlich durch Ultraschall. In 4–6% der Fälle wird eine Placenta praevia bereits vor der 20. SSW erkannt. In vielen Fällen breitet sich die Plazenta danach weiter nach kranial aus, so dass ein grosser Teil dieser früh diagnostizierten atypischen Plazentalokalisationen im dritten Trimenon nicht mehr nachzuweisen sind. Der Plazentasitz muss, wenn sich früh der Verdacht auf Placenta praevia ergeben hat, in den folgenden Wochen der Schwangerschaft regelmäßig überprüft werden. Bis zu 95% der Fälle mit Placenta praevia werden durch den abdominalen Ultraschall erkannt. Schwierigkeiten können sich ergeben, wenn der Kopf tief steht und die Plazenta an der Hinterwand liegt. Gelegentlich ist die Diagnose auch bei anterior gelegenen Plazenten schwierig. Bei voller Blase kann die Überdehnung des unteren Uterinsegments eine Placenta praevia vortäuschen, ebenso wie Kontraktionen bei Adipositas bzw. Narbengewebe. Dank frühzeitiger Diagnose können heutzutage präventive Maßnahmen (Instruktion der Patientin, evtl. Lungenreifebehandlung, Bettruhe) ergriffen werden.

Der Plazentasitz muss regelmäßig überprüft werden

Bei frühzeitiger Diagnose können präventive Maßnahmen ergriffen werden

Behandlung

Die Behandlung richtet sich in erster Linie danach, ob die vorhandene Blutung anhält oder nicht, in zweiter Linie nach dem Gestationsalter und dem Zustand des Kindes (CTG) und in dritter Linie danach, ob Uteruskontraktionen vorhanden sind und sich diese evtl. unterbrechen lassen oder nicht. Dafür bieten sich ▶ **Magnesiumpräparate** ($MGSO_4$ i.v.) oder ▶ **β-Sympathomimetika** (Fenoterol, Hexoprenalin, Ritodrin, Buphenin) an. Es ergeben sich jedoch relative Kontraindikationen insofern, weil eine Dauerinfusion mit isotonischen Lösungen oder Plasmaexpandern nötig sind, um den venösen Zugang jederzeit offenzuhalten. Die Gefahr des Lungenödems ist bei der Kombination Tokolyse, Lungenreife und gleichzeitiger, wenn auch vorsichtiger Volumenbehandlung immer gegeben, weswegen am besten der zentralvenöse Druck (ZVD) überwacht wird.

▶ **Magnesiumpräparate**
▶ **β-Sympathomimetika**

Bei Blutungen mit unmittelbar drohendem oder sich anbahnendem hypovolämischem Schock oder bei anhaltenden Blutungen in Periodenstärke wird man unabhängig vom Gestationsalter durch Sectio entbinden. Sind Blutungen nicht oder nur schwach bzw. intermittierend vorhanden, wird man unter Bettruhe und Tokolyse bis zur 34. SSW für eine klinische Dauerüberwachung sorgen, die fetale Lungenreifung induzieren und das weitere Vorgehen davon abhängig machen, ob sich die Blutung verstärkt und/oder ob Wehen einsetzen.

Bei Blutungen mit drohendem Schock: Sectio
Bei schwachen Blutungen: Bettruhe und Tokolyse bis zur 34. SSW

Im günstigsten Fall wird man bis jenseits der 36. SSW unter Aufrechterhaltung der klinischen Kontrolle abwarten dürfen. Das gilt insbesondere auch für die Fälle, in denen es zwischen der 32. und der 36. SSW zu bluten beginnt. Verstärkt sich die Blutung, wird man durch Sectio entbinden. Jenseits der 36. SSW sollte man zügig entbinden. Beruhigt sich die Blutung oder sistiert sie ganz, kann man bis zur 39. SSW zuwarten, sofern die Überwachung gewährleistet ist.

Jenseits der 36. SSW sollte man zügig entbinden

Für die operative Technik der Sectio ist die genaue Lage der Plazenta zu beachten. In der Regel kann eine quere isthmische Uterotomie durchgeführt werden. Im Falle einer anterior gelegenen Plazenta sind drei Vorgehensweisen möglich:
- Man geht durch die Plazenta ein, d. h. dieselbe wird durchtrennt. Bei zügigem Vorgehen hält sich der fetale Blutverlust in Grenzen. Bei Verzögerungen kann er jedoch erheblich werden und zur fetalen Hypoxie führen [53].
- Man durchtrennt die Eihäute und ertastet den Plazentarand. Diese Vorgehensweise kann einen erheblichen Zeit- und Blutverlust vor allem bei einer teilweise gelösten Plazenta mit sich bringen.
- Man weicht von der üblichen isthmischen queren Inzision ab, um statt dessen höher in den Uterus einzugehen bzw. ihn sogar von einen paramedianen uterinen Längsschnitt auf der der Plazenta abgewandten Seite zu eröffnen.

Bei tiefem Sitz der Plazenta beginnt eine evtl. Blutung erst in der Eröffnungsperiode

Bei tiefem Sitz der Plazenta, die jedoch den Zervikalkanal vor der Eröffnungsperiode nicht tangiert, können sich dieselben Symptome einstellen wie bei einer echten Placenta praevia, jedoch beginnt die Blutung erst mit Beginn oder bei Fortschreiten der Eröffnungsperiode. Darauf zu vertrauen, dass der kindliche Kopf bei einer marginalen oder partiellen Placenta praevia die Blutungsstelle komprimiert, ist nicht gerechtfertigt. Eine vaginale Probegeburt wäre nur unter erhöhter Sektiobereitschaft zu wagen.

Die mütterliche Mortalität bei Placenta praevia ist heute auf weniger als 1% gesunken. Beachtenswert ist im Hinblick auf die Blutungsgefahr bei Sectio jedoch der Umstand, dass eine Placenta praevia nicht selten mit Insertionsstörungen verknüpft ist, wie zumindest Placenta adhaerens oder sogar Placenta accreta. Gelegentlich wird auch eine Placenta increta gefunden. Die Diagnose kann meist erst intraoperativ gestellt werden. Sie erfordert die Hysterektomie (▶ **Cesarean hysterectomy**). Auch eine vorzeitige Plazentalösung ist bei Fällen von Placenta praevia häufiger als bei normalem Sitz der Plazenta. Da diese Komplikation oft zu disseminierter intravasaler Gerinnung führt, kann auch das Auftreten einer solchen, zunächst nicht leicht zu erkennenden Komplikation zu erheblichen Blutstillungsproblemen nach Entwicklung des Kindes führen.

Die Placenta praevia kann auch eine Placenta adhaerens oder sogar Placenta accreta sein

▶ **Cesarean hysterectomy**

Das Kind aus einer Schwangerschaft mit Placenta praevia ist durch eine Reihe von Umständen in besonderem Maße gefährdet (Tabelle 4). Bemerkenswert ist, dass eine Reduktion des fetalen Wachstums (IUGR) bei Placenta praevia, im Gegensatz zu dem Ergebnis älteren Untersuchungen, dabei nicht häufiger gefunden wurde als sonst [17].

Tabelle 4
Erhöhte perinatale Morbidität bei Placenta praevia

Erhöhte perinatale Morbidität bei Placenta praevia durch:
- Unreife (jedoch nicht IUGR)
- Transitorisches Atemnotsyndrom und RDS
- Fetale Blutungsanämie (HbF!)
- Vorzeitiger Blasensprung
- Vermehrt Beckenend- und Querlage
- Anomalien
- Nabelschnurkomplikationen

Vorzeitige Lösung der Plazenta

20–25% der antepartalen Blutungen sind vorzeitige Lösungen der Plazenta. Die fetale Mortalität liegt bei 2%

Die vorzeitige Lösung der Plazenta macht ca. 20–25% aller antepartalen Blutungen aus und 10% aller Notfalleinweisungen in den Gebärsaal (Tabelle 5).

Die fetale Mortalität ist hoch und liegt bei 2% [54]. Die Prädispositionen, eine vorzeitigen Plazentalösung zu erleiden, haben sich weiter konkretisiert, wenn es auch Fälle gibt, bei denen offenbar keiner dieser Faktoren (Tabelle 6) eine Rolle gespielt hat. Insbesondere das ▶ **Wiederholungsrisiko ist hoch**. Findet sich nach vorausgegangener vorzeitiger Lösung eine unerkannt vorbestehende bzw. kongenitale Koagulopathie, sollte in der folgenden Schwangerschaft im Hinblick auf eine komplizie-

▶ **Hohes Wiederholungsrisiko**

Tabelle 5
Inzidenz der vorzeitigen Plazentalösung (Literatur 1993–1999)

Autoren und Quelle	Inzidenz [%]
„Williams" (1993) [18]	0,5
Krauss et al. (1993) [54]	1,4
Raymond u. Miles (1993) [97]	1,0
Morgan et al. (1994) [78]	0,7
Rasmussen et al. (1996) [93]	0,66
Abu-Heija et al. (1998) [1]	0,59
Ananth et al. (1999) [5]	0,64

rende DIC evtl. prophylaktisch die Behandlung mit Low-dose-Heparin erwogen werden. Die Gefahr, eine Schwangerschaftshypertonie zu entwickeln, ist bei Raucherinnen in Abhängigkeit von dem Grad des ▶ **Nikotinabusus** um das 1,5- bis 4fache erhöht. Im Zusammenhang damit steigt das Risiko einer vorzeitigen Plazentalösung als Schwangerschaftskomplikation deutlich an, nämlich um nahezu das Doppelte (+90%) verglichen mit Nichtraucherinnen. Eine Metaanalyse schätzt, dass 15–25% der Fälle mit vorzeitiger Plazentalösung allein dem Rauchen in der Schwangerschaft zugeschrieben werden müssen [5].

Tabelle 6
Risikofaktoren für eine vorzeitige Lösung der Plazenta

- Alter, Parität
- Blutungen in der Schwangerschaft
- Hypertonie (chronische oder „new onset hypertension" [62] bei Präeklampsie)
- Vorausgegangene Kürettagen
- Vorzeitige Lösung der Plazenta in vorausgegangener Schwangerschaft
- Bauchtrauma
- Schnelle Entlastung bei Hydramnion (sub partu)
- Vorzeitiger Blasensprung
- Kurze Nabelschnur
- Rauchen in der Schwangerschaft
- Kokainabusus
- Folsäuremangel
- Faktor-V-Leiden-Mutation
- Prothrombinmutation

Ätiologie

Eine vorzeitige Lösung der Plazenta bahnt sich durch ▶ **Einblutungen in die Dezidua** an. Auslösend sind Gefäßwandschäden an den Spiralarterien. Die Anlage der späteren uteroplazentaren Gefäße kann wahrscheinlich bereits während des Nidationsprozesses beeinträchtigt, der folgende Schaden gebahnt werden. Das intradeziduale Hämatom löst die Plazenta ab, wobei sich das Hämatom in Richtung Fundus uteri ausbreiten und lange dort verborgen bleiben kann (ca. 20%), oder aber in Richtung Zervix, wodurch relativ rasch eine vaginale Blutung nach außen in Erscheinung tritt, die aber nicht sehr stark sein muss. Das Fruchtwasser kann sich durch Übertritt von Hämoglobin verfärben bzw. kann Blutfarbstoff zwischen die Muskelbündel des Uteruskörpers einsickern und den ganzen Uterus fleckig livide verfärben (Apoplexia utero-placentaris, „▶**Couvelaire-[2]Uterus**").

---

[2] Alexandre Couvelaire (1873–1948), Paris

Diagnose

Der klinische Verdacht ergibt sich aus dem Vorhandensein einer vaginalen Blutung (in etwa 80%) zusammen mit Unterbauchschmerzen (schmerzhaftes Spannungsgefühl im Bereich des Uterus, wehenartig oder als Dauerschmerz). In einigen Fällen geht ein stumpfes Bauchtrauma voraus, dann ist der Zusammenhang offenkundig (z. B. Verkehrsunfälle) [7]. Viel schwieriger sind die weitaus häufiger „spontan" entstehenden vorzeitigen Ablösungen der normal inserierten Plazenta zu erkennen.

Differentialdiagnostisch könnte in der Spätschwangerschaft bei krisenhafter Hypotonie auch an ein V.-cava-Okklusionssyndrom gedacht werden. Es ist jedoch zu bedenken, dass der Blutdruck der Graviden bei Kompression der V. cava nur dann abfällt, wenn gleichzeitig durch den Druckanstieg im übrigen venösen Gefäßsystem sozusagen ein „endogener Blutverlust" in die venösen Speicher erfolgt [56]. Der Uterus bleibt bei Blutdruckabfall infolge V.-cava-Okklusionssyndrom weich.

Im „klassischen" Fall fühlt sich der gravide Uterus ▶ **hölzern hart** an. Besondere diagnostische Schwierigkeiten bieten die Fälle, bei welchen sich keine Blutung (ca. 20%) nach außen zeigt und die dennoch ein retroplazentares Hämatom von beträchtlichem Umfang entwickeln. In den retroplazentar gefundenen Gerinnseln, die post partum nicht immer leicht von der maternen Fläche der Plazenta abzuziehen sind, wird konzentriert Fibrinogen gefunden (Retraktion des Blutgerinnsels). Rechnet man auf den Plasma-Fibrinogenspiegel zurück, überrascht das Ausmaß des ▶ **Fibrinogenverlustes**. Man hat die mit der vorzeitigen Plazentalösung typisch verbundene Hämostasestörung deshalb früher, bevor der Begriff der DIC definiert werden konnte, als akute geburtshilfliche „Afibrinogenämie" bezeichnet [65].

In etwa 15% der Fälle stirbt der Fetus intrauterin schnell ab. Oft genug (ca. in einem Drittel der Fälle) verlaufen retroplazentare Blutungen aber symptomlos und werden erst nach der Entbindung an dem verdichteten retroplazentaren Hämatom erkannt, das der maternen Fläche der Plazenta aufliegt. Die Symptome sind jedoch abhängig von der Dynamik und dem Ausmaß der retroplazentaren Blutung. Es kommen totale Ablösungen der Plazenta vor (Page 3). Die Ultraschalldiagnose kann schwierig sein, weil akut auftretende Hämatome zwar gelegentlich echoarm, häufig aber die gleiche Echogenität wie die Plazenta aufweisen und eine Differenzierung erschweren [10, 81]. Da eine Placenta praevia immer ausgeschlossen werden sollte, wird die Ultraschalluntersuchung kaum je fehlen, soweit die klinische Symptomatik dafür Zeit lässt. Schmerzen, Uterusspannung, vaginale Blutung und fehlender ultrasonographischer Nachweis einer Placenta praevia wird die Diagnose einer vorzeitigen Lösung der normal sitzenden Plazenta dennoch mit ziemlicher Sicherheit erlauben. Die ▶ **serielle Dopplerflowmetrie** kann vor allem in Fällen mit uncharakteristischen klinischen Symptomen Hinweise liefern [6].

Behandlung

Die vorzeitige Plazentalösung ist die häufigste Ursache einer akuten disseminierten intravasalen Gerinnung (DIC) und dieser gilt das Hauptaugenmerk während der Schockbehandlung. Die „▶ **Verbrauchskoagulopathie**" kommt durch Einschwemmung von aktiviertem Thrombin und Gewebethromboplastin aus der Ablösungsstelle der Plazenta zustande, wobei Uteruskontraktionen bedingt durch Prostaglandinausschüttung den Prozess unterhalten bzw. beschleunigen. Defektpolymere des Fibrinogens, Fibrinmonomerkomplexe und D-Dimere sind so gut wie immer nachzuweisen [32, 39, 44]. Ein akuter Blutstillungsdefekt tritt jedoch nur in etwa 20% der Fälle auf, vor allem aber dann, wenn die Ablösung rasch weite Teile der Plazentahaftungsfläche betrifft (Page 2–3) und der Fetus abstirbt [61].

Die gefürchtete postpartale Sequenz der vorzeitigen Plazentalösung ist „Blutung → Hypovolämie → Schock", welche sich in kürzester Zeit vertiefen kann, gefolgt von Nierenversagen durch glomeruläre und arterioläre Mikrothrombosen (Abb. 1), daraus folgende Nierenrindennekrose und sogar Bewusstseinstrübung.

Die Behandlung eines Falles von vorzeitiger Plazentalösung gehört zu den anspruchsvollsten Aufgaben der Intensivgeburtshilfe: sorgfältige Überwachung von Kreislauf und Urinausscheidung der Mutter, CTG, serielle Bestimmung von Hämatokrit und Global-Blutgerinnung unter Einschluss des Nachweises von Fibrinspaltpro-

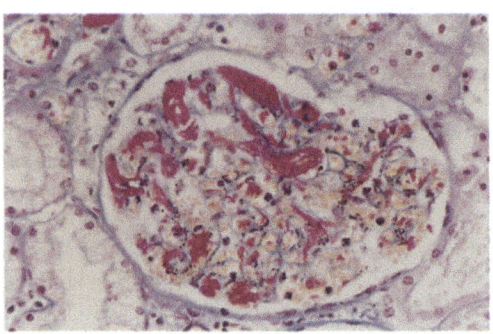

Abb.1 ▲ **Histologie.** Ausschnitt aus der Nierenrinde einer an Nierenversagen nach Präeklampsie und vorzeitiger Plazentalösung 3 Wochen später verstorbenen Wöchnerin (1965). Bilaterale Nierenrindennekrose. Viele Glomerulaschlingen und Arteriolen sind durch Fibringerinnsel verlegt (Fibrin *rot*). Ladewig-Färbung; Vergr. 1:360

dukten. Der intravenöse Zugang muss offen gehalten, Blut ausreichend bereitgestellt sein. Die Korrektur einer DIC kann nur erwartet werden, wenn nach einem gesicherten Konzept vorgegangen wird, welche die Zufuhr von Plättchenkonzentraten, Fresh-Frozen-Plasma bzw. Kryopräzipitat und Erythrozyten bis zur Trendumkehr in den Hämostasewerten vorsieht (Tabelle 7).

Tabelle 7
Korrekturmaßnahmen bei DIC

Normalwerte	Korrekturmaßnahmen bei DIC
Thrombozyten 150–450 000 mm³	1 Einh. Plättchenkonzentrat: + 5–10 000/mm³
Fibrinogen 175–600 mg/dl	FFP* 4 Einh. (enth. 1 g Fbg./Einh.): + 5–10 mg/dl Kryopräzipitat (Fbg. 0.25 g/Einh.)16: +5–10 mg/dl
Erythrozyten	Erythrozytenkonzentrate je nach Hämatokrit
Fibrinogenspaltprodukte <0,05 µg/ml	↑-↑- Ziel: FSP** unter Nachweisgrenze (besser FSP bzw. D-Dimere quantitativ bestimmen)

*FFP Fresh Frozen Plasma. **FSP Fibrinspaltprodukte

Der Uterus bei vorzeitiger Plazentalösung ist hyperaktiv

Löst die vorzeitige Plazentalösung den Beginn der Geburt – unabhängig von dem Gestationsalter – aus, so schreitet diese eher rasch voran, denn der Uterus ist hyperaktiv. Die fetomaternale Transfusion ist erheblich, deshalb müssen Frauen bei Rhesuskonstellation postpartal dem Anteil der HbF-Zellen entsprechend mit Anti-D-Immunoglobulin behandelt werden. Sofern die Eröffnungsperiode störungsfrei verläuft (Partogramm, CTG), bleibt die vaginale Entbindung der Weg der Wahl, wobei die Fruchtblase bald gesprengt werden soll, damit nicht nur ein lebendes Kind geboren, sondern auch die Plazenta als Quelle der Einschwemmung von gerinnungsaktivem Material so schnell als möglich eliminiert werden kann. Die DIC, auch wenn nur in abortiver Form nachweisbar, wird sich in den ersten Tagen nach der Geburt spontan zurückbilden. Die Gefahr ▶ **atonischer Nachblutungen** ist groß.

▶ Atonische Nachblutungen

Uterusruptur

Ätiologie

Die Uterusruptur kommt am häufigsten nach vorausgegangenen Sectio vor

Die Uterusruptur wird bei uns praktisch nur noch im Zusammenhang mit einer vorausgegangenen Sectio diskutiert. Eine weitere Risikogruppe sind Patientinnen mit Zustand nach operativ behandelter Sterilität (Myomenukleationen, hysteroskopische Metroplastik [28] etc.). Dies gilt insbesondere in Kombination mit einer Geburtseinleitung oder einem Priming, wobei durch Syntocinon oder Prostaglandine ausgelöste Hyperstimulationen ebenfalls zur Uterusruptur führen können.

Das relative Risiko, nach vorausgegangener Sectio während einer nachfolgenden Geburt eine Uterusruptur (Tabelle 8) zu erleiden, ist hoch [92]. Dies ist der Grund, weswegen die Frage, ob der Kaiserschnitt für die folgende Entbindung wiederholt werden muss oder der Versuch einer vaginalen Entbindung gewagt werden darf, aktuell geblieben ist. Wenn sich auch die ältere Regel „Once a cesarean section, always cesarean section" vor allem auf Kaiserschnitte bezog, die in der klassischen Weise von einem uterinen Längsschnitt aus durchgeführt wurden (Rupturgefahr bei nachfolgender Schwangerschaft 5%), ist Vorsicht jedoch auch heute noch ratsam, obschon nur noch von einem isthmischen Querschnitt aus operiert wird (Rupturgefahr 0,5%). Daher muss man sich nach den Umständen und dem Operationsbericht von einer vorausgegangenen Sectio erkundigen. Bei sehr kleinen Frühgeburten wird die vertikale isthmische Inzision manchmal noch bevorzugt [41]. Die Geburtsleitung nach vorausgegangenem Kaiserschnitt zentriert sich also nach wie vor um die Frage, ob die Uterusnarbe hält oder nicht [90].

> Die Rupturgefahr von uterinen Längsschnitten bei nachfolgender Schwangerschaft beträgt 5%

> Die Geburtsleitung nach vorausgegangenem Kaiserschnitt zentriert sich um die Frage, ob die Uterusnarbe hält

Uterusrupturen, selbst bei Primiparae, waren früher *die* Komplikation bei verschleppter Geburt. In bestimmten Ländern ist sie es auch heute noch. Nicht ganz vergessen werden darf, dass sich Uterusrupturen nicht erst am Ende der Tragzeit, sondern u. U. sogar im 2. Trimenon ereignen können. Erwähnenswert ist ein Fallbericht, der eine Uterusruptur im 2. Trimenon bei Placenta percreta beschreibt [57]. Jede Uterusnarbe, auch solche nach Metroplastik oder Myomenukleationen bzw. selbst nach hysteroskopischen Eingriffen (!), birgt das Risiko der Ruptur bei einer nachfolgenden Geburt.

> Uterusrupturen können auch im 2. Trimenon vorkommen

> Jede Uterusnarbe birgt das Risiko der Ruptur bei einer nachfolgenden Geburt

Tabelle 8
Arbeitsgemeinschaft Schweizerischer Frauenkliniken (1983–1996) [92]

Komplikationen nach vorausgegangener Sectio (n=20.046)	n (%)	Relatives Risiko gegenüber Geburten ohne vorausgegange Sectio
Vaginale Blutung in Grav. infolge Placenta praevia	128 (0,44)	2,06
Vaginale Blutung in Grav. wegen tiefem Sitz der Plazenta	110 (0,38)	1,31
Blutung infolge vorzeitiger Plazentalösung in Grav.	100 (0,34)	1,87
Vorzeitige Plazentalösung unter der Geburt	170 (0,59)	1,49
Uterusruptur	92 (0,32)	42,18
Hysterektomie	81 (0,28)	6,07
Ileus	37 (0,13)	10,68
Thromboembolische Komplikationen	88 (0,30)	2,81
Fieber	526 (1,81)	2,77
Verlegung der Mutter in eine Zentrumsklinik	105 (0,36)	3,02
Mütterlicher Todesfall	10 (003)	0,56
APGAR-Score <5	229 (0,79)	1,56
Arterielles pH <7.00	131 (0,45)	2,49
Perinatale Todesfälle	118 (0,41)	1,33
Verlegung des Neugeborenen nach Geburt	2024 (6,97)	1,50

Diagnose

In der Regel ist der bei Wehen plötzlich auftretende, heftige Bauchschmerz, verbunden mit einer vaginalen Blutung Leitsymptom. Treten bei einer kompletten Ruptur Teile des Kindes oder das ganze Kind in die freie Bauchhöhle aus, so kann man Kindsteile von aussen überraschend eindeutig palpieren. Der Fundus uteri kann sich kontrahieren und nach oben ausweichen. Die Mutter entwickelt schnell einen schweren hämorrhagischen (hypovolämischen) Schock.

> Leitsymptom: bei Wehen plötzlich auftretender, heftiger Bauchschmerz mit vaginaler Blutung

Schwieriger zu erkennen sind die Fälle, in denen sich eine Ruptur eher schleichend entwickelt, weswegen es weniger zu einer blutenden Rupturwunde, als vielmehr zu einer nur schwach blutenden Narben-Dehiszenz kommt. Manchmal weist das Partogramm und das CTG den Weg hin zu einer entsprechenden Verdachtsdiagnose: Kein Tiefertreten des Kopfes, Verschlechterung der fetalen Herzfrequenzparameter wie fetale Tachykardie, variable Dezelerationen, Oszillationsverlust bzw. unkoordinierte Wehen, die keinen Effekt mehr auf die Zervix haben, diffuses Schmerzbild.

> Bei schleichender Ruptur kommt es zu einer nur schwach blutenden Narbendehiszenz

Behandlung

Die ▶ **Laparotomie** muss in allen Fällen von Uterusruptur so schnell wie möglich durchgeführt werden. Unbehandelt würde auch die Mutter sicher sterben. Die perinatale Mortalität ist ohnehin sehr hoch (32%). Es kann nur dann gelingen, den Fetus am Leben zu erhalten, wenn praktisch immer schon auf Verdacht, also sehr schnell gehandelt wird. Will man die mütterlichen Gefahren kontrollieren, muss man gleichzeitig mit den Vorbereitungen zu einer Notfall-Operation ▶ **Maßnahmen der Schockprophylaxe** oder -behandlung ergreifen: Volumenzufuhr, Bluttransfusionen. Die abdominale Hysterektomie wird in den meisten Fällen nicht zu umgehen sein.

Insertio velamentosa

Eine vaginale Blutung im dritten Trimenon kann auch fetalen Ursprungs sein. Solche Blutungen aus den ▶ **fetalen Gefäßen der amniochorialen Membran** ereignen sich in 0,1–0,8% aller Schwangerschaften. Bei tiefsitzender Plazenta, Placenta lobata, Schwangerschaft nach IVF und Mehrlingsschwangerschaften ist ein solches Ereignis häufiger (>10%). Frei und damit ungeschützt in den Eihäuten verlaufende aberrierende Gefäße sind vor allem dann rupturgefährdet, wenn sie als Vasa praevia die Nähe des unteren Eipoles erreichen. Der Einriss von chorialen Gefäßen der Eihaut ereignet sich meistens mit der Blasensprengung oder (seltener) beim spontanen Blasensprung.

Diagnose

Die Diagnose lässt sich objektiv stellen, wenn das aus der Zervix austretende Blut fetales Hämoglobin[3] enthält. Praktisch wird man auf ein solches Ereignis aufmerksam, wenn sich bei eher schwacher vaginaler Blutung ohne erkennbare Vorwarnsymptome im CTG ▶ **akut hochpathologische Veränderungen** einstellen, wie initial fetale Tachykardie, später prolongierte Dezelerationen und Oszillationsverlust, schliesslich längerdauerndes Absinken der fetalen basalen Herzfrequenz. Der drohende intrauterine Fruchttod kann in der Regel nur durch die sofortige Entbindung vermieden werden.

Bei Blutungen im III. Trimenon mit den oben erwähnten Risikofaktoren kann mit der transvaginalen Sonographie in Kombination mit der Doppleruntersuchung ein vor dem os internum der Zervix gelegenes Vas praevium erkannt werden [84].

Eklampsie

Die Eklampsie ist die ▶ **schwerste Komplikation einer Schwangerschaftshypertonie**[4]. Obschon die Ätiologie der Präeklampsie noch immer nicht lückenlos aufgeklärt ist [80, 96, 107], zeichnen sich doch gesicherte pathogenetische Fakten ab, nämlich ein früh einsetzender, letztlich immunologisch ausgelöster Endothelschaden und das Ausbleiben der Trophoblastinvasion in die Spiralarterien [100]. Später folgt zwangsläufig die Veränderung der fetalen Zottenoberfläche, Thrombozyten und Fibrinablagerung (Abb. 2) an der veränderten Oberfläche, die Immobilisation betroffener Terminalzotten und schliesslich deren Nekrose (rote und weisse Plazentarinfarkte).

Die Eklampsie ist die ▶ **zerebrale Manifestation** dieser Allgemeinerkrankung der Schwangeren (Präeklampsie), deren Beginn klinisch stumm bleibt, aber bereits in den ersten Wochen der Gravidität gebahnt wird. Es kommt darauf an, die sich entwickelnden Symptome richtig zu deuten, bevor sich das Vollbild abzeichnet. Die größte, eklampsiebezogene Morbidität betrifft Frauen mit Frühgeburten, bei denen die Diagnose einer Präeklampsie nicht rechtzeitig gestellt wurde [121].

---

[3] Das fetale Hämoglobin (HbF), bei der Geburt noch etwa 80% des gesamten Hämoglobins des Feten, wird bis zum dritten Lebensmonat zunehmend durch HbA ersetzt.
[4] Die "International Society for the Study of Hypertension in Pregnancy" unterscheidet zwischen Gestations-Hypertonie (diastolische Blutdruck mindestens 90 mm Hg bei zwei aufeinanderfolgenden Messungen im Abstand von 4 Std., und Präeklampsie, wenn Proteinurie von 0,3 g/24 Std. hinzutritt. Andere bevorzugen neuerdings den Begriff der "New onset Hypertension in the pregnant patient" [72] unter sonst denselben Zusatzkriterien.

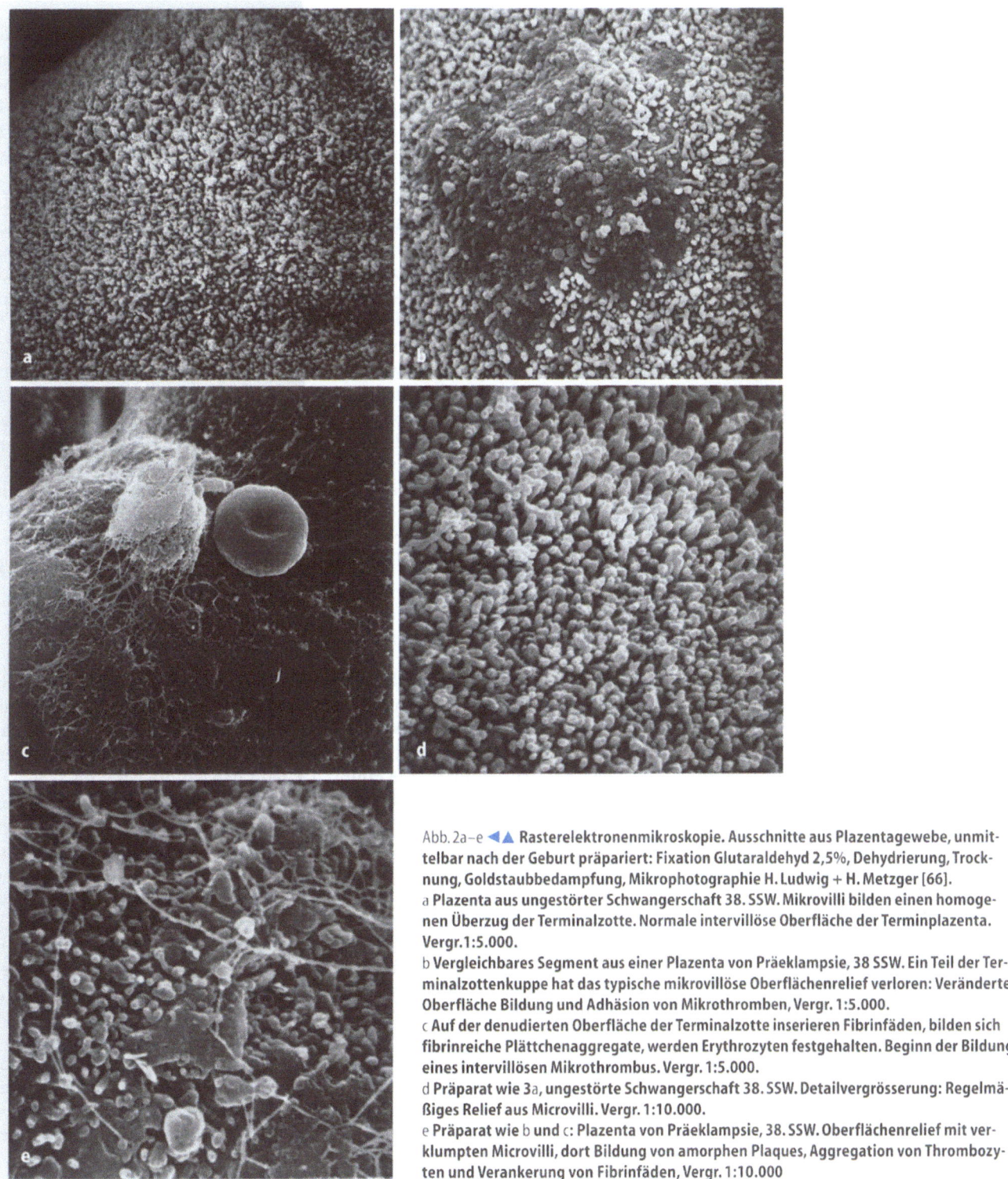

Abb. 2a–e ◄▲ Rasterelektronenmikroskopie. Ausschnitte aus Plazentagewebe, unmittelbar nach der Geburt präpariert: Fixation Glutaraldehyd 2,5%, Dehydrierung, Trocknung, Goldstaubbedampfung, Mikrophotographie H. Ludwig + H. Metzger [66].
a Plazenta aus ungestörter Schwangerschaft 38. SSW. Mikrovilli bilden einen homogenen Überzug der Terminalzotte. Normale intervillöse Oberfläche der Terminplazenta. Vergr.1:5.000.
b Vergleichbares Segment aus einer Plazenta von Präeklampsie, 38 SSW. Ein Teil der Terminalzottenkuppe hat das typische mikrovillöse Oberflächenrelief verloren: Veränderte Oberfläche Bildung und Adhäsion von Mikrothromben, Vergr. 1:5.000.
c Auf der denudierten Oberfläche der Terminalzotte inserieren Fibrinfäden, bilden sich fibrinreiche Plättchenaggregate, werden Erythrozyten festgehalten. Beginn der Bildung eines intervillösen Mikrothrombus. Vergr. 1:5.000.
d Präparat wie 3a, ungestörte Schwangerschaft 38. SSW. Detailvergrösserung: Regelmäßiges Relief aus Microvilli. Vergr. 1:10.000.
e Präparat wie b und c: Plazenta von Präeklampsie, 38. SSW. Oberflächenrelief mit verklumpten Microvilli, dort Bildung von amorphen Plaques, Aggregation von Thrombozyten und Verankerung von Fibrinfäden, Vergr. 1:10.000

▶ **Krampfanfälle**
Diastolische Blutdruckwerte über 110 mmHg und Proteinurie sind pathognomonisch

Obschon die Eklampsie aus einer Schwangerschaftshypertonie heraus entsteht – daher die oft interpretationsbedürftige Bezeichnung „Präeklampsie" – treten typische eklamptische ▶ **Krampfanfälle** gelegentlich auch dann ein, wenn keine exzessive Hypertonie besteht. Pathognomonisch sind jedoch diastolische Blutdruckwerte über 110 mmHg und Proteinurie [80]. Die Proteinurie wird definiert als Eiweißausscheidung im Urin von >0,3 g/24 h. Sie sollte neben dem Schnelltest möglichst mehrmals quantitativ gemessen werden.

Die klinische Charakteristik wird nicht immer eindeutig definiert [93]. Schwierigkeiten ergeben sich insbesondere für die Messung des für Definition und Prognose wichtigen diastolischen Blutdruckes, z. B. hinsichtlich des Messpunktes Korotkoff 4 (abklingend) oder Korotkoff 5 (aufhörend). In der Regel wird der diastolische Blutdruck mit dem abklingenden Pulsgeräusch (Korotkoff 4) bestimmt. Aus den Messungen von beiden möglichen Endpunkten können sich Differenzen des diastolischen Blutdruckes von 10–15 mmHg ergeben.

▶ Wird dann noch über ▶**Kopfschmerzen** und/oder ▶ **Sehstörungen** geklagt, sollte man äußerst sorgfältig sein und die Patientin in stationäre Überwachung und Behandlung aufnehmen, die sich nicht nur in der mehrfachen Blutdruckmessung erschöpfen darf. Gefährdet sind sehr junge oder deutlich ältere Erstschwangere, Adipöse, Diabetikerinnen oder Nierenkranke, zumal dann, wenn sie schon vor der aktuellen Schwangerschaft grenzwertige oder manifeste Blutdruckerhöhungen hatten (vorbestehende essentielle oder nephrogene Hypertonie).

Tritt eine schwere Präeklampsie oder Eklampsie bei einer Mehrgebärenden auf, liegt der Verdacht nahe, dass eine Hypertonie bereits vor der Gravidität bestand. Auch bei Molarschwangerschaften kommen Eklampsien vor. Bei Mehrlingsschwangerschaften ist die Inzidenz erhöht. Prädiktive Bedeutung haben auch Harnsäurewert (normal: 119–339 µmol/l) und Thrombozytenzahl (normal >150.000/mm³), beides sollte bei bestehendem Verdacht, es könne sich eine Präeklampsie entwickeln, wiederholt bestimmt werden. Als Folge der Schwangerschafts-Vorsorgeuntersuchungen sind eklamptische Anfälle selbst bei schweren Präeklampsien hierzulande selten geworden und viele Ärzte werden nie einen solchen Anfall beobachten, dennoch muss man bei „Präeklampsie" diese evtl. drohende Komplikation in die Überwachung mit einbeziehen.

Klinik

Der eklamptische Krampfanfall ist ▶ **tonisch-klonisch**. Er beginnt mit einer ▶ **einleitenden Phase**, die sich zunächst in fibrillären Zuckungen der Gesichtsmuskulatur (um die Mundwinkel) ausdrückt. Die Augen verdrehen sich nach oben und lateral, die Oberarme werden gebeugt. Das sind Hinweise auf den unmittelbar bevorstehenden ▶ **generalisierten tonischen Krampf**, der bald danach die gesamte Skelett- und Zwerchfellmuskulatur einbezieht: Verzogenes Gesicht, Lidkrampf, Kaumuskelkrampf, Opisthotonus, Pfötchenstellung der Hände in Pronation, rigide Beugestellung der Arme, Einwärtsrotation der Beine bei überstreckten Unterschenkeln, Apnoe, Zyanose, Austritt von Schaum aus dem verzogenen Mund. Diese tonische Phase hält etwa 15–20 s an. Es folgt, meist nach einem tiefen Atemzug, mit dem sich die typische Apnoe der ersten Phase löst, eine zweite ▶ **klonische Phase mit Schüttelkrämpfen**. Wurde die Zunge nicht vorsorglich geschützt (Gummikeil), so beißt sich die Patientin oft in die zwischen die Zahnleisten vorgedrungene, nicht selten prolabierte Zunge. Die heftigen klonischen Schüttelbewegungen führen dazu, dass sich die Patientin im Bett umherwälzt und selbst von zwei Personen kaum zu halten ist. Der klonische Krampf löst sich nach etwa 1–2 min. Die Patientin hat das Bewusstsein verloren und bleibt, mit tiefer, soporöser Atmung, im ▶ **Koma**. Die schwere Bewusstseinstrübung kann bis zu 2 h anhalten. Manchmal zeigen sich petechiale Blutungen im Gesicht (Abb. 3). Je länger das Koma dauert, umso wahrscheinlicher ist, dass intrazerebrale Blutungen während der Krampfphasen eingetreten sind. Eine ▶ **retrograde Amnesie** ist in jedem Falle vorhanden (Tabelle 9).

Tabelle 9
Phasen des eklamptischen Anfalls

1. Einleitungsphase 5–10 s
2. Tonische Phase ca. 30 s
3. Klonische Phase ca. 2 min
4. Koma bis zu 2 h

▶ Kopfschmerzen
▶ Sehstörungen

Bei Mehrlingsschwangerschaften ist die Inzidenz erhöht

In Schwangerschafts-Vorsorgeuntersuchungen können Risikofaktoren frühzeitig erkannt werden

▶ Tonisch-klonischer Krampfanfall
▶ Einleitende Phase

▶ Generalisierter tonischer Krampf

▶ Klonische Phase mit Schüttelkrämpfen

▶ Koma

▶ Retrograde Amnesie

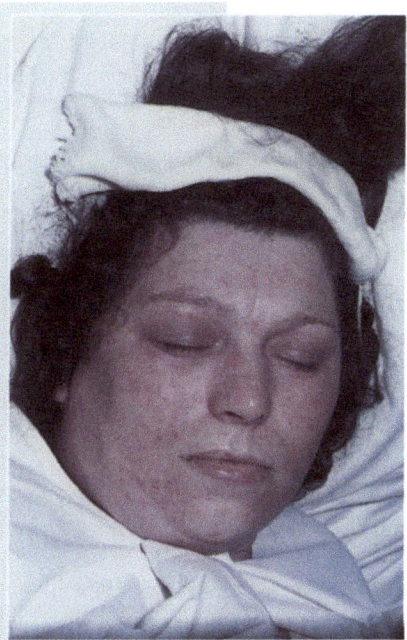

Abb. 3 ◄
32-jährige Primigravida mit schwerer Präeklampsie
(Hypertonie ⌀175/120 mmHg, Proteinurie +++, generalisierte Ödeme), Foto nach eklamptischen Anfall im Koma: Aufgedunsenes Gesicht, petechiale Blutungen an Wange und Stirn (Thrombozyten <50 000/mm^3). Die Patientin wurde mit MgSO$_4$-Infusionen und Dihydralazin behandelt. Vaginale Entbindung nach Stabilisierung in der 34. SSW. Kind: 1920 g, IUGR, leichtes RDS, später unauffällig. Keine postpartalen Krampfanfälle. Patientin erholte sich

Behandlung

Durchbrechung der Krämpfe

Die Wiederholung eines Anfalls muss vermieden werden

Die Eklampsie kann eine vorzeitige Plazentalösung auslösen
► **Temporäre Blindheit**

Die Schwangerschaft sollte ungeachtet des aktuellen Gestationsalters beendet werden
► **Medikamentöse Senkung des Blutdruckes**

Die ärztlichen Maßnahmen verfolgen das Ziel, die Wiederholung eines solchen Anfalles zu vermeiden. Die Mutter ist mit jedem neuen Anfall akut mehr gefährdet (Atemstillstand, Hirnblutung). Das Kind (Hypoxämie → Hypoxie → Azidose) leidet vor allem unter dem temporären Atemstillstand, den die Mutter wegen des Zwerchfellkrampfes in der tonischen Phase erleidet. Das Hautkolorit an den Akren der Patientin ist deshalb bald zyanotisch, das Gesicht aufgedunsen, nicht selten tritt blutiger Speichel aus dem Mund aus.

Während des Ausklingens der klonischen Krampfphase setzt die spontane Atmung wieder ein (infolge der Stimulation des Atemzentrums durch die akute Hyperkapnie), so gut wie immer beginnt sie mit einem tiefen, stöhnenden Atemzug. Erst allmählich danach weicht die Zyanose, das Gesicht wird heller, evtl. rosiger, die Bewusstlosigkeit hält aber an und die Atemzüge bleiben tief. Spontane, evtl. hyperaktive Wehen können einsetzen, man muss sogar mit einer vorzeitigen Plazentalösung rechnen. In einigen wenigen Fällen kann ► **temporäre Blindheit** auftreten, die entweder durch Netzhautablösung oder akute zerebrale Durchblutungsstörungen (Infarkte, Blutungen) im Okzipitallappen entstehen, sich jedoch in der Regel nach einigen Tagen spontan zurückbilden.

Sobald das Behandlungsziel, die Krampfbereitschaft zu durchbrechen und Rückfälle zu verhindern, erreicht ist, sollte die Schwangerschaft ungeachtet des aktuellen Gestationsalters beendet werden. Da so gut wie immer eine Hypertonie besteht, muss die krampflösende und krampfverhindernde Behandlung mit einer ► **medikamentöser Senkung des Blutdruckes** verknüpft werden. Die notwendige Flüssigkeitszufuhr per infusionem muss mit zurückhaltend dosierten Volumina erfolgen, weil in der gestörten Bilanz des Wasserhaushalts zwischen extra- und intrazellulären Flüssigkeitskompartimenten jederzeit die Gefahr des Lungen- und (seltener) des Hirnödems droht.

Das historische Konzept wird durch die Stroganoff[5]-Behandlung gekennzeichnet, welche darin bestand, die eklamptische Patientin in einem verdunkelten Raum ruhigzustellen, wozu man sich des Choralhydrateinlaufes und subkutaner Morphininjektionen in Intervallen bediente. Die Folge war eine starke Sedierung der Patientin bis hin zur Narkose, was sich in der Regel deletär für den Fetus ausgewirkt und folgen-

---

[5] Stroganoff B (1935): Traitement de l'éclampsie. Masson & Cie, Paris

de Anfälle nicht sicher verhindert hat. Aber es galt damals die Devise, eine Eklampsie medizinisch so zu behandeln, als läge keine Schwangerschaft vor. Das Leben der Mutter, deren Mortalität hoch war (bis 30%), zu erhalten, stand ganz im Vordergrund [52].

In den Jahren zwischen 1950 und 1970 hat man verschiedene Kombinationsbehandlungen erprobt. Die meisten dieser Behandlungskonzepte konnten nicht lange genug durchgehalten und gesichert werden, weil die Fälle auch damals schon selten zu werden begannen. Der sog. ▶ **„lytische Cocktail"** wurde lange empfohlen, eine Kombination von hochwirksamen sedierenden Psychopharmaka und Narkoanalgetika: Chlorpromazin [Megaphen] – Promethazin [Atosil] – Pethidin [Dolantin]. Als die verbesserten Psychopharmaka verfügbar wurden, setzte man Diazepam [Valium] parenteral ein. Als zentral wirksame Antihypertensivum waren Reserpin-Abkömmlinge im Gebrauch. Diese Behandlungsmaßnahmen entfalteten jedoch ▶ **ungewollt sedierende Wirkungen auf den Fetus** und auch die Blutdrucksenkung erfolgte nicht gezielt genug, vielfach zu schnell, so dass die uteroplazentare Durchblutung unter den für eine noch ausreichende uteroplazentare Durchblutung kritischen Wert absank. Es gibt aus dieser Zeit einige kontrollierte Studien, deren Erfolgskontrolle die erzielte Senkung der mütterlichen Mortalität von ca. 30% auf 10 oder 5% waren [63].

Ein Durchbruch in den auch heute noch unbefriedigenden Behandlungskonzepten zeichnete sich erst ab, als Magnesiumsulfat zur Durchbrechung des Krampfpotentials und Dihydralazin zur Blutdrucksenkung, beides parenteral verabfolgt, eingesetzt und in großen Fallzahlen geprüft wurden [91, 103, 104, 113] (s. auch bei Kaulhausen [51]). Die mütterliche Mortalität sank in diesen kontrollierten Fallstudien auf 0,4% ab. Die perinatale Mortalität blieb jedoch hoch und ist es bis heute geblieben.

Angesichts der kontrollierten Studien, die mit $MgSO_4$ durchgeführt worden sind und die mütterliche Mortalität der Eklampsie deutlich gesenkt haben (Tabelle 10), verloren Empfehlungen, Antiepileptika (Phenytoin), Tranquillizer (Diazepam) oder Hypnotika (Barbiturate) dafür einzusetzen, an Gewicht.

Tabelle 10
Magnesiumsulfat zur Krampflösung

MgSO4 Behdlg. Schemata	Pritchard 1984 [91]	Zuspan 1978 [124]	Sibai 1984 [103, 104]	Behandlungs-Schema UFK Basel
Initialdosis	4.0 g i.v. 20% Lösg	4.0 g i.v. 5–10 Min.	6.0 g 50%Lösg. in 150 ml 5% RiLct	8 ml (4.0 g) in 100 ml NaCl – 0,9% über 15–20 Min.
Erhaltungsdosis	5.0 g /4x tgl. i.m.[a]	1–2.0 g/Std. i.v.	2–3.0 g/Std. i.v. 40.0 g in 1000 ml5/Std.	2.0 g/Std i.v. d.h. 25 g / 300 ml
Antidot Mg-Intoxikation[b]	Calciumglukonat i.v.	Calciumglukonat i.v.	Calciumglukonat i.v.	$CaCl_2$ 10% 5–10 ml

[a]Erhaltungsdosis 5,0 g je 50% $MgSO_4$ alle 4 h i.m., wechselnde Seite, unter der Voraussetzung, dass die Patellarreflexe nicht erloschen sind, keine weitere Atemstörung aufgetreten ist und die Urinausscheidung in den vorhergegangenen 4 h nicht auf < 120 ml (30 ml/h) abgesunken ist. $MgSO_4$ ist beizubehalten bis 24 h nach der Entbindung. Die intravenöse Gabe von $MgSO_4$ hat sich inzwischen weitgehend durchgesetzt [90].
[b]Magnesiumtoxizität: Bei Niereninsuffizienz sollte der Plasma-Magnesiumspiegel regelmäßig überwacht werden. Richtwerte: 2–4 mmol/l: Sistieren der Patellarsehnenreflex: 5 mmol/l, kardiale Reizleitungsstörungen, drohender Atemstillstand: 7,5 mmol/l, Herzstillstand: >10 mmol/l

Blutdrucksenkung

Das Ziel ist es, dem drohenden Verlust der zerebralen Autoregulation vorzubeugen und weitere zerebrovaskuläre Attacken sowie das Herzversagen zu verhindern, ohne die zerebrale und (bei lebendem Fetus) die uteroplazentare Durchblutung zu gefährden. Akut behandlungsbedürftig sind Patientinnen mit Blutdruckwerten über 160/110 mmHg mit dem Ziel, den systolischen Blutdruck zwischen 140 und 150 mmHg, den diastolischen zwischen 90 und 100 mmHg zu halten, solange der Fetus lebt und unentbunden ist.

Die blutdrucksenkende Therapie bedarf einer kurzfristigen, am besten automatischen Blutdruckregistrierung und der ▶ **fortlaufenden Überwachung des Fetus**. Die Blutdrucksenkung sollte andererseits rasch erfolgen, um der Gefahr von intrakraniellen Blutungen und der Prolongierung des Status eclampticus vorzubeugen. In

Tabelle 11
Alternativen zur Blutdrucksenkung bei schwerer Präeklampsie und Eklampsie

Stoffgruppe (Generic)	Präparat (Auswahl)	Wirkungsweise	Dosierung	Bemerkungen
Dihydralazin	Nepresol	Vasodilatator WE[a] 10–20'; Peak nach 60'; Dauer: 4–6 h	Initial 5 mg/20' Erhaltg.-Dosis 5–10 mg/20' bis zur ↓RR[b]	Tachykardie; cave: zu drastische ↓ RR
Clonid-HCl	Catapresan	Stimulation α-adreneger Rezeptoren des ZNS	0,2 µg/kg/Min.	Überdosierung kann zu periph. Vasokonstrikt. führen
Labetalol[b]	Trandate	α- und β-Rezeptoren-blocker WE: schnell	Bolusprinzip initial 20 mg iv (→80 bis max. 300 mg)[c]	kontrollierte RR-Senkung möglich
α-Methyl-Dopa	Dopamet	WE 1–2 h; synth. Aminosäure mit blutdrucksenkd. Wirkung, Stimul α-adrenerger Rezeptor des ZNS	0,25 mg iv;	Cave Leber
Nifedipin	Adalat	Ca-Antagonist, O_2-Angebot ↑ O_2-Bedarf ↓ (im Herzmuskel)	initial 5 mg 10–20 mg alle 30 min p.o. auch Zerbeissen oder in die Mundhöhle tropfen[c]	Mit $MgSO_4$ Cave neuromuskuläre Blockaden Überbrückungsmaßnahme, z. B. für Transport
Nitroprussid-Na	Nipruss	direkter periph. arteriell wirksam Vasodilatator WE schnell(5')	0,5–10 µg/kg KG/ min i.v.	Lichtgeschützte Infusion, Infusomat
Verapamil	Isoptin	Ca-Antagonist, senkt myokardialen O_2 Bedarf	individuell per os 240–480 mg/ Tag	Cave AV Block

[a] WE: Wirkungseintritt. [b] Alternative: Metoprolol (Lopresor) Bolus 5 mg i.v. [c] Schema UFK Basel

den USA sind Dihydralazin und Labetalol die Mittel der Wahl, aber es existieren auch Alternativen (Tabelle 11).

Flüssigkeitstherapie

▶ **Hämokonzentration**

Die Hämodilution erfolgt mit 5% Glukose-Ringer-Laktat, 60–125 ml/h

Die präklamptische Patientin leidet an ▶ **Hämokonzentration** (Hämatokrit >40%), dennoch ist ihre Flüssigkeitsbilanz gestört und das zirkulierende Blutvolumen vermindert. Eine Hämodilutionsbehandlung [32, 39] ist zusätzlich indiziert, muss aber mit grosser Vorsicht erfolgen. Sie hält den intravenösen Zugang offen und verbessert neben der Absenkung des zu hohen Hämatokrits vor allem auch die rheologischen Eigenschaften der zirkulierenden Erythrozyten. Als Infusionsmedium wird 5% Glukose-Ringer-Laktat bevorzugt: 60–125 ml/h, bei Überschreitung der Menge besteht die Gefahr des Lungenödems [42]. Überwachung mit Auskultation, Pulsoximetrie, Flüssigkeitsbilanzierung, täglicher Kontrolle des Blutbildes, der Leberwerte und Nierenfunktion, des Gerinnungsstatus, Suchen nach Zeichen der Hämolyse. Diuretika oder hyperosmolare Lösungen sollten vermieden werden. Furosemid oder Mannit (Osmofundin 20% i.v.) sind allenfalls bei Lungenödem als Akutmaßnahme erlaubt.

Entbindung

Wenn keine Indikation für eine unmittelbare Geburtsbeendigung besteht, sollte zwischen der 25. und 34. SSW die Gabe von Glukokortikoiden empfohlen werden, damit die perinatale Morbidität deutlich reduziert werden kann [3].

Von Zentren mit der größten Erfahrung wird die vaginale Entbindung bevorzugt, es sei denn, akute fetale Indikationen oder geburtsmechanische Probleme, auch evtl. Beckenendlage lassen die Schnittentbindung ratsam erscheinen.

> *In den meisten Fällen kann eine vaginale Entbindung vorgenommen werden*

Befürworter der generellen Sectio in Fällen nach behandelter Eklampsie geben zu bedenken, dass die Schwangerschaft schnell und terminiert beendet werden müsse, Magnesium die Wehen abschwäche und ein Einleitungsversuch mit Oxytocin nicht selten misslinge bzw. zu viel Zeit beanspruche.

Die mütterliche Sterblichkeit hat sich deutlich senken lassen. Die perinatale Sterblichkeit ist hingegen nur geringfügig zurückgegangen, was vor allem auf die ungünstigen Grundbedingungen zurückzuführen ist: IUGR kombiniert mit Unreife, hypoxische Krisen und Azidose im Anfall. Die Inzidenz zerebraler Blutungen bzw. späterer ischämisch-hypoxischer Hirnschäden beim Neugeborenen ist groß.

> *Im Gegensatz zur mütterlichen Sterblichkeit hat sich die perinatale Sterblichkeit nicht senken lassen*

Generell ist die Prognose von Kindern aus hypertensiven Schwangerschaften nicht unbedingt schlecht, umso mehr, wenn die Blutdrucksenkung schon zuvor erreicht und die Progredienz in eine schwerere Form der Präklampsie verhindert wurde. Die Kinder aus präklampstischen Schwangerschaften weisen im Alter von 1,5 Jahren noch einen Entwicklungsrückstand auf [74] bzw. bieten später gelegentlich selbst Blutdruckerhöhungen [85].

> *Eine Blutdrucksenkung kann die Prognose von Kindern aus hypertensiven Schwangerschaften verbessern*

Postpartale Eklampsie

Es ist seit langem bekannt, dass sich eine Eklampsie noch post partum ereignen könne [75]. Man zog die Grenze bei 48 h nach der Geburt [13]. Inzwischen sind aber auch Fälle beschrieben worden, die sich noch deutlich später als 48 h post partum ereignen und dennoch alle Charakteristika der puerperalen Eklampsie erfüllten („späte postpartale Eklampsie" [64, 73]). Auch für diese Patientinnen hat sich $MgSO_4$ als die am meisten geeignete Behandlung, die Krämpfe rasch zu beenden, erwiesen. Die Medikation sollte solange fortgesetzt werden, bis sich der Blutdruck bei oder unterhalb von 150/100 mmHg stabilisiert hat und die Diurese in Gang gekommen ist. Der Anteil an HELLP-Syndrom unter diesen Patientinnen ist beträchtlich [72]. Subjektive Symptome, wie persistierender Hinterkopfschmerz, Lichtempfindlichkeit, Sehstörungen (Skotome), und vor allem der rechtsseitige Oberbauchschmerz sind ernste Warnzeichen.

> *Die Eklampsie kommt auch post partum vor*

Die Inzidenz der post partum Eklampsie wird mit 17–34% angegeben [113]. Zwar ist die Behandlung zur Krampflösung dieselbe wie bei einer Eklampsie ante partum oder sub partu, hingegen kann die Blutdrucksenkung drastischer erfolgen, weil auf den Fetus nicht mehr Rücksicht genommen zu werden braucht und die uteroplazentare Mindestdurchblutung unterschritten werden kann. Dasselbe gilt bei intrauterinem Fruchttod. Die Entfernung von evtl. zurückgebliebenen Trophoblastresten scheint den Erfolg der Behandlung wesentlich zu verbessern. Deshalb wurde die
▶ **postpartale vollständige Kürettage des Cavum uteri** für diese Fälle empfohlen [73].

> *Die Blutdrucksenkung bei der Eklampsie post partum kann drastischer erfolgen, weil die Rücksicht auf den Fetus entfällt*

Nicht-eklamptische Ursachen für Krämpfe müssen aber ausgeschlossen werden, vielfach sind anamnestische Fakten Hinweise, auf welche hin ein geeignetes Verfahren der bildgebenden Diagnostik angewandt werden sollte (Tabelle 12).

> ▶ **Postpartale vollständige Kürettage des Cavum uteri**

Prognose

Nach einer durchgemachten Eklampsie, unabhängig davon, wie schnell es gelungen ist, den Anfall zu unterbrechen und weitere Anfälle zu verhindern, ist die Rückfallquote für nachfolgende Schwangerschaften bedenkenswert [12]. Das gilt vor allem, wenn sich erneut schon früh in der nachfolgenden Gravidität eine Hypertonie zeigt, die

> *Die Rückfallquote ist bedenkenswert*

Tabelle 12
Krampfanfälle anderer Genese in der Differentialdiagnose der Eklampsie

Differentialdiagnose Kategorie	Formen	Diagnostische Hinweise
Tumoren	Hypophysenadenome, Meningiome, Hämangioblastome, Craniopharyngiome	Anamnese: Progredienter Kopfschmerz, Visus; bildgebende Verfahren
Gefäßmissbildungen	Zerebrale Angiome, intrakranielle Aneurysmen	Anamnese leer, bildgebende Verfahren
Zerebrale Blutungen und/oder vaskuläre Insulte	Subdurale Hämatome, zerebrale Gefäßverschlüsse, Hirnblutungen nicht-eklamptischer Genese	Akuter Beginn; Ultraschall, Schädel-CT, –MRI, Hirndruckzeichen, Liquoruntersuchungen
Infektionen/Sepsis	Hirnabszesse	Fieber, Leukozytose
Vorbestehende Krampfleiden	Genuine Epilepsie	Behandlungshinweise aus der Zeit vor der aktuellen Schwangerschaft (Medik.: Phenytoin), EEG

Patientin adipös ist oder die gebotenen engmaschigen Kontrollen unzureichend wahrgenommen werden. Auch nachfolgende Mehrlingsschwangerschaften sind in erhöhtem Maße gefährdet.

HELLP-Syndrom

Das HELLP-Syndrom[6] – mit diesem Akronym benannt nach einer von Weinstein, Tucson (Arizona), definierten besonderen Form einer Präeklampsie – ist die krisenhafte Form einer Spätgestose, die mit immer noch hoher kindlicher und mütterlicher Mortalität belastet ist. Weinstein (1982) wählte die Bezeichnung „HELLP", um charakteristische Laborbefunde, nämlich Hämolyse („hemolysis"), erhöhte Transaminasen („elevated liver enzymes") und erniedrigte Thrombozytenzahlen („low platelets") zusammenzufassen und einprägsam zu gestalten [117]. Das ist ihm in erstaunlichem Maße gelungen, denn weder Pritchard (1954) [91] noch Goodlin (1978) [31] vermochten sich als besonders erfahrene Kenner der Klinik der Präeklampsie mit anderen Bezeichnungen dieser Symptomenkombination in der internationalen Literatur durchzusetzen. Die nosologische Einordnung fällt jedoch selbst heute noch nicht immer leicht, weil es Verläufe gibt, in denen die Präklampsiezeichen hinter der speziellen HELLP-Symptomatik so weit zurücktreten, dass der stets für Mutter und Fetus bedrohliche Zustand nicht unbedingt an eine Präeklampsie erinnern muss. Die Differentialdiagnose kann wegen ihrer gelegentlichen „Mimikrysymptomatik" schwierig sein [25].

Die Inzidenz des HELLP-Syndroms wird unterschiedlich angegeben, wenn auch zunehmend häufiger erkannt. Sie liegt durchschnittlich bei 0,35% bezogen auf alle Schwangerschaften (Tabelle 13).

Nach heutigem Verständnis der Pathogenese sind es vermutlich autoimmunologisch entstehende und ungebremst freigesetze Zytokine (z. B. Tumornekrosefaktor α [TNF-α]), die das Endothel nicht nur der uteroplazentaren Strombahn schädigen. Das Krankheitsbild entspricht eher einem früh einsetzenden Prozess als einem Zustand; nicht immer ist sein Vollbild so ausgeprägt, wie es der Erstbeschreiber herausstellte [117], denn manchmal misslingt der Hämolysenachweis oder es fehlt die ausgeprägte Thrombozytopenie; selbst die Histopathologie der Leber korreliert nicht immer mit den für das HELLP-Syndrom charakteristischen mikroskopischen Befunden oder die Transaminasen sind nur mäßig erhöht.

---

[6] Unter Mitarbeit von Frau Dr. med Bettina Ludwig-Diouf, Univ.-Frauenklinik, Bonn

Tabelle 13
Inzidenz des HELLP-Syndroms bezogen auf die Geburtenzahl des jeweiligen Beobachtungszeitraumes (wo angegeben, Gesamtzahl der Gestosen bzw. Präeklampsien) [68]

Autor/Herkunft/Jahr	HELLP (Gestosen)	Geburten	Inzidenz [%]
Bönig et al. (Kiel, 1991) [8]	21	4905	0,42
Dadak et al. (Wien, 1986) [19]	11	6000	0,18
Göppinger et al. (Freiburg, 1992) [30]	39 (229)	4552	0,85
Harms et al. (Köln, 1991) [38]	19 (201)	10928	0,17
Krick et al. (Krefeld, 1994) [55]	17	5413	0,31
MacKenna et al. (Greenville, 1983) [69]	27 (223)	2679	1,00
Salfelder et al. (Hamburg, 1993) [101]	15	2700	0,55
Schröder (Offenbach, 1989) [102]	7	6002	0,1
Spitzer et al. (Salzburg, 1990) [106]	6	2298	0,26
Summe	**162**	**45.477**	**0,35%**

Tabelle 14
Bei Verdacht auf HELLP-Syndrom: Zusammenfassende Übersicht zur Labordiagnostik [68]

Klinisch-chemisches Labor	Hämatologie	Diagnostische Bedeutung
Leberenzyme GOT↑, GPT↑, Hämolyseparameter: indir. Bilirubin i. S.↑ Haptoglobin↓ LDH >240/>260	Thrombozyten <50.000 (class I) 50.000 → 100.000 (II) 100.000 → 150.000 (III [a]) Fragmentozyten+ ATIII↓, (Prot. C.↓) D-Dimere↑[b] Fibronectin↑↑–[c]TNF-α↑[d]	Wiederholte Bestimmungen, da progressive Thrombopenie neben sicherem Hämolysenachweis wichtigstes Prognosekriterium!

[a]Magann u. Martin, 1995 [71]; [b]Rath 1991[94]; [c]Paternoster 1995 [88]; [d]Visser, 1994 [114]

Klinik

▶ **Oberbauchschmerz**

Der ▶ Oberbauchschmerz, meist rechtsseitig, ist als das klinische Leitsymptom schlechthin anzusehen. Ist es vorhanden, muss ein HELLP-Syndrom so lange vermutet werden, als es nicht sicher ausgeschlossen werden kann. Ausgelöst wird der Schmerz vermutlich von einer Leberkapselspannung, die durch Blutungen unter die Glisson-Kapsel, Fibrindepositionen zwischen Leber und Zwerchfell, Blutungen oder nekrobiotischen Prozessen infolge Mikrothrombosierungen (periportale Leberläppchennekrosen) hervorgerufen wird, wie es gelegentlich bei einer larvierten oder manifesten disseminierten intravasalen Gerinnung (DIC) anderer Ursache her kennt. Dass die klinische Symptomatik der zugrundliegenden Schwangerschaftshypertonie variieren kann, wurde erwähnt. Deshalb ist eine genaue und serielle Labordiagnostik entscheidend (Tabelle 14).

Eine genaue Labordiagnostik ist entscheidend

Nach dem Ausmaß der Thrombopenie allein hat man eine einfache Handhabung, das HELLP-Syndrom in drei Klassifizierungen einzuteilen, aber es gilt dabei, die Thrombozyten mehrmals täglich auszuzählen (Tabelle 15).

Tabelle 15
Einfache Klassifizierung des HELLP-Syndroms nach Thrombozytenzahlen.

Class I	Thrombozyten <50.000/mm^3
Class II	Thrombozyten 50.000 → 100.000/mm^3
Class III	Thrombozyten 100.000 → 150.000/mm^3

Unglücklich ist, dass „Class I" den schwersten Grad bezeichnet. (Nach [71, 72])

▶ „HELLP-Score"

Die klinische Symptomatologie und die einzelnen Laborbefunde haben nicht jede dieselbe pathognomonische Aussagekraft [9]. Diesem Umstand trägt ein ▶ „HELLP-Score" Rechnung (Tabelle 16), der das aktuelle Bild umfassender wiedergibt, als es durch Schmerz und die Thrombozytenzahlen allein geschehen könnte. Eine serielle Befunderhebung nach diesem Schema erlaubt schließlich die Beurteilung von Progredienz oder Regression. Oberbauchschmerzen und Thrombozytenzahlen haben darin einen hohen Stellenwert.

Tabelle 16
HELLP-Score (Score der Univ.-Frauenklinik Bonn, siehe bei B. Ludwig-Diouf (1998) [68])

Klinik		Aktuelle Punktzahl
Oberbauchschmerzen (± Nausea, Erbrechen)	Dauerschmerz	2
	Intermittierend	1
	Fehlend	0
ZNS-Symptome (Kopfschmerz, Visus ↓, Reflexe ↑)	Ja	1
	Nein	0
Hypertonie	Ja	1
	Nein	0
Laborbefunde:		
Proteinurie	Ja	1
	Nein	0
Thrombozyten	<50.000	4
	50.000–99.000	2
	100.000–150.000	1
	>150.000	0
Hämolyse:		
Haptoglobin	Erniedrigt	2
	Normal	0
Fragmentozyten	Vorhanden	1
	Nicht vorhanden	0
Bilirubin (indir.)	Erhöht	1
	Nicht erhöht	0
Leber:		
GOT (>15 U/l) GPT (>17 U/l)	Erhöht	2
	nicht erhöht	0
LDH (>240 U/l)	Erhöht	1
	nicht erhöht	0
Blutgerinnung (signifik. Parameter)		
AT III ↓↓		2
AT III ↓		1
AT III ÷		0
D-Dimere ↑↑		2
D-Dimere ↑		1
D-Dimere +		0
Ergebnis (max. 20 Punkte):	Punktzahl	
Schweres HELLP-Syndrom	18–20	
HELLP-Syndrom	12–17	
Verdacht auf HELLP-Syndrom	6–11]	
HELLP-Syndrom wenig wahrscheinlich	<6	

Entscheidend für die Komplikationsrate ist das Intervall von der Diagnosestellung bis zur Entbindung

Das Intervall von der Diagnosestellung bis zur Entbindung zeigt einen statistisch signifikanten Einfluss auf die Komplikationsrate. So wird das Risiko für Komplikationen bei einem Intervall von mehr als 24 h auch heute noch rechnerisch 19,3-mal so hoch eingeschätzt wie bei einem Intervall von weniger als 24 h [43]. Dank der inzwischen erreichten Vertrautheit mit der Erkennung und Behandlung dieser Komplikation hat sich die mütterliche Mortalität, die früher noch ca. 20% betrug, sehr deutlich verbessert [118].

Behandlung

Für das weitere Vorgehen bei schwerer Präeklampsie, kompliziert durch ein HELLP-Syndrom, wird daher von den meisten ein eher aktives als expektatives Management bevorzugt [96]. Die ▶ **Orientierungspunkte** dafür sind – in großen Zügen – die folgenden:
- Stabilisierung des kardiovaskulären Zustandes der Patientin,
- Überprüfung der fetalen Zustandsdiagnose (aktuelles Gestationsalter, Ultraschall, CTG),
- Entbindung.

▶ **Stabilisieren**
 Fetus
 Entbindung

Der Zeitpunkt für die Entbindung wird in erster Linie durch den Schweregrad der Erkrankung bestimmt. In Fällen mit schwerem HELLP-Syndrom bei Übernahme oder bei progredienter Verschlimmerung (Class I bzw. Score 18–20) wird ungeachtet des Gestationsalters zügig, d. h. innerhalb der 6-h-Grenze nach Aufnahme in die geburtshilfliche Intensivobservation, entbunden.

In Fällen mit schwerem HELLP-Syndrom (Class I bzw. Score 18–20) wird ungeachtet des Gestationsalters zügig entbunden

In weniger schweren Fällen oder bei eher stationärem Verlauf (Class II/III, Score <17) wird man die Entwicklung unter strenger Beobachtung abwarten dürfen. Bei einem Gestationsalter von weniger als 32 Wochen ist es für den Fall, dass strengste Überwachung der mütterlichen Parameter gewährleistet ist, dann allenfalls zu verantworten, den Effekt einer medikamentös induzierten fetalen Lungenreifung abzuwarten (48–60 h), bei Verschlechterung des mütterlichen Zustandes aber dennoch sofort zu entbinden. In diesen Fällen wird man jenseits der 32. SSW. in Abhängigkeit von dem Zustand der Mutter (Blutdruck, Entwicklung der Thrombozytenzahlen bzw. des HELLP-Scores) und der Zervixreife entscheiden, ob und wie schnell eine Schnittentbindung angezeigt ist oder ob die Zeit, die bis zu einer eingeleiteten vaginalen Geburt vergehen würde, abgewartet werden kann. Detaillierte Empfehlungen zur Frage der medikamentösen Geburtseinleitung sind in dieser Zeitschrift kürzlich beschrieben worden [120].

In weniger schweren Fällen (Class II/III, Score <17) kann bei <32. SSW unter strengster Überwachung der mütterlichen Parameter die fetale Lungenreifung abgewartet werden

Eine prinzipiell abwartende Haltung, z. B. unter Behandlung mit täglich 40 mg Methylprednison i.v. [26], hat ebenfalls ihre Befürworter gefunden [40, 86, 115]. Die zur Induktion der Lungenreifung eingesetzten Betamethason- oder Dexamethason-Gaben (z. B. 12 mg Celestone chronodose® i.m. 2-mal/24 h) haben nicht nur einen signifikanten Einfluss auf die perinatale Morbidität, sondern führen auch zu einem Anstieg der Thrombozyten und einem Abfall der pathognomonischen „Leberwerte" bei der Mutter [112]. Man versucht, auf diese Weise zumindest eine „Stabilisierung" der Erkrankung herbeizuführen [70], bis die Entbindung zu besseren Bedingungen für den prämaturen Fetus erfolgen kann.

Kortikoide zur Lungenreifung können auch die hohen Leberwerte bei der Mutter senken

Die ▶ **Intensivobservation** ist stets angezeigt, und deshalb muss die Patientin in eine entsprechend ausgerüstete Einheit verlegt werden.

▶ **Intensivobservation**

Literatur

Auswahl siehe Teil II im nächsten Heft. Das vollständige Literaturverzeichnis zu Teil I und Teil II kann im Internet eingesehen werden.
http://link.springer.de/link/service/journals/00129/bibs/0033007/00330517.htm

Notfälle in der Geburtshilfe

Teil II: Postpartale Blutungen

H. Ludwig[1] · I. Hösli[2]
[1]Seminar für Gynäkologie, Universität Basel
[2]Univ.-Frauenklinik Basel

In Teil I dieses Weiterbildungsbeitrags wurden Blutungen vor der Geburt, die Eklampsie und das HELLP-Syndrom besprochen. Auch hier – in Teil II – steht wieder eine praxisnahe Beschreibung der Symptome mit Hinweisen auf die Differentialdiagnose im Vordergrund, die helfen soll, Notfallsituationen in möglichst kurzer Zeit in den Griff zu bekommen.

Uterusatonie

Die Überwachung einer Gebärenden ist auch nach Ausstoßung der Plazenta für mindestens eine weitere Stunde die Regel. Die geburtshilfliche Sorgfalt verlangt eine solche traditionelle Überwachung, weil ohne Vorboten frühe Nachblutungen aus dem Uterus einsetzen können, deren Stärke schlecht einzuschätzen ist. Sie wird meistens für geringer gehalten als sie real ist. Die häufigste Ursache ist eine Hypotonie bzw. Atonie des Uterusmuskels, wobei die fehlende oder eine nur ▶ **ungenügende Kontraktionsfähigkeit des Myometriums** durch verschiedene Faktoren ausgelöst werden kann. Man wird von ihr post partum so gut wie immer überrascht, es sei denn, dass entsprechende Vorbefunde aus der Schwangerschaft Aufmerksamkeit erzwingen, z. B. Makrosomie [49] und andere anamnestische Befunde (Tabelle 1), und man deshalb darauf vorbereitet ist. Schwere uterine Blutungen treten aber oft ohne jede berechenbare Prädisposition ein.

Eine Klassifizierung des Blutverlustes post partum kann versucht werden, um die Wahrnehmung des realen Blutvolumenmangels besser einschätzen, die Behandlung danach ausrichten und dokumentieren zu können. Der Blutverlust wird in der Regel unterschätzt (Tabelle 2).

Behandlung

Die erste Maßnahme muss sein, einen ▶ **intravenösen Zugang** herzustellen, falls dieser nicht bereits unter der Geburt gelegt worden ist. Bei erkennbarer Prädisposition sollte dieser Zugang vorbereitet worden sein, bevor die Plazenta geboren wird. Dabei mag es hilfreich sein, das Kaliber des intravenösen Zugangsweges und damit die Durchflussraten mit verschiedenkalibrigen Kanülen (Ø 1,3–2,4 mm) zutreffend einzuschätzen (Tabelle 3)

Prof. Dr. H. Ludwig
Seminar für Gynäkologie, Universität Basel, Wartenbergstraße 9, 4052 Basel, Schweiz

---

Die Gebärende wird nach Ausstoßung der Plazenta mindestens 1 h lang überwacht.

▶ **Ungenügende Kontraktionsfähigkeit des Myometriums**

Oft ist keine Prädisposition erkennbar.

Der Blutverlust wird meist unterschätzt.

▶ **Intravenöser Zugang**

Tabelle 1
Prädisponierende Faktoren für eine Uterusatonie mit postpartaler Nachblutung

Eher häufig
– Atonie nach vorausgegangenen Geburten
– Nach Geburtseinleitung bzw. Wehenverstärkung durch Oxytocin
– Bei Störungen der Plazentation (Placenta adherens, accreta, increta; praevia)

Eher selten
– Überdehnter Uterus infolge Hydramnion, Mehrlingsschwangerschaft, Makrosomie
– Nach vorausgegangener Sektio
– Adipositas
– Höheres Gebäralter
– Multiparität (>5)
– Uterusfehlbildungen, Myome
– Nach Chorionamnionitis
– Nach protrahiertem Geburtsverlauf
– Nach Sturzgeburten
– Unter halogenierten Inhalationsnarkotika

▶ **Volumenexpansion**

Die ▶ **Volumenexpansion** kann zunächst mit einer am schnellsten verfügbaren isotonischen Lösung erfolgen. Diese Maßnahme verschafft Zeit, den Blutverlust korrekt einzuschätzen, um die Transfusion von Erythrozyten vorzubereiten, was für die Sauerstoffversorgung der Organe nötig ist. Steht kein gruppengleiches Blut zur Verfügung, kann im Notfall auch 0-neg Blut transfundiert werden. Ein Blutverlust von 1000 ml bei einer ca. 70 kg schweren Schwangeren repräsentiert ca. 16% ihres gesamten Blutvolumens (verglichen mit 22% des Blutvolumens einer vergleichbar schweren Nichtschwangeren).

Neben der Herstellung eines adäquaten venösen Zugangs und dem Beginn des Ausgleichs des Blutverlusts durch Plasmaexpander und nachfolgende Bluttransfusion ist die 2. Maßnahme die ▶ **Wiederherstellung einer ausreichenden uterinen Kontraktionsfähigkeit**. Dazu eignen sich Oxytocin, evtl. Methylergometrin, schließlich Prostaglandine – in dieser Reihenfolge anzuwenden (Tabelle 4).

▶ **Wiederherstellung der uterinen Kontraktionsfähigkeit**

▶ **Prostaglandin E1**

Sowohl der prophylaktische Einsatz von ▶ **Prostaglandin E$_1$** (600 µg p.o. postpartal) als auch der therapeutische Gebrauch (1000 µg rektal) hat eine signifikante Reduktion des postpartalen Blutverlustes gezeigt. Allerdings sollte Misoprostol z. Zt. nur in klinischen Studien eingesetzt werden [82, 108].

Kommt die „atonische" uterine Nachblutung auch nach Anwendung von Prostaglandinen nicht zum Stehen, muss an eine übersehene ▶ **Verletzung (Uterusruptur, Zervixriss)** oder evtl. an intramurale Myome gedacht werden. Möglicherweise ist auch bereits eine Verbrauchskoagulopathie infolge des hämorrhagischen Schocks

▶ **Verletzung (Uterusruptur, Zervixriss)**

Tabelle 2
Klassifizierung des postpartalen Blutverlustes (Nach [99])

Befunde	Gering (Class I)	Mäßig (Cl. II) (Cl. II)	Schwer (Cl. III)[b]	Extrem (Cl. IV)[a]
%Blutverlust[a]	15	20–25	30–35	40
Puls	Normal	100	120	140
Syst. RR	Normal	Normal→erniedrigt	70–80	60
Mittlerer arterieller Druck	80–90	80–90	50–70	50

[a]% des zirkulierenden Blutvolumens. [b]**Cave:** begleitender Blutgerinnungsdefekt: Thrombozytopenie (50.000 → 20.000 /mm³), Fibrinogenopenie (<100 mg/dl).

Tabelle 3

Intravenöser Zugang und erreichbare Auffüllgeschwindigkeit für 1000 ml (Nach [79])

Gauge/Kanülen/Durchmesser [mm]	Zeit [min] für 1000 ml
#12 Venflow 2,4	5,5
#14 Butterfly 2,1	9
#16 Butterfly 1,7	18
#18 Braunüle 1,3	30

(eine neuere Übersicht dazu s. bei [62]) eingetreten und bedarf dann entsprechender Zusatzbehandlung. Auf die Urinausscheidung ist zu achten (Dauerkatheter). Sie sollte – ohne Diuretika – nicht unter 30 ml/h absinken.

Eine ▶ **Uterustamponade** ist immer eine Verzweiflungsmaßnahme. Die alte, von Logothetopulos[2] ursprünglich angegebene Methode hat in letzter Zeit wieder Befürworter gefunden [22, 24], sei es ohne oder mit Prostaglandinbefeuchtung der einzupassenden Tamponadestreifen. Die Einführung gelingt leichter mit einem intrazervikal zu applizierenden Trichter (s. bei [99]).

Wenn alle konservativen Maßnahmen versagen, blieb bis vor kurzer Zeit nur der Versuch einer operativen Blutstillung. Bevor man die Hysterektomie erwägt, kann eine ▶ **Ligatur arterieller Gefäße** durchgeführt werden, zumal dann, wenn sich die Patientin noch weitere Kinder wünscht. Die Behandlung der Hypovolämie mit Kreislaufüberwachung muss dabei fortgesetzt werden.

Die Ligatur beider Aa. uterinae (und der Begleitvenen) ist relativ einfach und, wenn keine Verletzung der Uteruswand vorliegt, auch meistens erfolgreich, vor allem nach Sectio [83]. Ist eine Uterusverletzung festzustellen, reicht die Ligatur beider Aa. uterinae meist nicht aus. Dann sollten die Aa. iliacae internae unterbunden werden, was angesichts des großen Uterus operationstechnisch schwieriger ist [36]. Dazu geht man lateral des Lig. infundibulopelvicum ein, und hält sich streng medial von der A. iliaca externa. Der Ligaturpunkt soll 2 cm unterhalb der Teilungsstelle der A. iliaca communis liegen, um die Versorgung der Gesäßmuskulatur nicht zu gefährden. Die darunter oder daneben liegenden, großkalibrigen Venen sind besonders zu beachten. Hektik, wenn auch unter den Umständen der bedrohlichen Blutung verständlich, ist ein weit verbreiteter Fehler bei dieser operativen Notfallmaßnahme.

Kürzlich wurde erneut auf eine Nahtmethode zur Blutstillung in verzweifelten Fällen nach Sectio aufmerksam gemacht [25a]: Zwei parallele Nähte, die von der Sectioinzision bis zu den lateralen Funduskanten beidseits eine den ganzen Uterus in

▶ Uterustamponade

▶ Ligatur arterieller Gefäße

Ist der Uterus verletzt, reicht die Ligatur beider Aa. uterinae meist nicht aus.

Tabelle 4

Medikamentöse Maßnahmen zur Verbesserung der Kontraktionsfähigkeit [47, 48, 95]

Zugangsweg	Oxytocin (Syntocinon)	M.-Ergotamin (Methergin)	PGE$_2$ [Derivat] (Nalador)	PGF$_2\alpha$ (natürliches Minprostin)[a]
Intravenös	5 IE Bolus → 20 IE/Infusion höhere Dosen ineffektiv!	0,2 mg *Cave* RR ↑	4–6(→16) µg/min Infusion (Lsg. frisch herstellen)	30–150 µg/min Infusion
Intramuskulär	-	0,2 mg *Cave* RR ↑	250–500 µg alle 2 h	Eignet sich nicht zur i.m.-Injektion
Intramyometriale Injektion	-	-	250–500 µg einmalig lokal	1–5 mg mehrmals in 1-mg-Portionen
Unterustamponade	-	-	-	10 mg in 30 ml NaCl-Lösung tränken

[a] PGF$_2\alpha$: Vorsicht bei pulmonaler und kardiovaskulärer Insuffizienz. Pulsoxymetrie und O$_2$-Gabe.

Längsrichtung umfassende Doppelschlaufe (große Nadel mit Chromcatgut No2 bzw. 36 Vicryl o) bilden, werden unterhalb der isthmischen Inzision fest geknüpft (B-Lynch-Suture [68a]). Mit dieser Technik, die auch in Fällen nach vaginaler Geburt anwendbar ist, hat sich eine zufriedenstellende Blutstillung auch dann noch erreichen lassen, wenn die üblichen Methoden (Oxytocin, Prostaglandin) keinen ausreichenden Effekt aufwiesen. Es liegen Erfahrungen mit dieser Technik bei nur wenigen Fällen vor.

Die Hysterektomie bleibt ein letzter Ausweg.

Die subtotale (nicht notwendigerweise totale) Hysterektomie bleibt ein letzter Ausweg. Es kann nicht genug betont werden, dass es sich dabei um eine äußerst blutreiche Operation handelt, die nur gewagt werden sollte, wenn die Schockbehandlung sicher angelaufen und ein möglicher sekundärer Gerinnungsdefekt („Verlustkoagulopathie" [32, 65]) evaluiert ist, sowie genügend Bluteinheiten bereitstehen.

Neue Wege der Behandlung schwerer postpartaler Blutungen

Als beachtenswerte Alternative zur Ligatur oder Hysterektomie steht heute auch in dazu eingerichteten Kliniken die ▶ **angiographische Embolisierung beider Aa. iliacae internae** mit Gelfoam® oder Ballonverschluss bzw. beides zur Verfügung [2, 29, 33, 37, 77]. Der Verschluss blutender pelviner Arterien, erfolgreich bereits bei Trauma, Karzinomen oder bei Blutungen während der Strahlentherapie mit überraschend guten Resultaten eingeführt, scheint sich nun in Schwerpunktkliniken auch für postpartale Blutungen durchzusetzen als Maßnahme nach misslungenen medikamentösen Versuchen der Blutstillung. Die postpartale Notfallhysterektomie und die mit ihr verbundenen Gefahren können so vermieden werden.

▶ **Angiographische Embolisierung beider Aa. iliacae internae**

Der Einsatz der Katheterembolisation (Strahlenbelastung 10–16 rad [37]) ist möglicherweise auch aus prophylaktischer Indikation vielversprechend, wenn die Diagnose z. B. einer Placenta accreta rechtzeitig, d. h. vor der Geburt bzw. vor dem Einsetzen einer Blutung, gelänge. Die bisher bekannten Komplikationen betrafen postpartale uterine Infektionen. Die Methode bedarf deshalb des Schutzes durch Antibiotika.

Antibiotika können postpartale uterine Infektionen verhindern.

Störungen der Plazentarperiode

Zu den möglichen Ursachen einer postpartalen Blutung gehören Störungen der Plazentarperiode. Unter normalen Umständen wird die Plazenta in der Zeit zwischen 6 und 30 min nach der Geburt des Kindes spontan ausgestoßen. Verlängert sich dieses Intervall, werden Blutungen umso häufiger, unabhängig davon, ob die Plazenta spontan ausgestoßen, extrahiert oder manuell gelöst wurde. An knapp 13.000 Erstgebärenden in 11 Jahren wurde das zeitliche Verhältnis zwischen Plazentaretention und Blutung untersucht, wobei in nur 5,4% der Fälle eine manuelle Lösung der Plazenta erforderlich war [15]. Es ergab sich daraus die Empfehlung, mit manipulatorischen Lösungsversuchen (Extraktion oder manuelle Lösung) bis zu 30 min zuzuwarten, sofern keine stärkere (>500 ml) Blutung eintritt.

Normalerweise wird die Plazenta 6–30 min nach der Geburt spontan ausgestoßen. Ein verlängertes Intervall prädisponiert zu Blutungen.

Verschiedene Umstände prädisponieren für einen höheren Blutverlust in der Plazentarperiode (s. auch Tabelle 1). Gelingt die Diagnose einer Placenta praevia mit hinreichender Sicherheit im 2. Trimenon, kann evtl. sogar eine autologe Bluttransfusion vorbereitet werden.

Aus der zitierten retrospektiven Untersuchung an großer Fallzahl in San Francisco (Tabelle 5) geht eindeutig hervor, dass die Verlängerung der Plazentarperiode mit bestimmten geburtshilflichen Risikosituationen signifikant verknüpft ist, so mit

- Frühgeburten bis zur 31. SSW,
- vorzeitigem Blasensprung,
- nach Geburtseinleitung,
- nach mehrfachen vorausgegangenen Fehlgeburten,
- nach Chorionamnionitis,
  nicht jedoch, wie noch gemeinhin angenommen, mit dem
- Alter der Gebärenden,
- der Parität,
- vorzeitigem Blasensprung (ohne Chorionamnionitis),
- Präeklampsie oder dem
- Körpergewicht der Gebärenden.

▶ **Placenta accreta**

Dieselbe Untersuchung stellt auch fest, dass eine Lagerung außerhalb des Gebärbettes eher ungünstig für die Plazentarperiode ist als die übliche Position der Gebärenden in Steinschnittlage.

Die Dezidua stellt normalerweise eine Barriere gegen die Invasion des Trophoblasten in das Myometrium dar. Wenn diese Barriere ganz oder teilweise defekt ist, kann die Plazenta die innersten Schichten des Myometriums erreichen (▶ **Placenta accreta**). Obschon selten bei normalen Schwangerschaften, so kann die pathologische Trophoblastinvasion doch öfters auch bei Placenta praevia vorkommen (in 5% der Fälle mit Placenta praevia). Die Plazenta verankert sich gelegentlich in tieferen Schich-

Tabelle 5
Pathogenetische Faktoren für die Verlängerung der Plazentarperiode [15]

Geburtshilflicher Risikofaktor	Dauer Plazentarperiode >30 min in % der Fälle	Relatives Risiko (n=12.961) gegenüber Referenzwert
Gestationsalter (Jahre) 20–23	34,4	13,49
– 24–27	15,3	6,0
– 28–31	7,3	2,86
– 32–35	5,3	2,08
– 36–39	2,7	1,08
– 40, >40	2,5	1 (Referenzwert) ↑
Geburt am Termin	2,6	1 (Referenzwert) ↓
Frühgeburt	4,6	1,79
Vorzeitiger Blasensprung	7,6	2,97
Einleitung (Oxytocin) der medizinischen Indikation	18,9	7,40
Keine vorausg. Fehlgeburt	2,5	1 (Referenzwert) ↓
Vorausgegangene Fehlgeburt: 1	3,8	1,54
– 2	49	1,98
– 3, >3	5,5	2,23
Geburtsbeginn spontan	2,9	1 (Referenzwert) ↓
Nach Einleitung	6,6	2,32
Ohne Wehenverstärkung	2,6	1 (Referenzwert) ↓
Mit Wehenverstärkung (Oxytoc.)	5,1	1,96
Geburtshelfer: Assistent	2,9	1 (Referenzwert) ↓
– Facharzt	3,7	1,27
– Hebamme	4,8	1,64
Anästhesie: lokal	2,6	1 (Referenzwert) ↓
– Pudendus, Cauda	2,7	1,03
– peridural	3,3	1,25
– Ohne jede Anästhesie	4,5	1,72
Keine Chorionamnionitis	3,2	1 (Referenzwert) ↓
Chorionamnionitis	7,1	2,21
Vorzeitiger Blasensprung <24 h	3,0	1 (Referenzwert) ↓
Vorzeitiger Blasensprung >24 h	5,6	1,89
Keine Präklampsie	3,2	1 (Referenzwert) ↓
Präklampsie	6,2	1,96
Alter der Gebärenden <20 Jahre	2,2	0,72
20–29	3,0	1 (Referenzwert) ↑↓
30, >30	4,0	1,32
Parität 0	3,6	1,25
– I–IV	2,9	1 (Referenzwert) ↑↓
– V, >V	6,3	2,17
Keine vorausgegangene Sectio	2,8	1 (Referenzwert) ↓
Vorausgegangene Sektio	5,2	1,84
Körpergewicht am Termin <45	1,5	0,49
Körpergewicht 45–79 kg	3,2	1 (Referenzwert) ↑↓
– 80, >80	3,4	1,09

▶ Placenta increta
▶ Placenta percreta

ten des Myometriums (▶ **Placenta increta**) oder dringt sogar bis zum Perimetrium vor, d. h. sie hat die ganze myometriale Schicht durchwachsen (▶ **Placenta percreta**). Vermutlich ist das die Folge der gegenüber dem Fundus uteri verminderten Gefäßdichte in der Zervix. Narbengewebe im Uterusmuskel (z. B. nach Sektio) führt ebenfalls zu einer vermehrten Inzidenz von Plazentationsstörungen (in 0,26–0,56%, [14]).

Risikofaktoren, welche die vermutliche Entwicklung einer Placenta accreta schon frühzeitig erkennen lassen, sind nach neueren Untersuchungen auch ein abnorm erhöhtes α-Fetoprotein und β-HCG, sowie das Alter der Gebärenden und der früh festgestellte tiefe Sitz der Plazenta [45]. In spektakulären Ausnahmefällen kann eine pathologische Plazentation bereits im zweiten Trimenon zu bedrohlichen Komplikationen, z. B. zu einer spontanen Uterusruptur, führen [57, 110].

Welche wichtige Rolle die Sektionarbe, selbst nach querer isthmischer Inzision, für die nachfolgende Entwicklung einer Plazentationsstörung spielt, wird evident, wenn man die Inzidenz bei mehrfach vorausgegangener Sectio berücksichtigt (Tabelle 6).

Tabelle 6
Häufigkeit von Placenta praevia und praevia/accreta in Abhängigkeit von vorausgehenden Inzisionen in den Uterusmuskel (Aus [14])

Sectiones vorher (n)	Placenta praevia (n)	Placenta praevia/accreta (n)	%
0	238	12	5
1	25	6	24
2	15	7	47
3	5	3	40
4	3	2	67

Die postpartale Blutung aus der Haftstelle einer Placenta praevia ist in der Regel heftiger, weil auch der Uterusmuskel im Bereich des unteren Uterinsegments und des Isthmus uteri schwächer entwickelt ist als im Fundus und überdies dieser Abschnitt unter der Geburt am stärksten gedehnt wird. Fälle mit Placenta accreta sind die häufigste Ursache für eine notfallmäßig durchgeführte post partum Hysterektomie.

Eine postpartale Notfallhysterektomie muss meist wegen Blutung bei Placenta accreta vorgenommen werden.

Interessant sind Berichte, in denen Fälle beschrieben werden, wo bei Placenta accreta bzw. percreta auf jeden Lösungsversuch verzichtet wurde, um vielmehr die eingewachsene Placenta in situ zu belassen und unter ▶ **Methotrexat** die medikamentöse Regression abzuwarten [16, 60]. Das ist offenbar vor allem bei Frühgeburten erfolgversprechend, in denen eine starke post partum Blutung nach erzwungener manueller Plazentalösung ohnehin häufiger befürchtet werden muss (s. auch Tabelle 5).

▶ Methotrexat

Die Fälle mit schwerer Plazentationsstörung sind in erster Linie wegen der drohenden Blutung während und nach der Geburt und vor allem bei manuellen Lösungsversuchen (Tubeneckenplazenta, Placenta accreta, Placenta increta) gefährdet, schließlich in der Folge aber auch von Infektionen, die u. U. zu Abszessen führen können, bedroht [23].

Inversio uteri

Es wird viele Gynäkologen geben, die am Ende einer arbeitsreichen Berufslaufbahn nie eine Inversio uteri gesehen oder gar behandelt haben. Das Ereignis ist selten, obschon die Angaben zur Inzidenz in der Literatur beträchtlich auseinandergehen (Tabelle 7).

Die Inversio uteri ist selten.

In der Literatur wurden mehrheitlich Fälle bei Erstgebärenden geschrieben. Die Zervix bleibt weit, der Uterusfundus ist erschlafft. Pathologische Plazentaretention, meist Placenta accreta, evtl. auch eine extrem kurze Nabelschnur, sind prädisponierende Faktoren. Geburtshilfliche Vorgehensfehler bei der Behandlung der Plazentarperiode sind nicht selten nachzuweisen (übermäßiger Druck auf den Fundus (Kristellern!); Zug an der Nabelschnur vor Lösungszeichen), obschon eine Inversio uteri bei gegebenen Voraussetzungen auch spontan eintreten kann.

Die Zervix bleibt weit, der Uterusfundus erschlafft.

Tabelle 7
Inzidenz der postpartalen Inversio uteri

Autoren/Quelle	Inzidenz
Das P (1940) [20] Indien	1:8.500
USA	1:23.000
Großbritannien	1:27.000
Platt u. Druzin (1981) [89] 1972/77	1:2.148
Platt u. Druzin 1977/86	1:2.495
Watson et al. (1980) [116]	1:1.739

Diagnose

Symptome sind Blutung, Schock und heftige Schmerzen.

Symptome sind Blutung (94%), Schock (39%), stets heftige Schmerzen [116]. Die Schocksymptomatik korreliert, anders als bei der atonischen Nachblutung, nicht mit dem Blutverlust, sondern wird eher vom überdehnten Peritoneum ausgelöst und unterhalten. Bei der bimanuellen Untersuchung wird der Uterus nicht in seiner vermuteten Position gefunden, in der Scheide stellt er sich als ein birnenförmiger blutender Tumor dar. Wenn die Plazenta ungelöst ist, kann man die Diagnose kaum verkennen [20]. Bei inkompletten (subtotalen) Inversionen kann die Erkennung dennoch schwierig sein.

Behandlung

Die Reposition des invertierten Uterus erfolgt in Allgemeinanästhesie.

Bevor der Versuch unternommen wird, den Uterus zu reponieren, muss die Behandlung des Schocks und der Ausgleich des Blutverlustes begonnen worden sein: Volumenzufuhr, nach Möglichkeit Vollblut, Blasenkatheter, Analgesie, unmittelbar vor der Reposition Infusion von Tokolytika. Ob die evtl. noch adhärente Plazenta vorher gelöst werden soll (geringeres Volumen, Gefahr der Blutung) oder nicht (Blutverlust geringer) wird widersprüchlich beantwortet. Die Reposition selbst muss in Allgemeinanästhesie erfolgen. Sie wird zunächst manuell versucht [50]. Misslingt der Repositionsversuch, sollte operativ vorgegangen werden. Die invasiv-operative Reposition von abdominal bedient sich einer längsverlaufenden Inzision in der Rückwand des Uterus, über die sich dann der invertierte und prolabierte Uteruskörper schrittweise ins kleine Becken zurückziehen kann (s. [41, 119]).

Alternativ kann nach Laparotomie der Inversionsring mit Klemmen gefasst werden, unter Schonung der Blase, und mit sukzessivem Tiefersetzen der Klemmen und Zug nach kranial, die Inversio aufgehoben werden [34, 46].

Literatur

1. Abu-Heija A, Al-Chalabi H, el-Iloubani N (1998) **Abruptio placentae: risk factors and perinatal outcome.** J Obstet Gynaecol Res 24: 141–144
2. Alvarez M, Lockwood CJ, Ghidini A et al. (1992) **Prophylactic and emergent arterial catheterization for selective embolization in obstetric hemorrhage.** Am J Perinatol 9: 441–444
3. Amorin MM, Santos LC, Faundes A (1999) **Corticosteroid therapy for prevention of respiratory distress syndrome in severe preeclampsia.** Am J Obstet Gynecol 180: 1283–1284
4. Ananth CV, Smulian JC, Vintzileos AM (1997) **The association of placenta previa with history of cesarean delivery and abortion: a metaanalysis.** Am J Obstet Gynecol 177: 1071–1078
5. Ananth CV, Smulian JC, Vintzileos AM (1999) **Incidence of placental abruption in relation to cigarette smoking and hypertensive disorders during pregnancy: A meta-analysis of observational studies.** Obstet Gynecol 93: 622–628
6. Arabin B, van Eyck J, Laurini RN (1998) **Hemodynamic changes with paradoxical blood flow in expectant management of abruptio placentae.** Obstet Gynecol 91: 796–798
7. Benrubi GI (1994) **Obstetric and Gynecologic Emergencies.** Lippincott, Philadelphia
8. Bönig G, Grillo M, Weisner D (1991) **Symptomentwicklung und perinatale Komplikationen bei HELLP-Syndrom.** Geburtsh Frauenheilkd 51: 882–885
9. Bung P, Stickelmann P, Stepp K, Krebs D (1989) **Schwere EPH-Gestosen und Präeklampsien in Verbindung mit Hämolyse, erhöhten Leberenzymen und erniedrigten Thrombozyten – Erfahrungsberichte geburtshilflicher Notfallsituationen.** Arch Gynecol Obstet 245: 819–821
10. Cardwell MS (1987) **Ultrasound diagnosis of abruptio placentae with fetomaternal hemorrhage.** Am J Obstet Gynecol 157: 358–359
11. Chan CC, To WW (1999) **Antepartum hemorrhage of unknown origin – what is its clinical significance?** Acta Obstet Gynecol Scand 78: 186–190

12. Chesley LC, Cosgrove RA, Annitto JE (1962) **A follow-up study of eclamptic women. Fourth periodic report.** Am J Obstet Gynecol 83: 1360–1372
13. Chesley LC (1978) **Hypertensive disorders in pregnancy.** Appleton-Century-Grofts, New York
14. Clark SL, Koonings PP, Phelan JP (1985) **Placenta praevia / accreta and prior cesarean section.** Obstet Gynecol 66: 89–92
15. Combs A, Russel KL (1991) **Prolonged third stage of labor: Morbidity and risk factors.** Obstet Gynecol 77: 863–867
16. Cox SM, Carpenter RJ, Cotton DB (1988) **Placenta percreta: Ultrasound diagnosis and conservative surgical management.** Obstet Gynecol 71: 454–456
17. Crane JMG, van den Hof M, Dodds L, Armson A, Liston R (1998) **Neonatal outcomes with placenta previa.** Obstet Gynecol 93: 541–544
18. Cunningham FG, MacDonald PC, Gant NF, Leveno KJ, Gilstrap LC (1993) **Williams Obstetrics, 19th edn.** Prentice Hall, London
19. Dadak Ch, Feiks A, Lasnik E (1986) **Das HELLP-Syndrom: Eine seltene, bedrohliche Komplikation bei Präeklampsie.** Geburthilfe Frauenheilkd 46: 637–639
20. Das P (1940) **Inversion of the Uterus.** Br J Obstet Gynaecol 47: 525–547
21. Demissie K, Breckenridge MB, Joseph L, Rhoads GG (1999) **Placenta praevia: Preponderance of male sex at birth.** Am J Epidem 149: 824–830
22. Druzin ML (1989) **Packing of the lower uterine segment for control of postcesarean bleeding in instances of placenta previa.** Surg Gynecol Obstet 169: 543–545
23. Entel RJ, Kane JA, Weiss BR (1998) **Postpartum magnetic resonance imaging in a case of placenta accreta with intrauterine abscess formation.** Arch Gynecol Obstet 262: 91–94
24. Escamillo JO, Chez RA (1992) **When a patient requires postpartum uterine packing.** Contemp Obstet Gynecol 37: 42–43
25. Faridi A, Rath W (1996) **Differentialdiagnose des HELLP-Syndroms.** Z Geburthilfe Neonatol 200: 88–95
25a. Ferguson II JE, Bourgeois FJ, Underwood PB (2000) **B-Lynch suture for postpartum hemorrhage.** Obstet Gynec 95: 1020–1022
26. Fischer T, Krause M, Beinder E, Schlembach D, Rabenbauer B, Wildt L, Lang N (1999) **Schwangerschaftsverlängerung bei Patientinnen mit HELLP-Syndrom.** Geburtsh Frauenheilkd 59: 335–345
27. Frederiksen MC, Glassenberg R, Stika CS (1999) **Placenta previa: a 22-year analysis.** Am J Obstet Gynecol 180: 1432–1437
28. Gabriele A, Zanetta G, Pasta F, Colombo M (1999) **Uterine rupture after hysteroscopic metroplasty and labor induction. A case report.** J Reprod Med 44: 642–644
29. Gilbert WM, Moore TR, Resnik R et al. (1992) **Angiographic embolization in the management of hemorrhagic complications of pregnancy.** Am J Obstet Gynecol 166: 493–497
30. Göppinger A, Ikenberg H, Birmeluin G, Quaas L (1992) **Erfahrungen mit dem HELLP-Syndrom.** Z. Geburth Perinat 196: 193–198
31. Goodlin RC, Cotton DB, Haellin HC (1978) **Severe edema-proteinuria-hypertension gestosis.** Am J Obstet Gynecol 132: 595–599
32. Graeff H, vHugo R, Schröck R (1984) **Recent aspects of hemostasis, hematology, and hemorheology in preeclampsia-eclampsia.** Eur J Gynecol Obstet Rep Biol 17: 91–102
33. Greenwood LH, Glickman MG, Schwartz PE et al. (1987) **Obstetric and nonmnalignant gynecologic bleeding: Treatment with angiographic embolization.** Radiology 164: 155–159
34. Grischke EM, Wallwiener D, Bastert G (1999) **Inversio uteri puerperalis bei gedeckter Uterusruptur.** Z Geburtsh Neonatol 203: 123–125
35. Hacker NF, Moore GJ (1998) **Essentials of Obstetrics and Gynecology.** Saunders, Philadelphia London
36. Hänggi W, Schwaller K, Mueller MD (1997) **Intra- und postoperative Komplikationen bei sectio caesarea.** Gynäkologe 30: 762–768
37. Hansch E, Chitkara U, McAlpine J, El-Sayed Y, Dake MD, Razavi MK (1999) **Pelvic arterial embolization for control of obstetric hemorrhage: A five-year experience.** Am J Obstet Gynecol 180: 1554–1460
38. Harms W, Bähr M, Klöck FL (1991) **Das HELLP-Syndrom – eine schwerwiegende Komplikation der Gestose.** Z. Geburtsh Perinatol 195: 187–192
39. Heilmann L, Genz HJ, Ludwig H (1982) **Schwere geburtshilfliche Hämostasedefekte: Diagnostisches und therapeutisches Vorgehen.** Geburtsh Frauenheilkd 42: 853–860
40. Heyborne KD, Burke MS, Porreco RP (1990) **Prolongation of premature gestation in women with hemolysis, elevated liver enzymes, and low platelets. A report of 5 cases.** J Reprod Med 35: 53–57
41. Hirsch HA, Käser O, Iklé FA (1995) **Atlas der gynäkologischen Operationen.** Thieme, Stuttgart, S 115–161
42. Hoffmann G, Mitze M (1979) **Akutes Lungenoedem bei Präklampsie.** Gynäkologe 12: 90–91
43. Hohlagschwandtner M, Bancher-Todesca D, Rabl M, Heinze G, Dadak Ch, Husslein P (1998) **Management des HELLP-Syndroms: Erfahrungen und Ergebnisse im Zeitraum von 1980–1996.** Geburtsh Frauenheilkd 58: 503–507
44. Hugo vR, Graeff H (1987) **Thrombohaemorrhagic complications in the obstetric patient. In: RW Colman (ed) Hemostasis and thrombosis.** Lippincott, Philadelphia, pp 926–941
45. Hung T-H, Shau W-Y, Hsieh Ch-Ch, Chiu T-H, Hsu J-J, Hsieh TT (1999) **Risk factors for placenta accreta.** Obstet Gynecol 93: 545–550
46. Huntington JL (1921) **Acute inversion of the uterus.** Boston Med Surg J 184: 376
47. Husslein P (1991) **Prostaglandine bei postpartaler Atonie.** Gynäkologe 24: 198–201
48. Husslein P (1997) **Postpartale Blutungen.** Gynäkologe 30: 769–774
49. Jazayeri A, Heffron A, Phillips R, Spellacy W (1999) **Macrosomia prediction using ultrasound fetal abdominal circumference of 35 centimeters or more.** Obstet Gynecol 93: 523–526
50. Johnson AB (1949) **A new concept in replacement of the inverted uterus and report of nine cases.** Am J Obstet Gynecol 57: 557–562
51. Kaulhausen H (1991) **Akutdiagnostik und -therapie bei hypertensiven Notfällen, Präklampsien und Eklampsie.** Gynäkologe 24: 140–150
52. Koller T (1948) **Lehrbuch der Geburtshilfe.** Karger, Basel, S 492
53. Konje JC, Ewing PD, Adewunmi OA, Adelusi B, Ladipo OA (1999) **The effect of threatened abortion on pregnancy outcome. Bleeding in late pregnancy. In: James DK, Steer PJ, Weiner CP, Konigk B (eds) High risk pregnancy.** Saunders, Philadelphia London, pp 119–136
54. Krauss T, Rath W, Kuhn W (1993) **Mütterliche und fetale Morbidität und Mortalität bei vorzeitiger Plazentalösung – eine retrospektive Analyse.** Geburtsh Frauenheilkd 53: 194–197
55. Krick M, Pagel C, Baltzer J (1994) **Das zunehmend häufigere HELLP-Syndrom. Diagnose und Behandlung.** Zbl Gynäkol 116: 207–209
56. Künzel W (1984) **Die Pathophysiologie und Klinik des V. cava Okklusionssyndroms.** Gynäkologe 17: 106–114
57. Ladendorf B, Schürmann B, Corterier H (1998) **Spontane Uterusruptur im zweiten Trimenon bei Placenta percreta.** Geburtsh Frauenheilkd 58: 127–128
58. Lauria MR, Smith RS, Treadwell MC, Comstock CH, Kirk JA, Lee W, Bottoms SF (1996) **The use of second-trimester transvaginal sonography to predict placenta previa.** Ultrasound Obstet Gynecol 8: 337–340
59. Leerentveld RA, Gilbert ECAM, Arnold MJCWJ, Wladimiroff JW (1990) **Accuracy and safety of transvaginal sonographic placental localization.** Obstet Gynecol 76: 759–762
60. Legro RS, Price VF, Hill LM, Caritis SM (1994) **Nonsurgical management of placenta percreta: a case report.** Obstet Gynecol 83: 847–849
61. Letzky EA (1999) **Coagulation problems during pregnancy. In: DK James, PJ Steer, CP Weiner, B Konigk (eds) High risk pregnancy.** Saunders, Philadelphia London, p 136
62. Levi M, ten Cate H (1999) **Disseminated intravascular coagulation.** Current concepts. New Engl J Med 341: 586–592
63. Lopez-Llera MM (1982) **Complicated eclampsia. Fifteen years experience in a referral medical center.** Am J Obstet Gynecol 142: 28–38
64. Lubarsky SL, Barton JR, Friedman SA, Nasreddine S, Ramadan MK, Sibai BM (1994) **Late postpartum eclampsia revisted.** Obstet Gynecol 83: 502–505
65. Ludwig H (1964) **Diagnose und Therapie des akuten hämorrhagischen Syndroms bei vorzeitiger Plazentalösung.** Fortschr Med 22: 858–860
66. Ludwig H Metzger H (1976) **The human female reproductive tract. A scanning electron microscopic atlas.** Springer, Berlin Heidelberg New York
67. Ludwig H (1996) **Notfälle in der Geburtshilfe.** Therap Umschau 53: 477–496
68. Ludwig-Diouf B (1998) **HELLP-Syndrom. Analyse der Krankendaten 1984–1996 der Universitätsfrauenklinik Bonn.** Inauguraldissertation, Universität Bonn
68a. B-Lynch C, Coker A, Lawal AH, Abu J, Cowen MJ (1997) **The B-Lynch surgical technique for the control of massive postpartum hemorrhage. An alternative to hysterectomy?** Five cases reported. BR J Obstet Gynecol 104: 372–375

69. MacKenna J, Dover NL, Brame RG (1983) **Preeclampsia associated with hemolysis, elevated liver enzymes, and low platelets – an obstetric emergency?** Obstet Gynecol 62: 751–754
70. Magann EF, Bass D, Chauhan SP, Sullivan DL, Martin RW, Martin JN (1994) **Antepartum corticosteroids: Disease stabilization in patients with the syndrome of hemolysis, elevated liver enzymes, and low platelets (HELLP).** Am J Obstet Gynecol 171: 1148–1153
71. Magann EF, Martin JN (1995a) **The laboratory evaluation of hypertensive gravidas.** Obstet Gynecol Surv 50: 138–144
72. Magann EF, Martin JN (1995b) **New onset hypertension in the pregnant patient.** Obstet Gynecol Clin North Am 22: 157–171
73. Magann EF, Martin JN (1995c) **Complicated postpartum preeclampsia-eclampsia.** Obstet Gynecol Clin North Am 22: 337–356
74. Martikainen A (1989) **Growth and development at the age of 1.5 years in children with maternal hypertension.** J Perinat Med 17: 259–269
75. Miles JF jr, Martin JF jr, Blake PG, Perry KG jr, Martin RW, Meeks GR (1990) **Postpartum eclampsia. A recurring perinatal dilemma.** Obstet Gynecol 76: 328–331
76. Miller DA, Chollet JA, Goodwin TM (1997) **Clinical risk factors for placenta previa-placenta accreta.** Am J Obstet Gynecol 177: 210–214
77. Mitty HA, Sterling KM, Alvarez M et al. (1993) **Obstetric hemorrhage: Prophylactic and emergency catheterization and embolotherapy.** Radiology 188: 183–187
78. Morgan MA, Berkowitz KM, Thomas SJ, Reimbold P, Quilligan EJ (1994) **Abruptio placentae: perinatal outcome in normotensive and hypertensive patients.** Am J Obstet Gynecol 170: 1595–1599
79. Norman PF, Eichhorn JH (1995) **Management of anesthetic complications and emergencies in the obstetric patient.** Obstet Gynecol Clin North Am 22:1–12
80. North RA, Taylor RS, Schellenberg J-C (1999) **Evaluation of a definition of pre-eclampsia.** Brit. J. Obstet Gynaecol 106: 767–773
81. Nyberg DA, Cyr DR, Mack LA, Wilson DA, Shuman WP (1987) **Sonographic spectrum of placental abruption.** Am J Rontgenol 148: 161–164
82. O'Brien P, El-Refaey H, Gordon A, Geary M, Rodeck C (1998) **Rectally administered misoprostol for the treatment of postpartum hemorrhage unresponsive to oxytocin and ergometrine: A descriptive study.** Obstet Gynecol 92: 212–214
83. O'Leary JL, O'Leary JA (1974) **Uterine vessel ligation for control of postcesarean section hemorrhage.** Obstet Gynecol 43: 849–853
84. Oyelese KO, Tuzrner M, Lees C, Campbell S(1999) **Vasa previa: an avoidable obstetric tragedy.** Obstet Gynecol Surv 2: 138–145
85. Palti H, Rothschild H (1989) **Blood pressure and growth at 6 years of age among offsprings of mothers with hypertension of pregnancy.** Early Hum Dev 19: 263–269
86. Pamus van M, Wolf GH, Westenberg SM, van der Post JAM, Bonsel GJ, Treffers PE (1998) **Maternal and perinatal outcome after expectant management of the HELLP-syndrome compared with preeclampsia without HELLP-syndrome.** Europ J Obstet Gynecol 76: 31–36
87. Papiernik E, Cabrol D, Pons J-C (1995) **Obstétrique**, Flammarion, Paris, S. 806
88. Paternoster DM, Stella A, Simioni P, Mussap M, Plebani M (1995) **Coagulation and plasma fibronectin parameters in HELLP-syndrome.** Int J Gynecol Obstet 50: 263–268
89. Platt LD, Druzin ML (1981) **Acute puerperal inversion of the uterus.** Am J Obstet Gynecol 141: 187–190
90. Plotz EJ (1974) **Geburtsleitung nach vorausgegangenem Kaiserschnitt.** Gynäkologe 7: 116–121
91. Pritchard JA, Cunningham FG, Pritchard SA (1984) **The Parkland Memorial Hospital protocol for treatment of eclampsia. Evaluation of 245 cases.** Am J Obstet Gynecol 148: 951–960
92. Rageth JC, Juzi C, Grossenbacher H (1999) **Delivery after previous caesarean section. A risk evaluation.** Obstet Gynecol 93: 332–337
93. Rasmussen S, Irgens LM, Bergsjo P, Dalaker K (1996) **The occurrence of placental abruption in Norway 1967–1991.** Acta Obstet Gynecol Scand 75: 222–228
94. Rath W, Wieding JU, Kuhn W (1991a) **Neue Erkenntnisse über hämostaseologische Veränderungen bei Gestose und HELLP-Syndrom für die klinische Praxis.** Geburtsh Frauenheilk 52: 741–746
95. Rath W, Kuhn W (1991b) **Blutungen nach der Geburt des Kindes.** Gynäkologe 24:160–169
96. Rath W, Faridi A (1999) **Schwangerschaftsinduzierte Hypertonie.** Gynäkologe 32:46–54
97. Raymond EG, Mills JL (1993) **Placental abruption. Maternal risk factors and associated fetal conditions.** Acta Obstet Gynecol Scand 72: 633–639
98. Rizos N, Doran TA, Miskin M, Benzie RJ, Ford JA (1993) **Natural history of placenta previa in the United States 1979 through 1987.** Am J Obstet Gynecol 168: 1423–1429
99. Roberts WE (1995) **Emergent obstetric management of postpartum hemorrhage.** Obstet Gynecol Clin North Am 22: 283–302
100. Robertson WB, Brosens I, Dixon G(1975) **Uteroplacental vascular pathology:** Eur. J Obst Gynecol Reprod Biol 5: 47 –65
101. Salfelder A, Kagerah M, Nugent W, Blees M (1993) **Diagnostische Probleme beim HELLP-Syndrom – dargestellt an 20 Fallbeispielen.** Zbl Gynäk 115: 433–445
102. Schröder W (1990) **Die Bedeutung klinischer Symptome für Frühdiagnose und Verlauf des HELLP-Syndroms.** Gynäkol Rdsch 29 [Suppl 2]: 327–329
103. Sibai BM, Fraham JM, McCubbin JH (1984) **A comparison of intravenous and intramuscular sulfat regimens in preeclampsia.** Am J Obstet Gynecol 150: 728–733
104. Sibai BM (1990) **Eclampsia VI. Maternal-perinatal outcome in 254 consecutive cases.** Am J Obstet Gynecol 163: 1049–1054
105. Sohn C, Holzgreve W (1995) **Ultraschall in Gynäkologie und Geburtshilfe.** Thieme, Stuttgart
106. Spitzer D, Steiner H, Haidbauer R, Lassmann R, Staudach A (1990) **HELLP-Syndrom – Dokumentation, Diagnostik, Therapie, fetal outcome – eigene Erfahrungen.** Frauenarzt 31: 637–644
107. Steer PJ (1999) **The definition of preeclampsia.** Br J Obstet Gynaecol 106: 753–755
108. Surbeck DV, Fehr PM, Holzgreve W (1999) **Oral misoprostol for third stage of labor: a randomized placebo-controlled trial.** Obstet Gynecol 94: 255–258
109. Taipale P, Hiilesmaa V, Ylöstalo P (1998) **Transvaginal ultrasonography at 18–23 weeks in predicting placenta previa at delivery.** Ultrasound Obstet Gynecol 12: 422:425
110. Tekesin I, Schneider T, Deutschle I (1999) **Konservativ-operatives Management der Uterusruptur in der 18. SSW bei Placenta praevia percreta.** Geburth Frauenheilkd 59:427–429
111. Timor-Tritsch IE, Yunis RA (1993) **Confirming the safety of transvaginal sonography in patients suspected of placenta previa.** Obstet Gynecol 81: 742–744
112. Tompkins MJ, Thiagarajah S (1999) **HELLP (hemolysis, elevated liver enzymes and low platelet count) syndrome: the benefit oif corticosteroids.** Am J Obstet Gynecol 92: 212–214
113. Usta IM, Sibai BM (1995) **Emergency management of puerperal eclampsia.** Obstet Gynecol Clin North Am 22: 315–335
114. Visser W, Beckmann J, Bremer HA, Lim HL, Wallenburg HCS (1994) **Bioactive tumor necrosis factor α in preeclampsia patients with and without the HELLP-syndrome.** Br J Obstet Gynecol 101: 1081–1082
115. Visser W, Wallenburg HCS (1995) **Temporising management of severe preeclampsia with and without HELLP-syndrome.** Br J Obstet Gynaecol 102: 111–117
116. Watson P, Besch N, Watson A (1980) **A management of acute and subacute puerperal inversion of the uterus.** Obstet Gynecol 55: 12–16
117. Weinstein L (1982) **Syndrome of hemolysis, elevated liver enzymes, and low platelet count: A severe consequence of hypertension in pregnancy.** Am J Obstet Gynecol 66: 657–660
118. Welsch H, Krone HA (1994) **Mütterliche Mortalität bei HELLP-Syndrom.** Zbl Gynaekol 116: 202–206
119. Wendel PJ, Cox SM (1995) **Emergent obstetric management of uterine inversion.** Obstet Gynecol Clin North Am 22: 261–274
120. Winkler M, Rath W (1998) **Medikamentöse Geburtseinleitung. Indikationen und Methoden.** Gynäkologe 31: 562–575
121. Witlin AG, Saade GR, Mattar F, Sibai BM (1999) **Risk factors for abruptio placentae and eclampsia: analysis if 445 consectively managed women with severe preeclampsia and eclampsia.** Am J Obstet Gynecol 180: 1322–1329
122. Zaideh SM, Abu-Heija AT, El-Jallad MF(1998) **Placenta praevia and accreta: analysis of a two-year experience.** Gynecol Obstet Invest 46: 96–98
123. Zaki ZM, Bahar AM, Ali ME, Albar HA Gerais-MA (1998) **Risk factors and morbidity in patients with placenta previa accreta compared to placenta previa non-accreta.** Acta Obstet Gynecol Scand 77: 391–394
124. Zuspan, FP (1978) **Problems encountered in the treatment of pregnancy induced hypertension. A point of view.** Am J Obstet Gynec 131: 591–597

H. J. Prömpeler · Universitätsfrauenklinik Freiburg

Die Abklärung eines Adnexbefundes

Bei der Abklärung eines Adnexbefundes werden folgende Fragenkomplexe behandelt:

- Erlauben moderne Methoden eine Früherkennung eines malignen Adnextumors? Wie ist der Stand des Ovarialkarzinom-Screenings?
- Wie sicher läßt sich präoperativ die histologische Diagnose bzw. die Dignität eines Adnextumors vorhersagen? Wie geht man bei der Abklärung eines Adnexbefundes vor?

Adnextumoren stellen in der Diagnostik wie auch in der therapeutischen Konsequenz ein vielschichtiges Problem dar. Einerseits wird das relativ seltene, mit zunehmenden Alter häufigere Ovarialkarzinom in ca. 70% erst im Stadium III diagnostiziert und ist trotz operativer und medikamentöser Therapie für die Patientinnen eine lebensbedrohliche Erkrankung. Somit ist eine effektive Früherkennung des Ovarialkarzinom wünschenswert. Andererseits steigt die Zahl der Patientinnen in den letzten Jahren, die wegen eines sonographisch unklaren Adnexbefundes einer weitergehenden invasiven Diagnostik unterzogen werden, auch wenn nur funktionelle oder andere tumorähnliche Veränderungen vorliegen. Daher sind bei asymptomatischen wie auch bei symptomatischen Adnexbefunden die vordringlichen Ziele einer präoperativen Diagnostik: (a) invasiv diagnostische Eingriffe bei funktionellen Zysten des Ovars zu vermeiden und (b) bei Verdacht auf eine Ovarialneoplasie präoperativ benigne Tumoren von wahrscheinlich malignen Tumoren zu unterscheiden.

Maligne Ovarialtumoren

Mit jährlich ca. 26.000 Neuerkrankungen und ca. 17.000 Todesfällen (5% der krebsbedingten Mortalität) in der Europäischen Union stehen maligne Ovarialtumoren in der Häufigkeit und Mortalität an der 5. Stelle. 90% werden nach dem 40. Lebensjahr diagnostiziert. Die Rate der Neuerkrankungen steigt von 15/100.000 Frauen/Jahr bei den 40-44jährigen Frauen auf 54/100.000 Frauen/Jahr in der Altersgruppe der 75-79jährigen. Die Fünf-Jahres-Überlebensrate weltweit bei einem behandelteten invasiven Ovarialkarzinom beträgt ca. 40%.

Epitheliale Tumoren sind mit 50% bis 70% aller Ovarialtumoren am häufigsten, gefolgt von Keimzelltumoren (20% bis 45%) und Stromatumoren (5% bis 34%). Maligne sind 25% bis 40% der epithelialen Tumoren, 2% bis 4% der Keimzelltumoren

---

Priv.-Doz. Dr. H. J. Prömpeler
Universitätsfrauenklinik Freiburg, Hugstetterstr. 55, D-79106 Freiburg

und zwischen 2% und 34% der Stromatumoren. Damit stellen die epithelialen Ovarialkarzinome mit fast 90% die größte Untergruppe der malignen Ovarialtumoren dar.

Drei Formen des Ovarialkarzinoms sind zu unterscheiden:

1. das eigentliche, vom Ovar ausgehende, invasive Ovarialkarzinom,
2. das vom Peritoneum ausgehende, sog. extraovariale Karzinom und
3. die ▶ Borderline Tumoren, die auch als „low malignant potential Tumoren (LMP-Tumoren)" bezeichnet werden und nicht mehr als maligne im eigentlichen Sinne gelten [16,22].

Die Ätiologie des Ovarialkarzinoms ist unklar. Während 90% aller epithelialen Ovarialkarzinome ohne bisher bekannte genetische Fixierung (Keimbahnmutation) als sporadisch gelten, liegen in ca. 10% familiär-erbliche Ovarialkarzinome vor.

Screening

Bis heute ist die gewünschte Früherkennung von malignen Ovarialtumoren mit den verfügbaren Methoden nicht sinnvoll möglich und daher nicht etabliert. Folgende Voraussetzungen müssen für ein erfolgreiches Screening erfüllt sein:

1) Die Erkrankung muß häufig sein.
2) Sie muß eine bedeutende Mortalität haben.
3) Für die Tumorerkrankung muß eine erkennbare Präkanzerose bekannt sein.
4) In der präklinischen Phase muß eine Therapie möglich sein,
    wodurch die Mortalität am Karzinom gesenkt werden kann.
5) Ein Screeningtest muß eine hohe Sensitivität und hohe Spezifität haben.
6) Das Screening muß kostenwirksam sein.

Die ersten beiden Voraussetzungen sind beim Ovarialkarzinom gegeben, vor allem bei älteren Patientinnen und in der Gruppe der familiär-erblich bedingten Ovarialkarzinome.

ad 3: Für das Ovarialkarzinom ist keine Präkanzerose bekannt. Borderline-Tumoren sind keine Präkanzerosen des Ovarialkarzinoms. Sie stellen eine eigene Tumor-Entität dar, die nach heutigem Wissen auch nach Jahren keine Progression zu einem Ovarialkarzinom erkennen lassen.

ad 4: Vom Verlauf lassen sich verschiedene Typen des Ovarialkarzinoms unterscheiden. Das typischerweise erst im Stadium III diagnostizierte Ovarialkarzinom zeichnet sich oft durch eher kleine beidseitige Tumoren mit früher Aszitesbildung und Peritonealkarzinose aus und ist damit, wie auch das in ca. 10% häufige Extraovarialkarzinom, sonographisch nicht früh zu erfassen. Andererseits breitet sich der tumorbildende Typ, der sich vermutlich im Ovar oder in einer Zyste entwickelt, eher spät aus. Diese Ovarialkarzinome fallen oft als große Tumoren (>5-10 cm) auch ohne Screening symptomatisch im Stadium I auf. Bezüglich des Ovarialkarzinoms gibt es bisher keine Daten, die eine Senkung der Mortalität durch ein Screening aufzeigen. Umgekehrt ist die oft nicht zu vernachlässigende Morbidität durch die Operationen und den Organverlust bei falsch positiver Einschätzung zu beachten.

ad 5: Durch die ▶ gynäkologische Tastuntersuchung können wenig mobile, höckrige Tumoren mit wechselnder Konsistenz als maligne Tumoren differenziert werden. Zur gezielten Früherkennung ist der Tastbefund aufgrund fehlender Sensitivität und Spezifität nicht geeignet.

▶ Borderline Tumoren

Für das Ovarialkarzinom ist keine Präkanzerose bekannt.

Verlaufstypen:
▸ früh intraabdominal metastasierender Typ mit eher kleinen Ovarialtumoren
▸ Extraovarialkarzinom
▸ tumorbildender Typ

▶ Gynäkologische Tastuntersuchung

Tabelle 1
Differentialdiagnose häufiger Adnextumoren

	Diagnose	Alter / Häufigkeit	Symptomatik
▸ funktionelle Veränderungen	Follikelzyste	prämenop., seltener perimenop.	oft symptomfrei
	Corpus-Luteum -hämorrhagicum	dito	symptomfrei, Spannungsschmerz der T. albuginea
▸ Entzündungen	Salpingitis	prämenop. häufiger als postmenop.	Unterbauchschmerzen ein-/beidseitig
	Hydrosalpinx	dito	oft symptomfrei, Ziehen im Unterbauch
▸ Extrauterin Gravidität (EUG)	Tubargravidität, Tubarabort, Tubarruptur	1-2% der intrauterinen Graviditäten, 96% der EUG	Unterbauchschmerzen betont einseitig krampfartig, periodisch, zunehmend bis zum akuten Abdomen
▸ Endometriose	Endometriosezyste i im Ovar	ca. 1-3% der Frauen im reproduktiven Alter	oft symptomfrei, Sterilität, Dysmenorrhoe, Dyspareunie, Pelvipathie, Rückenschmerzen
▸ Benigne Tumoren	Ovarialkystom, (uni-, multilokulär; serös, muzinös)	häufigster Tumor, postmenop. häufiger	oft symptomfrei, größenabhängig; ziehende Beschwerden, Bauchumfangsvermehrung, bei Stieldrehung: akute Unterbauchschmerzen
	Zystadenofibrom	postmenop. häufiger	dito
	Dermoidzyste	prämenopausal: häufigster zystischer Tumor, 85-95% prämenop.	in der Regel symptomlos, akute Schmerzen bei Stieldrehung, chem. Peritonitis bei Ruptur
	Borderline Tumor (LMP-Tumor)	breite Altersverteilung häufiger perimenop. und postmenop.	oft symptomfrei größenabhängig: wie bei Kystomen
▸ Maligne Tumoren	Ovarialkarzinom	1% aller Frauen, postmenop. häufiger als prämenop. mit dem Alter zunehmend	Stadium I und II: oft symptomlos, größenabhängig, Postmenopausenblutung. Stadium III und IV: Bauchumfangsvermehrung, Schmerzen, Obstipation, Gewichtsabnahme,
	Granulosazelltumor	postmenop. häufiger als prämenop.	oft symptomfrei, Postmenopausenblutung

Eine gezielte Früherkennung von malignen Ovarialtumoren ist wegen geringer Spezifität, unbekannter Pathogenese und häufigen Intervallkarzinomen nicht etabliert.

▸ „Intervall-Karzinome"

Der Tumormarker CA-125, ein tumorassoziiertes Antigen, ist ebenfalls wegen fehlender Sensitivität (nur 50% für das Stadium I und nur 40% bei muzinösen Ovarialkarzinomen [9,16]) und geringer Spezifität (falsch positiv z.B. bei Endometriose) nicht geeignet.

Verschiedene, aufwendige und gut dokumentierte Untersuchungen konnten mittels Ultraschall, z.T. kombiniert mit der Farbdopplersonographie oder mit Tumormarkern, Ovarialkarzinome im Stadium I und Low Malignant Potential Tumore (Borderline Tumore) erfassen. Wegen der geringen Spezifität wurden jedoch viele Patientinnen mit funktionellen Veränderungen, Normalbefunden und gutartigen Tumoren operiert [1, 2, 8]. Im weiteren Verlauf mußten trotz des Screenings gleich häufig Ovarialkarzinome im Stadium III und Extraovarialkarzinome registriert werden. Diese ▸ „Intervall-Karzinome" zeigen die begrenzte Sensitivität (siehe ad 4.) bzw. das Problem der Screeningintervalle auf.

In der täglichen Praxis wird aus Sorgfalt auch ohne Screeningempfehlung die gynäkologische Untersuchung und die sonographische Diagnostik im Sinne eines

wichtige klinische Befunde	typischer Sonographiebefund
prallelastisches Ovar	3 bis 6 und mehr cm, im Durchmesser, echoleer
vergrößerte, leicht dolente, mobile Resistenz	dito, nach Einblutung: inhomogen echogener, wabiger Inhalt
Genitale druckdolent Portioschiebeschmerz	Normalbefund, aufgetriebene Tuben, Flüssigkeit im Douglas
unauffälliger Tastbefund, teigige, pralle eher wenig mobile Resistenz	geschlängelte kommunizierende zystische Struktur
letzte Periode abgeschwächt vaginale Blutung, β-HCG Verdopplungszeit > zwei Tage, einseitige dolente teigige Resistenz	cavum uteri leer (6. SSW gesichert) Flüssigkeit im Douglas, inhomogener Tumor paraovarial Chorion ± Embryo ± pos, Herzaktion parauterin
pralle, teils dolente, teils wenig mobile Resistenz; Knötchen im Douglas, dolente Ligg. sacrouterina und Septum rectovaginale	variabel rel. homogen, echoarm/wenig echogen gefüllte Zyste, Innenwand oft nicht glatt
glatter, prallelastischer, mobiler nicht dolenter Tumor, schmerzhaft bei Stieldrehung	uni-, multilokulärer, glatter, mobiler, dünnwandiger, echoleer/homogen gefüllter, rein zystischer oder wenig solider Tumor
dito	wie Kystome, solide Anteile an Zysteninnenwand und Septen, oft größer, auch inhomogen bis zu solid-zystischen Tumoren
mobiler, glatter, prall bis derb wirkender Tumor	typischer variabler Befund: Strichmuster, homogen glatte echogene Struktur, fächerförmige Schallabschwächung, inhomogen, scharfer Schatten, maskiert: 20% werden übersehen, in 15% Dermoidzysten beidseits
vergrößerte, oft glatte, pralle und mobile Adnextumoren, teilweise nicht glatt, seltener beidseits	breites Spektrum: rein zystische bis komplex zystisch-solide Tumoren mit inhomogenen soliden Anteilen
wenig mobile, höckrige, oft beidseitige Tumoren unterschiedlicher Größe und wechselnder Konsistenz, Douglas knotig	typisch: zystisch-solide bis solid-zystische inhomogene, nicht glatte Tumoren, Aszites, Netztumor
praller - weicher glatter Adnextumor	solid, wenig zystischer, inhomogener Tumor

Screenings durchgeführt. Daraus resultiert das vorrangige Ziel, erkennbare Tumore zu erfassen und diese richtig zu differenzieren, um klinisch angemessene Konsequenzen zu ziehen. Unter dem Anspruch hoher Qualität in unserem Fach und unter dem Aspekt der Qualitätssicherung ist die Differenzierung der seltenen malignen Ovarialtumoren von den benignen Tumoren und den häufigeren tumorähnlichen Veränderungen (funktionelle Veränderungen und Retentionszysten) gemessen an den überprüfbaren histologischen Ergebnissen ein zentrales Problem.

Diagnostik zur Abklärung eines Adnexbefundes

Die Differentialdiagnose bei einem Adnextumor ist vielfältig und oft schwierig. Für die Beurteilung und Differenzierung eines Adnextumors ist wichtig:

- das Alter der Patientin,
- die Anamnese und die eventuelle Symptomatik,

- der gynäkologische Tastbefund,
- Laborbefunde,
- der Ultraschallbefund und
- bei Indikation die Laparoskopie oder Laparotomie.

Patientenalter

Die Berücksichtigung des Alters ist bei der Beurteilung von Ovarialtumoren sinnvoll, da maligne Ovarialtumoren mit dem Alter zunehmen. Junge Patientinnen haben häufiger funktionelle Veränderungen, Keimzelltumoren wie Dermoidzysten und entzündliche Prozesse. Ovarialtumoren unterschiedlicher Histogenese haben verschiedene Altersverteilungen. Die Häufigkeit der epithelialen Tumoren nimmt einerseits mit dem Alter zu, andererseits sind bei jungen Frauen benigne, später low malignant potential Tumoren und bei älteren Frauen invasive Karzinome relativ am häufigsten. Dagegen sind Keimzelltumoren, insbesondere die malignen, im jugendlichen Alter häufiger.

Anamnese und Klinik

Typischerweise sind funktionelle, benigne und maligne Prozesse symptomlos. Dennoch können Anamnese und Symptome der Patientin Hinweise für die Differenzierung geben (Tab. 1).

- Bei weit ausgedehnten malignen Tumoren kann ▶ **Aszitesbildung** zu Bauchumfangsvermehrung, Spannungsgefühl und zur Dyspnoe führen.
- Obstipation und Darmfunktionsstörungen können durch Darmbeteiligung oder durch angrenzende Tumormassen verursacht werden.
- Übelkeit, Unwohlsein oder Oberbauchsymptome können infolge von Tumoren im großen und kleinen Netz und im Mesenterium auftreten.
- Zu akuten Schmerzen und im Verlauf zur peritonealen Reizung kommt es bei einer Stieldrehung eines mobilen Tumors. Diese Schmerzen können in der Intensität wechseln und von der Lage der Patientin abhängig sein. Die Ruptur eines Adnexbefundes wie z.B. einer Dermoidzyste, eines Corpus-luteum-hämorrhagicums oder einer Tubargravidität verursachen ebenfalls akute starke Abdominalschmerzen.
- Zu einseitig betonten, ziehenden, periodisch sich verstärkenden Beschwerden mit beginnendem Peritonealschmerz kommt es bei Eileiterschwangerschaften und Tubaraborten.
- Bei einblutenden Corpus-luteumzysten führt die rasche Größenzunahme mit Ovarkapselspannung zu einseitigen auch akuten Unterbauchschmerzen.
- Typische Beschwerden wie prämenstruelles Vorschmieren, Dysmenorrhöe und Dyspareunie können Hinweise für eine Endometriose sein.
- Einseitig betonte oder beidseits starke, scharfe und bei Bewegung sich verstärkende Schmerzen mit Portioschiebeschmerz weisen auf eine Adnexitis, die peritoneale Reizung auf eine Pelveoperitonitis hin.

Klinische Untersuchung

Die gynäkologische bimanuelle recto-vaginale Untersuchung kann durch die Beurteilung der Größe der Tumoren, der Konsistenz (prall elastisch, solide, derb), der Oberfläche (glatt, höckrig), der Verschieblichkeit, der Schmerzhaftigkeit, der Bilateralität und des Douglas (glatt, knotig) Hinweise zur Unterscheidung von
- benignen (glatt, prall-elastisch, mobil, einseitig, Douglas glatt)
- entzündlichen (schmerzhaft, Portioschiebeschmerz, wenig mobil, weich-teigig, beidseits möglich) und
- malignen Tumoren (nicht glatt, höckrig, wenig mobil, solid, derb, bilateral, Douglas knotig) geben (Tab. 1). Die direkte mikroskopische Beurteilung eines ▶ **vaginalen Nativabstriches** gefärbt mit Methylenblau oder durch das Phasenkon-

---

▶ Aszitesbildung

Adnexveränderungen sind typischerweise symptomlos.

▶ Vaginaler Nativabstrich

trastmikroskop stützt durch den Nachweis einer gestörten Vaginalflora und einer Leukorrhöe den Verdacht auf einen entzündlichen Adnextumor. Ein bakteriologischer Vaginalabstrich ist dann zu empfehlen.

Laborwerte

Verschiedene Laborwerte können zur Differenzierung von Adnextumoren beitragen: Zu einer erhöhten Blutsenkungsgeschwindigkeit kommt es bei Eileiterentzündungen oder malignen Tumoren. Bei einer Leukozytose > 20.000 Leukoz./mikrol. und einer CRP-Erhöhung > 20 ng/l muß an eine Abszedierung gedacht werden.

Bei Verdacht auf eine Eileiterschwangerschaft ist die Verlaufsbestimmung der ▶ β-hCG-Konzentration im Serum hilfreich. Bei einer Verdopplungszeit des β-hCG im Serum von mehr als drei Tagen, sonographisch leerem Uteruscavum in der sicheren 6. SSW und einer β-hCG-Konzentration von mehr als 1000-2000 nIU/ml Serum ist eine Extrauteringravidität wahrscheinlich.

Tumormarker

Das Glykoprotein ▶ Cancer Antigen 125 (CA-125) ist der klinisch geeigneteste und sensitivste Tumormarker beim Ovarialkarzinom [5]. CA-125 ist ein tumorassoziiertes Antigen, das in allen fetalen Anteilen des Müller-Gangsystems, im Peritoneum und in der Pleura vorkommt. Die Sensitivität von CA 125 im Serum steigt mit dem Tumorstadium an (Stadium I 50%, Stadium II 90% Sensitivität [7, 9]) und ist abhängig vom histologischen Typ (Sensitivität 90% bei undifferenzierten, 80% bei serös papillären, 40% bei muzinösen Ovarialkarzinomen). Erhöhte und damit falsch positive CA-125 Serumspiegel werden auch bei benignen Ovarialtumoren oder tumorähnlichen Veränderungen in 33% und im speziellen bei Endometriosezysten in 65% oder bei Entzündungen gefunden [5]. Damit ist eine Früherkennung des Ovarialkarzinoms und eine Tumordifferenzierung wegen geringer Spezifität und Sensitivität durch den Tumormarker CA 125 allein nicht möglich. Auch wenn die Bestimmung von CA 125 in Kombination mit der Sonographie eine Steigerung der diagnostischen Treffsicherheit erreichen kann [3], liegt der Nutzen dieser Tumormarkerbestimmung in der Verlaufsbeurteilung der Ovarialkarzinomerkrankung.

Zur Differenzierung von Keimzelltumoren kann die Bestimmung von den Tumormarkern αFP, HCG und LDH beitragen.

Sonographische Beurteilung

Mit der Sonographie kann oft eine weitergehende Differenzierung erreicht werden. Die Qualität der sonographischen Beurteilung ist abhängig von der Erfahrung und der Sorgfalt des Untersuchers wie auch von der Qualität des Sonographiegerätes. Jeder Facharzt sollte außer den Möglichkeiten der Sonographie auch die Grenzen der persönlichen Erfahrung kennen und vor unnötig aufwendiger Diagnostik und voreiliger Operation eine zweite Meinung einholen.

Was leistet die Sonographie? Da sonomorphologisch gleichartige Tumoren unterschiedlichen histologischen Entitäten entsprechen können und Tumoren einer histologischen Entität sich sonographisch unterschiedlich präsentieren können, ist aufgrund des sonographischen Befundes die histologische Diagnose mit der möglichen Ausnahme bei Dermoidzysten und Corpus luteum hämorrhagicum Zysten allgemein nicht möglich (Tab. 1). Wegen des unterschiedlichen klinischen und therapeutischen Vorgehens ist die Differenzierung von Adnexbefunden in
- funktionelle Veränderungen (Follikelzyste, Corpus-luteum Zyste),
- in Retentionszysten (Endometriosezyste, Paraovarialzysten und speziell Hydrosalpingen),
- in benigne Tumoren (wie Kystome, Fibrome, Dermoidzysten) und

▶ in maligne Tumoren anzustreben.

Grundsätzlich können Adnex- bzw. Ovarialtumore sonographisch als „sicher" benigne, als „sicher" maligne oder als Tumoren unklarer Dignität beurteilt werden. Ein Ziel des Ultraschalls ist, die Gruppe der unklaren Tumoren einzugrenzen und zu verkleinern.

Ablauf der gynäkologischen Ultraschalluntersuchung. Die gynäkologische Ultraschalluntersuchung sollte mit leerer Blase sowohl transabdominal (z.B. 3,5 MHz Convex-Schallkopf) wie auch transvaginal (z.B. 5-7,5 Mhz Vaginalsonde) kombiniert durchgeführt werden. Aus dem kleinen Becken aufgestiegene größere Ovarialtumoren oder durch einen großen Uterus myomatosus nach cranial verlagerte Ovarien können transvaginalsonographisch oft nicht erfaßt werden. Nur transabdominal kann z.B. das Ausmaß einer intraabdominalen Blutung bei einer Eileiterschwangerschaft oder bei einem rupturierten Corpus luteum hämorrhagicum beurteilt werden. Lebermetastasen, ein Nierenaufstau, paraaortale Lymphome und ein Netztumor als Beispiel sollten bei malignen Ovarialtumoren mit oder ohne Aszites zur möglichst kompletten Beurteilung sonographisch erfaßt werden.

Vor einer Befundinterpretation muß die sorgfältige Erhebung des ▶ **sonomorphologischen Befundes** stehen. Zunächst wird sonographisch die Anatomie des inneren Genitale dargestellt. Der Uterus wird bzgl. seiner Größe, Lage, Endometrium und vorhandener Myome analysiert. Danach wird die Adnexregion untersucht. Erst wenn die allgemeine Beurteilung erfolgt ist, sollte die Untersuchung des auffälligen Befundes erfolgen. Denn eine Organzuordnung der Tumoren gelingt nur durch eine Gesamtbeurteilung des kleinen Beckens. Sind beide Ovarien als normal dargestellt, wird ein solider Tumor eher als Myom, eine zystische Struktur dann als Paraovarialzyste oder je nach Befund als Hydrosalpinx zu beurteilen sein.

Die Befundbeschreibung sollte die in Tabelle 2 gelisteten zehn sonomorphologischen Kriterien erfassen. Wesentlich bei der sonographischen Untersuchung ist der Überblick, damit nicht nur die deutlich hervorgehobene Zyste, sondern auch die soliden echogenen Tumorabschnitte neben zystischen Veränderungen erfaßt werden. Bei ▶ **großen zystischen Tumoren** ist zu beachten, daß keine kleinen randständigen echogenen Strukturen übersehen werden, die die Einschätzung der Dignität beeinflussen.

Befundmanagement. Liegt kein dringender Verdacht auf Malignität vor und ist der Tumor kleiner als 8-10 cm im Durchmesser, sollte in der Prämenopause immer und in der Postmenopause ebenfalls möglichst eine Verlaufskontrolle über sechs Wochen oder auch länger durchgeführt werden. Osmers et al. konnten in ihrer Untersuchung von 1072 praemenopausalen Ovarialtumoren durch eine Verlaufskontrolle nach 6 Wochen in knapp 90% der 570 funktionellen Zysten eine spontane Regression beobachten [14]. Damit können in der Prae- und frühen Postmenopause funktionelle Veränderungen wie Follikelzysten und Corpus-luteum Zysten weitgehend erkannt und unnötige Operationen vermieden werden. Wenn klinisch vertretbar, sind grundsätzlich Verlaufskontrollen – auch kurzfristige – bei als gutartig beurteilten Veränderungen zu empfehlen, um eine mögliche bessere Differenzierung zu erreichen. Auch kann individuell bei älteren Patientinnen bei gutartig beurteilten nicht wachsenden Tumoren durchaus auf eine Operation verzichtet werden, bzw. wird die Operationsindikation bei Tumorwachstum bestärkt.

Die gynäkologische Ultraschalluntersuchung sollte transabdominal und transvaginal durchgeführt werden.

▶ **Sonomorphologischer Befund**

Eine Organzuordnung der Tumoren gelingt nur durch eine Gesamtbeurteilung des kleinen Beckens.

▶ **Große, zystische Tumoren**

Bei als gutartig beurteilten Veränderungen sind Verlaufskontrollen zu empfehlen.

Tabelle 2
Sonomorphologiekriterien zur Beschreibung von Ovarialtumoren

- **Tumorgröße**
- **Binnenstruktur**
  - zystisch, zystisch-solide, solide
- **Zystenarchitektur**
  - uni-, multilokulär
  - kommunizierend
- **Wanddicke**
- **Septendicke**
- **Innere Zystenoberfläche**
  - glatt, papillär, echogene
  - Randstruktur
- **Echoverteilung der flüssigen Phase**
  - echofrei, homogen
  - Strichmuste
- **Echoverteilung der soliden Phase**
  - homogen, inhomogen
- **Tumoroberfläche**
  - glatt, nicht glatt
- **Aszites**

Mit Hilfe der sonomorphologischen Kriterien können Risikogruppen eingegrenzt werden.

Die komplexen solid-zystischen Tumoren sind am häufigsten maligne. Die einkammrigen echoleeren dünnwandigen Zysten sind gutartig.

▶ **Mikroinvasive Karzinome**

Tumorscores ermöglichen auch dem Ungeübten maligne Ovarialturmoren möglichst nicht zu übersehen.

Kontrollen mit geänderten Untersuchungsbedingungen können zu neuen Ergebnissen führen: Nicht selten, insbesondere nach Hysterektomie, können vormals als mehrzystisch beurteilte Ovarialtumoren bei Kontrollen als Hydrosalpingen differenziert werden, die postmenopausal selten und praemenopausal bei Kinderwunsch, Beschwerden und rezidivierten Entzündungen operativ behandelt werden müssen.

Risikogruppen. Mit Hilfe der sonomorphologischen Kriterien können Risikogruppen eingegrenzt werden. In den Tabellen 3a und 3b ist der Vergleich einfacher sonomorphologischer Kriterien mit den histologischen Befunden aus einer eigenen Untersuchung von 754 durch Operation oder Verlaufskontrolle abgeklärten Adnextumoren (400 praemenopausal, 354 postmenopausal) mit einer Praevalenz maligner Tumoren von 9% in der Prae- und 36% in der Postmenopause dargestellt [19]. Zystisch-solide Tumoren sind übereinstimmend mit Osmers et al. [15] am häufigsten maligne. Die wenigen rein soliden Tumoren sind oft maligne. Eine Ausnahme bilden nur Ovarialfibrome, Brenner- und Sertoli-Leidigzelltumoren, die selten sind. Das Risiko, daß eine transvaginalsonographisch einkammrige, echoleere, glatte, dünnwandige Ovarialzyste ein Ovarialkarzinom ist, ist praemenopausal sehr gering (Tab. 4). Postmenopausal sind diese Zysten in Abweichung zu anderen Untersuchungen [6, 11, 19, 23, 25] in der Untersuchung von Osmers et al. [13] in ca. 10% maligne (Tab. 4). Lokalisierte ▶ **mikroinvasive Karzinome** in einfachen Zysten können zwar sonographisch nie ausgeschlossen werden, sind aber selten und sollten nach einer Verlaufskontrolle weitgehend unwahrscheinlich sein.

Möglichkeiten und Grenzen eines sonographischen Tumorscores. Der Katalog sonomorphologischer Kriterien (Tab. 2) wird von unterschiedlichen Untersuchern modifiziert und aus der Erfahrung oder mit Hilfe statistischer Analysen zu Bewertungskriterien und Diagnosescores zusammengefaßt [10, 11, 19, 20, 21]. Diese Scores dienen zur Objektivierung und Reproduzierbarkeit der sonographischen Beurteilung von auffälligen Adnexbefunden und ermöglichen auch dem Ungeübten maligne Ovarialtumoren möglichst nicht zu übersehen. Durch die Schematisierung wird eine standardisierte Beurteilung erreicht, wobei nicht alle Details erfaßt werden. Die individuelle Erfahrung des Untersuchers, die oft wesentlich für die Beurteilung ist, wird dabei nicht berücksichtigt. Die guten Ergebnisse solcher Tumorscores können bei Anwendung auf Normalkollektive nicht erwartet werden, da in den Studienkollektiven die Präva-

Tabelle 3a
Sonomorphologie und Histologie bei Ovarialtumoren in der Prämenopause

	N	funkt. Zyste	Retent.-zyste	benigne Neopl.	maligne Neopl.
einkammrige echoleere Zyste	64	25%	5%	70%	0%
alle anderen rein zystischen Tumoren	154	27%	35%	37%	1%
zystisch solide Tumoren	170	18%	17%	48%	17%
solide Tumoren	12	0%	0%	25%	75%
total	400				

Tabelle 3b
Sonomorphologie und Histologie bei Ovarialtumoren in der Postmenopause

	N	funkt. Zyste	Retent.-zyste	benigne Neopl.	maligne Neopl.
einkammrige echoleere Zyste	62	0%	2%	98%	0%
alle anderen rein zystischen Tumoren	89	0%	17%	77%	6%
zystisch solide Tumoren	167	0%	6%	34%	60%
solide Tumoren	36	0%	0%	41%	59%
total	354				

Tabelle 4
Dignität transvaginalsonographischer unilokulärer glatter echofreier Ovarialzysten

	Jahr	N: prämp.	maligne	N: postmp.	maligne
Granberg et al.	1990	45 (prä+post)	0		
Shaley et al.	1994	0		41	0
Valentin et al.	1994	41 (prä+post)	0		
Osmers et al.	1995	641	5 (0,8%)	135	13 (9,6%)
Prömpeler et al.	1997	62	0	64	0
Merz et al.	1998	152	0	38	0

Es gibt kein einzelnes sonographisches Kriterium, das die Dignität eines Tumors sicher erfaßt.

Die Wahrscheinlichkeit für Malignität steigt mit dem Anteil inhomogener solider Abschnitte.

lenz maligner Tumoren höher ist. Trotzdem können aus solchen Studien auch für die Praxis sinnvolle Beurteilungskriterien abgeleitet werden.

Die Verteilung von relevanten Sonomorphologiekriterien auf die Qualitäten funktionelle Veränderungen, Retentionszysten, gutarige und bösartige Tumoren ist für die Prae- und Postmenopause in den Tabellen 5a und 5b dargestellt [19]. 15 (37%) der prämenopausal als nicht glatt beurteilten Tumoren waren entzündliche Konglomerattumoren (Tab. 5a). Maligne Ovarialtumoren waren häufiger multilokulär (70%) als unilokulär (12%) oder rein solide (18%).

Fazit. Zusammenfassend gilt für die Praxis: Es gibt kein einzelnes sonographisches Kriterium, das die Dignität eines Tumors sicher erfaßt. Der einkammrige echoleere rein zystische Tumor ist sowohl prä- wie auch postmenopausal fast immer gutartig. Ein Aszites in den Flanken weist mit hoher Wahrscheinlichkeit auf Malignität, wenn hepatische oder kardiale Erkrankungen ausgeschlossen sind. Mehrzystische Tumoren (unabhängig von soliden Strukturen) sind eher maligne als einkammrige. Mit Ausnahme entzündlicher Konglomerattumoren, die klinisch differenziert werden können, sind fast alle sonographisch nicht glatt beurteilten Tumoren maligne. Die Wahrscheinlichkeit für Malignität steigt mit dem Anteil inhomogener solider Abschnitte.

Signifikanten Einfluß auf die Dignität eines sonographisch beurteilten Tumors haben in der Prämenopause mit abnehmender Gewichtung die vier Kriterien:
1. Aszites,
2. inhomogene echogene Struktur,
3. mehr als 30% solide Anteile und
4. mittlerer Tumordurchmeser größer 10 cm.

Für die Postmenopause haben der Nachweis von Aszites und inhomogenen echogenen Strukturen den stärksten Einfluß auf die Malignität eines Tumors gefolgt von mehrzystischer/ mehrkammriger Tumor und nicht glatte Tumoroberfläche (Tabelle 2, [19]).

Die diagnostische Wertigkeit von Sonomorphologiescores und diagnostischen Regeln kann durch das Erkennen typischer Sonographiebefunde mit zunehmender Erfahrung verbessert werden.

Spezielle Sonomorphologie

Einfache Ovarialzysten. Sonographisch einfache Ovarialzysten sind die häufigsten gutartigen Veränderungen im Ovar. Diese sind einkammrig, dünnwandig, glatt, echoleer, kugelig oder elliptoid. Hier können Follikelzysten, Corpus-luteum Zysten, Inklusionszysten, Paraovarialzysten und einkammrige Kystome zugrunde liegen.

Persistierende Follikelzysten können 6 cm und größer werden. Sie bilden sich i.d.R. nach 2-3 Zyklen wieder zurück. Diese können von Corpus-luteum Zysten ohne Einblutung nicht unterschieden werden. Die Rückbildung erlaubt diese funktionellen Veränderungen von Inklusionszysten und Kystomen zu unterscheiden (Abb. 1). Die Diagnose einer Paraovarialzyste ist leicht, wenn unabhängig von den Ovarien eine Zyste dargestellt werden kann (Abb. 2). Im Durchmesser 4-5 cm große Parao-

Funktionelle Zysten bilden sich zurück.

Tabelle 5
Relevante Sonomorphologiekriterien und Histologie bei Ovarialtumoren

	in der Prämenopause					in der Postmenopause				
	N	funkt. Zyste	Retent.-zyste	benigne Neopl.	maligne Neopl.	N	funkt. Zyste	Retent.-zyste	benigne Neopl.	maligne Neopl.
Aszites	20	5%	0%	5%	90%	53	0%	0%	4%	96%
solide Anteile >30%	61	7%	11%	31%	51%	118	0%	3%	21%	76%
inhomogene Echostrukturen	111	18%	17%	34%	31%	143	0%	3%	21%	76%
Tumorgröße >10 cm	38	3%	8%	55%	34%	91	0%	1%	42%	57%
Tumor nicht glatt	40	0%	37%	8%	55%	78	0%	4%	3%	93%
mehrzystische Tumoren	61	10%	16%	31%	43%	72	0%	3%	37%	60%

Bei unerfülltem Kinderwunsch ist eine laparoskopische Entfernung von Paraovarialzysten zu empfehlen.

Das Echomuster von Corpus-Luteum-hämorrhagicum Zysten variiert in kurzen Zeitabständen.

varialzysten können durch ihre Lage in der Mesosalpinx den tuboovariellen Kontakt stören. Bei unerfüllten Kinderwunsch ist eine laparoskopische Entfernung zu empfehlen.

Corpus-luteum-hämorrhagicum Zysten. Eingeblutete Corpus-luteum-hämorrhagicum Zysten haben oft ein charakteristisches und gleichzeitig variables Echomuster. Durch die Einblutung haben Corpus-luteum Zysten einen echogenen Inhalt, der durch Inhomogenität und durch bizarre Formen ein komplexes Muster haben kann. Da die Einblutung bzw. das Hämatom ständig Resorptionsvorgängen unterliegt, variiert das Echomuster von Corpus-luteum-hämorrhagicum Zysten in kurzen Zeitabständen. Je nach Alter der Einblutung kann ein homogen echoarmes, ein wabiges, ein spinnengewebsartiges, oder bizarres Echomuster gefunden werden (Abb. 3 a,b). Der fehlende Nachweis der Durchblutung des echogenen Inhalts dieser Zysten durch die Farbdopplersonographie stützt bei Unklarheit die Diagnose einer Corpus-luteum Zyste, auch wenn diese über Monate persistiert. Da Corpora-Lutea in ihrer Wand sehr gut vaskularisiert sind (Farbdoppler), kommt es bei den zu vermeidenden Operatio-

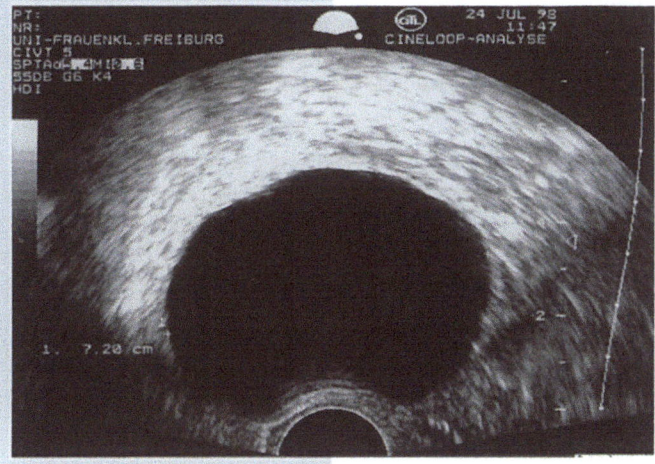

Abb. 1 ◀ **Einkammrige, glatte, echoleere, dünnwandige Zyste: Kystom**

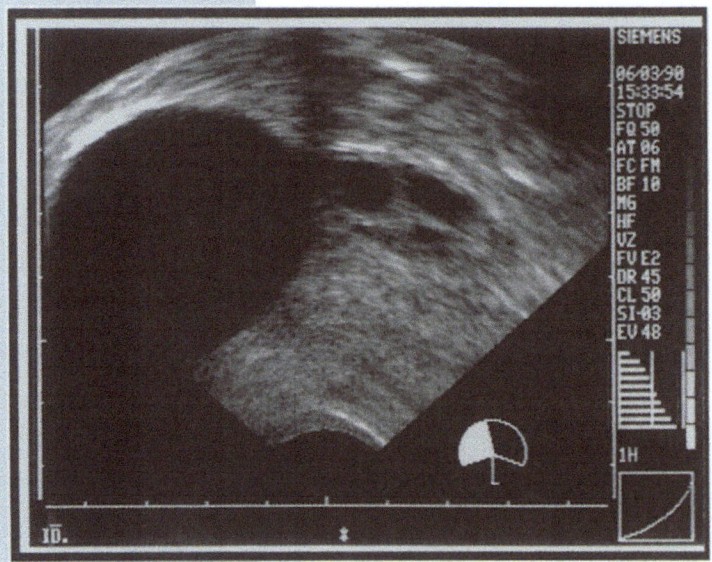

Abb. 2 ◀ **Einkammrige, glatte, echoleere, dünnwandige Zyste zum linken Ovar verschieblich: Paraovarialzyste**

▶ **Ovarkapselspannung**

nen oft zu stärkeren Blutungen aus dem Ovar mit konsekutiven Verwachsungen als Folge. Oft sind akute Unterbauchschmerzen der klinische Anlaß zur Operation, auch wenn sonographisch eine Corpus-luteum-hämorrhagicum Zyste erkannt wurde. Die Schmerzen sind Folge der ▶ **Ovarkapselspannung**, zu der es durch die Einblutung mit Vergrößerung des Ovars kommt. Wenn eine mögliche Stieldrehung durch den Farbdoppler ausgeschlossen ist, sollten die Beschwerden möglichst konservativ behandelt werden, da diese im Verlauf abnehmen. Selten rupturiert ein Corpus-luteum-hämorrhagicum mit intraabdominaler Blutung. Nach sonographischer Diagnose kann laparoskopisch die Revision durchgeführt werden.

Endometriosezysten. Endometriosezysten können aufgrund wiederholter Einblutungen sehr variabel aussehen. Sie verändern jedoch i.d.R. ihr Echomuster im Verlauf nur langsam. Typischerweise sind sie mit einem homogenen, wenig echoarmen bis wenig echogenen Inhalt gefüllt (4 a,b). Die Zystenwand erscheint dicker, jedoch selten mehr als 3 mm. Die Innenwand ist nicht immer glatt oft „aufgerauht". Die für Endometriose typischen Beschwerden können fehlen.

Abb. 3 ▼ **Corpus Luteum hämorrhagicum** a) **mit wabigem Echomuster** b) **mit bizarrem echogenen Muster**

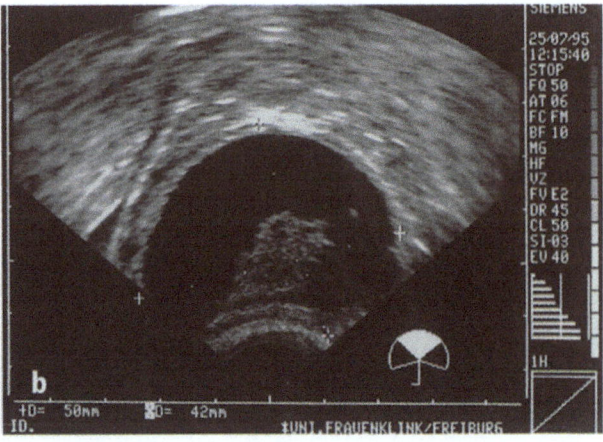

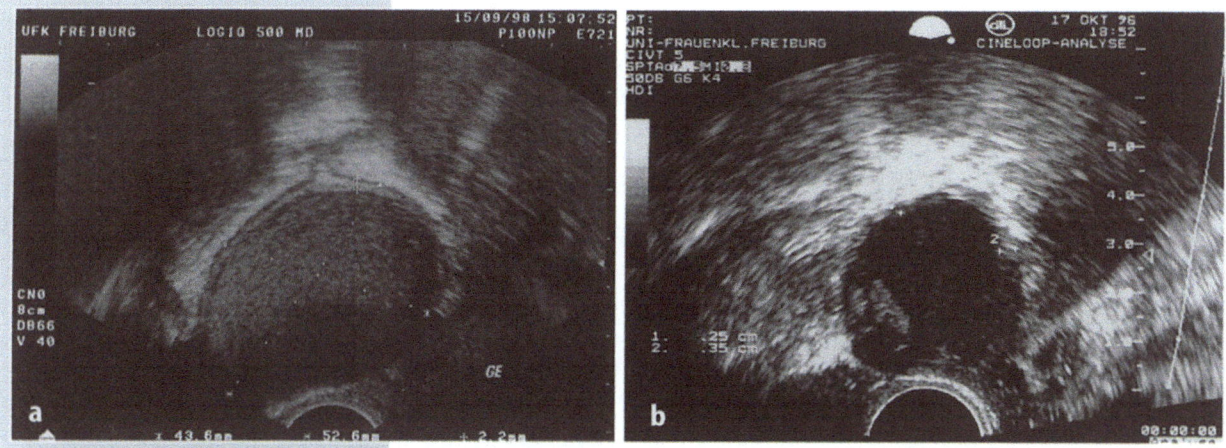

Abb. 4 ▲ **Endometriosezyste** a) **mit homogenem echogenen Inhalt,** b) **mit homogen echogenem Inhalt und echogeneren Abschnitten**

Dermoidzysten. Dermoidzysten haben wegen ihres heterogenen Aufbaus eine sehr variables und komplexes sonographisches Erscheinungsbild. 85% bis 95% werden praemenopausal diagnostiziert. In ca. 15% finden sich beidseits Dermoidzysten. Aufgrund ihrer Echomuster lassen sie sich von Darm nicht immer differenzieren und werden daher in 10% bis 20% sonographisch übersehen. Die talggefüllten Dermoide oder Zystenabschnitte sind homogen stark echogen, Zysten mit dünnflüssigerem Inhalt sind echoärmer und lassen sich besser erkennen. Ein typisches Echomuster ist das Strichmuster, das bei Haaren (> 90% der Dermoide) besonders in echoärmeren Zysten gut zu erkennen ist. Ebenso typisch ist die echogene runde, gut abgrenzbare oder die häufigere dorsal abgeschwächt dargestellte echogene Kugelstruktur, die Talgansammlungen ohne oder mit Haaren entspricht. Die dorsale fächerförmige

Talggefüllte Dermoide oder Zystenabschnitte sind homogen stark echogen.

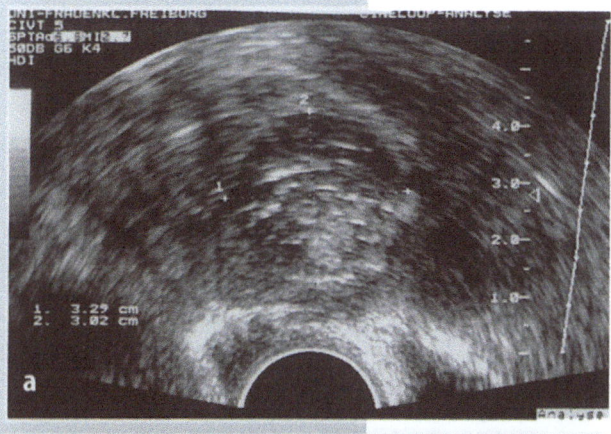

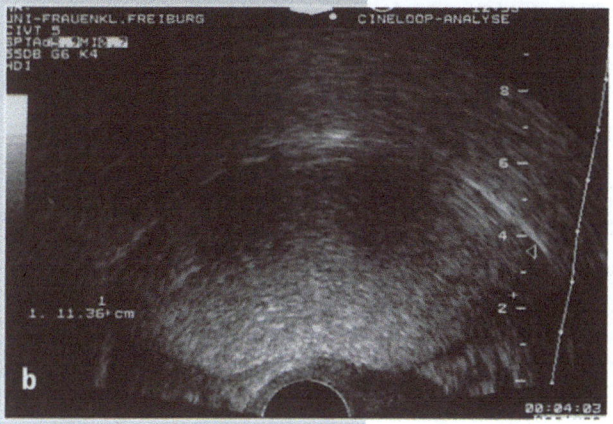

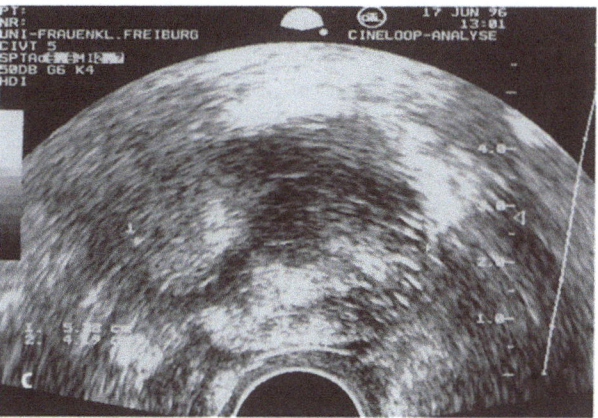

Abb. 5 ▼ **Dermoidzyste** a) **mit echogenem Strichmuster (Haare in wässriger Lösung),** b) **mit dichtem echogenen und dorsal abgeschwächtem Echomuster (Talg und Haare),** c) **mit komplexer Sonomorphologie, stark echogenem Abschnitt und echoarmen Abschnitten mit Strichmuster**

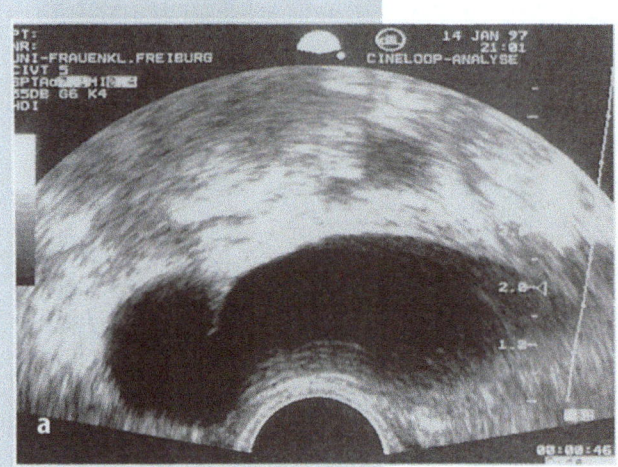 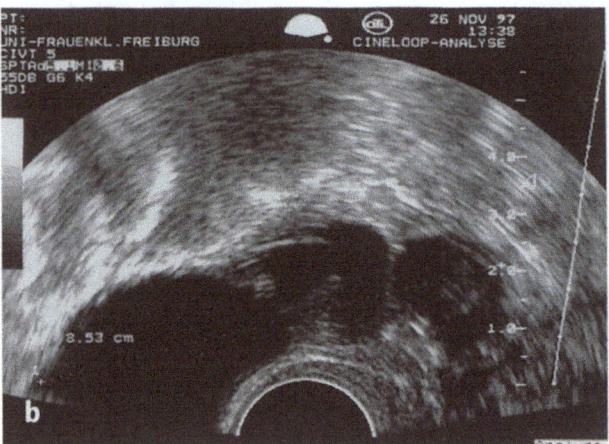

Abb. 6 ▲ **Hydrosalpinx,** a) **pseudoseptiert,** b) **stark gewunden**

Schallauslöschung, die durch die Schallbrechung an den vielen Grenzschichten der Haare und des Talgs auftreten weist auch auf ein Dermoid hin (Abb. 5 a, b, c). Da Dermoidzysten ein komplexes sonographisches Erscheinungsbild haben können, kann bei fehlenden typischen Sonographiemerkmalen die Abgrenzung zu malignen Tumoren schwierig sein. Die fehlende zentrale Vaskularisation (Farbdoppler) erlaubt trotz komplexen Aufbaus die Differenzierung als eher benignen Tumor.

Hydrosalpinx. Bei sonographisch scheinbar mehrzystischen Veränderungen sollte immer auch an eine mögliche Hydrosalpinx gedacht werden. Typisch und oft auch darstellbar sind geschlängelte zystische Strukturen, die miteinander kommunizieren (Abb. 6 a, b).

Für die Hydrosalpinx sind geschlängelte zystische Strukturen, die miteinander kommunizieren, typisch.

Die bisher beschriebenen Sonomorphologien als typische Hinweise für die beschriebenen histologischen Entitäten repräsentieren mit hoher Zuverlässigkeit benigne Veränderungen, so daß in diesen Fällen keine Operation zum Ausschluß eines malignen Tumors angezeigt ist. Voraussetzung dafür ist die ausreichende Sonographieerfahrung des Facharztes, die zur Diagnostik von Tumoren, zur Vermeidung unnötiger Operationen und für verantwortliches Handeln notwendige Basis ist.

Ziel einer Untersuchung ist, einen malignen Ovarialtumor „früh" zu erfassen. Dennoch sollte auch ein fortgeschrittenes Ovarialkarzinom erkannt werden, um unnötige Irrwege und Leidenswege den betroffenen Patientinnen zu ersparen. Aus den bisherigen Darstellungen ist deutlich geworden, daß mittels der Sonomorpholo-

Abb. 7 ▼ **Netztumor bei Ovarialkarzinom,** a) **mit Aszites,** b) **ohne Aszites**

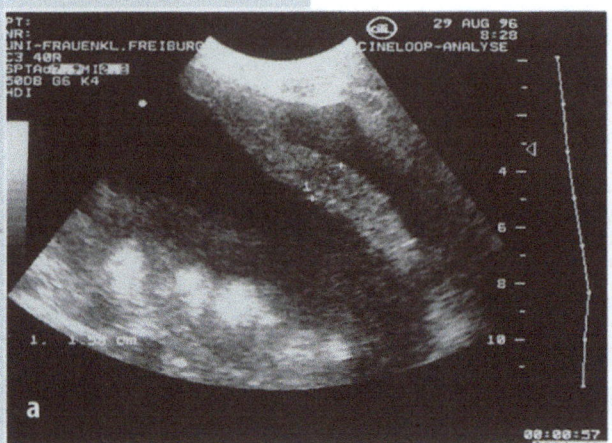 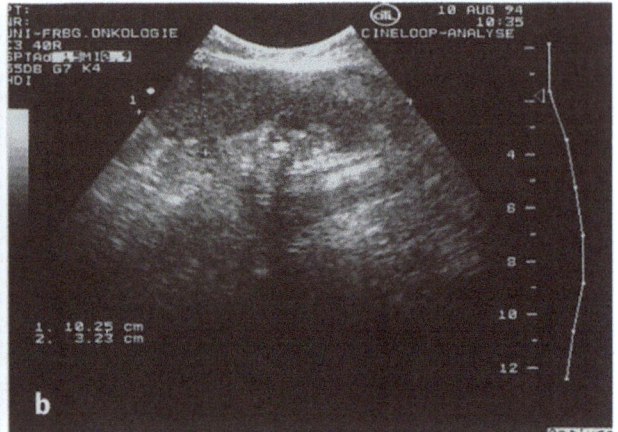

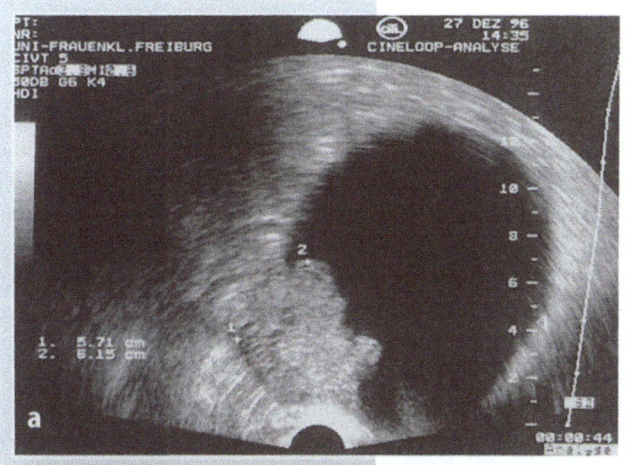
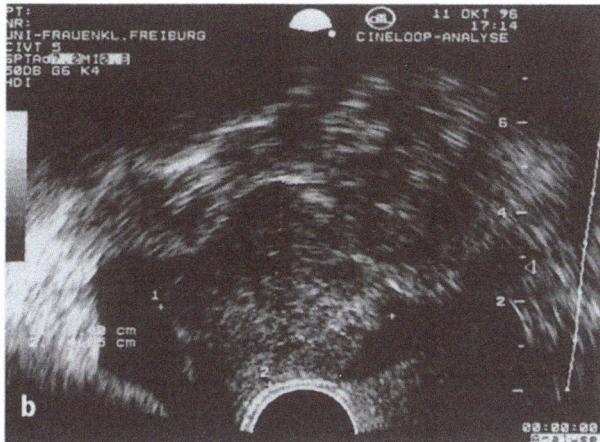
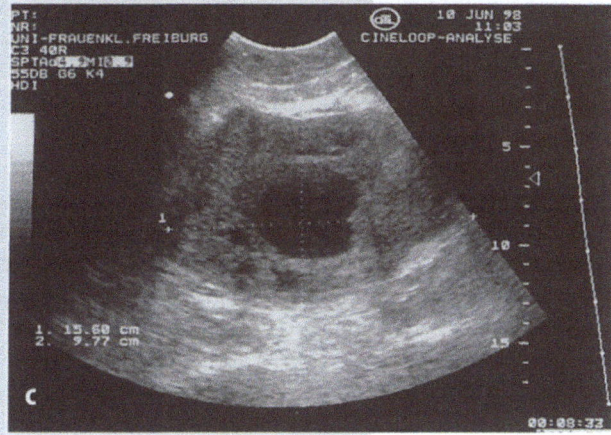

Abb. 8 ▲ **Ovarialkarzinom**, a) **zystisch-solider Tumor mit inhomogen echogenen soliden Randstrukturen, die die Zystenwand durchbrechen. Nicht glatte Tumoroberfläche.** b) **Solid inhomogener Tumorabschnitt, Oberfläche nicht glatt, Aszites**, c) **solid inhomogener, mehrzystischer Tumor**

giekriterien Risikogruppen definiert werden können, daß aber auch benigne erscheinende Tumoren möglicherweise maligne sind.

▶ Die Befundkonstellation beidseits zystisch-solider Adnextumoren mit inhomogenen Echoanteilen, mit nicht glatter Tumoroberfläche und Aszites hatte in unserer Untersuchung eine Wahrscheinlichkeit für Malignität von über 99% in der Postmenopause [19]).

▶ **Starre Netzplatte**

▶ Der Nachweis einer tumorös veränderten, **starren Netzplatte**, die bei Aszites gut aber auch ohne Aszites gegen Darm (Peristaltik) auch mit Hilfe der Atemexkursionen zu differenzieren ist (Abb. 7 a, b), oder der Nachweis einer Peritonealkarzinose im Douglas oder an der Blase unterstützen die Diagnose eines Ovarialkarzinoms Stadium III.

Patientinnen mit Ovarialkarzinom Stadium I und II haben oft schon klinische Symptome.

▶ Von 165 malignen Ovarial- und Adnextumoren hatten 44% Aszites, 58% sonographisch eine nicht glatte Tumoroberfläche, 88% inhomogene solide Anteile, 15% eine glatte innere Zystenoberfläche, 10% innen papilläre und 56% innen größere solide Randstrukturen, 69% hatten multilokuläre Zysten, 73% hatten mehr als 30% solide Anteile, 18% waren rein solide, und 39% hatten einen mittleren Tumordurchmesser größer 10 cm (47%: 5-10 cm, 13%: 3-5 cm und 1% kleiner 3 cm) (19) (Abb. 8a, b, c).

Ca 20% der Ovarialkarzinome im Stadium I und II waren sonographisch nicht suspekt.

▶ 27 (22,5%) der 120 Ovarialkarzinome waren im Stadium I (n=17) oder Stadium II (n=10). 20 dieser Patientinnen (Stad.I: 12; Stad.II: 8) berichteten über klinische Symptome wie Bauchumfangszunahme, zunehmende Schmerzen und Postmenopausenblutungen. In 16 Fällen waren die Tumoren größer als 10 cm und in nur zwei Fällen kleiner als 5 cm. 5 (19%) dieser 27 Ovarialkarzinome im Stadium I und II waren sonomorphologisch nicht suspekt (19).

> Abwartendes Verhalten möglich, wenn der Tumor als gutartig beurteilt, kleiner als 8 cm und symptomlos ist, sowie kein rasches Wachstum vorliegt.

▶ Neoangiogenese

> Ziel der Farbdopplersonographie ist es, benigne und maligne Tumoren aufgrund ihrer unterschiedlichen Vaskularisation zu unterscheiden.

▶ Resistance Index (RI)
▶ Pulsatility Index (PI)

> Computer- und Kernspintomogramm verbessern die Differenzierung benigner und maligner Ovarialtumoren nicht.

Weiterführende sonographische Abklärung

Sonographische Verlaufsbeobachtung. Die sonographische Verlaufsbeobachtung ist die wichtigste Maßnahme, unnötige Operationen mit sich nachziehender sekundären Morbidität zu vermeiden. Falls keine suspekten Befunde zystisch-solider und inhomogener Tumoren vorliegen, sind sowohl in der Prae- als auch in der Postmenopause Verlaufskontrollen zu empfehlen. Die Überprüfung der Indikation am histologischen Befund ist ein Aspekt der Ergebnisqualität. Im Verlauf von 2 bis 3 Monaten und eventuell auch länger haben sich die funktionellen Veränderungen wie Follikelzysten und Corpus-luteum Zysten weitgehend zurückgebildet. Auch bei nicht funktionellen Veränderungen, die als gutartig beurteilt werden, ist i.d.R. die sofortige Operation nicht notwendig. Ein Dermoid kann geplant mit einer elektiven Operation zum für die Patientin günstigen Zeitpunkt entfernt werden. Bei postmenopausalen Patientinnen gibt es a priori keine Notwendigkeit Hydrosalpingen zu entfernen. Ebenso erscheint bei älteren Risikopatientinnen ein abwartendes Vorgehen gerechtfertigt, wenn ovarielle Veränderungen, sonographisch als gutartig beurteilt, asymptomatisch sind und kein entscheidendes Wachstum zeigen.

Farbdopplersonographie. Die ▶ Neoangiogenese ist eine notwendige Voraussetzung für das Wachstum maligner Tumoren. Die Tumorgefäße haben im Vergleich zu normalen Gefäßen einen veränderten Wandaufbau: fehlende Tunica muscularis media und lückenhafte Basalmembran mit resultierender erhöhten Permeabilität. Die verstärkte Vaskularisation und die arteriovenösen Shunts in malignen Tumoren bedingen einen niedrigeren peripheren Flußwiderstand und eine größere Flußgeschwindigkeit im Vergleich zu gutartigen Veränderungen. Ziel der Farbdopplersonographie ist es, benigne und maligne Tumoren aufgrund ihrer unterschiedlichen Vaskularisation zu unterscheiden.

Die seit 1989 mitgeteilten Studien liefern mit diagnostischen Treffsicherheiten von weniger als 80% bis 99% kontroverse Ergebnisse [24]. Ursachen hierfür sind differierende Untersuchungsprotokolle, eine fehlende Standardisierung, zu kleine Studienkollektive und unterschiedlich sensitive Farbdopplergeräte. Die meisten Untersuchungen beschränken sich auf die Messung des ▶ Resistance Index (RI) oder des ▶ Pulsatility Index (PI). Andere haben mit der Messung von Flußgeschwindigkeiten eine bessere Differenzierung als durch den RI oder PI erreicht [17, 25]. Allein die weite Variation der Cutpoints der Parameter RI (0,4-0,8) und PI (0,62-1,25) zeigen, daß eine abschließende Beurteilung des diagnostischen Stellenwertes der Farbdopplersonographie zur Zeit noch nicht möglich ist. Wegen der periovulatorisch und bei der Corpus-luteum Bildung physiologischen Angiogenese, wie auch wegen den häufigeren Adnexitiden in der Praemenopause, gelingt die Differenzierung durch die Farbdopplersonographie in der Postmenopause besser als in der Praemenopause.

Eine Verbesserung in der Diagnostik kann eventuell durch die additive oder sequentielle Kombination der Sonomorphologie und der Durchblutungdiagnostik erzielt werden. Durch eine sequentielle Kombination eines einfachen Sonomorphologie-Scores mit der Anwendung der Farbdopplersonographie auf die sonomorphologisch unklaren Tumoren konnte bei vergleichbarer Sensitivität (90%) die Spezifität sowohl in der Prä- wie auch in der Postmenopause um mehr als 20% verbessert werden [18].

Ungeachtet des bereits oben angeführten, sinnvollen und ergänzenden differentialdiagnostischen Einsatzes der Farbdopplersonographie durch einen erfahrenen und kritischen Untersucher kann zum jetzigen Zeitpunkt noch keine allgemeine Empfehlung für den klinischen Routineeinsatz der Farbdopplersonographie in der Tumordiagnostik gegeben werden [24].

Computertomographie, Kernspintomographie. Die Computertomographie und die Kernspintomographie erreichen in der Diagnostik maligner Ovarialtumoren eine Treffsicherheit von 85-95%. Damit wird die Darstellbarkeit und Differenzierung von Ovarialtumoren im Vergleich zur Sonographie nicht verbessert. Die Computertomographie wie auch die Kernspintomographie werden daher nicht zur Differenzierung von Ovarialtumoren, sondern im praeoperativen Staging von Ovarialkarzinomen mit speziellen Fragestellungen zur Abklärung des Mittel- und Oberbauches wie zur Beurteilung einer Darmbeteiligung neben der Kolonoskopie und dem Kolonkontrasteinlauf eingesetzt. Darüber hinaus haben die Computertomographie und die Kernspintomographie in der Evaluierung des Therapieerfolges nach Chemotherapie bei sonographisch nicht darzustellenden Resttumoren eine Bedeutung.

Laparoskopie – Laparotomie. Ziel muß es sein, praeoperativ Neoplasien, gut- und bösartige, von normalen Veränderungen am Ovar und von nicht operationswürdigen Veränderungen abzugrenzen. Damit können unnötige Operationen und falsche Operationsverfahren wie die laparoskopische Fensterung benigner und laparoskopische Operation maligner Neoplasien vermieden werden.

Kritisch ist die rein diagnostische Laparoskopie zur Abklärung von Ovarialtumoren zu beurteilen. Bei sonographisch suspekten Tumoren bringt die laparoskopische Feststellung einer fehlenden Peritonealkarzinose keinen diagnostischen Zugewinn, da die entscheidende Binnenstruktur des Tumors nicht beurteilt und ein Kapseldurchbruch des Tumors sonographisch durchaus erfaßt werden kann.

Bei suspekten Ovarialtumoren und bei Tumoren mit sonographisch unklarer Dignität ist primär eine Laparotomie durchzuführen. Sonographisch als „sicher" benigne beurteilte Tumoren wie einfache Ovarialzysten, Kystome oder Dermoidzysten und tumorähnliche Veränderungen wie Endometriosezysten, Paraovarialzysten oder Hydrosalpingen können laparoskopisch dann entfernt werden, wenn im Vergleich zur Laparotomie ein gleichwertiges Ergebnis erzielt wird. So sollte zum Beispiel bei einer jungen Patientin wegen einer gutartigen Ovarialveränderung keine laparoskopische Adnexentfernung vorgenommen werden, wenn durch Laparotomie eine ovarerhaltende Operation bei bestehendem Kinderwunsch möglich ist. **Das Operationsziel darf der Operationsmethode nicht nachgeordnet werden.** Da in seltenen Fällen auch sonographisch gutartig beurteilte Tumoren maligne sein können, ist der Einsatz von Endobags bei der laparoskopischen Operation von Ovarialtumoren zu empfehlen. Grundsätzlich ist bei laparoskopischen Operationen eine Ruptur des Ovarialtumors zu vermeiden. Eine ▶ **Schnellschnittdiagnostik** sollte intraoperativ durchführbar sein, um bei Malignität die notwendige Laparotomie in gleicher Narkose durchführen zu können. Wenn dies nicht möglich ist, muß die sekundäre onkochirurgische Laparotomie zur Vermeidung einer Prognoseverschlechterung möglichst innerhalb einer Woche durchgeführt werden [12].

Literatur

1. Bourne TH, Campbell S, Reynolds KM, Whitehead MI, Hampson J, Royston P, Collins WP (1993) **Screening for early familian ovarian cancer with transvaginal ultrasonography and colour blood flow imaging.** Br Med J 306; 1025-1029
2. Campbell S, Bhan V, Royston P, Whitehead MI, Collins WP (1989) **Transabdominal ultrasound screening for early ovarian cancer.** Br Med J 299; 1363-1367
3. Davies AP, Jacobs I, Woolas R, Fish A, Oram D (1993) **The adnexal mass: benign or malignant? Evaluation of a risk of malignancy index.** Br J Obstet Gynaecol 100; 927-931
4. DePriest PD, Shenson D, Fried A, Hunter JE, Andrews SJ, H Gallion, Pavlik EJ, Kryscio RJ, van Nagell JR (1993) **A morphology index based on sonographic findings in ovarian cancer.** Gynecol Oncol 51; 7-11
5. Gaducci A, Ferdeghini M, Prontera C, Moretti L, Mariani G, Bianchi R, Fioretti P (1992) **The concomitant determination of different tumor markers in patients with epithelial ovarian cancer and benign ovarian masses: relevance for differential diagnosis.** Gynecol Oncol 44; 147-154
6. Granberg S, Norström A, Wikland M (1990) **Tumors in the lower pelvis as imaged by vaginal sonography.** Gynecol Oncol 37; 224-229
7. Jacobs I, Bast RC (1989) **The CA 125 tumor associated antigen: a review of the literature.** Hum Reprod 4; 1-12
8. Jacobs I, Davies AP, Brigdes J, Stabile I, Fay T, Lower A, Grudzinskas JG, Oram D (1993) **Prevalance screening for ovarian cancer in postmenopausal women by CA 125 measurement and ultrasonography.** Br Med J 306; 1030-1034

9. Kaesemann H, Caffier H, Hoffmann FJ, Crombach S, Würz H, Kreienberg R, Möbus V, Schmidt-Rhode P, Sturm G (1986) **Monoklonale Antikörper in Diagnostik und Verlaufskontrolle des Ovarialkarzinoms. CA 125 als Tumormarker. Eine kooperative Studie der Gynäkologischen Tumormarkergruppe (GTMG).** Klin Wochenschr 64; 781
10. Lerner JP, Timor-Tritsch IE, Federman A, Abramovich G (1994) **Transvaginal ultrasonographic characterization of ovarian masses with an improved, weighted scoring system.** Am J Obstet Gynecol 170; 170-181
11. Merz E, Weber G, Bahlmann F, Kießlich R (1998) **A new sonomorphologic scoring system (Mainz Score) the assessment of ovarian tumors using transvaginal ultrasonography.** Ultraschall Med 19; 99-107
12. Neis KJ, Kindermann G, Wallwiener D, Pfleiderer A (1998) **Leitlinie zur laparoskopischen Operation von Ovarialtumoren.** Frauenarzt 39; 1055-1056
13. Osmers R, Kuhn W (1995) **Diagnostik und Therapie bei Ovarialtumoren.** Frauenarzt 36; 925-932
14. Osmers R, Osmers M, Von Maydell B, Wagner B, Kuhn W (1996) **Preoperativ evaluation of ovarian tumors in pre-menopause by transvaginalsonography.** Am J Obstet Gynecol 175; 428-434
15. Osmers R (1998) **Zystische Adnexbefunde: Diagnostik und Therapiemanagement.** Frauenarzt 39; 929-937
16. Pfleiderer A (1996) Malignome des Ovars In Wulf KH und Schmidt-Matthiesen H (eds.) **Klinik der Frauenheilkunde und Geburtshilfe Bd 12.** Urban & Schwarzenberg, München
17. Prömpeler HJ, Madjar H, Sauerbrei W, Lattermann U, Pfleiderer A (1994) **Quantitative flow measurements for classification of ovarian tumors by transvaginal color Doppler sonography in postmenopausal patients.** Ultrasound Obstet Gynecol 4; 406-413
18. Prömpeler HJ, Madjar H, Sauerbrei W, Lattermann U, Pfleiderer A (1996) **Kombinierte Beurteilung von Ovarialtumoren mit transvaginaler B-Bild- und Farbdoppler-Sonographie.** Geburtsh Frauenheilkd 56 345 - 350
19. Prömpeler HJ, Madjar H, Sauerbrei W, Lattermann U, Pfleiderer A (1997) **Diagnostic formula for the differentiation of adnexal tumors by transvaginal sonography.** Obstet Gynecol 89; 428-433
20. Sassone M, Timor-Tritsch IE, Artner A, Westhoff C, Warren WB (1991) **Transvaginal sonographic characterization of ovarian disease: evaluation of a new scoring system to predict ovarian malignancy.** Obstet Gynecol 78; 70-76
21. Schillinger H (1985) **Sonographie zur Früherkennung und zur Entscheidung der Dignität.** Onkologie 8; 264-270
22. Serov SF, Scully RE, Sobin LH (1973) **Histological typing of ovarian tumors.** International Histological Classification of Tumours Nr. 9 WHO Geneva
23. Shalev E, Eliyahu S, Peleg D, Tsabari A (1994) **Laparoscopic management in postmenopausal women.** Obstet Gynecol 83; 594-596
24. Tekay A, Jouppila P (1996) **Controversies in assessment of ovarian tumors with transvaginal color Doppler ultrasound.** Acta Obstet Gynecol Scand 75; 316-29
25. Valentin L, Sladkevicius P, Marsàl K (1994) **Limited contribution of Doppler velocimetry to the differential diagnosis of extrauterine pelvic tumors.** Obstet Gynecol 83; 425-433

R. Kreienberg
Für die Arbeitsgruppe Krebsfrüherkennung der Deutschen Krebsgesellschaft e.V.
und der Deutschen Krebshilfe e.V.

Früherkennung von Karzinomen der Zervix, Vulva, Vagina

Früherkennung des Zervixkarzinoms

Ausgangslage

Die ▶ **Inzidenz des Zervixkarzinoms** in Deutschland ist seit Einführung des jährlichen Zervixabstriches im Rahmen der Krebsfrüherkennung im Jahr 1971 um über 60% gefallen. Die Inzidenz ist von 35,8 pro 100 000 vor dem Screening auf 12 pro 100 000 gesunken [1, 2, 3]. Das Zervixkarzinom ist damit unter den Organkrebsen der Frau auf die 11. Stelle zurückgefallen [1].

Dieser Abfall ist umso bemerkenswerter, als gleichzeitig die Rate des Ca in situ, wahrscheinlich aufgrund geänderten Sexualverhaltens, signifikant angestiegen ist [4]. Für das Jahr 2000 wird mit etwa 6000 Neuerkrankungen und mehr als 2000 Sterbefällen an Zervixkarzinomen in Deutschland gerechnet.

Stagnation der Inzidenz und Mortalität

Wie in anderen Ländern auch, scheinen in Deutschland Inzidenz und Mortalität seit einigen Jahren zu stagnieren. Der wichtigste Grund für die Persistenz des Zervixkarzinoms ist übereinstimmend in allen Ländern in etwa der Hälfte der Fälle die fehlende Teilnahme an einer Untersuchung [5, 6, 7, 8, 9, 10].

Von 12.560 invasiven Zervixkarzinomen des Jahres 1997 in den USA werden 50% als „überhaupt nicht gescreent" und 10% als „schlecht gescreent" eingestuft [9]. Daraus ergibt sich eindeutig, dass jede Strategie, die sich nur auf Addition zusätzlicher Verfahren oder auf die Einführung neuer Labortechniken bei der Früherkennung des Zervixkarzinoms beschränkt, nur eine marginale Verbesserung der Inzidenz- und Mortalitätszahlen herbeiführen kann.

Vor- und Nachteile des Abstrichs

▶ **Der Zervixabstrich** ist einfach in der Durchführung, beliebig oft wiederholbar, praktisch ohne Nebenwirkungen und vor allem kostengünstig. Die Spezifität liegt über 95%.

Sitzung der Arbeitsgruppe am 18.10.2000.
Prof. Dr. R. Kreienberg
Präsident der Deutschen Krebsgesellschaft, Universitätsfrauenklinik,
Prittwitzstraße 43, 89070 Ulm,
E-Mail: rolf.kreienberg@medizin.uni-ulm.de

▶ **Inzidenz des Zervixkarzinoms**

Die Persistenz des Zervixkarzinoms beruht u.a. auf der geringen Untersuchungsteilnahme

▶ **Zervixabstrich**
Die Spezifität liegt bei uns über 95%

▶ Sensitivität

▶ Zytologisches Screening

▶ Mängel:
• keine zentrale Datenerfassung
• hohe Abstrichfrequenz
• mangelnde Qualitätssicherung

▶ Humanes Papillomvirus

▶ HPV-Nachweis:
• hohe Sensivität
• schlechte Spezifität

▶ Gesetzliches Früherkennungsprogramm (GKFP)

Der HPV-Nachweis als Bestandteil des Screenings ist derzeit nicht zu empfehlen

---

Der größte Nachteil des zytologischen Abstriches ist die unbefriedigende ▶Sensitivität, die in der Literatur zwischen 20 und 95% beträgt. Die Sensitivität ist für leichtere Läsionen (CIN I und II) deutlich niedriger als für schwerere Läsionen (CIN III und invasives Karzinom). Eine allgemein gültige Schätzung ist derzeit nicht möglich, so dass eine Sensivität um 50% Diskussionsgrundlage sein kann.

Das ▶ zytologische Screening ist jedoch nie als Einzeltest, sondern immer als Abstrichserie konzipiert worden. Bei einer Sensitivität von 50% des Einzelabstriches kumuliert die Sensitivität mit einer Serie von 4 Abstrichen auf 93%.

Da die Wachstumsgeschwindigkeit des Ca in situ beim Plattenepithel im Mittel 18 Jahre und beim Drüsenepithel 12 Jahre beträgt [5], besteht in der Regel genügend Gelegenheit, bei regelmäßiger Abstrichteilnahme die präinvasive Phase suffizient zu erfassen.

Defizite des Deutschen Vorsorgeprogramms

Die wichtigsten ▶ Mängel des Deutschen Vorsorgeprogramms sind die patientengesteuerte Rekrutierung (opportunistisches Programm), die bisher praktisch vollkommen fehlende zeitnahe und für Auswertungen geeignete zentrale Datenerfassung, die hohe Abstrichfrequenz mit Tendenz zur Übertherapie sowie die mangelnde Qualitätssicherung bei relativ vielen Kleinlabors [11].

Strikte Kriterien für eine Qualitätssicherung zytologischer Untersuchungen wurden von der Bundesärztekammer bereits 1993 in einer Leitlinie festgelegt [12] und verabschiedet. Die zügige Umsetzung und Weiterentwicklung ist jedoch bisher an der zögerlichen Haltung einzelner Landesärztekammern gescheitert.

Primäres HPV-Screening

Aufgrund der ursächlichen Beziehung von ▶HPV (Humanes Papillomvirus) und Zervixkarzinom und verbesserter, kommerziell verfügbarer Testmethoden wird eine Integration des HPV-Nachweises in das primäre Screeningprogramm diskutiert [13, 15]. Hierbei wird insbesondere auf die höhere Sensitivität im Vergleich mit einem einmaligen Abstrich hingewiesen (20–32%).

Die Sensitivität des ▶HPV-Nachweises, also die Zahl der richtig negativen Fälle, liegt mit ca. 90% signifikant höher. Allerdings zeigt sich eine erhöhte Falsch-Positiv-Rate (schlechte Spezifität), die bei einer seltenen Erkrankung wie dem Zervixkarzinom von besonderer Bedeutung ist [14]. Neben dieser Falsch-Positiv-Rate ist auch bislang nicht bekannt, inwieweit der negative HPV-Nachweis auch nach mehreren Jahren noch standhält. Dies ist deshalb wichtig, da nur dann ein HPV-Nachweis zusätzlich zur Zytologie im Screening durchgeführt werden sollte, wenn man sich vorstellen könnte, dass dieser negative HPV-Nachweis prospektiv für eine gute Prognose für mehrere Jahre Bestand hat und damit Krebsvorsorgeuntersuchungen bei gleicher oder sogar höherer Sicherheit nur alle 3 oder 5 Jahre durchgeführt werden müssten.

Praktisches Vorgehen

Der im ▶ gesetzlichen Krebsfrüherkennungsprogramm (GKFP) der Bundesrepublik seit 1971 propagierte zytologische Zervixabstrich ist weiter die Standarduntersuchung zur Früherkennung des Zervixkarzinoms. Die Integration des HPV-Nachweises in das Screening auf Zervixkarzinomen ist derzeit nicht zu empfehlen.

Anders ist die Frage zu bewerten, inwieweit der HPV-Nachweis dazu dienen kann, Frauen mit zytologischen Abnormitäten, wie leichten und mäßigen Dysplasien, bezüglich ihres Risikos für die Entwicklung einer schweren intraepithelialen Neoplasie oder eines invasiven Zervixkarzinoms im Rahmen einer Abklärungs- oder Zusatzdiagnostik zu erkennen. Zwar gibt es Studien die zeigen, dass bei einem zytologischen Verdacht auf eine CIN I- oder CIN II-Läsion (CIN=cervikale intraepitheliale Neoplasie) und zweimal negativem high risk HPV-Nachweis ein Risiko von weniger als 1% für die Entwicklung einer schwergradigen Neoplasie besteht, Frauen also bei fehlendem high risk HPV-Nachweis geschützt sind. Andererseits jedoch ein mehrfach positiver HPV-Nachweis in diesen Fällen nur in der

▶ **Zytologische Diagnose CIN I oder CIN II:**

Zur weiteren Diagnose werden Kolposkopie und Knipsbiopsie empfohlen

Der Zervixabstrich ist Goldstandard in der Früherkennung des Zervixkarzinoms

Hälfte der Patientinnen das Risiko für eine Progression beinhaltet. Die andere Hälfte der Frauen wird trotz positivem high risk HPV-Nachweis eine Persistenz oder Regression der Läsion erfahren. Darüberhinaus sind die heute allgemein kommerziell verfügbaren Testverfahren (hier Hybrid Capture II-Test) aufgrund der hohen Prävalenz des positiven Testergebnisses für die Einstufung des Progressionsrisikos nicht geeignet.

Aufgrund dieser Daten wird empfohlen, bei einer ▶ **zytologischen Diagnose CIN I oder CIN II** auf jeden Fall zur weiteren Diagnostik zunächst eine Kolposkopie und eine gezielte Knipsbiopsie mit histologischer Sicherung durchzuführen, da nur durch die histologische Untersuchung das Vorliegen einer schwergradigen Läsion oder sogar eines Karzinoms definitiv nachgewiesen werden kann.

Als einzige Indikation für den high risk HPV-Nachweis käme der Z.n. Konisation wegen CIN I bis CIN III in Frage. Hier haben mehrere Untersucher zeigen können, dass bei dieser Konstellation der high risk HPV-Nachweis der zytologischen Untersuchung bezüglich des Auffinden eines Rezidives überlegen ist. Dies scheint derzeit die einzige mögliche Indikation als Einsatz des HPV-Nachweises für den klinischen Alltag darzustellen.

Zusammenfassung

- Die Einführung des Zervixabstriches führte zu einer Reduktion des invasiven Zervixkarzinoms um zwei Drittel in Deutschland (von 36 auf 12 pro 100 000). Er ist damit der erfolgreichste Krebstest aller Zeiten und bleibt unangefochten „Goldstandard" in der Früherkennung des Zervixkarzinoms.
- Die Inzidenz und Mortalitätszahlen sind seit Jahren gleichbleibend. Wichtigster Grund in allen Ländern ist hierfür ein restlicher Pool nicht oder schlecht untersuchter Frauen (fehlende Teilnahmemotivation).
- Neue Technologien (HPV-Testung, Zyto-Automaten, Dünnschichtzytologie) adressieren mit einer Verbesserung der Sensitivität der bereits teilnehmenden Frauen nicht das Hauptproblem der stagnierenden Inzidenz und Mortalität.
- Ein primäres HPV-Screening wird durch die gegenwärtige Datenlage nicht gestützt.

Vorgeschlagene Aktionen

▶ **HPV-Primärscreening**

▶ **Richtlinien zur Qualitätssicherung**

▶ **Motivation zur Untersuchungsteilnahme**

▶ **Zentrale Koordination und Datenerfassung**

- Die Deutsche Krebsgesellschaft publiziert die derzeit gut zu begründende Erkenntnis, dass zum gegenwärtigen Zeitpunkt ein ▶ **Primärscreening mit HPV** nicht indiziert ist.
- Die Landesärztekammern werden aufgefordert, die ▶ **Richtlinien** der Bundesärztekammer zur Qualitätssicherung der Zytologie zügig zu verabschieden und umzusetzen.
- Unterstützung eines regionalen, gut umschriebenen Feldversuches eines organisierten Screening-Programms mit call und recall-Charakteristika.
- Verstärkung der Öffentlichkeitsarbeit der DKG mit Propagierung des Krebsfrüherkennungsprogrammes zur Erfassung bzw. ▶ **Motivation** bisher nicht untersuchter Bevölkerungsgruppen.
- Die Unterstützung von Feldversuchen zur Erprobung neuer molekularer Marker.
- Die Stärkung der industrieunabhängigen wissenschaftlichen Begleitung der Krebsvorsorge mit praxisnaher Forschung (z.B. Arbeitsgruppe der Deutschen Krebsgesellschaft/ Deutschen Krebshilfe unter Mitarbeit des Bundesministeriums für Gesundheit).
- Forderung nach Einrichtung und Strukturen, die die Krebsvorsorge unterstützen und eine ▶ **zentrale Koordination und Datenerfassung** ermöglichen.
- Ausbildung und Fortbildung von allen ärztlichen und nichtärztlichen Fachkräften, die für die Krebsvorsorge tätig sind.
- Der Kolposkopiebefund sollte als gesonderte Maßnahme im Berichtsvordruck dokumentierbar gemacht werden. Eine gesonderte Vergütung wird für diese Maßnahme nicht angestrebt.

Ausblick

Untersuchungen verschiedener Arbeitsgruppen zeigen, dass nicht nur der HPV-Test und hier die wiederholt negativen Befunde für die Screeninguntersuchung von entscheidender Bedeutung sein wird, sondern auch ▶ **neue molekularbiologische Testverfahren**, die das Früherkennungsprogramm des Zervixkarzinoms erheblich verändern werden. Hierzu gehören Untersuchungen, die onkogen-aktivierten HPV-Infektionen erfassen [16, 17, 18]. Dazu gibt es erste Untersuchungen z.B. durch den Nachweis der p16INK4a-Expression.

Zu diesen ersten Untersuchungen liegen jedoch nur Querschnittsstudien und keine prospektiven Daten vor. Diese sind jedoch unbedingt erforderlich, bevor man solche Testverfahren für den klinischen Alltag empfehlen kann. Ähnliches gilt für p53-Varianten und andere genetische Marker.

Neben diesen neuen Testverfahren mit der Aussicht auf hohe Spezifität und Sensitivität darf nicht vergessen werden, dass in 3 bis 4 Jahren Impfstoffe zur Verfügung stehen werden, die bei HPV-Nachweis bzw. einer onkogen-aktivierten HPV-Infektion zu einer therapeutischen bzw. auch einer prophylaktischen Impfung eingesetzt werden können.

Früherkennung des Endometriumkarzinoms

Das Endometriumkarzinom ist die häufigste maligne Erkrankung des Genitaltraktes der Frau. Die ▶ **Inzidenz** beträgt 15 bis 26/100.000 mit ca. 10.500 Neuerkrankungsfällen pro Jahr. Die Erstdiagnose erfolgt mit einem Altersgipfel zwischen dem 70. und 80. Lebensjahr; 75% der Patienten sind postmenopausal und nur 5% erkranken vor dem 40. Lebensjahr. Als ▶ **endogene Risikofaktoren** gelten Fettleibigkeit, frühe Menarche, späte Menopause, niedrige Parität, das polyzystische Ovarialsyndrom (PCO) und östrogensezernierende Tumoren. Exogene Risikofaktoren sind nichtzyklische, alleinige östrogene Ersatztumoren, die Tamoxifen-Therapie und die vorhergehende Bestrahlungstherapie. Es gibt zwei histologische Grundformen des Endometriumkarzinoms, ein östrogenabhängiges und ein östrogenunabhängiges Karzinom.

Das wichtigste Symptom des Endometriumkarzinoms ist die uterine Blutung bei postmenopausalen Frauen. Die irreguläre postmenopausale Blutung führt in rund 15% der Fälle zur Diagnose des Endometriumkarzinoms und muss differentialdiagnostisch zum Zervixkarzinom gesehen werden. Eine Variation der Intensität und Frequenz der Blutung bei postmenopausalen Frauen ist ebenfalls verdächtig. Die Früherkennungsuntersuchungen zum Endometriumkarzinom sind tumororientiert. Screeninguntersuchungen wie z.B. transvaginale Sonographie haben keinen signifikanten Effekt in Bezug auf die Erkennung von früheren Stadien bzw. im Bezug auf die Mortalität gezeigt.

Früherkennung des Vulva- und Vaginalkarzinoms

Ausgangslage

Die ▶ **Inzidenz** des Vulvakarzinoms beträgt 2/100 000 pro Jahr, 0,4 bei 30-jährigen und 20 bei 70-jährigen. 6–9% aller Vulvamalignome sind Melanome. Die Inzidenz des Vaginalkarzinoms beträgt 0,4 auf 100 000. Vaginalkarzinome treten häufiger metastatisch und fortgeleitet von Zervix und primärem Vulvakarzinom auf. Im Jahr 1999 sind in der BRD 559 Frauen an Vulva- und 211 Frauen an Vaginalkarzinom gestorben.

Insgesamt eignen sich sowohl die Vulvakarzinome als auch die Vaginalkarzinome für Screeninguntersuchungen. Es gibt über lange Jahre beobachtbare Vorstadien und entsprechende Behandlungsmöglichkeiten. Als Untersuchungsmethoden eignen sich Inspektion, Vulvo- bzw. Vaginoskopie und Zytologie. Als „goldenen Standard" zur ▶ **Diagnosesicherung** haben sich Stanzbiopsie bzw. Probeexzision mit histologischer Sicherung ergeben. Risikogruppen für das Vulvakarzinom sind Patienten mit Z.n. Zervixkarzinom, Vulva- und Vaginalneoplasie (>60 Jahre), chronischen Beschwerden wie z.B. Juckreiz sowie Nikotinabusus.

▶ Neue molekularbiologische Tests

Für den Einsatz der Tests liegen noch keine prospektiven Daten vor

▶ Inzidenz: 25–26/100.000

▶ Endogene Risikofaktoren

Wichtigstes Symptom ist die uterine Blutung bei postmenopausalen Frauen

▶ Inzidenz:
• Vulvakarzinom : 2/100.000
• Vaginalkarzionom: 0,4/100.000

▶ Diagnosesicherung:
• Stanzbiopsie
• bzw. Probeexzision

▶ **Vorsorge und Früherkennung**

Das Screening auf Vulva- und Vaginalkarzinom sollte bei der gynäkologischen Untersuchung eingeführt werden

Zusammenfassung

Sowohl die Vulva- als auch die Vaginalkarzinome sind Tumorentitäten, die sich für ▶ **Vorsorge und Früherkennungsmaßnahmen** prinzipiell eignen. Die für die Früherkennung der Tumoren notwendigen Methoden sind einfach durchzuführen und von geringer Kostenintensität. Die Methoden haben eine mittlere Vorhersagekraft (siehe Zytologie beim Zervixkarzinom), die Diagnosesicherung (Histologie, Stanzbiopsie) ist wenig belästigend.

Insgesamt verhindert jedoch die niedrige Prävalenz der beiden Erkrankungen ein geeignetes Setting im Screening. Damit kann festgestellt werden, dass eine konsequente Screeninguntersuchung auf Vulva- und Vaginalkarzinome bei unausgewählten asymptomatischen Frauen nicht durchgeführt werden kann. Es sollte jedoch als Merkmal bei der gynäkologischen Vorsorge eingefügt werden (Richtlinien der Bundesärztekammer) und im Berichtsvordruck gesondert erwähnt werden:

„Zusätzlich vom Beginn des 30. Lebensjahres an: Inspektion der Vulva und Vagina." Weitere Maßnahmen nur bei Auffälligkeiten bzw. bei Verdachtsdiagnose, Untersuchung nur bei Risikopatientinnen.

Teilnehmerliste

Die Stellungnahme basiert im Wesentlichen auf den Ausführungen von: M. Beckmann (Erlangen), A. Böcking (Düsseldorf), M. v. Knebel-Doeberitz (Heidelberg), M. Link (Dresden), A. Malter (Merzig), U. Schenk (München), A. Schneider (Jena), V. Schneider (Freiburg), H.-G. Schnürch (Kaarst).

Teilnehmer:
Prof. Dr. M. Beckmann (Erlangen)
Prof. Dr. G. Bastert (Heidelberg)
Prof. Dr. A. Böcking (Düsseldorf)
Prof. Dr. E. W. Breitbart (Buxtehude)
Prof. Dr. D. Hölzel (München)
Dr. K. Klingelhöfer (St. Augustin)
Prof. Dr. R. Kreienberg (Ulm)
Prof. Dr. M. Link (Dresden)
Dr. A. Malter (Merzig)
Prof. Dr. K. Norpoth (Münster)
Prof. Dr. Schenk (München)
Dr. V. Schneider (Freiburg)
Prof. Dr. Schnürch (Neuss)
Prof. Dr. M. von Knebel-Doeberitz (Heidelberg)
Herr Beck (Frankfurt/Main)
Frau Nioduschewski
(Frankfurt/Main)

Literatur

1. Becker N, Wahrendorf J (1997) Krebsatlas der Bundesrepublik Deutschland, 3. Aufl. Springer Berlin, pp 386–403
2. Gustafsson L, Ponten J, Bergström R, Adami HO (1997) International incidence rates of invasive cervical cancer before cytological screening. Int J Cancer 71:159–165
3. Black RJ, Bray F, Felay J, Parkin DM (1997) Cancer incidence and mortality in the European Union: Cancer registry data and estimates of national incidence for 1990. Eur J Cancer 33:1075–1107
4. Anderson GH, Boyes DA, Benedet JL, Le Riche JC, Matisic JP, Suen KC, Worth AJ, Millner A, Bennett OM (1988) Organisation and results of the cervical cytology screening programme in British Columbia, 1955–85. Br Med J (Clin Res Ed) 296:975–978
5. Plaxe SC, Saltzsein SL (1999) Estimation of the duration of the preclinical phase of cervical adenocarcinoma suggests that there is ample opportunity for screening. Gynecol Oncol 75:55–61
6. Anderson GH, Benedet JL, Le Riche JC, Matisic JP, Thompson JE (1992) Invasive cancer of the cervix in British Columbia: A review of the demography and screening histories of 437 cases seen from 1985–1988. Obstet Gynecol 80:1–4

7. Janerich DT, Hadjimichael O, Schwartz PE, Lowell DM, Meigs JW, Merino MU, Flannery JT, Polenak AP (1995) The screening histories of women with invasive cervical cancer, Connecticut. Am J Public Health 71:428–430
8. Kinney W, Sung HY, Kearney KA, Miller M, Sawaya G, Hiatt RA (1998) Missed opportunities for cervical cancer screening of HMO members developing invasive cervical cancer (ICC). Gynecol Oncol 71:428–430
9. Sawaya GF, Grimes DA (1999) New technologies in cervical cancer screening: A word of caution. Obstet Gynecol 94:307–310
10. Massad LS, Cejtin HE, Abu-Rustum NR (2000) Presentation and screening history of indigent women with cervical cancer: Implications for prevention. J Lower Genital Tract Dis 4:208–211
11. Schenck U (1999) Überlegungen zur Neugestaltung des Früherkennungsprogrammes des Zervixkarzinoms. In: Schenck U, Bauer M, Nährig J, Ruffing-Kullmann B (Hrsg) Referate der 15. Fortbildungstagung für klinische Zytologie, München 26.–30. November 1999, Selbstverlag, München, pp 197–205
12. Leitlinie der Bundesärztekammer zur Qualitätssicherung zytologischer Untersuchungen im Rahmen der Früherkennung des Zervixkarzinoms (1994) Deutsches Ärztebl 91; A-365–368
13. Schneider A, Hoyer H, Lotz B, Leistritz S, Kühne-Haid R, Nindl I, Müller B, Haerting J, Dürst M: Screening for high grade cervical intraepithelial neoplasia and cancer by testing for high risk HPV, routine cytology or colposcopy. Submitted for publication.
14. Davey DD, Armenti CA (2000) HPV primary screening for cervical cancer: More pain than protection. Diagn Cytopathol 22:333–335
15. Iftner T, Menton S, Menton M, Gomes H, Garbrecht-Buettner S, Schopp B, Iftner A, Lörincz A, Böhmer G, Petry KU (2000) HPV DNA testing significantly increases the detection rate for high grade cervical neoplasia in a low risk screening population in Germany. 18th International Papillomavirus Conference, Barcelona, July 21–29, 2000, abstract no 185
16. von Knebel-Doeberitz M (2000) Molekulare Pathogenese des Zervixkarzinoms: Neue Strategien für Screening und Diagnostik. Vortrag, Arbeitsgruppe Krebsfrüherkennung der Deutschen Krebsgesellschaft, Frankfurt, 18. Oktober 2000
17. von Knebel-Doeberitz M, Klaes R, Spitkovsky D, Ridder R, Friedrich T, Schmidt D (2000) Strong overexpression of p16ink4a permits sensitive and highly specific detection of dysplasic and neoplastic cervical cells. 27th European Congress of Cytology, Lillehammer, Norway, Sept 16–19, 2000, abstract no 101
18. Keesee SK, Meyer JL, Hutchinson ML, Cias ES, Sheets EE, Marchese J, Oreper A, Potz D, Wu YJ (1999) Preclinical feasibility study of NMP179, a nuclear matrix protein marker for cervical dysplasia. Acta Cytol 43:1015–1022
19. Schenck, U (2000) Zytologisches Vorsorgeprogramm – Durch neue Methoden ernsthaft herausgefordert? Geurtsh Frauenheilk 60:M125–M129

H.-G. Schnürch[1] · A. Pfleiderer[2]
[1]Frauenklinik, Lukaskrankenhaus, Neuss · [2]Freiburg

Vulvakarzinom

Diagnostik und Therapie

Das invasive Vulvakarzinom gehört zu den seltenen Malignomen der Frau. Die Inzidenz liegt bei $2/10^5$ Frauen/Jahr; sie steigt von 0,4 bei 30-jährigen auf 20 bei über 70-jährigen Frauen. Die Inzidenz nimmt stetig weiter zu [52, 33]. Von den 1987-89 in den 11 deutschen Berichtskliniken für den Annual Report behandelten 275 Patientinnen mit einem invasiven Vulvakarzinom lebten nach 5 Jahren noch 47% [37]. Da sehr viele Patientinnen mit einem Vulvakarzinom nicht in den zentralen Kliniken behandelt werden, ist das Gesamtergebnis schlechter [52]. Vulväre intraepitheliale Neoplasien (VIN) werden immer häufiger diagnostiziert und dies besonders bei 35–40-jährigen Frauen, Inzidenz: $0,2-0,3/10^5$ Frauen. Als Risikofaktoren gelten Genitalwarzen und der Nachweis von Papillomaviren in Hautbiopsaten, meist HPV 16. In der Folge eines Lichen sclerosus tritt ein Vulvakarzinom in < 5% auf [47]. HPV 16/18 findet man dagegen nicht selten bei der gemischten und der hypertrophischen Dystrophie [42] und bei allen VIN-Formen [25]. Risikofaktoren sind Immunsuppression, besonders eine ▶ HIV-Infektion [36], und möglicherweise der Nikotinabusus.

> Als Risikofaktoren des Vulvakarzinoms gelten Genitalwarzen und der Nachweis von Papillomaviren in Hautbiopsaten.

▶ HIV-Infektion

Wahrscheinlich gibt es 2 Formen des Plattenepithelkarzinoms der Vulva [22, 48, 50]:

- Ein HPV-positives Karzinom, das bei jüngeren Frauen (im Mittel 55 Jahre) vorkommt und nicht selten gleichzeitig oder aufeinanderfolgend mit einem zweiten Karzinom in der Zervix, der Vagina oder perianal kombiniert ist [21, 51];
- daneben ein anderes Vulvakarzinom ohne HPV, aber mit starker fibromyxoider Stromareaktion bevorzugt bei älteren Frauen (im Mittel 77 Jahre) [1].

Die Symptomatik bei Vulvamalignomen ist uncharakteristisch. Ein chronischer Juckreiz tritt aber häufig schon bei präkanzerösen Veränderungen auf. Der deutschsprachige TNM-Ausschuß hat für Vulvatumoren folgenden ▶ Lokalisationsschlüssel entwickelt: 184.0 Vagina, 184.1 Labia majora, 184.2 Labia minora, 184.3 Klitoris, 184.4 Vulva (einschl. Haut der Vulva), 184.42 hintere Kommissur, 189.3 Urethralwulst.

> Die Symptomatik bei Vulvamalignomen ist uncharakteristisch.
▶ Lokalisationsschlüssel

Prätherapeutische Diagnostik

Inspektion der Vulva. Bei der Inspektion der Vulva ist auf Veränderungen der Farbe und des Oberflächenreliefs zu achten [4, 18]. Erhabene, verdickte, weißliche, aber auch bräunliche, erythematöse und besonders ulzerierende ▶ Oberflächenveränderungen sind tumorverdächtig. Dazu gehört eine sorgfältige Tastuntersuchung der Vulva.

▶ Oberflächenveränderung

Prof. Dr. H.-G. Schnürch · Frauenklinik des Lukaskrankenhauses, Preussenstraße 84, D-41464 Neuss

Kolposkopie. Die Kolposkopie resp. Vulvoskopie mit dem Kolposkop ist die beste Methode, einen pathologischen Prozeß im Bereich der Vulva zu erkennen. Dabei wird die Vulva nach 2 min. Einwirkung von 3% Essigsäure untersucht. Mit dieser Methode wird der Ort der Biopsie festgelegt.

Toluidin-blau-Probe (Collins-Test). Nach Säuberung der Vulva wird diese überall mit einer 1%igen Toluidinblaulösung mit Stieltupfern oder Watteträgern sorgfältig angefärbt. 2–3 min. später wird versucht, die Farbe mit 2%iger Essigsäure zu entfernen. Karzinomverdächtige Herde behalten ihre Blaufärbung oder dunkeln nach, keratinisierte Herde bleiben weißlich. Auch entzündliche Veränderungen und Ulzerationen gutartiger Natur können positiv sein. Das Prinzip dieser Methode beruht darauf, daß sich Areale ohne Verhornungsabdeckung intensiver und länger anfärben [7].

Zytologie. Die Zytodiagnostik spielt in der Krebsfrüherkennung im Vergleich zur Zervix nur eine untergeordnete Rolle [46], sie kann aber in der Hand des Erfahrenen sehr wohl auf epitheliale Neoplasien hinweisen [18]; bei der Verlaufskontrolle histologisch definierter Läsionen kann die Zytologie die klinisch-kolposkopische Untersuchung ergänzen.

Biopsie zur histologischen Sicherung. Die Diagnose ist nur durch die histologische Untersuchung möglich. In Frage kommen die ▶ **Knipsbiopsie** (Nachteil: oft nicht genügend tief, da keilförmiges Biopsat), die ▶ **Stanzbiopsie** (Vorteil: Biopsie an der Basis breiter) oder die ▶ **Exzisionsbiopsie** bei zirkumskripten, auf eine VIN verdächtigen Herden, die im Gesunden entfernt werden sollen; bei pigmentierten Herden muß auf angemessenen Sicherheitsabstand geachtet werden.

Prätherapeutisches Staging

80% aller Vulvakarzinome sind im Bereich der großen und kleinen Schamlippen lokalisiert, 10% im Klitorisbereich und 10% im Bereich der hinteren Kommissur. Das Vulvakarzinom breitet sich kontinuierlich auf die Vagina, die Urethra, den Damm und den Anus und diskontinuierlich in die inguinalen und femoralen Lymphknoten aus. Ein direkter Befall pelviner Lymphknoten ist sehr selten. Eine Metastasierung in die femoralen Lymphknoten ist dagegen auch ohne Befall der inguinalen Lymphknoten möglich. Fernmetastasen in Lunge, Leber und Knochen sind selten. Die Metastasierung in die Leistenlymphknoten steht in direkter Beziehung zur Invasionstiefe [4].

Das Staging erfolgt entsprechend den Empfehlungen der FIGO 1988, 1994 und der UICC unter Berücksichtigung des Operationsergebnisses (Tabelle 1).

Gynäkologische Untersuchung

Bei der Inspektion muß die Vulva entfaltet und der gesamte Bereich sorgfältig durchgemustert werden einschließlich der Urethra, des Introitus, der Vagina, der Zervix, und des Anus. Die Palpation umfaßt die gesamte Vulva, die Vagina und das innere Genitale, den Anus und das Rektum, die Beckenwand, die Leisten einschließlich der Schenkelgruben. Alle Veränderungen werden genau vermessen.

Bildgebende Verfahren

Bildgegebene Verfahren zum Nachweis von Metastasen sind in der präoperativen Phase bis zum Stadium II, abgesehen von der für die Anästhesie notwendigen Thoraxaufnahme, nicht indiziert.

Sind die Vagina, die Urethra oder das Rektum mit befallen, sind eine vaginale und eine rektale Sonographie sowie die Zystoskopie und die Rektoskopie nötig. Eine Computertomographie des kleinen Beckens und Abdomens kann Hinweise auf Lymphknotenmetastasen geben und in Grenzfällen die therapeutische Planung unterstützen.

Tabelle 1a
Stadieneinteilung der FIGO und der UICC

FIGO	UICC	Tumorausbreitung
0	T0, TIS	Carcinoma in situ
I	T1	Tumor beschränkt auf die Vulva oder den Damm, größter Durchmesser ≤2cm; keine Lymphknotenmetastasen
Ia	T1a	Stromainvasion ≤ 1,0 mm oder weniger (Invasionstiefe definiert als Abstand zwischen dem tiefsten Punkt der Invasion und der am weitesten oberflächlich gelegenen benachbarten dermalen Papille)
Ib	T1b	Invasionstiefe > 1,0 mm
II	T2	Tumor beschränkt auf die Vulva oder den Damm; größter Durchmesser >2 cm; keine Lymphknotenmetastasen
III	T3	Tumor jeglicher Größe mit Ausdehnung auf Urethra, Vagina, Anus oder mit unilateralen Leistenlymphknotenmetastasen
IV	T4	Tumor jeglicher Größe, der Nachbarorgane oder pelvine Lymphknoten befallen hat
IVa	T4 N0-2 M0, T1-3 N2 M0	Tumor jeglicher Größe mit Infiltration der proximalen Urethra, der Blasenmucosa, der Rektummucosa, des Beckenknochens oder bilaterale inguinale Lymphknotenmetastasen
IVb	T1-4 N0-2 M1	Jegliche Fernmetastasen, eingeschlossen pelvine Lymphknotenmetastasen

Tabelle 1b
Regionale Lymphknoten (inguinal und femoral) und Fernmetastasen (nach UICC)

Nx	Nicht geprüft
N0	Lymphknoten (histolog.) nicht befallen
N1	Leistenlymphknoten (einseitig) befallen
N2	beidseitiger Befall der Leistenlymphknoten
N3	fixierte oder ulzerierte Lymphknoten
Mx	Nicht geprüft
M0	Keine Fernmetastasen
M1	Jegliche Fernmetastasen, auch pelvine Lymphknoten

Screening

Das Vulvakarzinom ist ein relativ seltenes Karzinom und zeigt den Altergipfel bei älteren postmenopausalen Patientinnen. Ein allgemeines Screening ist in dieser Situation wenig erfolgversprechend [46].

Histomorphologische Diagnostik und Nomenklatur

Biopsie zur Diagnose. Die Diagnose erfolgt an einer Biopsie, an einer Stanzbiopsie oder an einer Exzisionsbiopsie. Die Schnittführung hat so zu erfolgen, daß eine eindeutige Diagnose möglich ist und daß insbesondere bei prämalignen und frühinvasiven Veränderungen das ▶ **maximale Tiefenwachstum** des Prozesses ermittelt werden kann. Ist eine Exzisionsbiopsie entfernt worden, so muß diese auf einer Unterlage, z.B. Kork, aufgespannt werden, um ein problemgerechtes Aufarbeiten zu ermöglichen [4].

▶ **Maximales Tiefenwachstum**

Prämaligne Veränderungen. Die International Society for the Study of Vulvar Disease (ISSVD) hat zusammen mit der International Society of Gynecological Pathologists (ISGP) eine verbindliche Terminologie für vulväre Epithelveränderungen festgelegt (Tabelle 2) [56].

Tabelle 2
Nomenklatur der vulvären Epithelveränderungen

Nicht-neoplastische Veränderungen
- Plattenepithelhyperplasie
- Lichen sclerosus
- andere Dermatosen

Vulväre (V) intraepitheliale (I) Neoplasien (N)
- leichte Dysplasie   VIN I (Befall des basalen Drittels)
- mäßige Dysplasie   VIN II (basales und mittleres Drittel)
- schwere Dysplasie   VIN III (einschl. oberes Drittel)
- Carcinoma in situ (mit Zell- und Kernabnormitäten in allen Schichten)
- differenziertes Carcinoma in situ

Tabelle 3
Einteilung der malignen Vulvatumoren

Plattenepitheliale Tumoren
- Plattenepithelkarzinom
- Basaloides Karzinom
- Verruköses Karzinom
- Basalzellkarzinom

Drüsige Tumoren
- Morbus Paget
- Karzinom der Bartholin-Drüse
- Mamma- und andere ektopische Karzinome
- Karzinom der Schweißdrüsen
- andere Adenokarzinome

Mesenchymale Tumoren
- Embryonales Rhabdomyosarkom (Sarcoma botryoides)
- Aggressives Angiomyxom
- Leiomyosarkom
- Dermatofibrosarcoma protuberans
- Malignes, fibröses Histiozytom
- Epitheloides Sarkom
- Maligner rhabdoider Tumor
- Malignes Schwannom
- Angiosarkom
- Kaposi Sarkom
- Hämangioperizytom
- Liposarkom
- Alveolar Weichteilsarkom

Gemischte Tumoren
- Melanom
- Malignes Lymphom
- Keimzelltumor
- Neuro-ektodermaler Tumor

Die Begriffe Bowenoide Papulose (VIN I-III), Morbus Bowen, Erythroplasie Queyrat und Carcinoma in situ simplex werden unter der VIN III geführt. Allerdings fehlt es nicht an Hinweisen, daß es grundsätzlich verschiedene Entstehungswege des Vulvakarzinoms und auch verschiedene Präkanzerosen gibt [22, 48, 50, 47, 54]. Der M. Paget hat morphologisch und klinisch einen abweichenden Charakter; deswegen wird er separat abgehandelt.

Invasives Karzinom. Im Bereich der Vulva treten nahezu ausschließlich Karzinome auf. Am häufigsten sind Plattenepithel-Karzinome (90% aller Vulva-Malignome). Die ISGP hat eine herkunftsorientierte Gliederung der malignen Tumoren im Bereich der Vulva empfohlen (Tabelle 2).

Prognosefaktoren

Der stärkste Prognosefaktor ist das Stadium [27, 4, 18, 41]. Dazu gehören der Durchmesser der Läsion an der Oberfläche und die Tiefe der Invasion. Die Wahrscheinlichkeit einer Metastasierung in die regionären Lymphknoten steht in direkter Korrelation zur Flächenausdehnung des Tumors und zur Invasionstiefe: Daten von insgesamt 578 Patientinnen aus dem Stadium I zeigen bei einer Invasionstiefe von 1 mm und darunter keine Lymphknotenmetastasen, bei 1,1–2 mm in 7,7 %, bis 3 mm in 8 %, bis 5 mm in 26,7 % und über 5 mm in 34,2 % [20, 15, 4].

Im Bereich der Vulva treten nahezu ausschließlich Karzinome auf.

Die Wahrscheinlichkeit einer Metastasierung in die regionären Lymphknoten steht in direkter Korrelation zur Flächenausdehnung.

In Abhängigkeit vom Lymphknotenbefall überleben 91,3 % der Patientinnen mit tumorfreien regionären Lymphknoten 5 Jahre, während dies nur für 52,4 % der Patientinnen mit metastatisch befallenen Lymphknoten gilt.

Die Bedeutung des histologischen Subtyps und das Ausmaß einer Lymphgefäßinvasion sind weniger untersucht. Eine starke fibromyxoide Stromareaktion [1], eine hohe Mikrogefäßdichte und eine hohe VEGF-Expression weisen auf eine schlechte Prognose [34, 2].

Die S-Phase-Fraktion könnte für die Prognose Bedeutung haben, p53 eher nicht [14, 24], dagegen aber die EGF-Rezeptor Expression [23].

Stadienabhängige operative Therapie

Vulväre intraepitheliale Neoplasie (VIN). Ausschlaggebend sind das Alter der Patientin, der Umfang und die Verteilung der VIN und evtl. simultan vorhandene Befunde wie eine ▶ **squamöse Hyperplasie**. Insbesondere bei jüngeren Patientinnen stellt die Erhaltung der Anatomie der Vulva und ihrer sexuellen Funktion einen wichtigen Therapiegesichtspunkt dar [4]. Umschriebene Epithelveränderungen sollten mit einer mindestens 5-10 mm breiten Manschette gesunden Gewebes exzidiert werden. Nur bei sehr ausgedehntem Befall kommt die sog. ▶ **skinning vulvectomy** in Betracht, bei der die Epithel- und obere Koriumschicht der Haut in einer Tiefe von etwa 3-5 mm abgetragen und durch einen Spalthautlappen ersetzt wird [31]. Dieser kann von der Innenfläche des Oberschenkels oder von der Gesäßhaut entnommen werden. Alternativ zur Exzision ist – nach ausgiebiger histologischer Sicherstellung des präinvasiven Charakters – auch eine ablative Therapie mit dem CO_2-Laser möglich [3, 44].

Mikroinvasives Vulvakarzinom. Ist einwandfrei gesichert, daß es sich um eine allerhöchstens 1 mm tiefe Invasion handelt, so ist außer einer lokal eingeschränkten Operation auch ein Verzicht auf eine Lymphonodektomie möglich [57].

Therapie des invasiven Karzinoms. Bei der Planung der Behandlung müssen das Alter der Patientin, die allgemeine Operationsfähigkeit sowie die Vorstellungen und Bedürfnisse der Patientin bezüglich eines konservierenden Vorgehens, soweit es die Tumorausbreitung erlaubt, berücksichtigt werden. Grundsätzlich ist Therapie abhängig von [45]:

- der lokalen Ausdehnung, evtl. multizentrisch und von
- dem Lymphknotenbefall, der schon bei geringer Invasionstiefe möglich ist,
- Metastasen in pelvinen Lymphknoten, insbesondere wenn in der Leiste eindeutig vergrößerte Knoten palpabel sind oder wenn 3 oder mehr Lymphknoten befallen sind.

Stadium T1

Handelt es sich um eine umschriebene Läsion bei ansonsten unauffälliger Vulva, so ist eine vollständige lokale Exzision mit einem tumorfreien Exzisionsrand von 1 cm ausreichend [17, 40]. Bei umgebender VIN oder anderen Vulvadermatosen wird bei alten Patientinnen eine einfache Vulvektomie, bei jüngeren eine Kombination aus der lokalen Exzision weit im Gesunden (wide local excision) und einer konservierenden Behandlung der umgebenden Hautareale, z.B. mittels CO_2-Laser bevorzugt. Ist das Karzinom bei einer jüngeren Frau in der Nähe der Klitoris lokalisiert, so daß die Sicherheitszone von 1 cm nicht mit einem Erhalt der Klitoris vereinbar wäre, so ist in einem Zentrum mit spezieller Erfahrung unter optimaler histopathologischer Kontrolle ein Kompromiß möglich. Ist die Infiltrationstiefe von 1,0 mm überschritten, so ist eine ▶ **inguinofemorale Lymphknotendissektion** erforderlich [4, 18, 8, 29].

Bei klar einseitiger Lokalisation des Karzinoms ist eine ausschließlich ipsilaterale Lymphknotendissektion möglich, da sich bei dieser Situation nur sehr selten (< 1%) Metastasen in den kontralateralen Leistenlymphknoten finden [6]. Ist die Primärläsion zentral oder weit ventral und klitorisnahe gelegen, so ist eine beidseitige inguinofemorale Lymphonodektomie angezeigt. Sind die Lymphknoten histologisch negativ oder findet sich nur ein metastatisch befallener Lymphknoten, so ist keine weitere Therapie erforderlich. Bei zwei oder mehr metastatisch befallenen Lymphknoten, einem Kapseldurchbruch oder einer Ausdehnung des Tumorwachstums in das umgebende Gewebe ist die Planung einer ▶ **postoperativen Nachbestrahlung** zu erwägen. Sind die Lymphknoten bereits im Rahmen von intraoperativen Schnellschnitt-Untersuchungen als befallen erkannt, so ist die Erweiterung des Eingriffes um eine ipsilaterale extraperitoneale, pelvine und eine kontralaterale inguino-femorale Lymphonodektomie angezeigt [4, 18].

Prä- und intraoperative Versuche, den Befall des sog. Leitlymphknotens (sentinel node) zur Richtschnur operativen Vorgehens zu machen, sind noch nicht abgeschlossen [10, 52].

Stadium T2 und günstige T3

Bei dieser Tumorausbreitung ist eine radikale Vulvektomie und eine beidseitige inguino-femorale Lymphonodektomie erforderlich. In Abhängigkeit von der Position des Tumors kann auch eine teilweise Mitentfernung benachbarter Strukturen wie von Anteilen der Vagina oder der Urethra erforderlich sein. Dabei kann der äußere Teil (1 cm) der Urethra ohne das Risiko einer Inkontinenz entfernt werden. Auch bei der radikalen Vulvektomie ist auf die Sicherheitszone von 1 cm zum Absetzungsrand zu achten. Handelt es sich um sehr junge Patientinnen und ist die Möglichkeit zu einem Vulvakonservierenden Vorgehen unter Beachtung des Sicherheitsabstandes möglich, so ist auch eine lokale Exzision weit im Gesunden vertretbar. Die bilaterale Lymphknotenentfernung aus der Leiste kann durch separate Inzisionen oder durch en bloc Resektion ausgeführt werden. Das Fett- und Lymphknotengewebe aus der Leiste bis etwa 2 cm oberhalb des Leistenbandes und das Lymphknoten tragende Gewebe medial der A. femoralis werden entfernt. Die in solchen Fällen häufigen ausgedehnten Sekundärheilungen im Bereich der Vulva, besonders aber der Leiste können mit ▶ **Lappenplastiken** verschlossen werden [26, 35, 49]. Bei allgemein inoperablen Patientinnen ist es indiziert, palliative Resektionen unter schonenden anästhesiologischen Bedingungen (lokale oder regionale Anästhesie) mit dem Ziel verbesserter lokaler Pflegbarkeit durchzuführen und auf die Lymphonodektomie zu verzichten [32].

Ungeklärt ist die optimale Behandlung der pelvinen Lymphknoten bei befallenen inguinalen Lymphknoten. Aus einer randomisierten Studie der GOG [19] ergab sich, daß eine perkutane Bestrahlung die späteren Rezidive im kleinen Becken nicht verhindern kann, daß aber mit der Bestrahlung Leistenrezidive seltener auftreten. Die randomisierte Studie wurde vorzeitig abgebrochen, weil in der nur operierten Patientengruppe zu viele Leistenrezidive auftraten.

Ungünstige T3 und T4

Eine primäre operative Entfernung dieser Tumoren ist meist nur im Rahmen eines exenterativen Vorgehens möglich. Die ausgedehnten Operationen bringen eine nicht zu vernachlässigende Morbidität und Mortalität mit sich. Die Strahlentherapie allein ist aber meist nicht in der Lage, in diesen Fällen eine Tumorsterilisation zu erreichen. Als alternatives Konzept wurde die Kombination einer präoperativen Bestrahlung mit einer Salvage-Operation eingesetzt [5]. Dieses radiochirurgische Vorgehen beginnt mit einer intrakavitären resp. perkutanen Bestrahlung der vaginalen und pelvinen Region; im Anschluß erfolgt eine Tumorbettresektion als Salvage-Operation zumeist in Form einer radikalen Vulvektomie mit beidseitiger inguino-femoraler Lymphonodektomie.

▶ **Postoperative Nachbestrahlung**

▶ **Lappenplastiken**
Palliative Resektion bei inoperablen Patientinnen.

Nach perkutaner Bestrahlung treten Leistenrezidive seltener auf.

Kombination einer präoperativen Bestrahlung mit einer Salvage-Operation.

Große, verbackene Leistenlymphknoten (N2, N3)

Diese Patientinnen werden mit einer radikalen inguino-femoralen und gegebenenfalls mit einer pelvinen Lymphonodektomie behandelt. Bestehen Bedenken bezüglich der Radikalität der Operation, so ist eine postoperative Bestrahlung nötig.

Strahlentherapie

Die primäre Strahlentherapie ist bei Vulvakarzinomen gut wirksam [55]. Die Problematik liegt jedoch darin, daß oft vor Erreichen einer antineoplastisch wirksamen Strahlendosis eine erhebliche Vulvitis auftritt (bedingt durch tangentiale Bestrahlung und Feuchtigkeit), die zum Abbrechen der Therapie zwingt. Die Bestrahlung ist bei der Behandlung der fortgeschrittenen Vulvakarzinome präoperativ sowie postoperativ bei ausgedehnterem Befall der Leistenlymphknoten und nicht gesichert radikaler Operation indiziert. Ein Benefit ist auch bei histologisch zu knapp oder nicht sicher im Gesunden abgesetzten Tumorpräparat zu erwarten. Die Bestrahlung des kleinen Beckens ist immer dann angezeigt, wenn eine pelvine Lymphonodektomie trotz ausgedehnten Befalls der Leisten nicht durchgeführt wurde.

> Oftmals muß die Strahlentherapie aufgrund einer erheblichen Vulvitis abgebrochen werden.

Chemotherapie

Die Chemotherapie wird bis heute nur selten und meist bei der Kombination mit der Bestrahlung bei lokal weit ausgedehnten Karzinomen eingesetzt [38, 28, 9, 30]. Daher weiß man, daß 5-Fluorouracil, Cisplatin, Mitomycin C und Bleomycin wirksam sind und zu Remissionen führen. Ob aber die nicht wenig toxische Kombination mit der Strahlentherapie das Leben dieser Patientinnen mehr verlängert als eine Strahlentherapie allein, ist nicht gesichert.

Fernmetastasen können in seltenen Fällen eine Indikation zur Chemotherapie bei einer Patientin in gutem Allgemeinzustand darstellen. Zum Einsatz kommen Adriamycin, Bleomycin, Methotrexat, Mitomycin C und Platinderivate; einer beträchtlichen Toxizität der Polychemotherapie steht eine Ansprechwahrscheinlichkeit von etwa 30% und eine Remissionsdauer von nur wenigen Monaten gegenüber.

> Ansprechwahrscheinlichkeit der Polychemotherapie ca. 30%.

Seltenere Vulvamalignome

Malignes Melanom

Bei einer Infiltrationstiefe von weniger als 1 mm ist eine radikale lokale Exzision mit einem gesunden Gewebsmantel von 1cm ausreichend. Bei größerer Infiltrationstiefe erfolgt eine Enbloc-Resektion von Tumor und regionären Lymphknoten [4, 18]. Eine pelvine Lymphonodektomie ist meist nicht angezeigt, da bei Tumorbefall der pelvinen Lymphknoten die Prognose so schlecht ist, daß ein therapeutischer Effekt dieses Operationsschrittes nicht mehr erkennbar wird [43].

Adenokarzinom der Bartholin'schen Drüse

Das adenoidzystische Karzinom der Bartholin-Drüse stellt nach Wachstum und Prognose eine Sonderform dar. Lokalrezidive sind sehr häufig, Metastasen in den Lymphknoten finden sich in ca. 20-30%, Fernmetastasen selten [13, 11]. Die radikale Vulvektomie mit beidseitiger inguino-femoraler Lymphonodektomie ist eher eine Übertherapie. Ein weitgehend konservierendes Vorgehen wie eine Hemivulvektomie oder radikale lokale Exzision mit gesundem Gewebsmantel in Kombination mit ipsilateraler inguino-femoraler Lymphknotenentfernung ist ausreichend. Eine postoperative Bestrahlung der Vulva kann bei nicht gesicherter Radikalität der Operation die Lokalrezidivrate vermindern. Sind die Leistenlymphknoten positiv und Hinweise für Resttumor vorhanden, so ist auch eine bilaterale Bestrahlung der Leisten zur Ver-

> Ein weitgehend konservierendes Vorgehen (z.B. Hemivulvektomie) ist ausreichend.

minderung des Rezidivrisikos angezeigt. Bei Fixation des Tumors an knöcherne Strukturen ist eine präoperative Bestrahlung zu erwägen.

Morbus Paget

Therapie der Wahl ist die operative Exzision weit im Gesunden. Die Läsionen reichen erfahrungsgemäß über die makroskopisch sichtbar veränderte Hautläsion hinaus, deshalb muß der Präparaterand präzise histologisch beurteilt werden. Bei unterliegenden Adenokarzinomen muß die Therapie individuell adaptiert und ausgedehnt werden.

Basalzellkarzinom der Vulva

Etwa 5% der Vulvakarzinome sind Basalzellkarzinome. Ihre Prognose ist, wenn sie im Gesunden entfernt werden sehr gut [12]. Im Wesentlichen verhalten sie sich wie ein VIN III. Wegen des höheren Risikos eines Progresses zu einer invasiven Läsion ist die Exzision im Gesunden nötig. Bei ausgedehnten Fällen ist eine ▶ **oberflächliche Hautresektion** („skinning vulvectomy") mit dem Skalpell oder eine CO_2-Laser-Koagulation angezeigt.

▶ Oberflächliche Hautresektion

Nachsorge

Ziel der Nachsorge ist die Früherkennung lokaler und regionärer Rezidive sowie die Vorsorge bezüglich assoziierter Läsionen der Zervix und Vagina. Wesentlicher Bestandteil der Nachsorge ist die klinische Untersuchung des unteren Genitale und der Leisten ggf. unter Zuhilfenahme des Kolposkopes sowie die zytologische Abstrichentnahme. Nur bei Beschwerden werden symptomorientiert bildgebende Verfahren wie Sonographie, CT, Phlebographie etc. eingesetzt. In Anlehnung an die Empfehlungen für andere Genitaltumoren sollte die Nachsorge für 3 Jahre alle 3 Monate, dann für 2 Jahre alle 6 Monate und vom 6. Jahr ab einmal jährlich angeboten werden. Dieses Schema kann großzügig an individuelle Situationen und Bedürfnisse angepaßt werden.

Ein Vulvakarzinom in der Vorgeschichte stellt keine Kontraindikation für eine Hormonsubstitution in der Postmenopause dar.

• Untersuchung des unteren Genitale und der Leisten
• Zytologische Abstrichentnahme

Rezidiv

Die sehr häufigen lokalen Rezidive können in vielen Fällen durch einfache Exzision entfernt werden; ist eine Bestrahlung vorausgegangen, so sind bei größeren Rezidivtumoren Verschiebelappen oder myokutane Lappenplastiken erforderlich; sind die Nachbarorgane Harnblase oder Anus/Rektum einbezogen, ist eine exenterative Operation mit zu diskutieren.

Das Rezidiv in der Leiste wird in der Regel durch kombinierte Operation und Bestrahlung behandelt.

Literatur

1. Ambros RA, Malfetano JH, Mihm jr MC (1996) **Clinicopathologic features of vulvar squamous cell carcino-mas exhibiting prominent fibromyxoid stromal response.** Int J Gynecol Pathol 15:137-145
2. Bancher-Todesca D, Obermair A, Bilgi S, Kohlberger P, Kainz C, Breitenecker G, Leodolter S, Gitsch G (1997) **Angiogenesis in vulvar intraepithelial neoplasia.** Gynecol Oncol 64:496-500
3. BenDavid Y, Lickrish GM, Rosen BP, Murphy JK, Walters M, DePetrillo D (1996) **Vulvar intraepithelial neoplasia-treatment outcome.** Int J Gynecol Cancer 6:145-148
4. Bender HG (1991) **Tumoren der Vulva.** In Bender HG (Hrg) Gynäkologische Onkologie. Thieme Stuttgart New York, 2 Aufl, S 335-346
5. Boronow RC, Hickman BT, Reagan MT (1987) **Combined therapy as an alternative to exenteration for locally advanced vulvovaginal cancer. II. Results, complications, and dosimetric and surgical considerations.** Am J Clin Oncol 10:171
6. Burger MPM, Hollema H, Bouma J (1996) **The side of groin node metastases in unilateral vulvar carcinoma.** Int J Gynecol Cancer 6:318-322
7. Collins CG, Hansen LH, Theriot E (1966) **A clinical stain for use in selecting biopsy sites in patients with vulvar diseases.** Obstet and Gynec 28:158
8. Cavanagh D (1997) **Vulvar cancer – continuing evolution in management.** Gynecol Oncol 66:362-367
9. Cunningham MJ, Goyer RP, Gibbons SK, Kredentser DC, Malfetano JH, Keys H (1997) **Primary radiation, cisplatin, and 5-fluorouracil for advanced squamous carcinoma of the vulva.** Gynecol Oncol 66:258-261
10. DeCesare SL, Fiorica J V, Roberts WS, Reintgen D, Arango H, Hoffman, MS, Puleo C, Cavanagh D (1997) **A pilot study utilizing intraoperative lymphoscintigraphy for identification of the sentinel lymph nodes in vulvar cancer.** Gynecol Oncol 66:425-428
11. DePasquale SE, McGuinness TB, Mangan CE, Husson M, Woodland MB (1996) **Adenoid cystic carcinoma of Bartholin's gland: a review of the literature and report of a patient.** Gynecol Oncol 61:122-125
12. Feakins RM, Lowe DG (1997) **Basal cell carcinoma of the vulva. A clinicopathologic study of 45 cases.** Int J Gynecol Pathol 16:319-324
13. Flam F, Larson B (1997) **Adenoid cystic carcinoma of Bartholin's gland: a review of the literature and report of a patient with widespread metastases to the bone.** Int J Gynecol Cancer 7:458-460
14. Gordinier ME, Steinhoff MM, Hogan JW, Peipert JF, Gajewski WH, Falkenberry SS, Granai CO (1997) **S-phase fraction, p53, and HER-2/neu status as predictors of nodal metastasis in early vulvar cancer.** Gynecol Oncol 67:200-202
15. Hacker NF, Berek JS (1990) **Vulva.** In: Haskell CM (ed) Cancer Treatment. 3rd ed Philadelphia, Saunders, pp 351-361
16. Hacker NF (1994) **Vulvar Cancer.** In: Berek, JS, Hacker NF (eds): Practical Gynecologic Oncology. 2nd ed Baltimore, Williams & Wilkins pp 403-439
17. Heaps JM, Fu YS, Montz FJ (1990) **Surgicalpathologic variables predictive of local recurrence in squamous cell carcinoma of the vulva.** Gynecol Oncol 38:309
18. Hillemanns HG, Schillinger H, Hilgarth M, Schmidt-Matthiesen H (1991) **Präneoplasien und Neoplasien der Vulva.** In: Schmidt-Matthiesen, H (ed) Klinik der Frauenheilkunde und Geburtshilfe Band 11:49-104, Urban & Schwarzenberg, München, 3 Aufl
19. Homesley HD, Bundi BN, Sedlis A, Adcock L (1986) **Radiation therapy versus pelvic node resection for carcinoma of the vulva with positive groin nodes.** Obstet Gynecol 68:733
20. Homesley HD, Bundi BN, Sedlis A, Yardan E, Berek JS, Jashan A (1991) **Assessment of current international federation of gynecology and obstetrics staging of vulvar carcinoma relative to prognostic factors for survival (a GOG Group study).** Am J Obstet Gynecol 164:997-1004
21. Hording U, Daugaard S, Junge J, Lundvall F (1996) **Human papillomaviruses and multifocal genital neoplasia.** Int J Gynecol Pathol 15:230-234
22. Ikenberg H, Schwörer D, Pfleiderer A (1988) **Nachweis von humaner Papilloma-Virus(HPV)-DNA in Vulvakarzinomen.** Geburtsh und Frauenheilhk 48:776-779
23. Johnson GA, Mannell R, Khalifa M, Walker JL, Wren M, Min KW, Benbbrook DM (1997) **Epidermal growth factor receptor in vulvar malignancies and its relationship to metastasis and patient survival.** Gynecol Oncol 65:425-429
24. Kagie MJ, Kenter GG, Tollenaar RAEM, Hermans J, Trimbos JB, Fleuren GJ (1997) **p53 protein overexpression, a frequent observation in squamous cell carcinoma of the vulva and in various synchronous vulvar epithelia, has no value as a prognostic parameter.** Int J Gynecol Pathol 16:124-130
25. Kagie MJ, Kenter GG, Zomerdijk-Nooijen Y, Hermans J, Schuuring E, Timmers PJ, Trimbos JB, Fleuren GJ (1997) **Human papillomavirus infection in squamous cell carcinoma of the vulva, in various synchronous epithelial changes and in normal vulvar skin.** Gynecol Oncol 67:178-183
26. Knapstein PG, Friedberg V (1987) **Plastische Operationen an der Vulva und Vagina.** In: Knapstein PG et al (eds) Plastische Chirurgie in der Gynäkologie. Thieme Stuttgart New York, S 73-128
27. Kürzl R, Messerer D (1989) **Prognostic factors in squamous cell carcinoma of the vulva: a multivariate analysis.** Gynecol Oncol 32:143-150
28. Landoni F, Maneo A, Zanetta G, Colombo A, Nava S, Placa F, Tancini G, Mangioni C (1996) **Concurrent preoperative chemotherapy with 5-fluorouracil and mitomycin C and radiotherapy (FUMIR) followed by limited surgery in locally advanced and recurrent vulvar carcinoma.** Gynecol Oncol 61:321-327
29. Levenback C, Morris M, Burke TW, Gershenson DM, Wolf JW, Wharton JT (1996) **Groin dissection practices among gynecologic oncologists treating early vulvar cancer.** Gynecol Oncol 62:73-77
30. Leiserowitz GS, Russell AH, Kinney WK, Smith LH, Taylor MH, Scudder SA (1997) **Prophylactic chemoradiation of inguinofemoral lymph nodes in patients with locally extensive vulvar cancer.** Gynecol Oncol 66:509-514
31. Lucas WE (1981) **Die stadienangepaßte Therapie des Vulvakarzinoms.** Gynäkologe 14:150-158
32. Manahan KJ, Hudec J, Fanning J (1997) **Modified radical vulvectomy without lymphadenectomy under local anesthesia in medically compromised patients.** Gynecol Oncol 67:166-167
33. McConnell DT, Wilson BJ, Russell D, Parkin DE, Kitchener HC (1996) **Rising incidence of vulval cancer in North East Scotland 1974-1994: a population based study.** Int J Gynecol Cancer 6:309-312
34. Obermair A, Kohlberger P, Bancher-Todesca D, Tempfer C, Sliutz G, Leodolter S, Reintaller A, Kainz C, Breitenecker G, Gitsch G (1996) **Influence of microvessel density and vascular permeability factor/vascular endothelial growth factor expression on prognosis in vulvar cancer.** Gynecol Oncol 63:204-209
35. Paley PJ, Johnson PR, Adcock LL, Cosin JA, Chen MD, Fowler JM, Twiggs LB, Carson LF (1997) **The effect of Sartorius transposition on wound morbidity following inguinal-femoral lymphadenectomy.** Gynecol Oncol 64:237-241
36. Petry KU, Köchel H, Bode U, Schedel I, Niesert S, Glaubitz M, Maschiek H, Kühnle H (1996) **Human papillomavirus is associated with the frequent detection of warty and basaloid high-grade neoplasia among immuno-compromised women.** Gynecol Oncol 60:30-34
37. Pettersson F (ed) (1994) **Annual Report on the results of treatment in gynecological cancer.** Vol 22. Editorial Office, Radiumhemmet, Stockholm
38. Pfleiderer A (1986) **Zytostatische Therapie des Vulvakarzinoms.** In: Zander J, Baltzer J (eds) Erkrankungen der Vulva. Urban & Schwarzenberg München, S 174-184
39. Robboy SJ, Bentley RC, Krigman H, Silverberg SG, Norris HJ, Zaino RJ (1994) **Synoptic reports in gynecologic pathology.** Int J Gynecol Pathol 13:161-174
40. Rodriguez M, Sevin BU, Averette HE, Angioli R, Janicek M, Method M, Penalver A (1997) **Conservative trends in the surgical management of vulvar cancer: a University of Miami patient care evaluation study.** Int J Gynecol Cancer 7:151-157
41. Rosen C, Malmström H (1997) **Invasive cancer of the vulva.** Gynecol Oncol 65:213-217
42. Sagerman PM, Choi YJ, Hu Y, Niedt GW (1996) **Human papilloma virus, vulvar dystrophy, and vulvar carcinoma: differential expression of human papillomavirus and vulvar dystrophy in the presence and absence of squamous cell carcinoma of the vulva.** Gynecol Oncol 61:328-332
43. Scheistroen M, Tropé C, Kaern J, Abeler VM, Pettersen EO, Kristensen GB (1996) **Malignant melanoma of the vulva FIGO stage I: evaluation of prognostic factors in 43 patients with emphasis on DNA ploidy and surgical treatment.** Gynecol Oncol 61:253-258

44. Schnürch H-G, Küppers V (1996) **Therapie bei VIN 3 - standardisiert oder individuell?** Zentralbl Gynäkol 118:345-349
45. Schnürch H-G, Küppers V, Bender HG (1997) **Vulva-Neoplasien.** In: Onkologie - Grundlagen, Diagnostik, Therapie, Entwicklungen. Band 2 Zeller WJ, zur Hausen H (Hrg), ecomed Landsberg, 3. Ergänzungsl; V-2.11, S 1-9
46. Schnürch H-G (1999) **Vorsorgeuntersuchung der weiblichen Genitalorgane.** In: Spezielle gynäkologische Onkologie I. Bd. 11. Bender HG (Hrg). Klinik der Frauenheilkunde u. Geburtshilfe 4 Aufl Bender HG, Künzel W, Diedrich K (Hrg), U & S München, im Druck
47. Scurry J, Vanin K, Östör A (1997) **Comparison of histological features of vulvar lichen sclerosis with and without adjacent squamous cell carcinoma.** Int J Gynecol Cancer 7:392-399
48. Sun Y, Hildesheim A, Brinton LA, Nasca PC, Trimble CL, Kurman RJ, Viscidi RP, Shah KV (1996) **Human papillomavirus-specific serologic responses in vulvar neoplasia.** Gynecol Oncol 63:200-203
49. Tateo A, Tateo S, Bernasconi C, Zara C (1996) **Use of V-Y flap for vulvar reconstruction.** Gynecol Oncol 62:203-207
50. Toki T, Kurman RJ, Park JS, Kessis T, Daniel RW, Shah KV (1991) **Probable nonpaillomavirus etiology of squamous cell carcinoma of the vulva in older women: A clinicopathologic study using in situ hybridisation and polymerase chain reaction.** Int J Gynecol Pathol 10:107-125
51. VanBeurden M, tenKate FW, Tjong-A-Hung SP, deCraen M, van der Vange N, Lammes FB, terSchegget J (1998) **Human papillomavirus DANN in multicentric vulvar intraepithelial neoplasia.** Int J Gynecol Pathol 17:12-16
52. VanderVelden J, vanLindert ACM, Gimbrere CHF, Oosting H, Heintz APM (1996) **Epidemiologic data on vulvar cancer: Comparison of hospital with population based data.** Gynecol Oncol 62:379-383
53. VanderZee AGJ, deHullu J, Aalders JG, Boonstra H, Piers DA (1997) **Identification of sentinel node by lymphoscintigraphy in patients with vulvar cancer. Abstract.** Int J Gynecol Cancer 7, Suppl 2:83
54. Vilmer C, Cavelier-Balloy B, Nogues C, Trassard M, LeDoussal V (1998) **Analysis of alterations adjacent to invasive vulvar carcinoma and their relationship with the associated carcinoma: a stuy of 67 cases.** Europ J Gynecol Oncol 19:25-31
55. Weghaupt K (1986) **Vulvakarzinom-Elektroresektion und Elektrokoagulation der Vulva – (Wiener Methode).** In: Zander J, Baltzer J (eds) Erkrankungen der Vulva. Urban & Schwarzenberg, München, S 150-160
56. Wilkinson EJ (1994) **Premalignant and Malignant Tumors of the Vulva.** In Kurman RJ (ed) Blaustein's Pathology of the Female Genital Tract Berlin Heidelberg New York, Springer, pp 87-129
57. Wilkinson EJ, Rico MJ, Pierson KK (1982) **Microinvasive carcinoma of the vulva.** Int J Gynecol Pathol 1:29-39

H.-G. Schnürch[1] · A. Pfleiderer[2]
[1]Frauenklinik, Lukaskrankenhaus, Neuss · [2]Eichbergstraße 34, Freiburg

Vaginalkarzinom

Diagnostik und Therapie

Das primäre Karzinom der Vagina ist mit etwa 2–3 % aller malignen Tumoren des weiblichen Genitaltraktes ein sehr seltenes Malignom [5]. Fast 30 % der Patientinnen hatten in den 5 Jahren zuvor ein intraepitheliales oder invasives Zervixkarzinom. Die Inzidenz liegt bei $0,4/10^5$ Frauen pro Jahr [9], die eines Carcinoma in situ der Vagina bei $0,2/10^5$ [6]. Die meisten malignen Tumoren in der Vagina stammen aus den Nachbarorganen Zervix, Vulva, Urethra oder der Harnblase und sind per continuitatem in die Vagina eingewachsen. Daneben ist die Vagina häufigste Lokalisation von Metastasen genitaler Tumoren und steht unter den Genitalorganen nach dem Ovar an zweiter Stelle von Metastasen extragenitaler Tumoren [18]. Das mittlere Alter der Patientinnen mit primärem Vaginalkarzinom liegt zwischen 60 und 65 Jahren, die größte Häufung findet sich zwischen dem 60. und 80. Lebensjahr [24] und damit 10–15 Jahre später als beim Zervixkarzinom [5]. Nur 11% der Patientinnen mit einem Vaginalkarzinom sind jünger als 50 Jahre. Ätiologisch kommt wahrscheinlich beim Vaginalkarzinom einer Infektion mit HPV 16 entscheidende Bedeutung zu [13, 11].

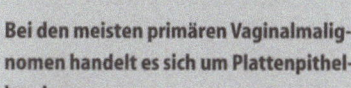

Bei den meisten primären Vaginalmalignomen handelt es sich um Plattenepithelkarzinome.

In der weit überwiegenden Anzahl der primären Vaginalmalignome handelt es sich um Plattenepithelkarzinome. Zwei zwar seltene maligne Tumorarten in der Vagina verdienen besondere Erwähnung: Klarzellige Adenokarzinome bei jungen Frauen, die im Zusammenhang mit der Exposition gegenüber Diethylstilböstrol während deren intrauteriner Entwicklung auftreten [10, 26, 19] und Rhabdomyosarkome bei Kindern meist unter 5 Jahren [7].

Prätherapeutische Diagnostik

Die Symptomatik unterscheidet sich nicht von der des Zervixkarzinoms: Blutiger Fluor und irreguläre Blutungen.

Gynäkologische Untersuchung

52% aller primären Vaginalkarzinome sind im oberen Scheidendrittel und 58% an der Hinterwand lokalisiert [22]. Man findet eine flächenhafte Infiltration der Scheidenhaut, einen exophytisch papillären Tumor oder ein kraterförmiges Ulkus. Vor dem Einführen der Spekula muß durch Abtasten des Introitus vaginae ein tiefsitzendes Vaginalkarzinom ausgeschlossen werden. Zur Prüfung der Ausdehnung in der Vagina

---

Prof. Dr. H.-G. Schnürch
Frauenklinik des Lukaskrankenhauses, Preussenstraße 84, D-41464 Neuss

sollte eine Kolposkopie durchgeführt werden, da die primären vaginalen Neoplasien nicht selten multizentrisch auftreten. Die Palpation muß den Introitus vaginae, die Parakolpien, Beckenwände, Parametrien und das innere Genitale mit erfassen.

Diagnostische Biopsie

Die Diagnose erfolgt durch kolposkopisch gezielte Biopsie.

Die Diagnose erfolgt durch kolposkopisch gezielte Biopsie. Weitere Biopsien können zum Ausschluß eines primären Zervix- und eines primären Vulvakarzinoms erforderlich werden. Bei einem Adenokarzinom ist die fraktionierte Abrasio zum Ausschluß eines primär stummen Zervix- oder eines Endometriumkarzinoms darüber hinaus unverzichtbar.

Staging

Die Stadieneinteilung erfolgt klinisch unter Beachtung der für die Einteilung des Zervixkarzinoms geltenden Richtlinien nach den Empfehlungen der FIGO [24]. **Als Vaginalkarzinom sollte nur ein Tumor bezeichnet werden, dessen primärer Sitz die Vagina ist.** In der Vagina wachsende sekundäre Malignome werden nicht berücksichtigt. Ist die Portio befallen und die Region des Muttermundes erreicht, gilt der Tumor als Zervixkarzinom, ist die Vulva befallen, gilt der Tumor als Vulvakarzinom [15, 8].

Endoskopische Untersuchungen

Eine ▶ **Urethro-Zystoskopie** ist zum Ausschluß eines primären Urethral- oder Blasenkarzinoms bzw. zur Abklärung der Ausdehnung auf Urethra oder Blase besonders bei Befall der vorderen Scheidenwand obligat. In gleicher Weise wird die ▶ **Prokto-Rektoskopie** zum Ausschluß eines primären Rektumkarzinoms bzw. zur Abklärung der Ausdehnung auf das Rektum besonders bei Befall der hinteren Scheidenwand durchgeführt.

Untersuchungen mit bildgebenden Verfahren

Zur Ausbreitungsdiagnostik im weiteren Sinne gehören die Röntgen-Thoraxuntersuchung, die Sonographie der ableitenden Harnwege und die Sonographie des inneren Genitale zum Ausschluß eines Endometriumkarzinoms oder eines Ovarialkarzinoms. Ein MRT des Beckens oder CT der Iliacal- und Paraaortalregion sind nur in Ausnahmefällen indiziert, wenn die Tumorausbreitung klinisch unklar bleibt und weitere Informationen zur Therapieplanung unverzichtbar sind [5, 20]. Der positive prädiktive Wert eines MRT bezüglich Primärtumor oder Metastasen betrug 84%, der negative 97% [3].

Tabelle 1
Stadieneinteilung des Vaginalkarzinoms (FIGO)

FIGO	Tumorausbreitung
0	VAIN III oder Carcinoma in situ
I	Karzinom beschränkt auf die Vagina
II	Infiltration des subvaginalen Gewebes, aber nicht bis zur Beckenwand
III	Ausdehnung bis zur Beckenwand
IV	Ausdehnung über das kleine Becken hinaus oder Einbruch in die Schleimhaut von Blase oder Rektum
IVa	Ausdehnung auf die Nachbarorgane Blase und Rektum
IVb	Fernmetastasen

Abklärung des Allgemeinzustandes

Da häufig sehr alte und gebrechliche Patientinnen betroffen sind, steht die Allgemeinuntersuchung im Mittelpunkt, die insbesondere das operative Risiko abzuschätzen hilft.

Die Bedeutung der serologischen Tumormarkerbestimmung ist relativ gering. Erhöhte SCC-Werte geben Hinweise auf ein größeres Tumorvolumen, meist auf Metastasen.

Früherkennung und Screening

Eine Früherkennung auch kleiner präinvasiver Epithelatypien ist prinzipiell durch Kolposkopie und Zytologie möglich. Die Problematik liegt jedoch in der schlechten vollständigen Überschaubarkeit der gesamten Scheidenhaut, die auch die Ergebnisse der zytologischen Untersuchung einschränkt. Dazu kommt die Tatsache, daß verdächtige Befunde oft der Beobachtung dadurch entgehen, daß sie mit dem Untersuchungsspekulum bedeckt werden. Ein allgemeines Screening symptomfreier Frauen ist wegen dieser Schwierigkeiten und wegen der Seltenheit des Vaginalkarzinoms nicht angezeigt; allerdings wird die Vagina gelegenheitsmäßig mit inspiziert beim verbreiteten Zervix-Screening, da sie sozusagen auf dem Wege liegt [26].

Histomorphologische Diagnostik

Intraepitheliale Neoplasie (VAIN)

Eine herdförmige Dysplasie, ein Carcinoma in situ oder auch ein Mikrokarzinom der Scheide unterscheiden sich in ihrem Aufbau nicht von einem solchen der Zervix und werden heute dementsprechend als VAginale Intraepitheliale Neoplasie (VAIN) bezeichnet [6]. Intraepitheliale Neoplasien der Vagina haben vermutlich ein relativ geringes Entartungsrisiko, insbesondere in den leichten und mäßig-gradigen Ausprägungen. Bei allerdings nur wenigen Beobachtungen rechnet man mit einer Karzinominzidenz zwischen 3 und 5%.

Invasives Karzinom

90–95% aller malignen Tumoren der Vagina sind epithelialen Ursprungs und 90% Plattenepithelkarzinome [23, 6]. Die International Society of Gynecologic Pathologists (ISGP) hat eine Klassifikation maligner Tumoren in der Vagina empfohlen (Tabelle 2).

Angaben für den Kliniker

Der Kliniker benötigt wie bei einem Zervixkarzinom exakte Angaben über die Größe und Ausdehnung des Primärtumors, die Abtragungsränder, den Befall von Lymphknoten, den histologischen Typ des Karzinoms und Angaben über den Differenzierungsgrad.

Die schlechte Überschaubarkeit der Scheidenhaut schränkt die Ergebnisse der zytologischen Untersuchung ein.

Tabelle 2
Klassifikation maligner Vaginaltumoren (ISGP)

Plattenepitheliale Tumoren
- Plattenepithelkarzinom
- Verruköses Karzinom

Drüsige Tumoren
- Adenokarzinom
- Klarzellkarzinom
- Mesonephroides Karzinom

Andere epitheliale Tumoren
- Adenosquamöses Karzinom
- Adenoides Basalzellkarzinom
- Adenoid-zystisches Karzinom
- Karzinoid

Mesenchymale Tumoren
- Leiomyosarkom
- Sarkoma botryoides (embryonales Rhabdomyosarkom)
- Endometrioides Stromasarkom

Gemischt epithelial-mesenchymale Tumoren
- Synovial-Sarkom-ähnlich
- Adenosarkom
- Maligner gemischter mesodermaler Tumor (MMMT)

Verschiedene Tumoren
- Malignes Melanom
- Dottersacktumor
- Malignes Lymphom

Metastatische Tumoren

Prognosefaktoren

Wichtigster Prognosefaktor ist das Ausbreitungsstadium [20, 22, 2, 14, 30, 32]. Das gilt im Besonderen für die Tiefe der Infiltration in die Scheidenwand und das Parakolpium [23]. Von den 1987–89 behandelten und im Annual Report von 1994 registrierten Fällen eines Vaginalkarzinoms überlebten 46,8% 5 Jahre, im Stadium I: 63%, im Stadium II: 41%, im Stadium III: 31% und im Stadium IV: 24% [24]. Nichtepitheliale Tumoren haben eine schlechtere Prognose als Karzinome. Die Lokalisation innerhalb der Scheide, das Alter der Patientin [32, 17], die Differenzierung und andere histologische Merkmale korrelieren mit der Prognose, sind aber in multivariater Analyse keine unabhängigen Faktoren [22, 14]. Der EGF-Rezeptor und das c-erbB-2 Protein haben prognostisch keine Bedeutung [29].

Abwägung zwischen Operation und Strahlentherapie

Beim Vaginalkarzinom galt bis vor Kurzem die primäre Strahlentherapie der Operation als überlegen [5, 20, 22]. In den Jahren 1987–89 wurden international von 434 primären Vaginalkarzinomfällen 33,4% primär operiert. Im Stadium I waren es 54%, im Stadium II 28%. Randomisierte Studien liegen nicht vor. Die Entscheidung, ob Operation oder (primäre) Strahlentherapie richtet sich deshalb nach der primären Ausdehnung des Tumors, den Erfahrungen des Operateurs, dem Allgemeinzustand der Patientin und den implizierten Folgen (Strahlentherapie: Fistelbildungen, Spätfolgen an Darm und Blase, trockene, verwachsene Vagina. Operation: Verlust der Vagina, Neovagina nötig, sehr großer Eingriff, häufiger lokoregionäre Rezidive). Da die Kombination der beiden Methoden von wesentlich mehr Komplikationen belastet ist, ohne gesicherte Vorteile zu bringen, ist die primäre Entscheidung sehr schwierig und muß sich auf besonders große Erfahrung stützen um so mehr, als bildgebende Verfahren nur sehr wenig zur Entscheidung beitragen können.

Bei jungen Patientinnen kann eine ▶ **explorative Laparotomie** zur Entscheidungshilfe vorgeschaltet werden [20]. Dabei werden vergrößerte pelvine Lymphknoten direkt entnommen und histologisch untersucht, besonders aber, um in gleichem Eingriff die Ovarien nach lateral und kranial zu verlagern, um sie aus dem Bestrahlungsfeld zu entfernen.

Operative Therapie

Intraepitheliale Neoplasie

Grundsätzlich sind die vollständige operative Entfernung und die primäre Kontaktbestrahlung möglich [5]. Treten diese Läsionen bei jüngeren Patientinnen auf, ist bei allgemeiner Operabilität der Operation der Vorzug zu geben. Bei ausgedehntem, multizentrischen Befall mit VAIN 3 ist die Kolpektomie ggf. mit Neovagina indiziert; dabei ist eine Frühinvasion im Operationspräparat erkennbar [1]. Alternativ ist eine Kontaktbestrahlung mit 65–80 Gy möglich mit den Risiken der Rezidive und Fisteln zu Urethra, Blase und Rektum.

Bei niedriggradigen Läsionen (VAIN 1 oder 2) oder streng lokalisiertem Prozeß ist eine einfache Exzision oder ▶ **CO_2-Laser-Vaporisierung** nach histologischer Sicherung vorteilhaft [1].

Invasives Karzinom

Radikaloperation im Stadium I

Der früheren Therapie der Wahl, der primären Strahlentherapie, stehen zunehmend bessere Erfahrungen mit einer primären Operation gegenüber [2, 30]. Der Vorteil liegt

---

Wichtigster Prognosefaktor ist das Ausbreitesstadium.

Nichtepitheliale Tumoren haben eine schlechtere Prognose als Karzinome.

Die Kombination von Operation und Strahlentherapie ist von wesentlich mehr Komplikationen belastet.

▶ **Explorative Laparotomie**

▶ **CO_2-Laser-Vaporisierung**

vor allem in der Vermeidung von Strahlenfolgen, bei jungen Frauen in der Erhaltung der Ovarialfunktion und besserer Informationen über die tatsächliche Tumorausbreitung.

Die Indikation zur Operation gilt besonders für Karzinome im oberen Scheidendrittel [5, 20]. Bei der Operation ist eine radikale Hysterektomie und eine Entfernung der Vagina und der Parakolpien bis 2 cm im Gesunden nötig. Wie nach anderen vaginal-ablativen Behandlungen ist gegebenenfalls ein Scheidenersatz möglich. Die notwendige ▶ **Lymphonodektomie** muß die unterschiedlichen Lymphknotenregionen berücksichtigen: Die Karzinome des oberen und mittleren Drittels der Vagina metastasieren zunächst in die iliacalen, dann in die paraaortalen Lymphknoten, die des unteren Drittels vor allem in die Lymphknoten der Leistengegend. Bei Karzinomen der hinteren Scheidenwand (besonders im oberen und mittleren Drittel) sind die perirektalen, sakralen und tiefen iliacalen Lymphknoten, bei Karzinomen der Scheidenvorderwand eher die der Beckenwand befallen.

▶ Lymphonodektomie

Operation bei ausgedehntem Karzinom

Die primäre Operation ist auch bei ausgedehntem Tumorbefall in folgenden Ausgangssituationen indiziert:

- Erwartungsgemäß strahlenresistente Malignome (Melanome, Sarkome, Metastasen z. B. von Rektumkarzinomen oder Hypernephromen),
- Blasen-Scheiden- oder Rektum-Scheidenfisteln: Exenterativer Eingriff sollte erwogen werden. Bei gut operablen Patientinnen wird das befallene Nachbarorgan mit reseziert (Zystektomie, Rektumresektion) und durch Rekonstruktion in der Funktion ersetzt (z.B. Ileum-Neoblase mit kontinenter Nippelbildung, End- zu Endanastomose des Sigma-Rektum ggf. mit passagerem doppelläufigem Anus praeter).
- Bei ausgedehntem vulvo-vaginalen Karzinom ggf. kombiniertes Vorgehen: Bestrahlung der inneren Tumormanifestationen (pelvine Perkutanbestrahlung, adaptierte intravaginale Brachytherapie) und Vulvektomie mit inguino-femoraler Lymphonodektomie.

Strahlentherapie

Über lange Zeit war die Therapie der Wahl beim invasiven Vaginalkarzinom die primäre Bestrahlung als Kombination aus Brachytherapie und perkutaner Teletherapie [5, 1, 20, 22, 14,]. Bei Tumorsitz im distalen Vaginaldrittel ist eine Bestrahlung der Leisten indiziert.

Kontaktbestrahlung

Verwendet wird ein Kolpostat aus Plexiglas, Plastik oder Hartgummi, der einen definierten Abstand zwischen Strahlenquelle und Scheidenwand garantiert. Die meiste Erfahrung besteht mit ^{226}Radium, das aber aus Strahlenschutzgründen heute durch ^{137}Cäsium oder ^{192}Iridium unter Afterloading-Technik eingesetzt wird. Im Tumor wird eine Dosis von 80–90 Gy angestrebt. Die zur Vulva hin abnehmende Strahlentoleranz zwingt dazu, introitusnahe Karzinome geringer zu bestrahlen [5, 32].

Im Tumor wird eine Dosis von 80–90Gy angestrebt.

Perkutane Strahlentherapie

Mit wenigen Ausnahmen im Stadium I muß die Kontaktbestrahlung durch eine perkutane Teletherapie ergänzt werden. Dabei muß das Beckenzentrum ausgespart werden. Die Bestrahlung der Parakolpien, der Parametrien und der Lymphabflußgebiete an den Beckenwänden erfolgt mit Photonen oder Telekobalt bis zu einer Gesamtdosis von 50–60 Gy an der Beckenwand (Punkt B) [5, 22, 32].

Die Bestrahlung erfolgt mit Photonen oder Telekobalt bis zu einer Gesamtdosis von 50–60 Gy an der Beckenwand.

Interstitielle Spickung

Die transperineale Spickung mit ^{192}Iridium- oder ^{137}Cäsium- Nadeln ist besonders bei introitusnahen ausgedehnten Tumormassen eine sehr gute Ergänzung [5, 22], allerdings nicht ohne erhebliche Spätmorbidität [12].

Chemotherapie

Erfahrungen mit der Anwendung von Zytostatika bei primären Plattenepithelkarzinomen der Vagina fehlen. Die Daten werden im allgemeinen vom Plattenepithelkarzinom der Zervix übernommen [5]. Bei entsprechender Indikation (Beschwerden durch Tumorprogression, die weder durch Strahlentherapie noch durch Operation beeinflußt werden können), besteht mit einer Kombinationschemotherapie mit Platin-Präparaten die Möglichkeit, in ca. 60% eine Remission (auch bei Adenokarzinomen [34]) und ein mittleres Überleben von 11 Monaten zu erzielen [16, 22].

Sonderfälle

Adenokarzinom der Vagina

Adenokarzinome stehen mit der Einnahme von Diethylstilbestrol der Mutter während der früheren Schwangerschaft in Verbindung.

Die Mehrzahl aller Adenokarzinome der Vagina sind hellzellige/klarzellige Adenokarzinome [27, 7]. Sie stehen mit der Einnahme von Diethylstilbestrol der Mutter während der frühen Schwangerschaft in Verbindung (Risiko 1:1000). Ohne Anspruch auf Vollständigkeit wurden in den USA zwischen 1971 und 1992 587 Fälle gemeldet [31]. Die Karzinome treten bei einem mittleren Alter von 19 Jahren auf [19] und sind meist im Bereich der Scheidenvorderwand im oberen Drittel lokalisiert. Sie metastasieren häufig und früh in Lymphknoten. Auch Fernmetastasen sind häufiger als bei Plattenepithelkarzinomen [27, 7]. Als Therapie wird das gleiche Vorgehen wie bei Plattenepithelkazinomen empfohlen [22]. Wegen des jugendlichen Alters bevorzugt man im Stadium I und II die Operation mit Rekonstruktion der Vagina [22, 20]. Bei kleinem Tumor ist im Stadium I eine lokale Exzision (und lokaler Bestrahlung) mit Erhaltung der Fertilität möglich. Diese sollte durch eine pelvine Lymphonodektomie ergänzt werden [28]. Rezidive treten meist in den ersten 3 Jahren auf, werden aber auch noch nach über 15 Jahren beobachtet [4]. Trotzdem ist die Prognose insgesamt besser als bei Plattenepithelkarzinomen und liegt bei 80% (>5Jahre) [27, 6]. In diesen Klarzellkarzinomen ist das p53 Protein überexprimiert [33].

Melanom der Vagina

Vaginale Melanome sind sehr maligne.

Vaginale Melanome treten in allen Altersstufen auf und sind sehr maligne. Die Prognose hängt im Wesentlichen von der Invasionstiefe des Melanoms ab und ist durch eine Operation oder Strahlentherapie kaum zu beeinflussen [20] Deshalb wird grundsätzlich empfohlen, ein konservatives Vorgehen (weite Exzision) zu bevorzugen und radikale Eingriffe nur zur Palliation durchzuführen [21].

Nachsorge

Die Nachsorge (3 Jahre alle 3 Monate, dann 2 Jahre alle 6 Monate, dann jährlich) entspricht der bei allen anderen gynäkologischen Karzinomen. Ihre Ziele sind die Früherkennung eines lokalen Rezidivs mittels gynäkologischer Untersuchung, evt. Abstrichzytologie (bildgebende Verfahren sind nur bei Beschwerden angezeigt), ferner die Diagnose und Therapie von Behandlungsfolgen (bei Kastration und postmenopausal Östrogentherapie) und die psychosoziale Betreuung.

Rezidiv

Bei lokalen und loko-regionären Rezidiven ist eine operative Entfernung im Gesunden indiziert. Wenn keine Vorbestrahlung erfolgt ist, kann alternativ eine Strahlentherapie diskutiert werden. Bei einem inoperablen Rezidiv im bestrahlten Bereich bleibt in der Regel nur die Palliation (Schmerztherapie etc.). Bei Fernmetastasen mit belastenden Symptomen ist ein begrenzter operativer Palliativ-Eingriff oder in seltenen Fällen eine Chemotherapie indiziert.

Literatur

1. Bender HG (1991) **Tumoren der Vagina.** In: Bender HG (Hrg) Gynäkologische Onkologie. Thieme Stuttgart New York, 2 Aufl, S 335–346
2. Bouma J, Burge MPM, Krans M, Hollema H, Pras E (1994) **Squamous cell carcinoma of the vagina: a report of 32 cases.** Int J Gynecol Cancer 4:389–394
3. Chang YCF, Hricak H, Thurnher S, Lacey CG (1988) **Vagina: Evaluation with MR imaging. II. Neoplasms.** Radiology 169:175
4. Fishman DA, Williams S, Small W, Keh P, Gerbie MV, Schwartz PE, Gershenson DM, Lurain JR (1996) **Late recurrence of vaginal clear cell adenocarcinoma.** Gynecol Oncol 62:128–132
5. Fournier von D, Leppien G, Junkermann H (1991) **Präneoplasien und Neoplasien der Vagina.** In: Schmidt-Matthiesen H(ed) Klinik der Frauenheilkunde und Geburtshilfe, Band 11, 3 Auflage, Urban & Schwarzenberg München, S 105–127
6. Fu YS, Reagan JW (1989a) **Epithelial neoplasms of the vagina. In: Pathology of the uterine cervix, vagina, and vulva.** Saunders, Philadelphia, pp 193–224
7. Fu YS, Reagan JW (1989b) **Nonepithelial and metastatic tumors of the lower genital tract.** In: Pathology of the uterine cervix, vagina, and vulva. Saunders, Philadelphia, pp 336–379
8. Hacker NF (1994) **Vaginal Cancer.** In: Berek JS, Hacker NF(Eds) Practical Gynecological Oncology, Williams & Wilkins, Baltimore, pp 441–45
9. Henson D, Tarone R (1977) **An epidemiologic study of cancer of the cervix, vagina and vulva based on the Third National Cancer Survey in the United States.** Am J Obstet Gynecol 129:525
10. Herbst AL (1984) **Diethylstilbestrol exposure – 1984.** N Engl J Med 311:1433
11. Hildesheim A, Han CL, Brinton LA, Nasca PC, Richart RM, Jones RB, Ashley RL, Ziegler RG, Schiller JT (1997) **Sexually transmitted agents and risk of carcinoma of the vagina.** Int J Gynecol Cancer 7:251–255
12. Hughes-Davies L, Silver B, Kapp DS (1995) **Parametrial interstitial brachytherapy for advanced or recurrent pelvic malignancy: the Harvard/Stanford experience.** Gynecol Oncol 58:24–27
13. Ikenberg H, Runge M, Göppinger A, Pfleiderer A (1990) **Human papillomavirus DNA in invasive carcinoma of the vagina.** Obstetr Gynecol 76:432–438
14. Kirkbride P, Fyles A, Rawlings A, Manchul L, Levin W, Murphy KJ, Simm J (1995) **Carcinoma of the vagina – experience at the Princess Margaret Hospital (1974–1989).** Gynecol Oncol 56:435–443
15. Kottmeier HL (1963) **The classification and clinical staging of carcinoma of the uterus and vagina.** J Int Fed Gynecol Obstet. 1:83
16. Long HJIII, Cross WG, Wieand HS, Webb MJ, Mailliard JA, Kugler JW, Tschetter LK, Kardinal CG, Ebbert LP, Rayson S (1995) **Phase II trial of methotrexate, vinblastine, doxorubicin, and cisplatin in advanced/recurrent carcinoma of the uterine cervix and vagina.** Gynecol Oncol 57:235–239
17. Malmström H, Engquist M (1997) **Primary invasive cancer of the vagina.** Int J Gynecol Cancer 7:205–212
18. Mazur MT, Hsueh W, Gersell DJ (1984) **Metastases to the female genital tract. Analysis of 325 cases.** Cancer 53:1978
19. Melnick S, Cole P, Anderson D, Herbst AL (1987) **Rates and risks of diethylstilbestrol-related clear-cell adenocarcinoma of the vagina and cervix. An update.** N Engl J Med 316:514
20. Morrow CP, Curtin JP, Townsend DE (1993) **Tumors of the vagina.** In: Synopsis of gynecologic oncology, 4th edition. Churchill Livingstone New York, pp 93–110
21. Neven P, Shepherd JH, Masotina A, Fisher C, Lowe DG (1994) **Malignant melanoma of the vulva and vagina: a report of 23 cases presenting in a 10-year period.** Int J Gynecol Cancer 4:379–383
22. Perez CA, Gersell DJ, Hoskins WJ, McGuire III WP (1992) **Vagina.** In: Hoskins WJ, Perez CA, Young RC (eds) Principles and Practice of Gynecologic Oncology, Lippincott Philadelphia, pp 567–590
23. Perez CA, Arneson AN, Galaktos A (1973) **Malignant tumors of the vagina.** Cancer 31:36
24. Pettersson F (ed) (1994) **Annual report on the results of treatment in gynecological cancer.** Vol 22, Editorial Office, Radiumhemmet, Stockholm
25. Robboy SJ, Bentley RC, Krigman H, Silverberg SG, Norris HJ, Zaino RJ (1994) **Synoptic reports in gynecologic pathology.** Int J Gynecol Pathol 13:161–174
26. Schnürch H-G, Bender HG, Tigges J (1985) **Zur nicht Diäthylstilboestrol-induzierten Adenose der Vagina.** Geburtshilfe und Frauenheilk 45:119–123
27. Sedlis A, Robboy SJ (1987) **Diseases of the vagina.** In: Kurman RJ (ed) Blaustein's pathology of the female genital tract. 3rd ed Springer Berlin Heidelberg New York, pp 97–140
28. Senekjian ER, Frey RE, Anderson D, Herbst AL (1987) **Local therapy in stage I clear cell adenocarcinoma of the vagina.** Cancer 60:1319
29. Skomedal H, Kristensen G, Holm R (1995) **Expression of retinoblastoma tumor suppressor gene protein, epidermal growth factor receptor, and c-erbB-2 oncoprotein in primary vaginal carcinomas.** Gynecol Oncol 59:379–383
30. Stock RG, Chen ASJ, Seski J (1995) **A 30-year experience in the management of primary carcinoma of the vagina: analysis of prognostic factors and treatment modalities.** Gynecol Oncol 56:45–52
31. Trimble ER, Rubinstein LV, Menck HR, Hankey BF, Kosary C, Giusti R (1996) **Vaginal clear cell adenocarcinoma in the United States.** Gynecol Oncol 61:113–115
32. Urbanski K, Kojs Z, Reinfuss M, Fabisiak W (1996) **Primary invasive vaginal carcinoma treated with radiotherapy: analysis of prognostic factors.** Gynecol Oncol 60:16–21
33. Waggoner SE, Anderson SM, Luce MC, Takahashi H, Boyd J (1996) **p53 protein expression and gene analysis in clear cell adenocarcinoma of the vagina and cervix.** Gynecol Oncol 60:339–344
34. Zanetta G, Lissoni A, Gabriele A, Landoni F, Colombo A, Perego P, Mangioni C (1997) **Intense neoadjuvant chemotherapy with cisplatin and epirubicin for advanced or bulky cervical and vaginal adenocarcinoma.** Gynecol Oncol 64:431–435

A. Pfleiderer · Freiburg

Diagnose und Therapie des Zervixkarzinoms

Das Zervixkarzinom ist bis heute nach dem Mammakarzinom weltweit nach Inzidenz und Mortalität das zweithäufigste Karzinom der Frau. Bei uns steht es, mitbedingt durch die Vorsorgeuntersuchungen, mit $17/10^5$ invasiven Karzinomen erst an 8. Stelle. Das Carcinoma in situ (Cis) der Zervix wird heute auch in Deutschland etwas häufiger als invasive Karzinome beobachtet. Der Anteil der Stadium-I-Fälle ist von 23% (1950/54) auf 38% (1982/86), regional auf 49% (1990/93) angestiegen [14]; 25% der Erkrankten sind jünger als 43 (37–70) Jahre, der Altersmittelwert beträgt 56,7 Jahre [9].

▶ **Humane Papillomviren (HPV)**

Ätiologisch ist für die Tumorinitiation wahrscheinlich eine Infektion mit ▶ **humanen Papillomviren (HPV)** verantwortlich. Die Infektion des Zervixepithels vor allem mit den HPV-Typen 16, 18, 31 und 45 (>80% aller invasiven Zervixkarzinome) führt zu einer Integration der HPV-DNA in das zelluläre Genom. Diese läßt sich in bis zu 50% der schweren Dysplasien, in bis zu 80% im Cis und in über 90% der invasiven Plattenepithelkarzinome nachweisen. Die viralen E6- und E7-Gene führen zur Immortalisierung der menschlichen Zellen. Zur eigentlichen Karzinomentstehung sind weitere Schritte nötig. Als ▶ **Tumorpromotoren** werden diskutiert das Rauchen und Genitalinfektionen mit unterschiedlichen Erregern (Herpes simplex, Chlamydien, HIV), hormonale Kontrazeptiva, Zahl der Lebendgeburten, jugendliches Alter beim ersten Geschlechtsverkehr, der Gebrauch von Vitaminen (Karotinoide, Vitamin C, Folsäure), Wachstumsfaktoren, Zytokine sowie die humorale und zelluläre Immunität [13].

▶ **Tumorpromotoren**

Wachstum und Symptomatik

Das invasive Zervixkarzinom breitet sich kontinuierlich von der Zervix in die Parametrien und in die Vagina sowie diskontinuierlich über die Lymphbahnen in die Lymphknoten parazervikal/parametran, entlang der A. iliaca externa und interna, präsakral und sakral, in die Lymphknoten der A. iliaca communis, inguinal und paraaortal aus. Hämatogene Metastasen beobachtet man (primär) in 3–4%, Ovarialmetastasen nur in 0,2% der Fälle.

Das invasive Zervixkarzinom breitet sich in die Parametrien und die Vagina aus und metastasiert über die Lymphbahnen.

---

*Basis der hier mitgeteilten Aussagen sind die „Diagnostischen und therapeutischen Standards beim Zervixkarzinom", Frauenarzt 39: 1043-47, 1998.
An anderer Stelle wird auf das **Screening** (Der Gynäkologe 3/1996:243-250), auf die **Früherkennung** (Der Gynäkologe 9/96:781-794) und auf die **Nachsorge** (Der Gynäkologe, erscheint 2000) eingegangen.

Prof. Dr. A. Pfleiderer · Eichbergstraße 34, D-79117 Freiburg

Während die Vor- und meisten Frühstadien symptomlos sind, kommt es dann, wenn ein Tumor nekrotisch zerfällt, zu Kontaktblutungen, blutigem Fluor und Metrorrhagien. Schmerzen im kleinen Becken, in der Kreuzbein- und Lendengegend und ein Lymphödem der Beine sind „Spätsymptome" und weisen auf einen weit ausgedehnten Tumorprozeß.

> Die Frühstadien sind symptomlos.

Diagnostik

Diagnose des Primärtumors

Die Diagnose des Zervixkarzinoms erfolgt im Rahmen der gynäkologischen Untersuchung durch Inspektion der Portio vaginalis uteri bei der Spiegeleinstellung, bei endozervikalem Prozeß durch Kürettage der Zervix (meist ohne Narkose) oder seltener als Zufall bei einer fraktionierten Abrasio. Die Untersuchung wird durch die kolposkopische Betrachtung der Portio und der Vagina sowie durch die bimanuelle vaginale und rektovaginale Palpation ergänzt.

> • Inspektion der Portio vaginalis uteri
> • Kürettage der Zervix
> • Als Zufall bei einer fraktionierten Abrasio

Histologische Sicherung

Die ▶ **kolposkopisch gesteuerte Gewebeentnahme** zur histologischen Diagnose des invasiven Zervixkarzinoms ist bei makroskopisch sichtbarem Tumor die Methode der Wahl. Zur Untersuchung der Tumorausdehnung in der Vagina sind in allen Zweifelsfällen multiple Biopsien nötig. Bei frühen Ausbreitungsstadien (FIGO Stadium Ia1/Ia2) ist dazu eine ▶ **Konisation** mit anschließender Kürettage der oberen Zervixabschnitte erforderlich.

Die ▶ **Feinnadelpunktion** suspekter Lymphknoten (Halsregion, paraaortal, im kleinen Becken oder inguinal) unter sonographischer Führung oder CT-gesteuert, ist indiziert, wenn diese vergrößert sind und wenn der positive Metastasennachweis für weitere Behandlungsmaßnahmen relevant ist.

Die gleiche Einschränkung gilt für die ▶ **Tru-Cut-Biopsie** von Infiltraten im kleinen Becken und hier besonders parametran zum Nachweis bzw. zum Ausschluß eines karzinomatösen Infiltrates.

Das Resultat einer Staging-Laparotomie ist dagegen nur dann für die Stadieneinteilung relevant, wenn durch die klinische Untersuchung der Verdacht auf eine intraabdominale Ausbreitung gegeben ist. Im Standardfall gehört eine solche Operation nicht zur erweiterten und schon gar nicht zur routinemäßigen Diagnostik.

> ▶ Kolposkopisch gesteuerte Gewebeentnahme
>
> ▶ Konisation und Zervixabrasio
> ▶ Feinnadelpunktion von Lymphknoten
>
> ▶ Tru-Cut-Biopsie
>
> Eine Staging-Laparotomie ist nur bei Verdacht auf eine intraabdominale Ausbreitung indiziert.

Staging

Die Stadieneinteilung des Zervixkarzinoms erfolgt nach der Übereinkunft der FIGO (1988 und 1994) (Tabelle 1) „klinisch" durch einen sehr erfahrenen Untersucher durch den ▶ **gynäkologischen Spiegel- und Tastbefund,** wenn nötig auch in Narkose. Dabei müssen die Ausdehnung in der Vagina durch die Kolposkopie genau festgelegt und die vaginalen Tumorgrenzen ggf. durch Biopsien dokumentiert werden. Zur Ergänzung sind notwendig:

▶ i.v.-Pyelographie oder Sonographie zum Ausschluß einer Ureterstenose oder Hydronephrose,
▶ Zystoskopie (zum Ausschluß eines Tumoreinbruchs in die Blase, bei Verdacht mit Biopsie),
▶ Rektoskopie (zum Ausschluß eines Tumoreinbruchs in das Rektum, bei Verdacht mit Biopsie),
▶ Röntgenaufnahme des Thorax in 2 Ebenen und
▶ bei endozervikalem Prozeß eine Kürettage des Uterus evtl. mit Hysteroskopie.

> ▶ Gynäkologischer Spiegel- und Tastbefund
>
> Ergänzung des Staging durch i.v.-Pyelographie oder Sonographie, Zystoskopie, Rektoskopie und Rö-Thorax.

Die Begründung für dieses Vorgehen ergibt sich einerseits daraus, daß bei vielen Fällen eines Zervixkarzinoms primäre Operation und primäre Strahlentherapie zu gleichwertigen Ergebnissen führen, und daß bei ausgedehnten Stadien die Strahlen-

Tabelle 1
Stadieneinteilung des Zervixkarzinoms FIGO 1988 und 1994

Stadium	Definition
0	Carcinoma in situ. Das gesamte Epithel ist atypisch verändert, es besteht keine Stromainvasion; wird in Statistiken über das invasive Karzinom nicht berücksichtigt.
I	Begrenzt auf den Uterus; eine Ausbreitung auf das Korpus uteri wird nicht berücksichtigt.
Ia	Präklinisches, ausschließlich mikroskopisch diagnostiziertes, invasives Karzinom Voraussetzung: Histopathologische Stufenschnitte durch einen Konus oder die ganze Zervix
Ia1	Minimale Stromainvasion (bis 3 mm Distanz zwischen tiefster Infiltration und höchster benachbarter Papille)
Ia2	Invasion: >5 mm, Tumorausbreitung: >7 mm in horizontaler Richtung
Ib	klinisch erkennbare Läsion
Ib1	Tumordurchmesser bis 4 cm
Ib2	über 4 cm
II	Ausdehnung über den Uterus hinaus, aber nicht bis zur Beckenwand und nicht bis zum unteren Drittel der Vagina
IIa	Parametrium frei, nur Vagina befallen
IIb	Parametrium befallen (tastbar verdichtet, maximal spitz zur Beckenwand)
III	Ausdehnung bis zur Beckenwand (breit) und/oder bis zum distalen Drittel der Vagina und/oder Ureterstenose, Hydronephrose oder stumme Niere
IIIa	Befall der distalen Hälfte der Vagina
IIIb	Ausdehnung bis zur Beckenwand (breit) und/oder Ureterstenose/ Hydronephrose / stumme Niere
IVa	Infiltration der Schleimhaut der Blase oder des Rektums und/oder Überschreitung der Grenzen des kleinen Beckens
IVb	Fernmetastasen

Für die Therapieplanung sind auch Beinlymphographie, CT, MRT sowie Arterio- bzw. Phlebographie wichtig.

therapie überlegen ist. Andererseits wird es dadurch möglich, die Ergebnisse in verschiedenen Kliniken verschiedener Länder und über lange Zeiten zu vergleichen.

Zusätzlich notwendige, das Staging nicht beeinflussende Maßnahmen

Folgende Untersuchungen finden bis heute für die Stadieneinteilung keine Berücksichtigung, sind aber für die Therapieplanung wichtig und werden je nach dem Stadium der Erkrankung und dem geplanten Vorgehen eingesetzt.

- Weitere sonographische Untersuchungen: Bei ausgedehnten Karzinomen ohne Befall der Rektumschleimhaut kann die Zystoskopie bzw. Rektoskopie durch die transrektale Sonographie ergänzt werden. Außerdem erlaubt in solchen Fällen die Sonographie der Skalenusregion am Hals, Lymphknotenmetastasen, die der Palpation entgangen sind, zu entdecken.
- Die Beinlymphographie ist ein geeignetes Verfahren zum Nachweis von Lymphknotenmetastasen. Sie wird aber heute nur noch sehr selten durchgeführt und ist bei mangelnder Erfahrung mit einer hohen Fehlerbreite behaftet.
- Die Computertomographie ist beim Nachweis vergrößerter paraaortaler Lymphknoten der Sonographie überlegen.
- Die Magnetresonanztomographie ergibt für die Diagnostik des Lymphknotenstatus keine zusätzlichen Informationen, scheint jedoch geeignet, die Größe des Tumors im kleinen Becken und die Beziehung zu den Nachbarorganen zu bestimmen. Sie kann jedoch die palpatorische Beurteilung der Parametrien nicht ersetzen.
- Die Arterio- und Phlebographie bei Verdacht auf Gefäßkompression.
- Die Laparoskopie bzw. der Befund bei der Operation.

Laboruntersuchungen

Notwendige präoperative Laboruntersuchungen: Blutbild, BSG, Elektrolytstatus, Gerinnungsstatus, Harnstoff und Kreatinin, Transaminasen, alkalische Phosphatase, γ-GT, Blutzucker, Urinstatus.

Markerbestimmungen sind beim Zervixkarzinom von zweifelhaftem Nutzen und dienen höchstens zur Verlaufskontrolle: bei Plattenepithelkarzinomen SCC, bei Adenokarzinomen CA 125.

Markerbestimmungen (SCC, CA125) sind beim Zervixkarzinom ohne Bedeutung.

Prätherapeutische Entscheidung: Operation oder primäre Strahlentherapie

Die Entscheidung, ob eine radikale Tumorentfernung durch die Operation möglich ist und ob damit primär operiert werden kann, oder ob dies nicht möglich ist und primär bestrahlt werden muß, hat prätherapeutisch aufgrund aller Untersuchungsbefunde zu erfolgen.

Diese prätherapeutische Einteilung des Zervixkarzinoms ist trotz aller moderner diagnostischer Methoden ganz entscheidend von der klinischen Erfahrung des Untersuchers abhängig. Sie ist nicht nur für den Erfolg, sondern insbesondere für das Auftreten möglicher Nebenwirkungen ausschlaggebend und deshalb der wichtigste und verantwortungsvollste Teil der Untersuchung.

Die Entscheidung über die Art der Primärtherapie – Operation oder primäre Strahlentherapie – erfolgt im Wesentlichen aufgrund der gynäkologischen Untersuchung.

Die Vorteile der Operation sind:
- Information über die histomorphologische Ausdehnung des Karzinoms,
- Möglichkeit der Erhaltung funktionierender Ovarien,
- Vermeidung von Strahlenfolgen bei Verwachsungen des Dünndarms, bei entzündlichen Prozessen im kleinen Becken, bei Uterus myomatosus (Infektion und Einschmelzen von Myomen bzw. Behinderung der Kontaktbestrahlung) und bei kurzer Portio (zu hohe Strahlenbelastung der Blase durch die Kontaktbestrahlung) sowie bei einer Schwangerschaft.

Vorteile der primären Strahlentherapie.

Der Vorteil der Strahlentherapie ist ihre kurative Wirkung auch dann, wenn der Prozeß im kleinen Becken weiter ausgedehnt ist. Die Nebenwirkungen der Strahlentherapie (Lymphödem der Beine, Thrombosen) sind häufiger und stärker, wenn die Strahlentherapie nach einer Operation mit ausgedehntem Freilegen der Gefäße im kleinen Becken (wie bei einer pelvinen Lymphonodektomie üblich) durchgeführt wird.

Aufklärung

Die Patientin muß in einem behutsamen Gespräch über die genaue Diagnose ihrer Erkrankung und deren Prognose aufgeklärt und daraus die geplante Therapie mit ihren möglichen Nebenwirkungen entwickelt werden. Es empfiehlt sich dringend nach Besprechung mit der Patientin, dieses Aufklärungsgespräch mit der Patientin und ihrem Partner zu wiederholen. Besprechungen mit Angehörigen ohne direkten Auftrag durch die Patientin sollte es nicht mehr geben.

Histologische Diagnostik

Die Vorstadien des Zervixkarzinoms werden als ▶ "zervikale intraepitheliale Neoplasie" (CIN) bezeichnet und nach dem Grad der Atypie unterteilt in:
- CIN I = leichte Dysplasie
- CIN II = mittelschwere Dysplasie
- CIN III = schwere Dysplasie und Carcinoma in situ.

▶ *„Zervikale intraepitheliale Neoplasie" (CIN)*

Etwa 85% der invasiven Zervixkarzinome sind Plattenepithelkarzinome. Man unterscheidet verhornende und nicht verhornende (häufiger) bzw. groß- und kleinzelligere (häufiger) Karzinome. Der Anteil der Adenokarzinome liegt bei ca. 10 (9–13)% und der der adenosquamösen Karzinome bei etwa 5 (2–8)%.

85% der invasiven Zervixkarzinome sind Plattenepithelkarzinome.

Aufarbeitung des Gewebes

Die Diagnose und Abgrenzung der Befunde CIN III und die Stadien Ia1 und Ia2 sind nur an einem in Stufen (>70–80) aufgearbeiteten Konus (oder der Portio) möglich.

> Die endgültige Diagnostik der Vor- und Frühstadien des Zervixkarzinoms ist nur an einem histologisch sorgfältig aufgearbeiteten Konus möglich.

Die pathohistologische Aufarbeitung des Konus muß so erfolgen, daß die Grenzen des Prozesses im Bereich der Ekto- und der Endozervix, und daß jede mögliche frühinvasive Stelle und damit der gesamte pathologische Prozeß auch nach der Tiefe zu, vollständig beurteilt werden kann.

Nach genauer Vermessung des Tumors am Operationspräparat werden radiär 4 je nach Größe der Zervix auch mehr, möglichst großflächige Gewebsstücke entnommen und eingebettet. Die Parametrien werden sagittal, die Scheide horizontal in Stufen geschnitten. Lymphknoten werden gezählt, in regional gegliederten Gruppen eingebettet und in Stufen geschnitten.

Angaben für den Kliniker

- Präkanzerosen: CIN-Grad, Ausdehnung, und evtl. Invasionstiefe.
- Invasives Karzinom: Primärtumorgröße, Tumorklassifikation (WHO), Resektionsränder, Tumorgrading, Einbruch in Blut- und /oder Lymphgefäße im Bereich der Zervix, Ausdehnung auf die Umgebung, Zahl, Lokalisation und Größe von Lymphknotenmetastasen.

Prognose und Prognosefaktoren

> Etwa 60% der Frauen mit einem Zervixkarzinom werden geheilt.

Im 22. Band des Annual Report von 1994 [14] wird aus 104 Frauenkliniken der ganzen Welt über die Behandlung von 22 262 Patientinnen mit einem Zervixkarzinom berichtet. Die 5-Jahresüberlebensrate betrug 61%. Im Stadium I waren dies 85%, im Stadium II 66%, im Stadium III 39% und im Stadium IV 11%. Das Stadium ist der wichtigste, unabhängige Prognosefaktor beim Zervixkarzinom.

> Das Stadium ist der wichtigste, unabhängige Prognosefaktor.

Im Stadium I steigt das relative Risiko des Auftretens eines Rezidivs (präklinisch = 1) von 1,6 (Tumordurchmesser 1 cm) über 1,9 (Tumordurchmesser 2 cm), 2,4 (Tumordurchmesser 3 cm), 2,9 (Tumordurchmesser 4 cm), 3,4 (Tumordurchmesser 6 cm) bis auf 6,6 (Tumordurchmesser 8 cm) [22]. Darüber hinaus sind im Stadium I die Invasionstiefe und der Gefäßeinbruch weitere unabhängige Prognosefaktoren. Der Lymphknotenbefall hängt vom Tumordurchmesser, der Invasionstiefe und dem Gefäßeinbruch ab.

> Der Lymphknotenbefall hängt vom Tumordurchmesser, der Invasionstiefe und dem Gefäßeinbruch ab.

Der histologische Subtyp (Plattenepithel- oder Adenokarzinom) ist mit Ausnahme des sehr seltenen, echten kleinzelligen Karzinoms der Zervix uteri ohne wesentliche prognostische Bedeutung. Alle Formen werden gleich behandelt.

Auch die prognostische Bedeutung des Differenzierungsgrades (Grading), des Alters der Patientin und vieler anderer tumorbiologischer Faktoren ist niedriger einzustufen.

Therapie

> Die Konisation ist zur Diagnose und Therapie des CIN III und der Stadien Ia1 und Ia2 unerläßlich.

Konisation. Die Konisation kann als Messerkonisation, mit der elektrischen Schlinge oder als Laserkonisation erfolgen. Wichtig ist, daß durch die Konisation die prämaligne oder maligne Veränderung in sano mit tumorfreien Rändern entfernt wird. In 2–3% kommt es zu Nachblutungen, in wenigen Fällen später zu einer Frühgeburt (mangelnder Verschlußmechanismus des inneren Muttermundes).

> Radikaloperation nach Wertheim-Meigs: Entfernung der Uterus, des parametranen und paravaginalen Gewebes, einer Schneidenmanschette sowie der pelvinen Lymphknoten.

Radikaloperation nach Wertheim-Meigs (Typ III). Grundprinzipien der Operation [10, 15] sind nach der systematischen Inspektion und dem Belassen der Ovarien bei prämenopausalen Frauen:
- das Darstellen und Absetzen der Ligg. cardinalia unmittelbar an der Beckenwand, die Mobilisierung des Rektums und Absetzen der Ligg. sacrouterina, die komplette Präparation des Ureters aus den Parametrien, die Mobilisierung der Blase und das Absetzen von Parakolpium und Vagina in Abhängigkeit von der Größe des Primärtumors und dem Befall der Vagina.
- Die pelvine Lymphknotenentfernung wird üblicherweise vor der radikalen Hysterektomie durchgeführt. Die systematische Lymphonodektomie umfaßt die Entfernung sämtlicher Lymphknoten (mindestens 20) und des Fettgewebes im Bereich

der Beckengefäße. Der therapeutische Nutzen einer paraaortalen Lymphonodektomie ist derzeit nicht bewiesen. So behandelte, prognostisch ungünstige Fälle haben eine überraschend gute 5-Jahres-Überlebensrate [7]. Prospektiv randomisierte Studien stehen noch aus.

Laparoskopische Lymphonodektomie und vaginale Radikaloperation. Diese Methoden sind in der Erprobung. Ihre therapeutische Sicherheit muß noch bewiesen werden.

Stadienabhängige Therapie

Therapie der CIN

CIN I oder CIN II: Befund auf die Ektozervix (gesichert durch Kolposkopie) beschränkt, Kontrolle im Abstand von 3 Monaten.
- Bei Persistenz und ektozervikalem Sitz: Biopsie, CO_2-Laservaporisierung,
- bei endozervikaler Ausdehnung: Konisation.

CIN III: Durch Kolposkopie eindeutig Prozeß nur ektozervikal, histologische Sicherung und Zervixabrasio negativ:
- CO_2-Laservaporisation als Therapie ausreichend, wenn alle Herde in den Tiefen der Drüsen koaguliert werden.
- In allen Zweifelsfällen und bei endozervikalen Ausdehnung Konisation erforderlich.

Therapie des frühinvasiven Karzinoms

- **Stadium Ia1** (und frühe Stromainvasion): Invasionstiefe maximal 3 mm: Konisation mit Zervixkürettage (in sano) [13]. Nach abgeschlossener Familienplanung bzw. bei besonderem Sicherheitsbedürfnis der Patientin auch einfach Hysterektomie.
- Stadium Ia2: Mikrokarzinom: Invasionstiefe 3–5 mm, Oberflächenausbreitung bis 7 mm; oder bei ungünstigen Prognosekriterien: dissoziiertem, netzförmigen Wachstum, Einbruch in Kapillaren /Lymphbahnen, schmalem oder nicht beurteilbarem Absetzungsrand, Messung der Ausdehnung unsicher: Hysterektomie ohne Resektion der Parametrien und pelvinen Entfernung der Lymphknoten.

Therapie des invasiven Zervixkarzinoms

- **Stadium Ib:** Bei der Diagnose Zervixkarzinom Stadium Ib muß man je nach Sorgfalt der Primärdiagnose und der Aufarbeitung der Lymphknoten mit 15–30% Lymphknotenmetastasen im kleinen Becken, mit einer Ausdehnung auf die Parametrien in etwa 10–18% und auf die Vagina in etwa 7% rechnen [11, 21]. Wichtig ist, daß auch ohne parametrane Tumorinfiltration im Parametrium Lymphknotenmetastasen auftreten können [5]. Im Stadium Ib1 wurden hier in 12% der Fälle Lymphknotenmetastasen gefunden [2, 5]. Paraaortale Lymphknotenmetastasen lassen sich in 3–8% nachweisen [2]: erweiterte radikale abdominale Hysterektomie (Wertheim-Operation) mit Entfernung der pelvinen Lymphknoten (Meigs-Operation), bei Frauen unter 45 Jahren mit Belassen der Ovarien.
- **Stadium IIa:** Wertheim-Meigs-Radikaloperation; Mitnahme eines größeren Scheidenabschnitts (Sicherheitsabstand vom Tumor >2 cm).
- **Stadium IIb:** In Europa und Japan, insbesondere in operativ ausgerichteten Zentren werden Patientinnen im Stadium IIb primär operiert, in den USA primär bestrahlt [13].
  - Die Operation muß im parametranen Bereich sehr sorgfältig bis zur Becken wand ausgedehnt werden (Piver Typ III).

Marginalien:

CIN I oder CIN II: Lasertherapie, evt. Konisation.

CIN III: Konisation, evt. Lasertherapie.

Stadium Ia1: Konisation.

Stadium Ia2, Mikrokarzinom: Hysterektomie und pelvine Lymphonodektomie.

Wertheim-Operation mit pelviner Lymphonodektomie und Belassen der Ovarien.

Stadium IIb: Primäre Operation; alternativ primäre Strahlentherapie.

- Paraaortale Lymphonodektomie, insbesondere wenn die pelvinen Lymphknoten (im Schnellschnitt) befallen sind, da paraaortale Lymphknotenmetastasen in diesem Stadium in bis zu 45% der Fälle [7, 21] vorkommen.
- Bei großen Lymphknotenmetastasen scheint deren Entfernung einer Strahlentherapie überlegen [8].

Strahlentherapie

Primäre Strahlentherapie des Zervixkarzinoms

Die primäre Strahlentherapie besteht aus der Kombination einer lokalen Kontakt- mit einer perkutanen Hochvoltbestrahlung. Besonders wichtig ist die ▶ **lokale Kontakttherapie**. Die distanzierend wirkende Muskelschicht des Uterus und eine besondere Tamponadetechnik erlauben eine hohe Bestrahlungsdosis des Tumors im Kontakt bei einer relativ geringen Belastung der Blase, des Rektums und der Ureteren. Die Bestrahlung wird heute mit dem Nachladeverfahren (After-loading-Verfahren) durchgeführt. Als Strahlenquellen finden dabei besonders ^{137}Cäsium und ^{192}Iridium Verwendung. Mit der Kontaktbestrahlung können in der sogenannten A-Linie (2 cm lateral der Applikatormitte) 60–70 Gy erreicht werden. Im Kontakt sind 100–120 Gy möglich.

Die Kontaktbestrahlung muß durch eine ▶ **perkutane Hochvoltbestrahlung** ergänzt werden. Damit müssen an der Beckenwand mit der Kontaktbestrahlung bei ausgedehnten Tumoren mindestens 60 Gy erreicht werden. Die Strahlentherapie ist die Behandlungsmethode erster Wahl beim:
- **Stadium IIb**, wenn keine primäre Operation durchgeführt wird. Im
- **Stadium III** in allen Fällen. Im
- **Stadium IV** sind bei großem Tumorprozeß im kleinen Becken durch eine perkutane Strahlentherapie oft noch gute palliative Erfolge möglich.

Eine Übersicht über die stadiengerechte Therapie bietet Tabelle 2.

Postoperative Strahlentherapie

Bislang ist nicht bekannt, ob durch eine postoperative Strahlentherapie nach radikaler Hysterektomie und Lymphonodektomie (Wertheim-Meigs-Radikaloperation) insbesondere bei prognostisch ungünstigen Tumorstadien eine Verbesserung der Heilungsergebnisse erzielt werden kann. Retrospektive Analysen von vielen Arbeitsgruppen zeigen an großen Kollektiven keine besseren Überlebensdaten durch eine adjuvante Perkutanbestrahlung [1, 16, 19]. Zwar kann durch eine solche adjuvante postoperative Strahlentherapie das Auftreten lokoregionaler Rezidive im kleinen Becken reduziert werden, die Patientinnen sterben aber häufiger an Fernmetastasen [16, 19]. Die adjuvante postoperative Bestrahlung hat jedoch erhebliche Nebenwirkungen. Sie kann zu Lymphödemen der Beine, besonders nach kompletter Lymphonodektomie sowie radiogener Schädigungen im Bereich des Dünn- und Dickdarms führen und ist deshalb keine Standardtherapie.

Chemotherapie

Auswahl der Zytostatika. Die Chemotherapie ist bei Plattenepithel- und bei Adenokarzinomen der Zervix uteri wirksam. Cisplatin mit einer mittleren Gesamtansprechrate von 24 (18–31)% und Epirubicin mit einer Ansprechrate von 36% (nur 64 Fälle) zählen zu den Substanzen mit der höchsten Monoaktivität, wobei auch Komplettremissionen (6–10%) beobachtet werden. Darüber hinaus sind Carboplatin und Ifosfamid wirksam. Verschiedene Kombinationsregime scheinen zu höheren Remissionsraten zu führen, ohne jedoch von einer längeren Überlebenszeit gefolgt zu sein. Bei Cisplatinkombinationen ist das remissionsfreie Intervall mit 18–21 Wochen und die mittlere Überlebenszeit

---

▶ Lokale Kontakttherapie

▶ Perkutane Hochvoltbestrahlung

Bislang ist nicht bekannt, ob durch eine postoperative Strahlentherapie nach Radikaloperation eine Verbesserung der Heilungsergebnisse erzielt werden kann.

Eine Chemotherapie hat beim Zervixkarzinom nur eine sehr begrenzte Wirksamkeit. Cisplatin und Epirubicin sind beim Zervixkarzinom die Zytostatika mit der höchsten Wirksamkeit.

Tabelle 2
Übersicht über die stadienabhängige Therapie

Stadium	Besonderheiten	Therapie
CIN I, II	Nur Ektozervix	Kontrolle in 3 Monaten
	bei Persistenz	Biopsie, Laserevaporation
	auch Endozervix	Konisation
CIN III	Nur Ektozervix	Biopsie, Laserevaporation
	auch Endozervix	Konisation
Ia 1		Konisation
Ia 2		Hysterektomie und pelvine Lymphonodektomie
Ib	>45 Jahre	Erweiterte radikale Hysterektomie (Piver III) + pelvine Lymphonodektomie
	<45	Erweiterte radikale Hysterektomie (Piver III) + pelvine Lymphonodektomie, ohne Ovarien
IIa	Vagina >2 cm i Ges.	Erweiterte radikale Hysterektomie (Piver III) + pelvine Lymphonodektomie +/- Ovarien
IIb	Parametrien beachten!	Erweiterte radikale Hysterektomie (Piver III) + pelvine+ paraaortale Lymphonodektomie +/- Ovarien
IIb	Kontraindikation beachten	Primäre, kombinierte Strahlentherapie
III		Primäre, kombinierte Strahlentherapie
IV	Kleines Becken	Homogene Perkutanbestrahlung

mit nur 37–43 Wochen enttäuschend kurz [12]. Unterschiede zwischen einer Monotherapie mit Cisplatin, einer entsprechenden Kombinationstherapie, oder einer höher (100 mg/m^2) oder niedriger (50 mg/m^2) dosierten Cisplatinmonotherapie bestehen nicht [4]. Bis heute ist deshalb eine Monotherapie mit 50 mg Cisplatin im Abstand von 3 Wochen die Therapie der Wahl.

Die Chemotherapie beim Rezidiv oder bei Metastasen ist nur eine Notlösung mit aufschiebender Wirkung.

Chemotherapie beim Rezidiv oder bei Metastasen. Bei Metastasen beobachtet man unter einer zytostatischen Kombinationstherapie in bis zu 50% Remissionen. Auch komplette Remissionen sind möglich. Im vorbestrahlten Bereich ist die Wirkung geringer. Eine palliative Chemotherapie ist deshalb nur dann indiziert, wenn außerhalb des bestrahlten Gebiets Fernmetastasen auftreten, die zu Beschwerden führen und weder entfernt noch bestrahlt werden können.

Die primäre, neoadjuvante Chemotherapie hat sich nicht bewährt.

Primäre (neoadjuvante) Chemotherapie. Die präoperative Chemotherapie wurde zunächst bei inoperabel erscheinenden ausgedehnteren Tumorstadien eingesetzt. Von 4 Arbeitsgruppen lagen 1993 Ergebnisse randomisierter Studie einer neoadjuvanten Chemotherapie im Stadium IIb und III vor [20]. In keiner Studie ergab sich ein Vorteil bei der lokalen Tumorkontrolle oder im Überleben. Entsprechend ungünstige Resultate sind von 12 Studien aus anderen Fachgebieten bekannt [20].

Bei kleineren und grundsätzlich operablen Tumoren scheint dagegen eine neoadjuvante Chemotherapie erfolgreich [3, 17]. Ob bei kleinen und operablen Tumoren die neoadjuvante Therapie die Heilungsrate verbessert, ist aber nicht bewiesen.

Eine simultane Radio-Chemotherapie verspricht bessere Heilungsraten.

Simultane Chemo-Radiotherapie. Die Hoffnungen konzentrieren sich heute auf die primäre Kombination einer Chemotherapie mit der Strahlentherapie. Von verschiedenen Therapieansätzen liegen jetzt 5-Jahres-Ergebnisse über die Nebenwirkungen und hohe Remissionsraten vor [12]. Entsprechende Untersuchungen sollten fortgesetzt werden. Sie können jedoch noch nicht als Standardtherapie empfohlen werden [13].

Postoperative adjuvante Chemotherapie. Bei Hochrisikofällen (LK-Metastasen, mikroskopischer Gefäßeinbruch) erscheint anstelle einer postoperativen Strahlentherapie wegen der bei diesen Fällen häufigeren Fernmetastasen eine adjuvante Chemotherapie indiziert. Bei nicht-randomisierten Untersuchungen ergaben sich hohe Vorteile der zytostatisch behandelten Frauen [12]. Randomisierte Studien in Deutschland und in Australien mußten abgebrochen werden, da sich nicht genügend Patientinnen in

Bisher konnte nicht gezeigt werden, ob eine postoperative adjuvante Chemotherapie einen Überlebensvorteil bringt.

den therapiefreien Arm randomisieren ließen, oder das Kollektiv waren zu klein und die Ergebnisse nicht aussagekräftig genug. Bis heute steht damit der Beweis aus, daß eine postoperative adjuvante Chemotherapie einen Überlebensvorteil bringt.

Sondersituationen

Einfache Hysterektomie bei vorher nicht bekanntem Zervixkarzinom

Das weitere Vorgehen richtet sich nach dem histologischen Befund und dem (retrospektiv) vermuteten Stadium.

- Vermutlich Stadium Ib: Darstellung des Scheidenstumpfes nach Abpräparieren der Blase und des Rektums. Durchführung des sog. Scheidenstumpf-Wertheims mit Resektion des unteren Anteils des Parametriums und des Parakolpiums sowie Durchführung einer typischen Lymphonodektomie (Meigs).
- Vermutlich Stadium IIb oder Stadium III: perkutane Strahlentherapie des kleinen Beckens, Kontaktbestrahlung des Vaginalstumpfes.

Zervixkarzinom und Schwangerschaft

Ein Zervixkarzinom, besonders aber eine zervikale intraepitheliale Neoplasie werden in der Schwangerschaft häufig übersehen. Bei etwa 0,2–0,4% aller Schwangeren besteht eine CIN und bei 0,05% ein invasives Zervixkarzinom [18].

Zervikale intraepitheliale Neoplasie in der Schwangerschaft. Die Veränderungen des ekto- und endozervikalen Epithels, die Verlagerung der Übergangszone nach außen und das etwas veränderte Bild im zytologischen Abstrich führen in der Schwangerschaft immer wieder zu Fehlbeurteilungen, meist einer Überbewertung. Bei Verdacht auf ein CIN I oder CIN II, wartet man nach Kolposkopie ab und kontrolliert den Abstrich in 6–8 Wochen. Bei Verdacht auf ein CIN III, ist bei ektozervikalem Sitz eine gezielte Biopsie und bei Bestätigung des Verdachtes, genauso wie bei endozervikaler Lokalisation, eine Konisation indiziert und in den ersten 2/3 der Schwangerschaft möglich, ohne den Fortgang der Schwangerschaft zu gefährden [18]. Auf die sonst notwendige zusätzliche Zervixkürettage ist zu verzichten. Ergibt sich, daß der Konus nicht im Gesunden entfernt ist, oder daß es sich um ein Stadium Ia handelt, so sollte man die Geburt abwarten und je nach Befund, meist aber erst 6 Wochen nach der Entbindung evtl. weiter notwendige Maßnahmen einleiten.

Bei CIN III in der Schwangerschaft ist eine Konisation möglich; auf die sonst notwendige Zervixkürettage muß verzichtet werden.

Klinisches Zervixkarzinom in der Schwangerschaft. Soweit man weiß, beeinflußt die Schwangerschaft den Ablauf der Karzinomkrankheit nicht. Die Behandlung hat deshalb stadienabhängig wie außerhalb der Schwangerschaft zu erfolgen. Ob und wie lange der Beginn der Karzinomtherapie aufgeschoben werden kann ist nicht bekannt. Bis heute wird deshalb im ersten Trimenon die Abruptio durchgeführt und sofort mit der Therapie begonnen. Später wartet man in Abhängigkeit vom Befund und den Wünschen der Schwangeren bis ins dritte Trimenon, um dann eine Sectio caesarea und die Radikaloperation durchzuführen [18].

Diagnose im 1. Trimenon: Abruptio und sofortiger Therapiebeginn. Bei späterer Diagnose: Therapie evtl. nach Sectio caesarea im 3. Trimenon.

Literatur

1. Baltzer J, Ober KG, Zander J (1989) **Adjuvant radiotherapy in patients undergoing surgical treatment for carcinoma of the cervix.** In: Burghardt E, Monaghan JM (eds) Operative treatment of cervical cancer. Bailliere's Clin Obstet Gynaecol 2:999–1011
2. Benedetti-Panici P, Maneschi F, Scambia G et al. (1996) **Lymphatic spread of cervical cancer: an anatomical and pathological study based on 225 radical hysterectomies with systematic pelvic and aortic lymphadenectomy.** Gynecol Oncol 62:19–24
3. Bolis G, van Zainten-Przybysz I, Scarfone G et al. (1996) **Determinants of response to a cisplatin-based regimen as neoadjuvant chemotherapy in stage Ib-IIb invasive cervical cancer.** Gynecol Oncol 63:62–65
4. Bonomi P, Blessing JA, Stehman FB, DiSaia P, Walton L, Major F (1985) **Randomized trial of three cisplatin dose schedules in squamous cell carcinoma of the cervix – A Gynecologic Oncology Group study.** J Clin Oncol 3:1079–1085
5. Burghardt E, Haas J, Girardi F (1988a) **The significance of the parametrium in the operative treatment of cervical cancer.** In: Burghardt E, Monaghan JM (eds) Operative treatment of cervical cancer. Bailliere's Clin Obstet Gynaecol 2:879–888
6. DGGG (1998) **Diagnostische und therapeutische Standards beim Zervixkarinom.** Frauenarzt 39:1043–1047
7. Friedberg V (1988) **Operative therapy for stage IIb cervical cancer.** In: Burghardt E, Monaghan JM (eds) Operative treatment of cervical cancer. Bailliere's Clin Obstet Gynaecol 2:973–980
8. Hacker NF, Wain GV, Nicklin JL (1995) **Resection of bulky positive lymph nodes in patients with cervical carcinoma.** Int J Gynecol Cancer 5:250–256
9. Hölzel D, Klamert A, Schmidt M (1996) **Krebs. Häufigkeiten, Befunde und Behandlungsergebnisse.** Tumorregister München. Zuckschwerdt, München
10. Käser O, Ikle FA, Hirsch HA (1983) **Atlas der gynäkologischen Operationen.** Thieme, Stuttgart
11. Kreienberg R, Ebert J, Beck Th, Friedberg V (1990) **Die Therapie des Zervixkarzinoms in der Univ. Frauenklinik Mainz.** In: Teufel G (Hrsg) Therapie des Zervixkarzinoms. Springer, Berlin Heidelberg New York, S 134–146
12. Meerpohl HG (1999) **Praxis der gynäkologischen Onkologie.** Thieme, Stuttgart
13. NIH (1997) **Consensus statement on cervical cancer.** Gynecol Oncol 66:351–361
14. Pettersson F (ed) (1994) **Annual report on the results of treatment in gynecological cancer, vol 22.** Radiumhemmet, Stockholm
15. Piver MS, Rutledge F, Smith JP (1974) **Five classes extended hysterectomy for women with cervical cancer.** Obstet Gynecol 44:265–272
16. Remy JC, DiMaio Th, Fruchter RG, Sedlis A, Boyce JG, Sohn CK, Rotman M (1990) **Adjunctive radiation after radical hysterectomy in stage Ib squamous cell carcinoma of the cervix.** Gynecol Oncol 38:161–165
17. Sardi J, Giaroli A, Sananes C et al. (1997) **Long-term follow-up of the first randomized trial using neoadjuvant chemotherapy in stage Ib squamous carcinoma of the cervix: The final results.** Gynecol Oncol 67:61–69
18. Schmidt-Matthiesen H, Kühnle H (1991) **Präneoplasien und Neoplasien der Cervix Uteri.** Klinik der Frauenheilkunde und Geburtshilfe, Bd 11. Urban & Schwarzenberg, Stuttgart, S 142f
19. Soisson AP, Soper JT, Clarke-Pearson DL, Berchuck A, Montana G, Creasman WT (1990) **Adjuvant radiotherapy following radical hysterectomy for patients with stage Ib and IIa cervical cancer.** Gynecol Oncol 37:390–395
20. Thomas GM (1993) **Editorial. Is neoadjuvant chemotherapy a useful strategy for the treatment of stage Ib cervix carcinoma?** Gynecol Oncol 49:153–155
21. Winter R, Petru E, Haas J (1988) **Pelvic and paraaortic lymphadenectomy in cervical cancer.** In: Burghardt E, Monaghan JM (eds) Operative treatment of cervical cancer. Bailliere's Clin Obstet Gynaecol 2:857-866
22. Delgado G, Bundy B, Zaino R et al. (1990) **Prospective surgical-pathological study of disease-free interval in patients with stage Ib squamous call carzinoma of the cervix. A GOG study.** Gynecol. Oncol. 38:352-357

G. v. Minckwitz · M. Kaufmann
Klinik für Gynäkologie und Geburtshilfe, Goethe-Universität Frankfurt/M.

Das Mammakarzinom
Verlauf, Rezidiv und Rezidivtherapie

Bis auf wenige Ausnahmen kommt bei metastasierten Mammakarzinomen eine medikamentöse, d. h. systemisch wirkende Therapie zum Einsatz. Nur so kann man dem Aspekt der in diesem Stadium immer anzunehmenden disseminierten Multiorganerkrankung gerecht werden. Lokale operative Therapien oder Bestrahlungen werden nur zur akuten Linderung einer ausgeprägten Symptomatik (z. B. Dekompressionsoperation bzw. Schmerzbestrahlung bei ausgeprägter Wirbelsäulenmetastasierung) und im allgemeinen zusätzlich zur systemischen Therapie indiziert. Da eine Heilung dieser fortgeschrittenen Erkrankung nach wie vor nicht möglich ist, sollte die Therapieentscheidung unter palliativen Gesichtspunkten getroffen werden, womit das primäre Therapieziel die Erhaltung der Lebensqualität darstellt.

Das lokoregionäre Rezidiv nimmt gegenüber dem metastasierenden Mammakarzinom eine Sonderstellung ein, wobei der Übergang zur Metastasierung jedoch fließend ist. Je näher das Rezidiv am ehemaligen Sitz des Primärtumors entstanden ist (z. B. das intramammäre Rezidiv), um so größer ist die Chance einer Heilbarkeit und um so mehr tritt die lokale Behandlung in den Vordergrund. Je größer jedoch die Distanz zum ehemaligen Primarius ist (z. B. das supra-/infraklavikuläre Rezidiv), um so geringer wird die Chance auf Heilbarkeit und um so mehr gewinnt die systemische Therapie an Bedeutung. Diese Erkenntnis hat schließlich dazu geführt, den Nachweis eines supra-/infraklavikuläre Rezidive als metastasierte Erkrankung und somit als Palliativsituation zu definieren [1].

Lokoregionäre Rezidive

Das intramammäre Rezidiv

Definiert ist das intramammäre Rezidiv als das Wiederauftreten eines Mammakarzinoms in dem verbliebenen Brustgewebe nach ▶brusterhaltender Operation. Intramammäre Rezidive treten, in Abhängigkeit vom Risikoprofil der untersuchten Patientinnen, in 5–15% (so z. B. bei einer Auswertung der Universität Heidelberg in 6,8%) innerhalb von 5 Jahren nach brusterhaltender Operation von Mammakarzinomen auf [2, 3].

Priv.-Doz. Dr. G. v. Minckwitz
Klinik für Gynäkologie und Geburtshilfe, Goethe-Universität, Theodor-Stern-Kai 7, 60596 Frankfurt/M.,
E-Mail: minckwitz@em.uni-frankfurt.de

> Je näher das Rezidiv am ehemaligen Sitz des Primärtumors entstanden ist, desto größer ist die Chance auf Heilbarkeit

▶ Brusterhaltende Operation

Die Bedeutung des intramammären Rezidivs nach brusterhaltender Operation ist ungeklärt. Geht man davon aus, dass es sich um einen nach der Operation verbliebenen Tumorrest oder einen nicht exzidierten distanten Fokus handelt, hat dieser, vergleichbar zum Primärtumor, erneut die Möglichkeit vor Diagnosestellung Tumorzellen systemisch zu disseminieren. Somit müsste sich die Prognose der Patientin, nicht zuletzt aufgrund einer nicht ausreichenden Operation, mit der Diagnose des Lokalrezidives verschlechtern. So lag in einer Untersuchung das ▶ **10-Jahres-Risiko** für das Auftreten von distanten Metastasen bei Frauen mit brusterhaltender Operation und mikroskopisch freien Exzisionsrändern bei 29%, bei mikroskopisch befallenen Exzisionsrändern jedoch bei 60% [4].

Wurde die Brust jedoch in typischer Weise bestrahlt und evtl. sogar eine adjuvante systemische Therapie durchgeführt, ist beim Auftreten eines intramammären Rezidivs eine biologisch aggressivere, therapieresistente Erkrankung zu postulieren. Somit handelt es sich um eine Erkrankung mit per se ungünstiger Prognose. Das Lokalrezidiv ist nur ein Hinweis hierfür. Eine radikalere Operation würde an dieser Situation nichts ändern, wie es auch in vielen Studien zum Vergleich einer Mastektomie mit einer brusterhaltenden Operation gezeigt wurde [5].

Daten zur Prognose nach Lokalrezidiv können zwischen diesen beiden theoretischen Möglichkeiten nicht unterscheiden. Die 5-Jahres-Überlebensrate nach einem intramammären Rezidiv liegt bei ca. 68% [6].

Risikofaktoren

Sinn et al. [7] hat an einem Kollektiv von 957 Patientinnen mit primärem Mammakarzinom folgende Risikofaktoren für das Auftreten eines intramammären Rezidivs gefunden:

- ausgedehnte oder prädominante In-situ-Komponente,
- Infiltration der Resektionsränder,
- lobulärer Tumortyp,
- positiver Lymphknotenstatus,
- niedrige Tumordifferenzierung und
- Nachweis einer Angioinvasion.

Beim Vorhandensein von 2 dieser Faktoren liegt das ▶ **5-Jahres-Rezidivrisiko** bei >20%.

Die Möglichkeit einer ungenügenden operativen Tumorextirpation ist beim Vorhandensein einer der ersten 3 Faktoren gegeben. Die Bedeutung der operativen Radikalität bei Nachweis einer der letzten 3 Faktoren ist jedoch untergeordnet. Es ist deshalb davon auszugehen, dass beides, sowohl eine ungenügende lokale Primärbehandlung als auch eine aggressivere Tumorerkrankung Ursachen für das Auftreten von intramammären Rezidiven sind. Diese Annahme ist von grundlegender Bedeutung für die Behandlung des intramammären Rezidives und bildet die Basis für die Kombination lokaler und systemischer Behandlung.

Die operative Therapie kann zum einen in der erneuten Extirpation des Tumor und Erhaltung der Restbrust und zum anderen in der ▶ **Ablatio simplex** ohne oder mit Rekonstruktion der Brust bestehen. Die Entscheidung zur Mastektomie wird v. a. bei einer ungünstigen Tumor-Brustgrößen-Relation, bei ungünstigem Sitz des Rezidiv im unteren, inneren Quadranten oder mamillennah und bei einem unbefriedigendem postoperativen und postradiogenen Zustand der Brust getroffen werden. Eine erneute brusterhaltende Operation kann eine Tumorkontrolle in 60–88% erzielen [8, 9]. Diese liegt höher bei einem rezidivfreien Intervall von länger als 5 Jahren (ca. 90%) oder erneut tumorfreien Resektionsrändern (ca. 70%). Das Risiko für ein 2. Rezidiv ist nach erneuter brusterhaltender Operation größer als nach einer ▶ **Salvage-Mastektomie**, jedoch scheint dies kein Einfluss auf die Gesamtprognose zu haben [6]. An dem gewonnenen Tumorgewebe sollte eine Hormonrezeptordiagnostik erfolgen.

Ebenfalls gibt es keine aussagekräftige prospektiv-randomisierte Studie zum Einsatz einer – evtl. erneuten – systemischen Therapie. Inwieweit der Begriff „adjuvant" für eine solche Indikation zutrifft, hängt von der Chance der Heilbarkeit des Rezidivs ab. Lediglich in einer Studie wurden 167 Patientinnen über einen Zeitraum

▶ Tamoxifen

▶ Rezeptorpositives Rezidiv

▶ Rezeptornegatives Rezidiv

Das mediane Überleben nach einem zweiten Lokalrezidiv liegt bei ca. 33 Monaten

von 10 Jahren mit oder ohne Tamoxifen behandelt. ▶**Tamoxifen** konnte zwar die 5-Jahres-Rezidivrate von 33% auf 12% verringern, hatte jedoch keinen Effekt auf das Auftreten distanter Metastasen bzw. auf das Überleben [10]. Neben den erwähnten Begründungen für eine kombinierte lokale und systemische Therapie können zur Indikation einer Hormontherapie bei ▶ **rezeptorpositivem Rezidiv** indirekt die Ergebnisse der Präventionsstudie P1 der NSABP herangezogen werden. So kann eine Tamoxifen-Behandlung mit einer präventiven Intention begründet werden. Ist das Lokalrezidiv unter Tamoxifen aufgetreten, kann wiederum nur die Übertragung von Studienergebnissen aus der metastasierten Situation erfolgen, die für die Gabe eines Aromatasehemmers der 3. Generation sprechen. Noch schwieriger wird die Therapieentscheidung bei einem ▶ **rezeptornegativen Rezidiv**. Eine potenziell toxische Chemotherapie kann ohne Grundlage einer prospektiv randomisierten Studie nicht uneingeschränkt empfohlen werden. Derzeit versucht die GBSG den Effekt einer postoperativen Chemotherapie mit 4 Zyklen Doxorubicin/Docetaxel in Kombination mit einer operativen und Strahlentherapie zu untersuchen. Bisherige Versuche solche Studien durchzuführen sind jedoch aufgrund mangelnder Rekrutierung nicht erfolgreich gewesen. Die Indikation für eine Chemotherapie ist somit in Abhängigkeit von dem individuellen Risiko und der Einstellung der Patientin zu stellen.

Das mediane Überleben nach einem 2. Lokalrezidiv liegt bei ca. 33 Monaten [8], und bestätigt die damit verbundene therapieresistente Erkrankung.

Das Thoraxwandrezidiv

Thoraxwandrezidive sind definiert als das Wiederauftreten eines Mammakarzinoms im Bereich der Haut oder den Weichteilen der Brustwand im Bereich des ehemaligen Operationsgebietes bzw. Bestrahlungsfeldes nach Mastektomie. Thoraxwandrezidive treten innerhalb 10 Jahren nach der Operation mit einer Häufigkeit von ca. 12 (7–15) % auf [3, 4, 6].

▶ German Breast Cancer Study Group (GBSG)

Die Prognose des Thoraxwandrezidivs ist im Vergleich zum intramammären Rezidiv schlechter. Die 5-Jahres-Überlebensrate liegt nur bei ca. 35%. Thoraxwandrezidive gehen in 35% mit simultan oder vorher aufgetretenen distanten Metastasen einher (bei intramammären Rezidiven ist dies nur in 10% der Fall), [11, 12]. In einer Zusammenfassung von 2746 Patientinnen im Stadium I oder II aus 3 Studien der ▶**German Breast Cancer Study Group (GBSG)** fanden sich nach einer medianen Beobachtungszeit von 5,5 Jahren 287 lokoregionäre Rezidive als Erstereignis. Nach weiteren 3 Jahren trat bei annähernd 50% eine erneute Progression der Erkrankung auf und 1/3 der Patientinnen war verstorben [13].

Kleinere, operable Befunde sollten primär extirpiert werden. Falls die Thoraxwand noch nicht bestrahlt wurde, kann die Bestrahlung anschließend erfolgen. Mit einer Strahlendosis von mindestens 50 Gy kann eine Rezidivfreiheit in 75% nach 5 Jahren und 63% nach 10 Jahren erzielt werden [14]. Die kombinierte Behandlung ist der alleinigen Operation oder alleinigen Bestrahlung überlegen (lokale Rückfallraten 25% gegenüber 62% bzw. 83%) [15]. Nach einer Postmastektomie-Bestrahlung führt eine erneute Bestrahlung mit therapeutischer Dosis zu ausgedehnten ▶**Hautnekrosen** und ist deshalb kontraindiziert. Die Diskussion einer anschließenden systemischen Therapie ist ähnlich zu führen wie beim intramammären Rezidiv.

▶ Hautnekrosen

▶ Punch- oder Trucut-Biopsie
▶ Staging

Handelt es sich um eine ausgedehnte Thoraxwandmetastasierung, sollte eine histologische Sicherung mit Rezeptorbestimmung mittels ▶**Punch- oder Trucut-Biopsie** erfolgen. Zudem sollte durch ▶**Staginguntersuchungen** weitere distante Metastasen diagnostiziert und in die Therapieentscheidung einbezogen werden. Bei einem hohen Rezeptorgehalt, höherem Alter der Patientin oder reduziertem Allgemein- oder Gesundheitszustand, kann mit einer primären Hormontherapie, andernfalls mit einer primären Chemotherapie der Versuch unternommen werden, den Befund zu verkleinern und besser operabel zu machen. Handelt es sich um eine Erst- und Einzelmanifestation, ist eine chirurgische Sanierung nach der systemischen Behandlung anzustreben; so kann evtl. einer Ulzeration mit hohem Pflegeaufwand und deutlicher Beeinträchtigung der Lebensqualität vorgebeugt werden. Bei gleichzeitigem Vorliegen weiterer Organmanifestationen ist die Indikation größerer chirurgischer Eingriffe nur unter Vorbehalt zu stellen. Die primäre Bestrahlung stellt eine Therapie

Tabelle 1	
Vergleich der Parameter des TWIST-Scores und des modifizierten Brunner-Scores [40]	
TWIST	Modifizierter Brunner-Score
Zeit mit Toxizität	Zeit bis zur Progression
Zeit ohne Symptome und Toxizität	Performance-Status nach WHO
Zeit nach Erkrankungsprogression	Selbsteinschätzung des Therapieerfolgs
Ausgewählte Toxizitäten	

zweiter Wahl dar, welche nur bei eingeschränkter Operationsfähigkeit der Patientin eingesetzt werden soll.

Regionale Rezidive

Regionale Rezidive treten in den regionalen Lymphknoten (oder als subkutane Tumoren) in der Axilla, den supra-/infraklavikulären Gruben oder im Bereich der A. mammaria interna der initial betroffenen Seite auf.

▶ **Axilläre Rezidive** können zu einer massiven Beeinträchtigung der Lebensqualität solcher Patientinnen führen. Im Vordergrund stehen neben einer zunehmenden Elephantiasis des Arms, welche nur partiell mit komplexer physikalischer Entstauungstherapie beeinflussbar ist, eine neurogene, durch Kompression verursachte und durch eine symptomatische Therapie schwer beeinflussbare, Schmerzsymptomatik. Gelegentlich werden auch Thrombosen der Vena axillaris im Vorfeld diagnostiziert. Besteht der Verdacht auf ein axilläres Rezidiv sollte eine histologische Sicherung mittels ▶ **Tru-Cut- oder Feinnadelbiopsie** erfolgen. Die ▶ **supraklavikuläre Grube** muss ebenfalls klinisch und sonographisch untersucht werden. Um die Region des Level III und damit die Operabilität ausreichend beurteilen zu können, sollte eine CT der oberen Thoraxapertur erfolgen. Das Ausmaß des Lymphknotenbefalls bestimmt die weitere Prognose der Patientin.

Bei einem isolierten Rezidiv im Bereich des Level I und evtl. des Level II kann der Versuch einer kompletten operativen Entfernung unternommen werden. Bezüglich des Einsatzes einer systemischen Therapie verweisen wir auf unsere obigen Ausführungen.

Distante Metastasen

Mit der Diagnose distanter Metastasen ist definitiv eine Palliativsituation gegeben. Eine Heilung ist nicht mehr möglich. Die mittlere Lebenserwartung liegt, in Abhängigkeit von den betroffenen Organen, bei ca. 2 Jahren. Bisher konnte nur in wenigen, kürzlich durchgeführten Studien eine Lebensverlängerung durch eine Therapie (Aromatasehemmer der 3. Generation, Trastuzumab) nachgewiesen werden. Primäres Therapieziel ist deshalb die Erhaltung der Lebensqualität in der verbleibenden Lebenszeit der Patientin. Um die mögliche Einschränkung der Lebensqualität durch tumorspezifische Symptome, aber auch durch therapiebedingte Toxizität zu erfassen, wurden verschiedene Scores wie z. B. ▶ **TWIST (time without symptoms and toxicity)** definiert, die dieses Therapieziel besser erfassen als die alleinige Angabe der Remissionsrate. Beim modifizierten ▶ **Brunner-Score** werden sowohl subjektive als auch objektive Befindlichkeit gegenüber dem progressionsfreien Intervall gewichtet (Tabelle 1).

Metaanalyse zum metastasierenden Mammakarzinom

Im Oktober 1998 konnte erstmals eine Gesamtanalyse von 31.510 Frauen mit metastasierten Mammakarzinomen, die im Rahmen von randomisierten Studien therapiert wurden, publiziert werden [16] und kann Grundlage des heutigen Vorgehens sein.

▶ **189 klinische Studien** wurden nach 12 Fragestellungen bearbeitet. Es ergaben sich folgende Schlussfolgerungen:

- Tamoxifen ist bei geringerer Toxizität gleich effektiv wie andere Hormontherapien (insb. Megestrolazetat, Medroxyprogesteronazetat, Aminoglutethimid, Toremifen, Ovarektomie).
- Tamoxifen in Kombination mit anderen Hormontherapien führt zu höheren Remissionsraten (bei jedoch auch höherer Toxizität).
- Eine Behandlung mit ▶ **Medroxyprogesteronazetat** erzielt höhere Remissionsraten, ist aber mit mehr kardiovaskulären Nebenwirkungen belastet.

▶ Aromatasehemmer

- Megestrolazetat erzielt keine besseren Remissionraten als andere Hormontherapien sowie grenzwertig kürzere Überlebenszeiten.
- ▶**Aromatasehemmer** führten zu gleichen Ansprechraten wie andere Hormontherapien. Für die Aromatasehemmer der neueren Generation lässt sich evtl. ein Überlebensvorteil ableiten.
- Höher dosierte Hormontherapien (v. a. mit Medroxyprogesteronazetat und Megestrolazetat) erzielten höhere Remissionsraten bei jedoch gleichzeitig auch erhöhter Toxizität.
- Eine Kombination von Chemotherapie mit einer Hormontherapie resultiert in höheren Remissionsraten, bietet jedoch keinem Überlebensvorteil im Vergleich zu einer alleinigen Chemotherapie.
- Niedriger dosierte oder kürzere Chemotherapieregime erzielen, bei niedrigerer Toxizität, geringere Remissionsraten als die gleichen Regime in normaler Dosierung. Gerade gut dosierte Polychemotherapien führen auch zu einem längeren Überleben.

▶ CMF

- Beim Vergleich von ▶**CMF** mit anderen Polychemotherapien zeigt sich ein diskreter Nachteil für CMF, bei allerdings wesentlich geringerer Toxizität des CMF.
- Eine Polychemotherapie führt zu höheren Ansprechraten und einem längeren Überleben wie eine Monochemotherapie (außer Anthrazyklin).

▶ Anthrazykline

- ▶**Anthrazyklin**haltige Polychemotherapien erzielen höhere Ansprechraten, jedoch keine eindeutige Verlängerung des Überleben im Vergleich mit nicht-Anthrazyklinhaltigen Chemotherapien. Der Einsatz von Anthrazyklinen führt vermehrt zu gastrointestinalen und kardiologischen Nebenwirkungen bei gleichzeitig höhergradiger Alopezie.

▶ Epirubicin

- ▶**Epirubicin**haltige Regime sind weniger toxisch (Leukopenie, Kardiomyopathie) und führen zu gleichen Remissionsraten wie Doxorubicin-haltige Schemata. Es zeigt sich jedoch ein signifikanter Überlebensvorteil für die Doxorubicin-Gabe.

▶ Early Breast Cancer Trialists' Collaborative Group

Diese Analyse basiert im Gegensatz zur Metaanalyse der ▶**Early Breast Cancer Trialists' Collaborative Group** über die adjuvante Therapie von 133.000 Mammakarzinomen [17] nur auf den publizierten Daten und nicht auf den originalen Patientendaten, wodurch die Wertigkeit der Ergebnisse herabgesetzt wird. Zudem sind neuere Medikamente, wie Taxane, Aromatasehemmer der 3. Generation, GnRH-Analoga, Vinorelbine und Topoisomerase-Inhibitoren, sowie neuere Behandlungsansätze, wie z. B. die Hochdosistherapie, aufgrund zu kurzer Beobachtungszeiten nicht in der Analyse berücksichtigt. Daten zur Lebensqualität, dem ersten Therapieziel in dieser palliativen Situation, wurden in den meisten Studien nicht erfasst.

Neuere Medikamente sind aufgrund zu kurzer Beobachtungszeiten nicht in der Analyse berücksichtigt

Empfehlungen für die klinische Routine

Hormontherapie

Die Indikation zur endokrinen Therapie ist nach wie vor dann zu stellen, wenn keine ausgeprägte Beschwerdesymptomatik vorhanden ist oder ein Organausfall vorliegt bzw. in kürzester Zeit zu erwarten ist. Zusätzlich können folgende Kriterien herangezogen werden:

- langes krankheitsfreies Intervall,
- Weichteil- oder Knochenmetastasen oder geringfügige viszerale Metastasen,
- geringe Tumormasse,
- Nachweis von Östrogen- und/oder Progesteronrezeptoren [18].

Ziel sollte immer das Hinausschieben einer zytostatischen Therapie sein

Ziel sollte immer das Hinausschieben einer zytostatischen Therapie sein, sodass auch mehrere endokrine Schritte hineinander folgen können. Eine Remission ist hierfür nicht dringend zu fordern, auch ein Krankheitstillstand über einige Monate ist ausreichend [19].

Die Indikation für den Einsatz von Zytostatika ist bei Frauen mit metastasiertem Mammakarzinom zu stellen, wenn die Erkrankung auf eine vorausgegangene Hormontherapie nicht angesprochen hat oder rasch progredient und lebensbedrohlich verläuft.

In Tabelle 2 sind die Dosisempfehlungen für die Hormontherapie aufgeführt.

Antiöstrogene

Tamoxifen ist nach wie vor die am besten überprüfte Substanz bei der Behandlung des Mammakarzinoms. Eine höhere oder gleiche Wirksamkeit wie Tamoxifen sowie ein anderes Toxizitätsprofil neuerer Antiöstrogene (z. B. Toremifen, Fareston®) sind im Vergleich mit Tamoxifen noch nicht als ausreichend abgesichert anzusehen. Für neue ▶SERM (selectiver Estrogenrezeptormodulator), wie z. B. Raloxifen (Evista®), liegen derzeit nur Daten zur Prävention bei Frauen mit niedrigem Brustkrebsrisiko, jedoch nicht zur Behandlung in der metastasierten Situation, vor.

Sog. ▶reine Antiöstrogene, z. B. Faslodex (ICI 182780), binden mit 30fach höherer Affinität wie Tamoxifen am Östrogenrezeptor. Faslodex bindet an den beiden Bindungsstellen AF 1 und AF 2 und führt zur endgültigen Denaturierung des Östrogenrezeptormoleküls. In 2 Studien wurde Faslodex mit dem Aromataseinhibitor Anastrozol bei ca. 950 Patientinnen nach Tamoxifen-Behandlung verglichen. Es wurden keine signifikanten Unterschiede zwischen den beiden Behandlungsgruppen bei der ersten Auswertung gefunden. In der amerikanischen Studie wurden nur nachgewiesen rezeptorpositive Tumoren eingeschlossen, wobei sich zumindest ein Trend für eine höhere Remissionsrate, längere Zeit bis zur Progression und eine verlängerte Ansprechdauer für die Faslodex-Therapie ergab.

Da alle Patientinnen bereits mit Tamoxifen vorbehandelt waren, sprechen die Ergebnisse gegen ein Kreuzresistenz dieser beiden Antiöstrogene. Typische Nebenwirkungen unter Faslodex sind Hitzewallungen, gastrointestinale Beschwerden und Thromboembolien. Daten einer bereits abgeschlossenen Studie zum Vergleich von Faslodex und Tamoxifen liegen noch nicht vor.

Patientinnen, welche bereits Tamoxifen als adjuvante Therapie erhalten haben, sollten dieses Medikament nur erneut erhalten, wenn ein längeres therapiefreies Intervall (z. B. >2 Jahre) dazwischen liegt. Ansonsten ist direkt mit einem Aromatasehemmer zu beginnen.

Aromataseinhibitoren

Aufgrund der Neuentwicklung hochselektiver Hemmstoffe der Aromatase der 3. Generation mit verbessertem Nebenwirkungsprofil hat Aminoglutethimid heute keine Bedeutung mehr. Es werden steroidale (Exemestan, Aromasin®) von nichtsteroidalen (Letrozol, Femara®; Anastrozol, Arimidex®) Aromatasehemmern unterschieden. Sie hemmen direkt die Tumoraromatase und senken so die autochtone Östrogenproduktion im Tumor. Durch die orale Applikation sind sie auch den intramuskulär verabreichten Vertretern der 2. Generation (Formestan, Lentaron®) überlegen.

Beim Einsatz in der ▶Second-line-Behandlung erscheint eine Verlängerung der Überlebenszeit möglich. Anastrozol, Exemestan und Letrozol wurden in randomisierten Studien gegenüber Megestrolacetat bei Patientinnen mit metastasiertem Mammakarzinom nach vorausgegangener Tamoxifen-Behandlung verglichen und konnten ihre Überlegenheit demonstrieren [20, 21]. So führte Exemestan bei 769 Patientinnen zu einer signifikanten Verlängerung des progressionsfreien Intervalls als auch des Gesamtüberlebens. Mittlerweile liegen bereits die Ergebnisse eines direkten Vergleichs mit Tamoxifen vor. Anastrozol wurde in einer amerikanischen Studie mit 353 Patientinnen und in einer überwiegend europäischen Studie

Tabelle 2 Dosisempfehlungen für die Hormontherapie metastasierter Mammakarzinome

Therapie	Dosis
SERM	
Tamoxifen	20–30 mg/Tag p.o.
Toremifen (Fareston®)	60 mg/Tag p.o.
Faslodex	250 mg/4 Wochen i.m.
Aromatasehemmer	
Letrozol (Femara®)	2,5 mg/Tag p.o.
Anastrozol (Arimidex®)	1 mg/Tag p.o.
Exemestan (Aromasin®)	25 mg/Tag p.o.
GnRH-Analoga	
Goserelin (Zoladex®)	3,6 mg/alle 4 Woche s.c.
Leuprorelinacetat (Enantone®-Gyn Monatsdepot)	3,57 mg/Monat i.m. oder s.c.
Gestagene	
Medroxyprogesteronazetat	250–500 mg/Tag p.o.
Megestrolazetat (Megestat®)	160 mg/Tag p.o.

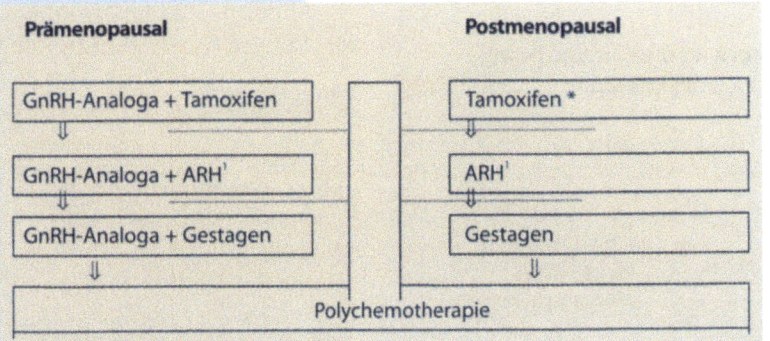

Abb. 1 ▲ **Endokrine Therapiesequenz metastasierter Mammakarzinome außerhalb von Studienbedingungen** (1 ARH = Aromatasehemmer der III. Generation, * entfällt bei Progression unter oder kurze Zeit nach adjuvanter Tamoxifen-Therapie, ⇓ erneuter endokriner Schritt, wenn nochmaliges Ansprechen möglich, – Umsetzen auf Chemotherapie, wenn Ansprechen auf endokrine Therapie eher nicht wahrscheinlich)

mit 668 Patientinnen als erste Behandlung beim ersten Auftreten von Metastasen untersucht [22, 23].

Während in der amerikanischen Studie ausschließlich Patientinnen mit rezeptorpositiven Karzinomen eingeschlossen wurden und sich ein signifikanter Vorteil für Anastrozol bezüglich der Ansprechrate und des krankheitsfreien Überlebens fand, wurden in der anderen Studie auch rezeptornegative Tumoren aufgenommen und kein Unterschied zwischen den Behandlungen gefunden. In der Letrozol-Studie wurden 902 postmonopausale Patientinnen in der gleichen Situation behandelt [24]. Bei ca. 30% der Tumoren war der Rezeptorstatus unbekannt.

Die ▶**Remissionsrate** konnte von 20% unter Tamoxifen auf 30% unter Letrozol verbessert werden. Die Zeit bis zur Progression verlängerte sich durch die Letrozol-Behandlung um 50%. Diese Ergebnisse waren vom Rezeptorstatus und der Art der adjuvanten Vorbehandlungen unabhängig. Aufgrund dieser Ergebnisse haben beide Aromatasehemmer die Zulassung zur First-line Therapie erhalten. Zum Vergleich von Exemestan mit Tamoxifen liegt nur das Ergebnis einer randomisierten Phase-II-Studie an 122 Patientinnen vor: Dabei hatte Exemestan eine Remissionsrate von 44,6% und Tamoxifan nur von 14,3% [25].

Kombinationsbehandlungen von Aromatasehemmern mit anderen Hormonen oder einer Chemotherapie sind als experimentell einzustufen.

GnRH-Analoga

Aufgrund des Wirkmechanismus sind GnRH-Analoga nur bei prämenopausalen Patientinnen einzusetzen. Die endokrine Therapie bei diesen Patientinnen sollte heute primär aus einer ▶**Kombination von GnRH-Analogon und einem Antiöstrogen** bestehen, da gezeigt werden konnte, dass die Kombination einer sequentiellen Therapie überlegen ist (Metaanalyse), [26]. Die weiteren endokrinen Therapieschritte sollten jedoch unter Beibehaltung der GnRH-Gabe durchgeführt werden, da es bisher keine Daten v. a. für den Einsatz von Aromatasehemmern bei prämenopausalen Frauen gibt. Auch für die Kombination von GnRH-Analoga mit einer Chemotherapie gibt es derzeit nicht genügend unterstützende Daten, so dass die Therapie mit GnRH-Analoga im Falle einer Zytostase zu beenden ist. In Abb. 1 ist die endokrine Therapiesequenz metastasierender Mammakarzinome aufgezeigt.

Gestagene

Als 3. Therapieschritt sollte entsprechend der Gesamtanalyse am ehesten Medroxyprogesteronacetat eingesetzt werden. Es handelt sich hierbei jedoch sicherlich nur um eine kleine Gruppe von Patientinnen, deren Krankheitsverlauf mehrere endokrine Schritte zulässt. Ein engmaschiges ▶**Therapiemonitoring** ist zu empfehlen, um den richtigen Zeitpunkt für eine Chemotherapie nicht zu verpassen. Eine wichtige Indikation für Gestagene ist die Tumorkachexie im Finalstadium.

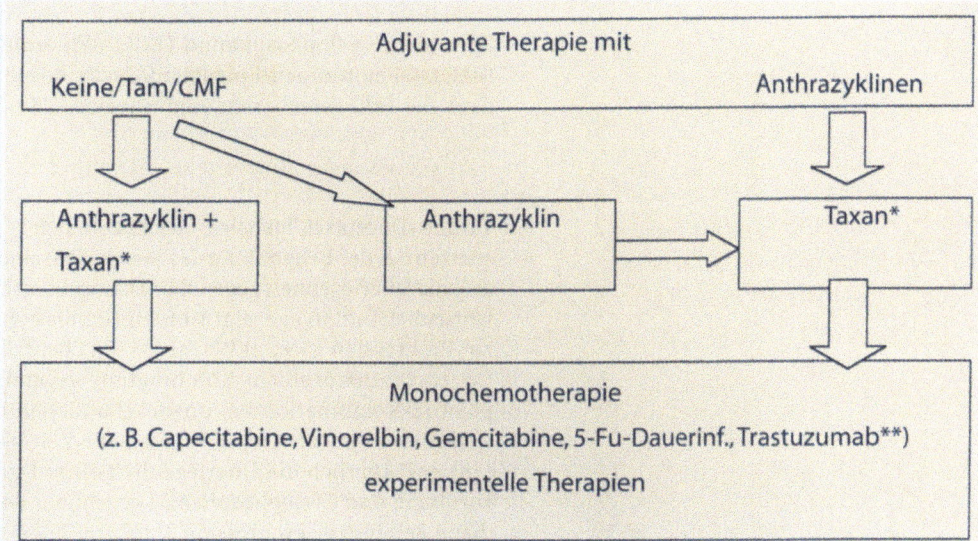

Abb. 2 ▲ Chemotherapiesequenz metastasierter Mammakarzinome außerhalb von Studienbedingungen (* bei Her2-positiven Patientinnen ist als First-line-Behandlung eine Kombination von Paclitaxel und Trastuzumab möglich, ** nur bei Her2-positiven Patientinnen)

Chemotherapie

Die Wahl der Zytostatika richtet sich nach folgenden Faktoren [18]:

- Die Art der ▶adjuvanten Vorbehandlung ist der wahrscheinlich wichtigste Faktor. Eine Progression während oder innerhalb 12 Monaten nach der adjuvanten Therapie spricht für eine Chemoresistenz, sodass nicht-kreuzresistente Substanzen eingesetzt werden sollten. Nur wenn das krankheitsfreie Intervall länger ist, kann ein erneuter Einsatz der gleichen Substanz in Erwägung gezogen werden.
- Die Aggressivität der Erkrankung und die Lokalisation der Metastasierung können die Wahl der Substanzen beeinflussen. So ist bei Patientinnen mit schnell fortschreitender Erkrankung und Leberbefall eine taxanhaltige Chemotherapie eher indiziert als bei einer langsam fortschreitenden Knochenmetastasierung.
- Im höheren Alter sollten Zytostatika mit ausgeprägtem Nebenwirkungsspektrum nicht zum Einsatz kommen, während bei jüngeren Patientinnen eher aggressivere Schemata angewandt werden.
- Zunehmend wird der ▶Her 2/neu (c-erb-B2)-Status für die Auswahl der Substanzen herangezogen (Abb. 2). Positive Patientinnen haben eine schlechtere Prognose und sollten eher mit anthrazyklinhaltigen Regimen behandelt werden. Zudem empfiehlt sich die Therapie mit neuen Behandlungsansätzen im Rahmen von klinischen Studien, da häufig eine ausgeprägte Chemoresistenz vorliegt.

Wie oben bereits ausgeführt kann auch durch die Gabe von aggressiveren Chemotherapien nur bedingt eine Lebensverlängerung erzielt werden. So liegt der absolute Überlebensgewinn einer Polychemotherapie im Vergleich zu einer Monotherapie nach 1 Jahr bei 9%, nach 2 Jahren bei 5% und nach 3 Jahren bei 3%. Eine Definition der Patientinnen, die am ehesten mit einer Überlebensverlängerung profitieren, ist nach wie vor nicht exakt möglich, sodass alle Patientinnen Nebenwirkungen erleiden müssen, um einigen wenigen einen Benefit zu ermöglichen.

Eine Chemotherapie sollte immer nur entsprechend der ursprünglich veröffentlichen Dosierung eingesetzt werden, solange sich nicht in prospektiv randomisierten Studien eine andere Dosierung als besser dargestellt hat. Insbesondere sind Unterdosierungen zu vermeiden, da dies häufig mit einem totalen Wirkungsverlust einhergeht. Bei ausgeprägten nicht-hämatologischen Nebenwirkungen ist ein Umsetzen der Chemotherapie besser als eine Dosisreduktion.

In den meisten europäischen Ländern wird heute als ▶First-line-Therapie ein anthrazyklinhaltiges Regime verabreicht (z. B. Adriamycin/Cyclophosphamid (AC),

Epirubicin/Cyclophosphamid (EC), 5-Fluorouracil/Adriamycin/Cyclophosphamid (FAC), 5-Fluorouracil/Epirubicin/Cyclophosphamid (FEC)). Dies ist insbesondere dann der Fall, wenn bereits adjuvant eine CMF-Chemotherapie durchgeführt wurde.

Therapiekombinationen und -vergleiche

> Taxane werden heute zu den wirksamsten Substanzen bei der Behandlung des Mammakarzinoms gerechnet

Taxane (Docetaxel, Taxotere®; Paclitaxel, Taxol®) sind heute zu den wirksamsten Substanzen bei der Behandlung des Mammakarzinoms zu rechnen. So konnte für Docetaxel die Überlegenheit gegenüber Doxorubicin bei Patientinnen mit vorheriger Alkylantienbehandlung gezeigt werden (Remissionsrate 48% vs. 33%; mediane Zeit bis zur Progression 26 vs. 21 Wochen) [27]. Ebenfalls zeigte sich die Überlegenheit einer Docetaxel/Doxorubicin-Kombination gegenüber einer Doxorubicin/Cyclophosphamid-Kombination bei unvorbehandelten metastasierten Mammakarzinomen (Remissionsrate 60% vs. 47%; mediane Zeit bis zur Progression 37 vs. 33 Wochen), [28] und kürzlich die Überlegenheit einer Dreierkombination aus Docetaxel, Doxorubicin und Cyclophosphamid gegenüber FAC (Remissionsrate 54% vs. 43%; mediane Zeit bis zur Progression), [29].

Die 2. Studie hat zur Zulassung von Docetaxel in Kombination mit Doxorubicin in der First-line-Behandlung des metastasierten Mammakarzinoms geführt. Vergleichbare Studien zur Kombination von Doxorubicin/Epirubicin und Paclitaxel haben nur eine tendenzielle Verbesserung der Remissionsrate und keine Verbesserung der Zeit bis zur Progression gezeigt [30, 31, 32]. Kürzlich wurde ein zweitägiges Doxorubicin/Paclitaxelregime mit FAC verglichen und ein signifikanter Überlebensvorteil für die Antrazyklin-Taxan-Kombination gefunden [33]. Obwohl bisher keine direkten Vergleiche verfügbar sind, erscheint Docetaxel die höchste Effektivität beim Mammakarzinom zu haben, ist jedoch mit nicht vernachlässigbaren Nebenwirkungen für die Patientin verbunden. Paclitaxel ist von der Durchführbarkeit einfacher, es erscheint jedoch auch vom Effekt her eher variabel.

> Docetaxel scheint die höchste Effektivität beim Mammakarzinom aufzuweisen

Patientinnen, welche sowohl nach einem Anthrazyklin als auch einem Taxan einen Rückfall erleiden, stellen heute eine besondere Problemsituation dar. Bisher liegen nur sehr wenige Daten über die Effektivität weiterer Chemotherapien vor. Ziel einer weiteren Therapie ist v. a. die Symptomlinderung (Knochenschmerzen, spinale Kompressionsbeschwerden, pathologische Frakturen, Dyspnoe und Leberausfallserscheinungen) bzw. deren Prophylaxe. Es ist davon auszugehen, dass mit einer Monotherapie eine Ansprechrate von 20–30% erreichbar und mit einer mittleren Überlebenszeit von 6–12 Monate zu rechnen ist. Zum Einsatz sollten v. a. Monotherapien mit akzeptablem Toxizitätsprofil, wie z. B. Vinorelbin, 5-Fluorouracil-Dauerinfusion, Mitomycin C, Gemcitabine oder aber CMF kommen. Aufgrund der unsicheren Therapiesituation sind v. a. experimentelle Therapieoptionen zu erwägen. Mit dem zunehmenden Einsatz der Taxane auch in der adjuvanten Therapiesituation ist davon auszugehen, dass diese Patientengruppe eher einen guten Allgemeinzustand, ausreichende Organreserve und eine bedeutende Lebenserwartung aufweisen wird, sodass auch hier vermehrt Kombinationstherapien mit den oben erwähnten Substanzen angewandt werden können.

> Ziel einer weiteren Therapie ist v. a. die Symptomlinderung

Bisphosphonate

Bei manifester Knochenmetastasierung ist der erfolgreiche Einsatz von Biphosphonaten zusätzlich zu anderen spezifischen Therapien durch randomisierte Studien abgesichert [34]. Insbesondere in Kombination mit einer Chemotherapie kann das Auftreten von knochenmetastenassoziierten Komplikationen signifikant vermindert werden. Die prophylaktische Gabe ohne Nachweis von Knochenmetastasen ist derzeit nur im Rahmen von Studien zu empfehlen. Die intravenöse ist effektiver als die orale Applikation. Biphosphonate stellen auch die Therapie der Wahl zur Behandlung der tumorinduzierten Hyperkalzämie dar.

> In Kombination mit einer Chemotherapie können knochenmetastenassoziierte Komplikationen signifikant vermindert werden

Trastuzumab (Herceptin)

Hoffnungen werden zur Zeit vor allem in die Anwendung von ▶Antikörpertherapien gesetzt. Mit Trastuzumab (Herceptin®) steht erstmalig ein tumorspezifischer

▶ Antikörpertherapie

▶ Onkogens Her2/neu

In Kombination mit Doxorubicin wurde eine ausgeprägte Kardiotoxizität beobachtet

▶ Fluoreszens-in-situ-Hybridisierung (FISH)

▶ Autologe Stammzelltransplantation

Ein Einsatz außerhalb von Therapieprotokollen ist absolut unzulässig

Aufgrund ständig neu aufkommender Therapieansätze müssen etablierte Standards regelmäßig überprüft werden

Antikörper für die Behandlung des Mammakarzinoms zur Verfügung. Der Nachweis des ▶Onkogens Her2/neu am Tumorgewebe ist mit einer ungünstigen Prognose und wahrscheinlich mit einer höheren Chemotherapiesensitivität verbunden [35, 36].

Trastuzumab erreicht als Monotherapie eine Remissionsrate von 19% bei mehr als einer chemotherapeutischer Vorbehandlung bis 34% bei chemonaiven Patientinnen [37]. In einer (der bisher einzigen) randomisierten Studie konnte gezeigt werden, dass die Gabe von Trastuzumab zusätzlich zu einer Chemotherapie zumindest einen additiven, evtl. auch einen synergistischen Effekt aufweist [38]. Da in Kombination mit Doxorubicin eine ausgeprägte Kardiotoxizität beobachtet wurde, darf diese Kombination nicht angewandt werden. Die Indikation zur Gabe von Trastuzumab ist an einen immunhistochemischen Nachweis von Her2 im Tumorgewebe gebunden. Nach neueren Studien ist die Prädiktion eines Ansprechens durch eine ▶Fluoreszens-in-situ-Hybridisierung (FISH) sicherer möglich und sollte, v. a. in unklaren Fällen bevorzugt werden [37].

Weniger kardiotoxische Kombinationen beinhalten statt eines Anthrazyklins Platinanaloga, welche sich im Zellversuch neben Docetaxel als synergistisch zum Herceptin-Effekt gezeigt haben. Erste Pilotstudien zum TCH-Regime sind vielversprechend [39]. Eine weitere Effektivitätsbeurteilung der Substanz in randomisierten Studien ist dringend notwendig.

Hochdosischemotherapie

Zur Hochdosischemotherapie mit anschließender ▶autologer Stammzelltransplantation liegen bisher nur sehr widersprüchliche Daten aus kleinen präliminären Studien vor. Trotz deutlicher Fortschritte im Handling und der supportiven Therapiemaßnahmen geht die Behandlung noch mit deutlich erhöhten Toxizitäten einher, sodass ein Einsatz außerhalb von Therapieprotokollen absolut unzulässig ist.

Ausblick

Die Heterogenität der Erkrankung und die Vielfalt der Therapiemöglichkeiten bereitet große Schwierigkeiten in der Standardisierung der Therapie metastasierender Mammakarzinome. Viele therapeutische Irrwege resultieren jedoch auch daraus, dass klinische Studien mit ungenügendem Design und vor allem ungenügend großer Patientenzahlen durchgeführt wurden. Für die Etablierung von therapeutischen Standards dürfen jedoch nur prospektive, randomisierte und durch andere Studien bestätigte Daten mit ausreichender Patientenzahl herangezogen werden. Aufgrund ständig neu aufkommender Therapieansätze müssen etablierte Standards regelmäßig überprüft werden. Auch unter dem Gesichtspunkt einer sorgfältigen Qualitätssicherung ist deshalb jeder Arzt, der Patientinnen mit diesen Erkrankungen behandelt, verpflichtet, an solchen klinischen Studien aktiv teilzunehmen.

Literatur

1. Sobin LH, Wittekind Ch, editors. TNM classification of malignant tumours. 5th ed. New York: Wiley, 1997
2. Anton HW, Junkermann H, Schlegel W, Muller A, Wannenmacher M, von Fournier D (1992) Recurrences, the surgical and radiological side effects and new developments in the breast-preserving treatment of breast carcinoma. Strahlenther Onkol 168: 141–153
3. Jacobson JA, Danforth DN, Cowan KH et al. (1995) Ten-year results of a comparison of conservation with mastectomy in the treatment of stage I and II breast cancer. N Engl J Med 332: 907–911
4. Voogd AC, Nielsen M, Peterse JL et al. (2001) Differences in risk factors for local and distant recurrence after breast-conserving therapy or mastectomy for stage I and II breast cancer: pooled results of two large European randomized trials. J Clin Oncol 19: 1688–1697
5. Fisher B, Anderson S, Redmond CK, Wolmark N, Wickerham DL, Cronin WM. (1995) Reanalysis and results after 12 years of follow-up in a randomized clinical trial comparing total mastectomy with lumpectomy with or without irradiation in the treatment of breast cancer. N Engl J Med 333: 1456–1461
6. Clemons M, Hamilton T, Goss P (2001) Does treatment at the time of locoregional failure of breast cancer alter prognosis? Cancer Treat Rev 27:83–97
7. Sinn HP, Anton HW, Magener A, von Fournier D, Bastert G, Otto HF (1998) Extensive and predominant in situ component in breast carcinoma: their influence on treatment results after breast-conserving therapy. Eur J Cancer 34: 646–653
8. Kurtz JM, Jacquemier J, Amalric R et al. (1991) Is breast conservation after local recurrence feasible? Eur J Cancer 27: 240–244

9. Dalberg K, Mattsson A, Sandelin K, Rutqvist LE (1998) Outcome of treatment for ipsilateral breast tumor recurrence in early-stage breast cancer. Breast Cancer Res Treat 49: 69–78
10. Borner M, Bacchi M, Goldhirsch A et al. (1994) First isolated locoregional recurrence following mastectomy for breast cancer: results of a phase III multicenter study comparing systemic treatment with observation after excision and radiation. Swiss Group for Clinical Cancer Research. J Clin Oncol 12: 2071–2077
11. Andry G, Suciu S, Vico P et al. (1989) Locoregional recurrences after 649 modified radical mastectomies: incidence and significance. Eur J Surg Oncol 15: 476–485
12. Fowble B, Solin LJ, Schultz DJ, Rubenstein J, Goodman RL (1990) Breast recurrence following conservative surgery and radiation: patterns of failure, prognosis, and pathologic findings from mastectomy specimens with implications for treatment. Int J Radiat Oncol Biol Phys 19: 833–842
13. GBSG 6 Studienprotokoll, S 3
14. Schwaibold F, Fowble BL, Solin LJ, Schultz DJ, Goodman RL (1991) The results of radiation therapy for isolated local regional recurrence after mastectomy. Int J Radiat Oncol Biol Phys 21: 299–310
15. Probstfeld MR, O'Connell TX (1989) Treatment of locally recurrent breast carcinoma. Arch Surg 124: 1127–1129
16. Fossati R, Confalonieri C, Torri V et al. (1998) Cytotoxic and hormonal treatment for metastatic breast cancer: a systematic review of published randomisid trials involving 31,510 women. J Clin Oncol 16: 3439–3460
17. Early Breast Cancer Trialists' Collaborative Group (1992) Systemic treatment of early breast cancer by hormonal, cytotoxic, or immune therapy. Lancet 339: 1–85
18. Kaufmann M, von Minckwitz G. (1999) Systemische Therapie metastasierter Mammakarzinome Deutsches Ärzteblatt A 96: 2509–2512
19. Hortobagyi GN (1998) Treatment of breast cancer. N Engl J Med 339: 974–984
20. Buzdar AU, Jonat W, Howell A et al. (1998) Anastrozole versus megestrol acetate in the treatment of postmenopausal women with advanced breast carcinoma: results of a survival update based on a combined analysis of data from two mature phase III trials. Arimidex Study Group. Cancer 83: 1142–1152
21. Dombernowsky P, Smith I, Falkson G et al. (1998) Letrozole, a new oral aromatase inhibitor for advanced breast cancer: double-blind randomized trial showing a dose effect and improved efficacy and tolerability compared with megestrol acetate. J Clin Oncol 16: 453–461
22. Nabholtz JM, Buzdar A, Pollak M et al. (2000) Anastrozole is superior to tamoxifen as first-line therapy for advanced breast cancer in postmenopausal women: results of a North American multicenter randomized trial. Arimidex Study Group. J Clin Oncol 18: 3758–3767
23. Bonneterre J, Thurlimann B, Robertson JF et al. (2000) Anastrozole versus tamoxifen as first-line therapy for advanced breast cancer in 668 postmenopausal women: results of the Tamoxifen or Arimidex Randomized Group Efficacy and Tolerability study. J Clin Oncol 18: 3748–3757
24. Mouridsen H, Gershanovich M, Sun Y, Perez-Carrion R, Boni C, Monnier A, Apffelstaedt J, Smith R, Sleeboom HP, Janicke F, Pluzanska A, Dank M, Becquart D, Bapsy PP, Salminen E, Snyder R, Lassus M, Verbeek JA, Staffler B, Chaudri-Ross HA, Dugan M. Superior efficacy of letrozole versus tamoxifen as first-line therapy for postmenopausal women with advanced breast cancer: results of a phase III study of the International Letrozole Breast Cancer Group. J Clin Oncol 2001 May 15; 19(10):2596–2606
25. Dirix, L, Piccart M, Lohrisch C et al. (2001) Efficacy of and tolerance to exemestane versus tamoxifen in 1st line hormone therapy of postmenopausal metastatic breast cancer patients: A European Organisation for the Research and Treatment of Cancer (EORTC Breast Group) phase II trial with Pharmacia and Upjohn. Proc ASCO 20: 114
26. Klijn JG, Blamey RW, Boccardo F, Tominaga T, Duchateau L, Sylvester R (2001) Combined Hormone Agents Trialists' Group and the European Organization for Research and Treatment of Cancer. Combined tamoxifen and luteinizing hormone-releasing hormone (LHRH) agonist versus LHRH agonist alone in premenopausal advanced breast cancer: a meta-analysis of four randomized trials. J Clin Oncol 19: 343–353
27. Chan S, Noel D, Pintér T et al. (1999) Prospective Randomized Trial of Docetaxel versus Doxorubicin in Patients with metastatic breast cancer. J Clin Oncol 17: 2341–2354
28. Jean M, Nabholtz G, Falkson D et al. (1999) A phase III trial comparing Doxorubicin (A) and Docetaxel (T) (AT) to Doxorubicin and Cyclophosphamide (AC) as first line chemotherapy for MBC. Proc ASCO 18: 485
29. Nabholtz JA, Paterson A, Dirix L et al. (2001) A phase III randomized trial comparing docetaxel, doxorubicin and cyclophosphamide to FAC as first line chemotherapy for patients with metastatic breast cancer. Proc ASCO 20: 83
30. Biganzoli B, Cufer T, Bruning P et al. (2000) Doxorubicin (A) / Taxol (T) Versus Doxorubicin/Cyclophosphamide (C) as first line chemotherapy in metastatic breast cancer (MBC): A phase III study. Proc ASCO 19: 282
31. Lück HJ, Thomssen C, Untch M et al. (2000) Multicentric Phase III study in first line treatment of advanced metastatic breast cancer (ABC). Epirubicin/Paclitaxel (ET) Vs Epirubicin/Cyclophosphamide (EC). A study of the ago breast cancer Group. Proc ASCO 19: 280
32. Carmichael J (2001) UKCCCR trial of epirubicin and cyclophosphamide vs epirubicin and taxol in the first line treatment of women with metastatic breast cancer. Proc ASCO 20: 84
33. Jassem J, Pienkowski T, Pluzanska A, Jelic S, Gorbunova V, Mrsic-Krmpotic Z, Berzins J, Nagykalnai T, Wigler N, Renard J, Munier S, Weil C; Central & Eastern Europe and Israel Pacitaxel Breast Cancer Study Group. Doxorubicin and paclitaxel versus fluorouracil, doxorubicin, and cyclophosphamide as first-line therapy for women with metastatic breast cancer: final results of a randomized phase III multicenter trial. J Clin Oncol 2001 Mar 15;19(6):1707–1715

34. Bloomfield DJ (1998) Should bisphosphonates be part of the standard therapy of patients with multiple myeloma or bone metastases from other cancers? An evidence-based review. J Clin Oncol 16: 1218–1225
35. Lohrisch C, di Leo A, Piccart M (2001) Optimal adjuvant cytotoxic therapy for breast cancer. ASCO Educational Book 2001: 61–70
36. Konecny G, Thomssen C, Pegram M et al. (2001) Her2/neu gene amplification and response to paclitaxel in patients with metastatic breast cancer. Proc ASCO 20: 88
37. Vogel C, Cobleigh M, Tripathy D, Mass R, Murphy M, Stewart SJ (2001) Superior outcomes with herceptin (trastuzumab) in fluorescence in situ hybridisation-selected patients. Proc ASCO 20: 86
38. Slamon DJ, Leyland-Jones B, Shak S et al. (2001) Use of chemotherapy plus a monoclonal antibody against HER2 for metastatic breast cancer that overexpresses HER2. N Engl J Med 344: 783–792
39. Pienkowski T, Fumeleau P, Eiermann W et al. (2001) Taxotere, Cisplatin and Herceptin (TCH) in first line. Her positive metastatic breast cancer patients. A phase II pilot study by the Breast Cancer International Research Group. Proc ASCO 20: 2030
40. Goldhirsch A, Gelber RD, Simes RJ, Glasziou P, Coates AS (1989) Costs and benefits of adjuvant therapy in breast cancer: a quality-adjusted survival analysis. J Clin Oncol 7: 36–44

A. du Bois · Klinik für Gynäkologie und gynäkologische Onkologie, Dr.-Horst-Schmidt-Kliniken, Wiesbaden

Supportivmaßnahmen in der Therapie gynäkologischer Malignome

Nebenwirkungen der Chemotherapie und deren Behandlung

Supportivmaßnahmen in der Onkologie umfassen sowohl Maßnahmen zur Linderung tumorbedingter Symptome, als auch Maßnahmen zur Prophylaxe und Linderung therapiebedingter Symptome. Therapien, die gegen letztere gerichtet sind, interferieren nicht mit den eigentlichen Wirkmechanismen der Zytostatika, während diese Gefahr bei Maßnahmen, die gegen unerwünschte Wirkungen gerichtet sind, eher zu beachten ist. Maßnahmen gegen unerwünschte Wirkungen sind integraler Bestandteil jeder in der gynäkologischen Onkologie eingesetzten Therapiemodalität und haben daher in der täglichen Praxis eine große Bedeutung. Neben den Supportivmaßnahmen für Chemotherapie-bedingte Symptome, die in dieser Übersicht kursorisch dargestellt werden sollen, bedarf es ebenso entsprechender Maßnahmen bei der Strahlentherapie (z.B. Hautpflege, Maßnahmen zur Prophylaxe und Therapie gastrointestinaler Nebenwirkungen) und operativen Therapie (z.B. postoperative Schmerztherapie, Elektrolyt-, Flüssigkeits- und Volumensubstitution und Thromboseprophylaxe).

Unerwünschte Symptome onkologischer Therapien werden oft mißverständlich pauschal als „Nebenwirkungen" bezeichnet. Manche dieser sog. Nebenwirkungen sind jedoch genuine Wirkungen der jeweiligen Therapie (z.B. Myelosuppression durch Zytostatika), bei anderen, kann man tatsächlich von „echten Nebenwirkungen" sprechen (z.B. Emesis bei Chemotherapie). Eine Auswahl der Organtoxizitäten und Nebenwirkungen von verschiedenen Chemotherapien, die in der gynäkologischen Onkologie eingesetzt werden, ist in Tabelle 1 aufgelistet. Während seitens der Therapeuten zumeist die (objektiv meßbaren) Organtoxizitäten im Zentrum des Interesses stehen (z.B. Myelosuppression, Nephro-, oder Kardiotoxizität), stehen für die Patientinnen die eher subjektiv beurteilbaren und zumeist nicht vital gefährdenden Nebenwirkungen wie Emesis und Alopezie [1] im Vordergrund.

Grundsätzlich gilt, daß ein Vermeiden der jeweiligen Toxizität der beste Weg ist, die jeweilige Therapie zu optimieren. Dies erfordert Kenntnis der zu erwartenden Nebenwirkungen und der Therapiealternativen. Wenn Toxizität nicht vollständig vermieden werden kann, so ist i.d.R. eine Prophylaxe der Therapie bereits aufgetretener Nebenwirkungen überlegen. Im folgenden wird versucht, am Beispiel häufig auftretender Nebenwirkungen diese Prinzipien zu erläutern.

Für die Patientinnen stehen die eher subjektiv beurteilbaren Nebenwirkungen im Vordergrund.

Priv.-Doz. Dr. A. du Bois
Klinik für Gynäkologie und gynäkologische Onkologie, Dr.-Horst-Schmidt-Kliniken,
Ludwig-Erhard-Straße 100, D–65199 Wiesbaden

Chemotherapie-bedingte Nausea und Emesis

Nausea (Übelkeit) und Emesis (Erbrechen) sind die am meisten gefürchteten Nebenwirkungen der Chemotherapie. Sie werden in unterschiedlichem Ausmaß von einer ganzen Reihe der in der gynäkologischen Onkologie eingesetzten Substanzen hervorgerufen (Tabelle 2, mod. n. [2, 3]). Weibliches Geschlecht gilt als stärkster individueller Risikofaktor für das Autreten von Emesis, was dieses Problem für die gynäkologische Onkologie besonders betont. Im klinischen Alltag werden eine sogenannte ▶ akute Emesis, die am Therapietag auftritt, und eine ▶ verzögerte Emesis („delayed emesis"), die an den Folgetagen beobachtet wird, unterschieden. Neben akuter und verzögerter Emesis wird auch eine ▶ antizipatorische Emesis, die i.S. eines konditionierten Reflex nach vorausgegangenen Therapiezyklen, in denen Emesis aufgetreten war, bereits vor der Chemotherapie beobachtet werden kann, beschrieben. Auch für diese Form der Emesis scheinen (jüngere) Frauen prädestiniert. Sie ist therapeutisch schwer anzugehen, in Einzelfällen können verhaltenstherapeutische Maßnahmen und/oder Anxiolytika nützlich sein.

> Nausea und Emesis sind die am meisten gefürchteten Nebenwirkungen der Chemotherapie.

▶ Akute Emesis

▶ Verzögerte Emesis

▶ Antizipatorische Emesis

Tabelle 1
Chemotherapiebedingte Nebenwirkungen und deren auslösende Zytostatika (Auswahl)

Toxizität	Zytostatikum
Myelosuppression	alle
Alopezie	Anthrazykline
	Taxane
	Etoposid
Emesis, Nausea	Platin
	Alkylantien
	Anthrazykline
Nephrotoxizität	Cisplatin
	Ifosfamid
	Mitomycin
Urotheltoxizität	Cyclophosphamid
	Ifosfamid
Kardiotoxizität	Anthrazykline
Neurotoxizität	Taxane
	Cisplatin
	Vinca Alkaloide
Hauttoxizität	5-FU
	liposomales Doxorubicin
Lungentoxizität	Bleomycin
	Mitomycin
Nagelveränderungen	Taxane
Diarrhoe	Topoisomerase I Inhibitoren
Mucositis/Stomatitis	5-FU
	Anthrazykline

Diese Unterteilung hat aber nur orientierenden Charakter, da sie willkürlich gewählt ist [4] und nicht auf Daten pathophysiologischer Untersuchungen basiert. Sie trifft im wesentlichen auf Cisplatin zu, und andere Zytostatika können diese Unterteilung gar nicht oder in anderen Zeitintervallen aufweisen; so induziert z.B. Cyclophosphamid akute Emesis über den Therapietag hinaus.

Prophylaxe

Die Prinzipien der Beherrschung von Nausea und Emesis richten sich nach oben skizzierten Regeln. Zunächst sollte überprüft werden, ob eine gleichwertige, weniger emetogene Therapie zur Verfügung steht (z.B. die Substitution von Cisplatin durch Carboplatin). Neben der Wahl der am geringsten emetogenen Therapiealternative muß auf eine entspannte und professionelle Atmosphäre geachtet werden und zusätzliche emetogene Stimuli (z.B. starke Gerüche) reduziert werden. Als Prophylaxe der akuten Emesis wird bei allen hoch emetogenen Therapien (s. Tabelle 2) am Therapietag eine Kombination aus einem ▶ 5-HT3 Antagonisten, beispielsweise:

> Steht eine gleichwertige, weniger emetogene Therapie zur Verfügung?

▶ 5-HT3 Antagonisten

- 8 mg i.v. oder 24 mg p.o. Ondansetron (Zofran®),
- 10 μg/kg i.v. oder 2 mg p.o. Granisetron (Kytril®),
- 5 mg i.v. Tropisetron (Navoban®),
- 1,8 mg/kg i.v. oder 200 mg p.o. Dolasetron (Anemet®)

und einem Kortikoid, z.B. Dexamethason (Fortecortin®) eingesetzt [5].

Für die 5-HT3 Antagonisten ist die Einmaldosis ausreichend, die orale Gabe (in angepaßter Dosierung) ist der intravenösen Gabe ebenbürtig. Die optimale Dexamethasondosierung und Applikationsform ist weniger gut untersucht worden, in der

> Für die 5-HT3 Antagonisten ist die Einmaldosis ausreichend.

klinischen Praxis haben sich 20 mg Fortecortin® iv oder po bewährt. Bei den wenig emetogenen Therapien kann eventuell auf eine antiemetische Prophylaxe gänzliche verzichtet werden (z.B. Methotrexat Monotherapie), oder diese in Form einer Monotherapie durchgeführt werden (z.B. Dexamethason po oder Metoclopramid).

Die sogenannte verzögerte Emesis wird besonders nach Cyclophosphamid-haltigen und Cisplatin-haltigen Therapien beobachtet und tritt unbehandelt bei 75–90% der Patientinnen auf [6]. Als Standardprophylaxe sollte Dexamethason (z.B. 2×8 mg po) in Kombination mit Metoclopramid (z.B. 4×40 mg po) an den Tagen 2 und 3, eventuell bis Tag 5 gegeben werden [5]. Trotz dieser Prophylaxe wird bei etwa 50% der Patientinnen nach Cisplatintherapie weiterhin verzögerte Emesis beschrieben [7]. Neuere Arbeiten konnten zeigen, daß ▶ **Neurokinin-1-Rezeptor Antagonisten** (=Substanz-P Antagonisten) sowohl die Kontrolle der akuten, als auch eine sehr effektive Kontrolle der verzögerten Emesis leisten können [8]. Weitere Arbeiten mit dieser Substanzklasse werden zeigen, ob hier ein neuer Standard in Zukunft verfügbar wird.

Alopezie

Gerade jüngere Frauen bewerten den Verlust des Haupthaares als schwerwiegendste Nebenwirkung der Chemotherapie [1]. Da nicht alle Chemotherapien zu Alopezie führen, sollte, sofern äquieffektive Regime zur Verfügung stehen, immer eine Therapie mit niedrigem Alopezierisiko gewählt werden; dies gilt insbesondere in der palliativen Situation bei Patientinnen, die bereits im Rahmen der Primärtherapie eine Alopezie erlebt hatten und deren Haare gerade wieder nachgewachsen sind (z.B. Patientin mit Ovarialkarzinom). Zytostatika mit hohem Risiko für eine Alopezie sind die Taxane, die Anthrazykline, Etoposid und die Alkylantien Ifosfamid und Cyclophosphamid. Bei Taxantherapie kommt es häufig zu einer Ganzkörperalopezie. Der zusätzliche Haarausfall der Genitalbehaarung wird i.d.R. psychologisch besser verkraftet. Auch der Verlust des Gesichtshaares läßt sich kosmetisch besser kaschieren als der Verlust des Haupthaares (künstliche Wimpern, nachgezeichnete Augenbrauen) und wird deshalb als weniger persönlichkeitsverändernd bewertet.

Prophylaxe

Zur Prophylaxe der Alopezie wurden in der Vergangenheit zumeist Strategien untersucht, die darauf gerichtet waren, die Zytostatika von den Haarfollikeln fernzuhalten. Hierzu wurden ▶ **Kompressions- und Kältehauben** eingesetzt (Übersicht bei [9]). Bei letzteren wurde neben dem vasokonstriktorischen Effekt noch eine Verminderung des Stoffwechsels der Haarfollikel postuliert. Die Erfolgsaussichten dieser Maßnahmen hängen von der Pharmakokinetik der eingesetzten Zytostatika ab, d.h. der Erfolg wird umso größer sein, je kürzer die Plasmahalbwertzeit und je schneller die Inaktivierung der Zytostatika ist. Außerdem hängt die Erfolgsrate vom Ausmaß der Minderdurchblutung und Stoffwechselreduktion ab; so wurde bei der Kältehau-

---

Tabelle 2
Emetogenes Potential ausgewählter Zytostatika (modifiziert nach [2])

Hohes emetogenes Potential:	Cisplatin
	Cyclophosphamid
	Ifosfamid
	Hexamethylmelamin
	Dactinomycin
	Doxorubicin
	Epirubicin
	Mitoxantron
	Carboplatin
„Graubereich" – moderat emetogenes Potential	Topotecan
	Irinotecan
	Etoposid
niedriges emetogenes Potential	Paclitaxel
	Docetaxel
	Methotrexat
	Treosulfan
	Mitomycin
	Gemcitabin
	Fluorouracil
	Bleomycin
	Vinorelbin

Marginalien:

Verzögerte Emesis wird besonders nach cyclophosphamid- und cisplatin-haltigen Therapien beobachtet.

▶ Neurokinin-1-Rezeptor Antagonisten

In der palliativen Situation sollte eine Therapie mit niedrigem Alopezierisiko gewählt werden.

▶ Kompressions- und Kältehauben

be ein Erreichen von weniger als 24°C als Schwellenwert beschrieben [10]. Dem Erreichen ausreichend langer und effektiver Vasokonstriktion und Kälte stehen die Nebenwirkungen, typischerweise Cephalgien, die ebenfalls zeit- und intensitätsabhängig auftreten entgegen. Am besten sind Kältehauben zur Prophylaxe der Doxorubicin-induzierten Alopezie untersucht worden. Bei Monotherapien mit 50 mg/m² werden Erfolge bei etwa der Hälfte der Patientinnen beschrieben; bei Kombinationstherapien oder höheren Dosierungen entsprechend geringer. Medikamentöse Prophylaxen (α-Tocopherol, Minoxidil) konnten das Problem bisher ebenso nicht beseitigen, so daß die „Substitutionstherapie" mittels ▶ **Perücken** derzeit die einzige zuverlässige Therapie der Chemotherapie-induzierten Alopezie darstellt. Aufgrund der psychologischen Bedeutung des Problems müssen alle Patientinnen vor der Chemotherapie über die Alopezie aufgeklärt werden, und vor Auftreten der Alopezie sollte bereits eine Perücke rezeptiert worden sein. Die Aufklärung sollte wenn möglich unter Beisein des Partners erfolgen, da die Alopezie nicht selten zu ▶ **Partnerschaftsproblemen** führen kann und so möglicherweise durch entsprechende Aufklärung (auch über das Nachwachsen der Haare) Verständnis geschaffen werden kann.

Neurotoxizität

Neben einer eher seltenen zentralen Neurotoxizität (z.B. durch Ifosfamid ausgelöst) und einer das vegetative Systen betreffenden Neurotoxizität (z.B. paralytischer Ileus bei Therapie mit Vinca Alakloiden), stellt die periphere Neurotoxizität nach Cisplatin- oder Taxantherapie die häufigste Form der Chemotherapie-bedingten Neurotoxizität dar. Beide verursachen vorwiegend eine sensible Neuropathie mit klinischen Symptomen wie
- Taubheit,
- Parästhesien,
- verminderte Vibrationswahrnehmung,
- Verlust der Reflexe und
- Ataxie in schwereren Fällen.

Die Häufigkeit des Auftretens von Neurotoxizität bei Cisplatintherapie wird mit 12–57% [11, 12] und nach Paclitaxel Monotherapie mit 23–52% der Patienten angegeben [13]. Als Risikofaktoren gelten vor allem die kumulative Gesamtdosis und die Dosis pro Zyklus, Vorschädigungen wie diabetische oder alkoholbedingte Neuropathie können die Neurotoxizität negativ beeinflussen. Eine Verschlechterung der Neurotoxizität noch nach Therapieende ist beschrieben, dennoch gelten für beide Zytostatika, daß die Symptome weitgehend reversibel sind, auch wenn die restitutio Monate, in Einzelfällen sogar Jahre dauern kann.

Prophylaxe

Die Substitution von Cisplatin durch Carboplatin kann die Neurotoxizität vermeiden helfen. Ob eine Variation der Taxane (Docetaxel anstatt Paclitaxel) ebenso zu einer verminderten Neurotoxizität führt, ist nicht geklärt. Eine Untersuchungen bei Docetaxel behandelten Patienten zeigte, daß auch durch dieses Taxan bei der Hälfte der Patienten eine Neurotoxizität ausgelöst wird [14]. Eine Reihe von Substanzen wurde in der Vergangenheit daraufhin überprüft, ob sie als Prophylaxe der Chemotherapie-induzierten Neurotoxizität wirksam sind. Das Neuropeptid ACTH4–9 (ORG 2766) hatte in einer ersten Studie Effektivität gegen Cisplatin-induzierte Neurotoxizität gezeigt [15], eine zweite Studie konnte diese Ergebnisse jedoch nicht bestätigen [16]; ebensolche widersprüchlichen Ergebnisse wurden von dem Nerve-Growth-factor (NGF) und dem Kalziumantagonisten Nimodipin berichtet [17, 18, 19, 20]. Für den ▶ **Zytoprotektor Amifostin** liegen preliminäre Daten bezüglich seines neuroprotektiven Potentials bei Cisplatin und Paclitaxeltherapie vor [21, 22]. Die Arbeitsgemeinschaft Gynäkologische Onkologie (AGO) Studiengruppe Ovarialkarzinom überprüft derzeit in einer prospektiv randomisierten Doppelblind-Studie, ob Amifostin (verglichen mit Plazebo) eine positiven Effekt auf Inzidenz und Schweregrad der Platin-Taxan induzierten Neurotoxizität hat. Bis zum Vorliegen dieser Ergebnisse und unter Berücksichtigung der bisher vorliegenden enttäuschenden Studien zur Neuroprotektion, besteht die einzige Strategie zur Reduktion der Chemotherapie-induzierten Neurotoxizität in der sorgfältigen Auswahl des jeweils am wenigsten mit dieser Nebenwirkung behafteten Therapieregimes, sorgfältigem klinischen Monitoring der Patientin (Anamnese) und gegebenfalls Wechsel der Therapie. In der palliativen Situation sollten Zytostatika mit hohem Neurotoxizitätsrisiko nur in begründbaren Ausnahmefällen eingesetzt werden.

Myelosuppression

Die überwiegende Zahl der in der gynäkologischen Onkologie eingesetzten Zytostatika führt zu einer Myelosuppression. Diese betrifft zumeist hauptsächlich die weiße Reihe (Leukopenie, Neutropenie), während klinisch relevante Anämien und Thrombozytopenien seltener auftreten. Die Myelosuppression wird in ihrer Gefahr klinisch oft überbewertet und führt nicht selten zu Hospitalisierung, Gabe von Wachstumsfaktoren (z.B. granulocyte-colony stimulating factor=G-CSF, Neupogen® oder Granocyte®), oder Dosisreduktionen und Intervallverlängerungen. Daneben führt diese Überbewertung zu unzähligen Blutbildkontrollen im Zyklusintervall, die zu einer (unnötigen) Belastung der Patientinnen führen. Hier sollte für jede Therapie das erwartete Myelosuppressionsrisiko abgeschätzt und entsprechende ▶ **Blutbildkontrollen** restriktiver geplant werden (z.B. bei CMF Therapie ist nach dem ersten Zyklus eine wöchentliche Blutkontrolle nur noch bei Patienten, die mit einer außergewöhnlich starken Myelosuppression reagiert haben, notwendig).

Leukopenien. Mögliche Gefahren einer ▶ **Leukopenie** sind Fieber, Infektionen und Sepsis, letztere ist mit einem Mortalitätsrisiko von bis zu 3% behaftet [23]. Das Risiko für neutropenisches Fieber und Sepsis ist abhängig von dem Grad der Leukopenie und der Dauer der Myelosuppression. Die Gradeinteilung erfolgt nach dem Nadir (=Meßpunkt mit den niedrigsten Leukozyten-/Granulozytenwerten) und wird gemäß WHO Klassifikation eingeteilt.

Neutropenie. Bei einer Myelosuppression mit einer ▶ **Neutropenie** Grad 4, d.h. <500 Neutrophile/µl (=ANC WHO Grad 4) steigt das Risiko für neutropenisches Fieber mit der Dauer merklich an [24]. Die Zahl der Neutrophilen pro µl wird als ▶ **ANC (=absolute neutrophile count)** angegeben und aus dem WBC (=white blood cell count=Leukozytenzahl) und dem prozentualen Anteil der Neutrophilen aus dem Differentialblutbild berechnet: z.B. WBC 2.000/µl und 40% neutrophile Granulozyten (inkl. stabkernige Granulozyten) ergibt einen ANC von 800/µl, entsprechend einer WHO Grad 3 Neutropenie.

Prophylaxe

Bei länger als 5 Tage dauernden Neutropenien ist eine ▶ **Antibiotikaprophylaxe** indiziert; gleiches gilt zu jedem Zeitpunkt, wenn die Neutropenie durch Fieber kompliziert wird. Bei unbekanntem Erreger sollte diese möglichst breit angelegt sein (z.B. 2×1 g Ceftazidim/d, Fortum®) (Übersicht bei [25]). Je nach Antibiogram und klinischem Verlauf muß die Antibiotikatherapie modifiziert werden. Bei fehlender Entfieberung nach 7 Tagen sollte zusätzlich ein ▶ **Antimykotikum**, z.B. Amphotericin B 0,5 mg/kg/d, verabreicht werden (Übersicht bei [26]). Hämatopoetische Wachstumsfaktoren stellen nicht die Therapie der Wahl beim neutropenischen Fieber dar und sollte nur in Ausnahmefällen bei Patientinnen mit zu erwartender lang anhaltender Neutropenie oder Begleiterkrankungen und schlechtem Allgemeinzustand in Erwägung gezogen werden. Dagegen können Wachstumsfaktoren prophylaktisch zur Vermei-

---

In der palliativen Situation sollten Zytostatika mit hohem Neurotoxizitätsrisiko nur in Ausnahmefällen eingesetzt werden.

- Häufig: Leukopenie, Neutropenie.
- Seltener: Anämien und Thrombozytopenien.

Die Myelosuppression wird klinisch oft überbewertet.

▶ Blutbildkontrollen

▶ Leukopenie

▶ Neutropenie

▶ ANC (=absolute neutrophile count)

▶ Antibiotikaprophylaxe

▶ Antimykotikum

dung bzw. Verkürzung neutropenischer Phasen im Zyklusintervall eingesetzt werden (z.B. G-CSF 5 μg/kg/d s.c.). Eine Indikation hierzu besteht bei Therapieregimen, bei denen mit einer Inzidenz von Neutropenien von 40% oder höher gerechnet werden muß [27, 28]. Dies trifft für die überwiegende Mehrzahl der in der gynäkologischen Onkologie eingesetzten Therapieregime nicht zu.

Der Einsatz von G-CSF zur sekundären Prophylaxe, d.h. bei Patientinnen, die in einem vorausgegangenen Therapiezyklus ein schwere Neutropenie hatten, ist umstritten. Unzweifelhaft kann G-CSF die zu erwartende Neutropenie verkürzen, ob durch die Aufrechterhaltung der höheren Dosisintensität (im Gegensatz zur sonst durchzuführenden Dosireduktion im Folgezyklus) ein Benefit für die Patientin erreicht wird, ist unklar. In der palliativen Therapiesituation ist jedenfalls eine Dosisreduktion bei vorangegangener starker Myelosuppression die Therapiemethode der Wahl. Bei einer ungewöhnlich starken Myelosuppression ist immer auch an bis dahin nicht erkannte Begleiterkrankungen und Funktionsstörungen zu denken, die sekundär aufgrund einer verminderten Elimination bzw. Metabolisierung zu einer Konzentrationserhöhung des jeweiligen Zytostatikums führen können. Dies gilt für eine verminderte Leberfunktion bei Anthrazyklin- oder Taxantherapie, Dihydro-Pyrimidin-Dehydrogenase Defekt bei 5-FU Therapie und reduzierte Nierenfunktion bei Platin- oder Alkylantientherapie.

Weitere bereits klinisch verfügbare Wachstumsfaktoren (z.B. GM-CSF=granulocyte-macrophage colony-stimulating factor, EPO=erythropoetin) und weitere noch in Erprobung befindliche Faktoren (z.B. Interleukin-3, Thrombopoetin, Stammzellfaktor) spielen in der gynäkologischen Onkologie bisher eine untergeordnete Rolle und sollten für experimentelle Therapien unter Studienbedingungen reserviert bleiben (z.B. Hochdosistherapien).

Mucositis

Mucositis ist eine zwar selten lebensbedrohliche, aber für die betroffenen Patientin doch sehr belastende Nebenwirkung der Chemotherapie. Sie kann zu Auftreten von schmerzhaften Ulzerationen im Mund/Rachenbereich führen (WHO Grad 2), die mitunter die normale enterale Nahrungsaufnahme unmöglich (Grad 3) oder sogar eine parenterale Ernährung notwendig machen (Grad 4). Risikofaktoren für Mucositis sind Allgemein- und Ernährungszustand, Dentalstatus und orale Hygiene, (prätherapeutisch) erniedrigte Leukozytenwerte und die Auswahl der Zytostatika, wobei ▶ **Antimetaboliten** (z.B. Fluorouracil) und ▶ **Anthrazykline** mit dem höchsten Risiko behaftet sind.

Prophylaxe und Therapie

Als primär präventive Maßnahmen sollten eine Sanierung des Zahnstatus und gegebenenfalls Behandlung von Zahnfleisch- oder Mundschleimhauterkrankungen vor jeder Chemotherapie durchgeführt werden. Als Prophylaxe wurden ▶ **Kältetherapie** (Eiswasserspülungen) bei 5-FU Therapien mit Erfolg durchgeführt [29]. In kleineren Kollektiven wurde für β-Caroten [30] und Glutamin [31] eine prophylaktischer Effekt gezeigt. Eine Reihe Zytokine (z.B. Interleukin-1, Interleukin-11, Transforming-Growth-Factor β, Epidermal-Growth-Factor) zeigten präklinische Aktivität, klinische Studien stehen aber noch aus, oder haben wie im Falle von GM-CSF widersprüchliche Ergebnisse gebracht; letzteres gilt auch für keimreduzierende Maßnahmen (z.B. Chlorhexidin Spülungen) (Übersicht bei [32]).

Bei bereits bestehender Mukositis steht eine effektive ▶ **Schmerztherapie** (z.B. orale Lokalanästhetikasuspensionen oder bei stärkeren Beschwerden systemische Analgetika vom Morphintyp) im Vordergrund. Je nach Dauer und Schweregrad der Mukositis kann auch eine parenterale Ernährung notwendig werden. In der Regel werden nach solch schweren Verläufen Therapiemodifikationen indiziert sein.

Kardiotoxizität

Kardiomyopathie und konsekutive Herzinsuffizienz sind eine zwar seltene, aber dann vital bedrohliche Nebenwirkung einer zumeist Anthrazyklin-haltigen Chemotherapie. Mit zunehmenden Kurationsraten bei Patientinnen mit Mammakarzinom, die im Rahmen der adjuvanten Therapie Anthrazykline erhalten haben, nimmt die Gefahr der Kardiotoxizität-bedingten Spätschäden eher zu.

Kardiotoxizität zumeist bei Anthrazyklin-haltigen Chemotherapeutika.

- Individuelle Riskofaktoren für das Auftreten einer Chemotherapie-bedingten Kardiomyopathie sind Alter, vorherige oder gleichzeitige Strahlentherapie des Mediastinums oder der linken Thoraxwand und kardiale Vorerkrankungen (z.B. koronare Herzerkrankung, Hypertonie) [33].
- Therapiebedingte Risikofaktoren sind Dosis und Applikationsmodus der Anthrazykline und Kombinationstherapien, wobei verschiedene Kombinationspartner wie Paclitaxel, 5-FU und Cyclophosphamid zu ähnlichen Kardiotoxizitätsraten führten (Übersicht bei [34]).

Für Doxorubicin nimmt das Risiko ab einer kumulativen Gesamtdosis von 400–500 mg/m² zu, so daß diese Dosis als kumulative Höchstdosis etabliert wurde [35]. Für Epirubicin, einem Doxorubicin Analogon, wurde eine kumulative Höchstdosis von 900 mg/m² beschrieben, bei deren Überschreitung eine steigende Inzidenz an Kardiotoxizität beobachtet wurde [36]. Die therapeutische Äquivalenzrelation zwischen Doxorubicin und Epirubicin ist wahrscheinlich kleiner als 1:2, so daß die Substitution von Doxorubicin durch Epirubicin als präventive Maßnahme bei einer Anthrazyklintherapie mit geplanter Gesamtdosis von mehr als 400–500 mg/m² Doxorubicin erwogen werden sollte. Die in der gynäkologischen Onkologie eingesetzten Therapieregime in der Primärtherapie erreichen diese kumulative Doxorubicindosis i.d.R. nicht, in der Rezidiv- und 2nd-line-Therapie kann die kumulative Anthrazyklindosis jedoch überschritten werden, so daß oben genannte Überlegungen in die Therapiewahl einbezogen werden sollten.

▶ **Liposomales Doxorubicin**

Ebenso scheint eine Verkapselung in Liposomen ein geringeres kardiotoxisches Potential aufzuweisen [37], inwieweit ▶ **liposomales Doxorubicin** therapeutisch äquieffektiv ist, müssen prospektive Studien erst noch zeigen. Auch eine Modifikation des Applikationsmodus von Doxorubicin hat Einfluß auf die Inzidenz von Kardiotoxizität, wobei die Vermeidung von Plasmaspitzen durch kontinuierliche Infusionen der Bolusgabe überlegen war [38].

Die Vermeidung von Plasmaspitzen durch kontinuierliche Infusionen ist der Bolusgabe überlegen.

Prophylaxe und Therapie

▶ **Dexrazoxane**

Als Prophylaxe der Anthrazyklin-induzierten Kardiotoxizität wurde im Rahmen prospektiv randomisierter Studien ▶ **Dexrazoxane** (ICRF-187) bei Patientinnen mit Mammakarzinom untersucht [39, 40, 41]. Obwohl der kardioprotektive Effekt einwandfrei nachgewiesen werden konnte, hat sich die Substanz bisher nicht breit in der Klinik etablieren können. In einer der randomisierten Studien wurde im Dexrazoxane Arm eine niedrigere Responserate beobachtet, so daß aus Sorge um mögliche Interaktionen nur eine eingeschränkte Zulassung der Substanz erfolgte. Die mittlerweile vorliegenden weiteren Untersuchungen konnten diese Befürchtung zwar nicht bestätigen, die Patientenzahlen reichen aber nicht aus, um eine Interaktion zweifelsfrei auszuschließen. Bis dahin sollte Dexrazoxane nur bei Patientinnen eingesetzt werden, die ein substantielles Risiko für ein Kardiotoxizität aufweisen, obwohl alle oben genannten Methoden zur Risikominimierung angewandt wurden.

Eine bereits manifeste Kardiotoxizität kann in etwa 60% der Fälle mit Digitalis und Diuretika erfolgreich behandelt werden [42], bei Versagen konservativer Maßnahmen stellt die Herztransplantation in Einzelfällen die ultima ratio dar.

Urotheltoxizität

▶ **Hämorrhagische Zystitis**

Die ▶ **hämorrhagische Zystitis** entsteht durch direkt toxische Wirkung des Acrolein, eines der Metabolite der Oxazaphosphorin-Zytostatika Cyclophosphamid und

Ifosfamid, auf das Urothel [43]. Als Symptome können typische Zeichen einer Zystitis wie Dysurie, Pollakisurie und Mikrohämaturie, aber auch Makrohämaturie und Blasentamponade mit nachfolgendem Harnverhalt auftreten. Als Spättoxizität wurden Fibrosen und eine erhöhte Inzidenz an Blasenkarzinomen beschrieben. Das Auftreten einer Chemotherapie-bedingten Zystitis ist von der Zytostatikadosis und Behandlungsdauer abhängig. Daneben gelten Vorschäden des Urothels und begleitende Harnwegsinfekte als Risikofaktoren. Im Sinne einer Prävention sollte vor der Chemotherapie die Urinanalyse einen Infekt ausschließen und dieser gegebenenfalls saniert werden. Prophylaktische Hydratation, Diurese und Blasenspülungen können durch Verdünnung bzw. Verkürzung der Kontaktdauer Inzidenz und Schweregrad der Zystits reduzieren. Seit Einführung von ▶ **Mesna** (2-Mercapto-Ethan Sulfonat Natrium, Uromitexan®) [44], einem Komplexbildner mit Acrolein, sind die Methoden der physikalischen Prophylaxe in den Hintergrund getreten. Da die Halbwertzeit von Mesna deutlich kürzer als die der Oxazaphosphorine ist, muß die Prophylaxe mehrfach wiederholt werden. Mesna sollte (mindestens) in einer Dosis von 60% der Ifosfamidgesamtdosis in 3 Portionen, jeweils 20% direkt vor und 4 und 8 h nach der Ifosfamidinfusion verabreicht werden [45]. Ähnliche Empfehlungen gelten für Cyclophosphamid, jedoch ist hier die Datenlage unvollständiger. In einzelnen Arbeiten werden Mesna-Dosierungen bis 120% der Cyclophosphamiddosis empfohlen.

Nephrotoxizität

Das stärkste nephrotoxische Potential der in der gynäkologischen Onkologie eingesetzten Zytostatika besitzt ▶ **Cisplatin**. Bis zur Entwicklung von supportiven Strategien, die der Senkung der Nephrotoxizitätsrate dienten, war die Nephrotoxizität von Cisplatin dosislimitierend. Neben Cisplatin gilt vor allem Ifosfamid als potentiell nephrotoxisch. In der pädiatrischen Onkologie wird ein Ifosfamid-induziertes ▶ **Fanconi-Syndrom** (Rückresorptionstörung für Glucose, Phosphor und Aminosäuren) beschrieben. Die Pathomechanismen der Nephrotoxizität für beide Zytostatika sind bisher nicht vollständig geklärt, es scheint sich vor allem um Schäden am proximalen Tubulus zu handeln [46]. Eine Prävention der Platin-induzierten Nephrotoxizität ist durch Substitution von Cisplatin durch Carboplatin bei den Tumorerkrankungen, wo eine Äquieffektivität nachgewiesen werden konnte (z.B. Ovarialkarzinom), möglich. Dies sollte vor allem bei Patientinnen mit prätherapeutisch bereits eingeschränkter Nierenfunktion berücksichtigt werden. Da beide Platinanaloga renal ausgeschieden werden, sollte gerade bei diesen Patientinnen die Dosiskalkulation auf der aktuellen Nierenfunktion beruhen. Für Carboplatin wurde hierfür eine Berechnungsformel entwickelt [47]:

> ▶ AUC [mg]=X (GFR+25)
> GFR=glomeruläre Filtrationsrate
> X=Ziel-AUC (z.B. AUC 5 bei Carboplatin Monotherapie beim Ovarialkarzinomrezidiv)

Bereits in den 70er Jahren konnte ein protektiver Effekt einer Hydratation und osmotischen Diurese gegen Cisplatin-induzierte Nephrotoxizität nachgewiesen werden [48]. Als Prophylaxe gelten beide Methoden heute als Standard, ein Beispiel für den Therapieablauf einer Cisplatintherapie mit 50 mg/m² ist in Tabelle 3 dargestellt. Für Standardtherapien in der gynäkologischen Onkologie reichen diese Maßnahmen aus. Im Rahmen experimenteller, dosisintensivierter Therapien oder kombinierter Radio-Chemotherapien (z.B. beim Zervixkarzinom) kann eine zusätzliche ▶ **Nephroprotektion** notwendig werden. Hierfür stehen prinzipiell einige Thio-Verbindungen (z.B. Natrium-Thiosulfat, Diäthyldithiocarbamat, 4-Methylthiobenzoesäre, Glutathion) und auch das Cytoprotektivum Amifostin (Ethyol®), für die ein nephroprotektiver Effekt bei Cisplatintherapie nachgewiesen wurde, zur Verfügung.

Tabelle 3
Therapieablaufplan für hochdosierte Cisplatintherapie (>50 mg/m²)

Zeit-(punkt)	Dauer	
0=–2 h	i.v. Zugang+1000 ml Elektrolytlösung (Prähydratation)	90'
90'=–30'	Mannit 8 g/m² (Diurese) =40 ml/m² Osmofundin 20%	20'
110'=–10'	20 mg Dexamethason +5-HT3 Antagonist (Kurzinfusion)	10'
120'=X	Cisplatin (>50) mg/m² i.v. in 500 ml NaCl 0,9%	2 h
4 h=X+2 h	1500 ml Elektrolytlösung (Posthydratation)	5 h
9 h=X+7 h	8 mg Dexamethason po	9 h
	Ausscheidungskontrolle über 24 h (gegebenfalls mit Blasenkatheter)	

Tag 2–3: Dexamethason/Metoclopramid
Wenn: Ausscheidung in Posthydratationsphase <80–100 ml/h, nochmals
500 ml Elektrolytlösung und Mannit, bei anhaltend schlechter Diurese Furosemidgabe

Schlußbemerkung

Neben den oben erwähnten Toxizitäten können natürlich weitere (seltenere) Nebenwirkungen unter Chemotherapie auftreten. Die Prinzipien der Supportivtherapie gelten auch da, wobei eine generelle Prävention bei selten zu erwartenden Nebenwirkungen nicht durchgeführt wird. Für viele Nebenwirkungen stehen bisher keine ausreichenden prophylaktischen oder therapeutischen Maßnahmen zur Verfügung. Eine gründliche Evaluation der Patientinnen (gezielte Anamnese), eine möglichst vollständige Dokumentation und systematische klinische Forschung sind notwendig, um die Akzeptanz onkologischer Therapien zu verbessern. Für unsere Patientinnen stehen die Nebenwirkungen der Therapie oft im Vordergrund des subjektiven Erlebens und beeinflußen die Lebensqualität viel stärker, als wir Therapeuten („mit Blick auf den Tumor") es wahrnehmen. Die Entwicklung einer Sensibilität für diese Belange, das Wissen um die zu erwartenden Nebenwirkungen und die Umsetzung der vorhandenen supportiven Maßnahmen sind Grundvoraussetzungen einer Patientinnenorientierten Onkologie.

Literatur

1. Coates A, Abraham S, Kaye SB et al. (1983) **On the receiving end – patient perception of the side-effects of cancer chemotherapy.** Eur J Cancer Clin Oncol 19: 203–208
2. Hesketh PJ, Gralla RJ, du Bois A, Tonato M (1998) **Methodology of antiemetic trials: response assessment, evaluation of new agents and definitions of chemotherapy emetogenicity.** Support Care Cancer 6: 221–227
3. Morrow GR, Roscoe JA, Kirshner JJ, Hynes HE, Rosenbluth RJ (1998) **Anticipatory nausea and vomiting in the era of 5-HT3 antiemetics.** Support Care Cancer 6: 244–247
4. du Bois A (1997) **Platinum-induced delayed emesis.** In: Dicato M (ed) Medical management of cancer treatment induced emesis. Martin Dunitz, London, pp 71–87
5. Antiemetic Subcommittee of the Multinational Association of Supportive Care in Cancer (MASCC) (1998) **Prevention of chemotherapy- and radiotherapy-induced emesis: Results of the Perugia Consensus Conference.** Ann Oncol 9: 811–819
6. Kris MG, Gralla RJ, Clark RA et al. (1985) **Incidence, course, and severity of delayed nausea and vomiting following the administration of high-dose cisplatin.** J Clin Oncol 3: 108–114
7. Italian Group for Antiemetic Research (1994) **Cisplatin-induced delayed emesis: Pattern and prognostic factors during three subsequent cycles.** Ann Oncol 5: 585–589
8. Navari RM, Reinhardt RR, Gralla RJ et al. (1999) **Reduction of cisplatin-induced emesis by a selective neurokinin-1-receptor antagonist.** N Engl J Med 340: 190–195
9. Dorr VJ (1998) **A Practitoner's guide to cancer-related alopecia.** Semin Oncol 25: 562–570
10. Hussein AM (1993) **Chemotherapy-induced alopecia: new developments.** South Med J 86: 489–496
11. Tuxen MK, Hansen SW (1994) **Neurotoxicity secondary to antineoplastic drugs.** Cancer Treat Rev 20: 191–214
12. Cersosimo RJ (1989) **Cisplatin neurotoxicity.** Cancer Treat Rev 16: 195–211
13. du Bois A, Schlaich M, Lück HJ et al. (1999) **Evaluation of neurotoxicity induced by paclitaxel.** Support Care Cancer 7: 354–361
14. Hilkens PHE, Verweij J, Stoter G, Vecht ChJ, van Putten WLJ, van den Bent MJ (1996) **Peripheral neurotoxicity induced by docetaxel.** Neurology 46: 104–108
15. van der Hoop RG, Vecht CJ, van der Burg MEL et al. (1990) **Prevention of cisplatin neurotoxicity with an ACTH (4–9) analogue in patients with ovarian cancer.** N Engl J Med 322: 89–94
16. Roberts JA, Jenison EL, Kim K, Clarke-Pearson D, Langleben A (1997) **A randomized, multicenter, double-blind, placebo-controlled, dose-finding study of ORG 2766 in the prevention or delay of cisplatin-induced neuropathies in women with ovarian cancer.** Gynecol Oncol 67: 172–177
17. Apfel SC, Lipton RB, Arezzo JC, Kessler JA (1991) **Nerve growth factor prevents toxic neuropathy in mice.** Ann Neurol 29: 87–90
18. Konings PNM, Makkink WK, van Delft AML, Ruigt GSF (1994) **Reversal by NGF of cytostatic drug-induced reduction of neurite outgrowth in rat dorsal root ganglia in vitro.** Brain Research 640: 195–204
19. Warner E (1995) **Neurotoxicity of cisplatin and taxol.** Int J Gynecol Cancer 5: 161–169
20. Cassidy J, Paul J, Soukop M et al. (1998) **Clinical trials of nimodipine as a potential neuroprotector in ovarian cancer patients treated with cisplatin.** Cancer Chemother Pharmacol 41: 161–166
21. DiPaola RS, Rodriguez R, Goodin S et al. (1998) **Amifostine and dose-intense paclitaxel in patients with advanced malignancies.** Cancer Therapeutics 1: 11–17
22. Mollman JE, Glover DJ, Hogan WM, Furman RE (1988) **Cisplatin neuropathy.** Cancer 61: 2192–2195
23. ASCO Ad Hoc Colony-Stimulating Factor Guidelines Expert Panel (1994) **American Society of Clinical Oncology recommendations for the use of hematopoetic colony-stimulating factors: Evidence based, clinical practise guidelines.** J Clin Oncol 12: 2471–2508
24. Bodey GP, Buckley M, Sathe YS et al. (1966) **Quantitative relationships between circulating leukocytes and infections in patients with acute leukemia.** Ann Intern Med 64: 328–340
25. Höffken K (1995) **Antibiotische Therapie bei neutropenischem Fieber.** Onkologe 1: 503–510
26. Freifeld AG, Pizzo PA, Walsh TJ (1997) **Infections in cancer patients.** In: DeVita jr VT, Hellman S, Rosenberg SA (eds) Cancer principles practise of oncology, 5th edn. Lippincott-Raven, Philadelphia, pp 2659ff
27. ASCO Ad Hoc Colony-Stimulating Factor Guidelines Expert Panel (1996) **Update of recommendations for the use of hematopoetic colony-stimulating factors: Evidence based clinical practise guidelines.** J Clin Oncol 14: 1957–1960
28. Mollenkopf A, du Bois A, Meerpohl HG (1996) **Sequentieller Verlauf und prospektives Management bei Ifosfamid-induzierter Toxizität.** Geburtsh Frauenhlkd 56: 525–528
29. Mahood DJ, Dose AM, Loprinzi CL et al. (1991) **Inhibition of 5-fluorouracil-induced mucositis by oral cryotherapy.** J Clin Oncol 9: 449–452
30. Mills EE (1988) **The modifying effects of beta-carotene on radiation and chemotherapy induced oral mucositis.** Br J Cancer 57: 416–417
31. Anderson PM, Schroeder G, Skubitz KM (1998) **Oral glutamine reduces the duration and severity of stomatitis after cytotoxic cancer chemotherapy.** Cancer 83: 1433–1439
32. Wilkes JD (1998) **Prevention and treatment of oral mucositis following cancer chemotherapy.** Semin Oncol 25: 538–551
33. Bristow M, Thompson P, Martin R et al. (1978) **Early anthracycline cardiotoxicity.** Am J Med 65: 823–832
34. Speyer J, Wasserheit C (1998) **Strategies for reduction of anthracycline cardiac toxicity.** Semin Oncol 25: 525–537
35. Von Hoff DD, Layland MW, Basa P et al. (1979) **Risk factors for doxorubicin-induced congestive heart failure.** Ann Intern Med 91: 710–717
36. Ryberg M, Nielsen D, Skovsgaard T Hansen J, Jensen BV, Dombernowsky P (1998) **Epirubicin cardiotoxicity: an analysis of 469 patients with metastatic breast cancer.** J Clin Oncol 16: 3502–3508
37. Muggia F, Hainsworth J, Jeffers S et al. (1997) **Phase II study of liposomal doxorubicin in refractory ovarian cancer: Antitumor activity and toxic modification by liposomal encapsulation.** J Clin Oncol 15: 987–993
38. Hortobagyi GN, Frye D, Buzdar AU et al. (1989) **Decreased cardiac toxicity of doxorubicin administered by continuous intravenous infusion in combination chemotherapy for metastatic breast carcinoma.** Cancer 63: 37–45
39. Speyer JL, Green MD, Kramer E et al. (1988) **Protective effect of the bispiperazinnedione ICRF-187 against doxorubicin-induced cardiac toxicity in women with advanced breast cancer.** N Engl J Med 319: 745–752
40. Swain SM, Whaley FS, Gerber MC et al. (1997) **Cardioprotection with dexrazoxane for doxorubicin-containing therapy in advanced breast cancer.** J Clin Oncol 15: 1318–1332
41. Venturini M, Michelotti A, Mastro L et al. (1996) **Multicenter randomized controlled trial to evaluate cardioprotection in women receiving epirubicin chemotherapy for advanced breast cancer.** J Clin Oncol 14: 3112–3120
42. Haq MM, Lagha SS, Choksi J et al (1985) **Doxorubicin-induced congestive heart failur in adults.** Cancer 56: 1361–1365
43. Cox PJ (1979) **Cyclophosphamide cystitis: identification of acrolein as causative agent.** Biochem Pharmacol 28: 2045
44. Shaw IC, Graham MI (1987) **Mesna: a short review.** Cancer Treat Rev 14: 67
45. Siu LL, Moore MJ (1998) **Use of mesna to prevent ifosfamide-induced urotoxicity.** Support Care Cancer 6: 144–154
46. Gordon JA, Gattone II V (1986) **Mitochondrial alterations in cisplatin-induced acute renal failure.** Am J Physiol 250: 991–998
47. Calvert AH, Newell DR, Gumbrell LA et al (1989) **Carboplatin dosage: Prospective evaluation of a simple formula based on renal function.** J Clin Oncol 7: 1748–1756
48. Frick GA, Balentine R, Driever CW, Kramer WG (1979) **Renal excretion kinetics of high-dose cis-dichlorodiammineplatinum (II) administered with hydration and mannitol diuresis.** Cancer Treat Rep 63: 13–16

P. Dall · Universitätsfrauenklinik, Düsseldorf

Schmerz/Schmerztherapie im Bereich der Gynäkologie

Ein wichtiges Anliegen des Arztes ist es, den unterschiedlichen Arten schmerzhafter Syndrome adäquat zu begegnen. Grundlage jeder Schmerztherapie muss eine Analyse der schmerzverursachenden Mechanismen sein. Insbesondere ist zu klären, ob es sich um ein akutes oder chronisches Schmerzsyndrom handelt.

Schmerzformen

Der akute Schmerz z. B. nach einer Operation wird über das nozizeptive Nervensystem vermittelt. Es nimmt den auf den Organismus schädigend wirkenden Reiz wahr, um nach Umwandlung des noxischen Reizes in Aktionspotenziale dessen Weiterleitung in das zentrale Nervensystem zu bewerkstelligen. Gleichzeitig erfolgt eine zentrale Informationsverarbeitung, die zur Sinneswahrnehmung "Schmerz" mit seinen kognitiven und emotionalen Komponenten führt. Der adäquate Reiz für das nozizeptive System ist die Gewebsschädigung – also der noxische Reiz. Die Entstehungsweise der verschiedenen Schmerzformen wird im Folgenden kurz dargestellt:

- ▶ **Somatische Nozizeptorschmerzen** entstehen durch die Erregung von Nozizeptoren der Haut, Skelettmuskulatur, Sehnenfaszien, Gelenke u. a.
- ▶ **Viszerale Nozizeptorschmerzen** entstehen durch Reizung von Schmerzrezeptoren in den inneren Organen des Brust- und Bauchraums.
- ▶ **Neuropathische Schmerzen** können durch Kompression oder Irritation peripherer Nerven entstehen: Schmerzen bei Polyneuropathien (diabetische Polyneuropathie, iatrogene Polyneuropathien durch bestimmte Chemotherapeutika) oder nach mechanischer Nervenläsion (posttraumatische Neuropathie). Auch das sympathische Nervensystem ist an der Entstehung und Erhaltung neuropathischer Schmerzsyndrome beteiligt.
- ▶ **Chronische Schmerzen** gehen häufig mit einer zusätzlichen Beteiligung des vegetativen Nervensystems einher.

Nach der ▶ **Schmerzdefinition** ("der Schmerz ist ein unangenehmes Sinnes- und Gefühlserlebnis") kommt der emotionalen Komponente beim Schmerz eine hohe Bedeutung zu. Die Intensität der Irritation von Schmerzrezeptoren ist nicht gleichbedeutend mit dem Ausmaß des wahrgenommenen Schmerzes.

Die häufigste psychische Störung im Zusammenhang mit dem Leitsymptom Schmerz ist die ▶ **anhaltende somatoforme Schmerzstörung**, die früher auch als psychogenes Schmerzsyndrom bezeichnet wurde. Im Vordergrund steht eine mindes-

▶ Somatische Nozizeptorschmerzen

▶ Viszerale Nozizeptorschmerzen

▶ Neuropathische Schmerzen

▶ Chronische Schmerzen

▶ Schmerzdefinition

▶ Anhaltende somatoforme Schmerzstörung
Definition: Schmerzen, die >6 Monate anhalten und durch eine körperliche Störung nicht erklärbar sind

Prof. Dr. P. Dall
Heinrich-Heine-Universität, Universitätsfrauenklinik, 40225 Düsseldorf
E-Mail: dall@uni-duesseldorf.de

tens 6 Monate anhaltende Schmerzsymptomatik, die durch eine körperliche Störung alleine nicht hinreichend erklärt werden kann. So ist häufig bei einem chronischen Schmerz mit einer ununterbrochenen Schmerzdauer von 3–6 Monaten eine Beeinträchtigung der emotionalen Ebene durch Störung der Befindlichkeit, der Stimmung und des Denkens festzustellen. Auf der sozialen Ebene kommt es häufig zu Störungen der sozialen Interaktion mit entsprechenden Auswirkungen auf das private und berufliche Leben.

Eine ▶ **ausführliche Schmerzanamnese** ist die wichtigste Grundlage für die Diagnosestellung. Sie beinhaltet:
die Schmerzlokalisation,
den zeitlichen Ablauf,
das Verhalten bei Schmerzen,
die bisherige Therapie und
die psychosozialen Begleitumstände.

Nichttumorbedingte Schmerzursachen im Bereich der Gynäkologie

Die meisten akuten Schmerzen sind als Warnsymptom zu werten und sollten diagnostisch abgeklärt und einer kausalen Therapie zugeführt werden. Parallel sollte frühzeitig zur raschen Schmerzkontrolle eine ▶ **symptomatische Schmerztherapie** eingeleitet werden, deren Art von der jeweiligen Schmerzintensität, dem Schmerzcharakter und der zu erwartenden Dauer der schmerzhaften Phase abhängt.

Im Rahmen von ▶ **Bauchhöhleneingriffen** ist in den ersten 48–72 h postoperativ häufig eine Kombination peripher und zentral wirkender Analgetika (z. B. Dipidolor/Novalgin, s. auch Stufenplan der Analgesie) indiziert, da die Eröffnung des Peritoneums per se starke Schmerzen hervorruft. Eingriffe ohne größere Läsionen am Peritoneum und den inneren Organen (z. B. Mammaoperationen, Laparoskopien, vaginale Operationen), sind bezüglich ihrer Schmerzverursachung meistens mit peripheren Analgetika allein zu beherrschen.

Zu den akuten Schmerzen im Bereich der Gynäkologie zählen weiterhin entzündlich bedingte Unterbauchbeschwerden, endometriosebedingte Beschwerden und Schmerzen im Zusammenhang mit der Periodenblutung. Eine Sondergruppe der nichttumorbedingten Schmerzen bilden lumbale Schmerzzustände, die nicht chronisch und in etwa 10–20% gynäkologisch bedingt sind und als Kreuzschmerzen wahrgenommen werden. Wichtigste Differenzialdiagnose sind Schmerzen mit orthopädischen Ursachen im Bereich der Lumbosakralregion.

Neuropathische Schmerzen kommen gelegentlich in Form von ▶ **Phantomschmerzen**, z. B. nach Hysterektomie und Mammaablatio, vor. Das chronische Unterbauchschmerzsyndrom in der Gynäkologie (▶ **Chronic-pelvic-pain-Syndrom**, CPPS) ist eine wichtige somatoforme Schmerzstörung, wobei sowohl psychische wie organische Störungen (Adhäsionen nach vorangegangenen Unterbauchoperationen) beachtet werden müssen (hierzu *Der Gynäkologe* 34, 2001, S 299). Mit Ausnahme der postoperativen Schmerztherapie bei ausgedehnten Bauchoperationen per laparotomiam folgt die Schmerztherapie auch bei nichttumorbedingten Schmerzen dem 3-Stufen-Konzept der WHO (s. unten). Dadurch reduziert sich deutlich die benötigte Dosis an morphinartigen Substanzen. Ebenso hilft die kontinuierliche Analgetikagabe den Gesamtverbrauch herabzusetzen.

Tumorschmerztherapie

Aus pathophysiologischer Sicht sind Tumorschmerzen überwiegend somatische oder viszerale Nozizeptorschmerzen. Etwa 30% der Patienten klagen zusätzlich über neuropathische Schmerzen. Bedeutsam ist die psychische Reaktion des Patienten auf die Schmerzwahrnehmung. Deshalb müssen alle Faktoren, die die Schmerzintensität beeinflussen können, in die Behandlung der Tumorschmerztherapie mit einbezogen werden. Die Schmerzintensität und der Analgetikaverbrauch lassen sich senken, wenn die Patienten von ▶ **Begleitproblemen** befreit sind. Dies bedeutet beispielsweise, dass Familienangehörige in die Behandlung integriert werden, Patienten nicht alleine gelassen werden, soziale Hilfsdienste eingeschaltet werden usw.

Behandlung chronischer Schmerzen

Grundregeln für die medikamentöse Therapie chronischer Schmerzen sind:
- regelmäßige Einnahme nach festem Zeitschema,
- individuelle Dosierung und kontrollierte Dosisanpassung und
- Prophylaxe von Nebenwirkungen durch Begleitmedikamente.

Wichtig ist, dass die Medikamentengabe erfolgen muss, bevor der schmerzstillende Effekt der vorangegangenen Applikation aufgebraucht ist. Nur auf diese Weise ist es möglich, die Erinnerung an und die Furcht vor dem Schmerz nicht aufkommen zu lassen.

3-Stufen-Schema der WHO

Die WHO hat 1986 ein 3-Stufen-Schema zur medikamentösen Therapie tumorbedingter Schmerzen vorgestellt. An erster Stelle stehen nichtsteroidale Analgetika/Antiphlogistika (NSAR), gefolgt von Stufe II, bei der ein Stufe I-Analgetikum mit mittelstark wirksamen Opioiden, wie Tramadol, Dihydrocodein oder Tilidin, kombiniert wird. Im Rahmen der Stufe III werden die Stufe-II-Opioide durch stark wirksame Opioide vom Morphintyp (Morphin, Oxycodon, Buprenorphin, Fentanyl) ersetzt und das periphere Analgetikum unbedingt beibehalten.

Stufe I: periphere, nichtopioidhaltige Analgetika

Wichtige, nichtopioidhaltige Analgetika sind im Folgenden und in Tabelle 1 dargestellt:
- ▶ **Acetylsalicylsäure** (Aspirin®) ist ein gut wirksames Analgetikum, Antiphlogistikum und Antipyretikum – es kann auch intravenös appliziert werden.
- ▶ **Paracetamol** (ben-u-ron®) ist ein gut wirksames Analgetikum mit überwiegend peripherem Angriffspunkt. Es wirkt ebenfalls antipyretisch, aber nicht antiphlogistisch. Es ist gut verträglich und es findet keine Toleranz- und Abhängigkeitsentwicklung statt.
- ▶ **Metamizol** (Novalgin®) hat eine hohe analgetische Potenz und ist nicht nur analgetisch und antiinflammatorisch wirksam, sondern auch fiebersenkend und spasmolytisch. Als besonderes Indikationsgebiet sind kolikartige Schmerzen, aber auch Schmerzen bei malignen Tumoren zu nennen.
- Die nichtsteroidalen Antirheumatika (NSAR) eignen sich auch zur Behandlung von Knochen-, Gelenk- und Muskelschmerzen (Polyarthritis, Lumbago), wobei Indometacin, Diclofenac, Naproxen und Ibuprofen in ihrer analgetischen Wirkung vergleichbar sind. Alle diese ▶ **Cyclooxygenase-I-/II-Hemmer** tragen ein ulzerogenes Potenzial über eine Schwächung der Schleimbarriere der Magenschleimhaut. Seit neuerem ist mit Celecoxib (Celebrex®) ein selektiver COX-II-Inhibitor auf dem Markt, dem bei gleicher analgetischer Potenz eine geringere ulzerogne Potenz bescheinigt wird. Ferner liegen präliminäre Daten bezüglich karzinopräventiver Eigenschaften vor.

Nach Tumoroperationen, Bestrahlung oder bei direkter (Tumorinfiltration) oder indirekter (Operation, Bestrahlung) Affektion von Knochen- oder peripheren Geweben kommt es zur Steigerung der lokalen ▶ **Prostaglandinsynthese**. Diese führt zur Reizung peripherer, sensibler Nervenendigungen. Diese Art des Schmerzes ist somit über ▶ **Prostaglandinsynthesehemmer** wirksam zu bekämpfen (s. Tabelle 1). Mittel der ersten Wahl in dieser Gruppe sind, aufgrund ihres günstigen Nebenwirkungsprofils,
- Paracetamol,
- Metamizol und
- Ibuprofen.

Alle 3 Präparate können im 4- bis 6-stündlichen Abstand verabreicht werden. Metamizol verursacht in seltenen Fällen eine Agranulozytose; regelmäßige Blutbildkontrollen sind erforderlich. Bei Erkrankungen mit ausgeprägter Leberschädigung ist Paracetamol relativ kontraindiziert, da es in höherer Dosierung (mehrere Gramm täglich), wegen ausschließlicher Metabolisierung über die Leber, diese schädigen

---

▶ Acetylsalicylsäure

▶ Paracetamol

▶ Metamizol

▶ Cyclooxygenasehemmer

▶ Prostaglandinsynthese

▶ Prostaglandinsynthesehemmer

CAVE: Metamizol verursacht in seltenen Fällen eine Agranulozytose
Paracetamol: Bei ausgeprägter Leberschädigung relativ kontraindiziert

kann. Deshalb ist insbesondere bei Zustand nach Hepatitis B oder -Non-A-Non-B, bei Leberzirrhose oder Lebermetastasierung Vorsicht geboten. Kontrollen der Leberenzyme sind in diesem Falle notwendig.

Wenn trotz ausreichender Dosierung und adäquater onkologischer Therapie die Schmerzen nicht über reine periphere Analgetika beherrschbar sind, sollte in einem 2. Schritt die Einnahme eines dieser Präparate mit einem schwach opioidhaltigen Analgetikum der Stufe II kombiniert werden [8].

Tabelle 1
Stufe I der Analgesie: Pheriphere, nichtopioidhaltige Analgetika

Freiname	Handelsname (Beispiele)	Einzeldosis	Dosisintervall [h]	Bemerkungen, NW, KI
ASS	Aspirin Tbl. ASS Ratiopharm	500–1000 mg	4–6	Gastrointestinale NW nach dem Essen, mit Milch KI: Ulcus pepticum, Blutungsneigung (z. B. Thrombopenie)
	Acesal Tbl.			CAVE: Asthma bronchiale Gut wirksam bei Knochenschmerzen
Paracetamol	Benuron Tbl.	500–1000 mg	4–6	Lebertoxizität bei >6–10 g/Tag
	Paracetamol ratiopharm	500–1000 mg;	4–6	Leukopenie/allerg. Agranulozytose möglich!
Metamizol	Novalgin Tbl.; Trpf. (1 ml = 20 Trpf. = 500 mg); Supp. (1 g)	20–40 Trpf.		Blutbildkontrolle
	Analgin Tbl. Baralgin Tbl.			CAVE: Anaphylaxie i.v. auch spasmolytische Wirkung
Diclofenac	Voltaren	25–100 mg	6–8	Schwindel, Ohrensausen KI s. ASS
Ibuprofen ret.	Imbun ret.	800 mg	12	Bei ASS-Unverträglichkeit versuchen
Flurbiprofen	Froben Drg. (50/100 mg); Supp. (100 mg)	50–100 mg	4–12	Schwindel, Somnolenz, Störungen der Hämatopoese
Naproxen	Proxen Tbl.	500 mg	12	Gastrointestinale Beschwerden
Celecoxib	Celebrax	200–400 mg	24	Selektiver COX-II-Hemmer Ödeme, gastrointestinale Beschwerden CAVE: Nieren- und Leberfunktionsstörungen CAVE: gleichzeitige Warfarin-Medikation

Stufe II: mittelstark wirksame Opioide plus NSAR

Die schwachen, opioidhaltigen Analgetika (Tabelle 2) haben gegenüber den stärkeren Präparaten den Vorteil, dass sie kaum sedierend wirken. Hier sind hauptsächlich die Codeinderivate und das Tramadol zu nennen. Die ▶ **Codeinderivate** sind neben ihrer analgetischen Wirkung sehr gut einzusetzen bei:

- unproduktivem Reizhusten im Rahmen von Bronchialkarzinomen,
- Lungenmetastasen oder
- einer entzündlichen oder malignen Pleuraaffektion.

Vorteil der geringen Sedierung

▶ **Codeinderivate**

Die antitussive Wirkung führt zu einer Entspannung, verbessert die nächtliche Schlaftiefe und verlängert somit die Erholungsphasen der Patientinnen. Codein oder Dihydrocodein können in 4-stündlichen Intervallen appliziert werden. Die etwas obstipierende Wirkung sollte über stuhlregulierende Maßnahmen ausgeglichen werden.

Das stärkste Antitussivum der Codeinderivate ist das Hydrocodon, welches im 8- bis 12-stündlichen Intervall gegeben werden kann. Tramal® (▶ **Tramadol**) findet vornehmlich Anwendung bei Patientinnen mit mäßig ausgeprägten Schmerzsyndromen, bei denen alleine verabreichte periphere Analgetika nicht ausreichend oder aufgrund von Nebenwirkungen (Magenulkus) absolut oder relativ kontraindiziert sind. In Tropfenform ist eine 2- bis 4-stündliche Gabe möglich. Das Retardpräparat hat eine Wirkdauer von 8–12 h.. Tramadol sollte nicht mit Morphin oder Fentanyl kombiniert werden, da es partialantagonistische Wirkungen ausübt.

▶ **Tramadol**

Tramadol nicht mit Morphin oder Fentanyl kombinieren

Tabelle 2
Stufe II: Schwache, opioidhaltige Analgetika (in Kombination mit Stufe-I-Analgetikum!)

Freiname	Handelsname (Beispiele)	Einzeldosis	Dosisintervall [h]	Bemerkungen, NW, KI
Codein	Codeinum phosph. comp. 30/50	30–100 mg	4	Antitussive Wirkung (bereits bei noch nicht analgetischer Dosis), Obstipation
Dihydrocodein	Paracodin Trpf.	7,5–10 mg (= 15–20 Trpf.)	4	
	DHC mundipharma ret. Tbl. 60/90/120	60–180 mg	12	Antitussive Wirkung, Obstipation, Übelkeit
Hydrocodon	Dicodid (10 mg Tbl./ 15 mg Lsg. s.c.)	7,5–15 mg	12	Antitussivum der Wahl bei starkem/ schmerzhaftem Husten, der zu schweren Komplikationen oder lebensbedrohlichen Zuständen führt, besonders bei Lungenliliae und/oder Pleuraerguss
Tramadol	Tramal Trpf./Kps.	50–100 mg (20–40 Trpf.; bis 400 mg/Tag)	2–4	Übelkeit, Erbrechen, Schwitzen, Mundtrockenheit, Obstipation
	Tramundin Tbl.		12	Partialantagonist, nicht mit Morphin/ Fentanyl kombinieren
	Tramundin ret. Tramal long			Kaum anfängliche Vigilanzminderung Kreislaufstabilität Gut für Alterspatienten geeignet

Ausgeprägte Infiltrationen des Periosts oder peripherer Nervenplexus – um nur 2 Beispiele langfristig bestehender Schmerzsyndrome zu nennen – führen zu solch ausgeprägten Schmerzen, dass hier nur noch die Anwendung eines starken Opioids (Tabelle 3) Linderung verschafft (bezogen auf alle nichtinvasiven Möglichkeiten), [5]. Hier ist ebenfalls eine Kombination mit peripheren Analgetika indiziert.

Stufe III: stark wirksame Opioide plus NSAR

Bei ihnen steht ein ganzes Spektrum von verschiedenen Präparaten und v. a. auch Darreichungsformen zur Verfügung. Der oft reduzierte Allgemeinzustand der Patientinnen erfordert zu diesem Zeitpunkt häufig die Möglichkeit eines flexiblen Wechsels der Darreichung. Besonders bei der oralen Applikation ist sorgfältig darauf zu achten, ob die gastrointestinale Resorption durch die Grunderkrankung ggf. beeinträchtigt ist und ob nicht, statt die orale Dosis zu erhöhen, auf ein transdermales System umgestellt werden sollte.

Häufig flexibler Wechsel der Darreichung nötig

Bei den ▶ **oralen Morphinpräparaten** unterscheidet man
▶ kurzwirksame Präparate,
▶ mittellangwirksame Präparate und
▶ langwirksame Präparate.

▶ **Orale Morphinpräparate**

Kurzwirksame Präparate sind z. B. das Morphinsulfat in Sevredol® (4-stündliches Dosisintervall) und die Morphintropfen (dito). Beide können zur Linderung akuter Schmerzattacken und zur flexiblen Ersteinstellung und Dosisfindung beitragen.

▶ **Suppositorien**

Bei eingeschränkter gastraler Resorption ist neuerdings auch die Gabe von ▶ **Suppositorien** im 4-stündlichen Intervall möglich. Ein mittellangwirksames, im 12-stündlichen Dosisintervall zu verabreichendes Präparat stellt das MST®-Retard-Granulat dar, das besonders geeignet ist für Patienten mit Schluckbeschwerden oder mit einer Abneigung gegen Tabletteneinnahme. Einmal täglich gegeben werden kann das langwirksame MST Continus®, welches jedoch nur bei Tagesdosierungen bis 180 mg sinnvoll ist.

▶ **Transdermale Systeme**

Diesen oralen oder rektalen Präparaten steht die Gruppe der ▶ **transdermalen therapeutischen Systeme** gegenüber. Das Fentanyl TTS ist in verschiedenen Dosierungen erhältlich, die zwischen 25 und 100 µg/h Fentanyl in den Körper abgeben. Vorteile sind die praktische Handhabung und das Umgehen einer Tabletteneinnahme. Zusätzlich verursacht es seltener Obstipation als Morphinderivate. Die ▶ **Compliance**

Obstipation seltener
▶ **Compliance**

Tabelle 3
Stufe III: Starke opioidhaltige Analgetika (rezeptpflichtige Betäubungsmittel)

Freiname	Handelsname (Beispiele)	Einzeldosis	Dosisintervall [h]	Bemerkungen, NW, KI
Morphin Oral	MST mundipharma ret. 10/30/60/100/200 Tbl.	Ab 10 mg nach oben offen	8–12	Retardpräparat Als Ganzes schlucken Obstipation, Übelkeit, Erbrechen, Müdigkeit Bei stabilen Schmerzzuständen in der Regel 12 stündiges Intervall ausreichend
	Sevredol 10/20 Tbl.	Ab 10 mg nach oben offen	4	Zur Ersteinstellung auf Morphin (Dosisfindung) und Kupierung akuter Schmerattacken
	Morphintropfen	5–40 mg, 1 ml = 5 mg	4	Rezeptur z. B.: Morphinum hydrochloricum 500 mg, Aqua des. ad 100 ml
	MST Retard-Granulat 20/30 Btl.	Ab 20 mg	12	s. MST Geeignet für Patienten mit Schluckbeschwerden oder Abneigung gegen Tabl.
	MST Continus 30/60 Tbl.	30–120 mg	24	Bei Tagesdosierungen ab 180 mg ist MST ret. sinnvoller
Rektal	MSR 10/20/30 mundipharma Supp.	Ab 10 mg	4	
Parenteral	Morphin merck 10/20/100 Amp.	Ab 10 mg	4 (s.c.)	Äquivalenzdosierung: $1/3$ bis $1/4$ der oralen Morphindosis i.v. Kontinuierliche Gabe über Perfusor/Pumpe
Fentanyl TTS	Durogesic Pfl. 25/50/75/100 µg/h	25 bis ca. 500 µg	72	s. Gebrauchsinformation Sinnvoll etwa ab MST Tagesdoosierung von 60 mg Äquivalenzdosierung laut Tabelle des Herstellers Seltener Obstipation als bei Morphin, höhere Tagesvigilanz Wirkt auch bei gastrointestinalen Resorptions- und Schluckstörungen Einfachere Handhabung, höhere Compliance
Oxycodon	Oxygesic	Ab 10 mg	12	Seit 1998 auf dem Markt In Deutschland nur begrenzte Erfahrung
Hydromorphon	Dilaudid	p.o. ab 4 mg	12	Gute Verträglichkeit bei s.c.-Applikation (8 mg p.o. = 2 mg s.c.)
		s.c. ab 2 mg	4–6	
		i.v. ab 0,2 mg	4–6	
Buprenorphin	Temgesic subl. Tbl.	0,2–0,4 mg	6–8	Ceiling-Effekt bei 4–5 mg/Tag (Wirkung nimmt wieder ab) Partialantagonist, nicht mit Morphin/Fentanyl kombinieren

Kombination mehrerer Pflaster möglich

▶ **Buprenorphin**

Laxantien als Begleitmedikation

der Patienten ist in der Regel recht hoch, weil die Einnahme eines Schmerztherapeutikums über ein Pflaster weniger invasiv erscheint. Die Haltbarkeit eines Pflasters beträgt 72 h, die Kombination zweier oder mehrerer Pflaster ist möglich.

Für kurzfriste, akute Schmerzereignisse bietet sich ▶ **Buprenorphin** als Sublingualtablette an. Aufgrund seines partialantagonistischen Effekts sollte es jedoch nicht mit Morphinpräparaten kombiniert werden. Die Wirkdauer beträgt 6–8 h. Als Dauertherapie ist Buprenorphin jedoch nicht zu empfehlen.

Aufgrund der chronisch obstipierenden Wirkungen der Morphinderivate ist auf eine regelmäßige Darmtätigkeit zu achten. Hier sind milde Laxantien als Begleitmedikation erforderlich. Die Dosierung kann individuell an die Situation und den Bedarf des Patienten angepasst werden. Typische Präparate sind die Lactulose- bzw. Laxoberal®-Tropfen sowie das Agarol®. Da alle 3 Präparate eine rein lokale, intestinale

Wirkung ausüben, besteht hier die geringste Gefahr für Nebenwirkungen durch chronischen ▶ **Laxantienabusus**. Eine durch Morphinderivate hervorgerufene ▶ **Übelkeit** kann durch zentralwirksame Antiemetika wie Haloperidol 0,3–0,5 mg in Intervallen von 8–12 h oder Paspertin®-Tropfen (Metoclopramid) alle 4–5 h wirksam behandelt werden.

Kontinuierliche invasive Verfahren der Analgesie

Onkologische Patientinnen erreichen oft einen Zeitpunkt während ihres Krankheitsverlaufs, an dem eine Kombination von oralen und transdermalen Analgetika nicht ausreichend wirksam ist. Bei diesen Patientinnen ist eine intravenöse Dauertherapie mit Morphin zu empfehlen. Dazu wird in Lokalanästhesie ein Portsystem als i.v.-▶ **Dauerverweilkathetersystem** infraklavikulär implantiert (Zeitaufwand: 30–40 min). Der infraklavikulär subkutan gelegene Port kann mit einer speziellen Portnadel viele tausend Mal punktiert werden und ermöglicht neben der Durchführung von Blutentnahmen und der Infusionstherapie die ▶ **kontinuierliche Morphintherapie** [6Dazu wird über das Portsystem eine Morphinpumpe in Taschenformat angeschlossen, die individuell dosiert werden kann und in jede Jackentasche passt. Die Patientin muss die Schmerzen nicht mehr länger als Ursache ihrer Immobilität erleben. Vielen Patientinnen kann dieses Verfahren zu unverhoffter Mobilität auch in therapeutisch ausweglosen Situationen verhelfen.

Wenn eine effektive Schmerzausschaltung durch eine gezielte invasive Methode erreicht werden kann, besteht eine Indikation zur ▶ **Operation**. Eine periphere oder zentrale ▶ **Nervenblockade** kann, zur längerfristigen oder endgültigen Blockade einzelner Nervenfasern, mit langwirkenden Lokalanästhetika bzw. mittels Alkohol oder Phenol durchgeführt werden. Ein Problem stellen die gemischt innervierten, motorischen und sensiblen Nerven dar, da es neben der möglichen Missempfindung zu störenden motorischen Ausfällen kommen kann. Die ▶ **Periduralanästhesie** kann ausgeprägte Schmerzsyndrome beispielsweise im Bereich des Abdomens und Retroperitoneums effektiv blockieren. Hier werden Morphinderivate eingesetzt, welche mittels Katheter direkt in den Periduralraum appliziert werden [4].

Die ▶ **Akupunktur** gehört zu den Gegenirritationsverfahren mit segmentalen Hemmechanismen und scheint eine endogene Opioidfreisetzung zu stimulieren. Die Therapie stärkerer Schmerzen ist mit dieser Methode jedoch meist nicht möglich.

Koanalgetika mit spezifischen Zielsetzungen

Neben diesen Standardanalgetika gibt es verschiedene Substanzgruppen, die erwünschte Begleiteffekte hervorrufen, die analgetische Wirkung verstärken und so die notwendige Dosis der Analgetika vermindern können [1, 14].

▶ **Kortikosteroide** sind indiziert bei:
erhöhtem intrakraniellen Druck (Hirnmetastasen),
perineuralem Ödem,
Verdacht auf Nerven- oder Weichteilinfiltration,
Leberkapselspannungsschmerz und zur
Stimmungsaufhellung und Aktivitätssteigerung.
Viele Patientinnen fühlen sich nach Kortikosteroideinnahmen subjektiv besser. Standardpräparat ist das Dexamethason (Fortecortin®) in einer Dosierung von 1- bis 2-mal 8 mg/Tag.

Diesen stimmungsaufhellenden Charakter der Begleitmedikation kann der Therapeut durch ▶ **Antidepressiva** verstärken. Insbesondere bei neuropathischen Schmerzen mit Brennschmerzkomponente, bei operativen Nervenläsionen oder Polyneuropathien nach Chemotherapie oder Radiatio ist die zusätzliche Gabe von Antidepressiva hilfreich und sinnvoll. Am häufigsten wird das Amitryptilin (Saroten®) in einer Dosierung von 10 bis maximal 75 mg/Tag verwandt. Auf folgende Nebenwirkungen ist zu achten!
▶ Müdigkeit,
▶ Mundtrockenheit,
▶ Obstipation und
▶ orthostatische Regulationsstörungen.

▶ **Antikonvulsiva**

▶ **Bisphosphonate**
Effiziente Schmerzbehandlung ist möglich

Als Alternative gilt das Doxepin (Aponal®) in gleicher Dosierung mit ähnlichem Wirkungs- und Nebenwirkungsprofil.

Neuropathische Schmerzen durch Nerveninfiltration oder Nervenkompression können mittels Einnahme von ▶ **Antikonvulsiva** abgeschwächt werden. Carbamazepin (Tegretal®) führt so auch zu einer Reduktion der erforderlichen Analgetikadosis. Falls es im Falle einer Opioidtherapie zu starker Übelkeit oder Erbrechen kommt, kann diese häufig mit der Einnahme von Neuroleptika abgeschwächt werden. Hier sind insbesondere zu nennen:

- Haloperidol (Haldol®),
- Promethazin (Atosil®) und
- Levomepromazin (Neurocil®).

Letztere 2 Substanden sind auch indiziert zur Sedierung bei präfinalen Patienten [11]. Klassische Nebenwirkung der Neuroleptika sind das Auftreten eines Parkinsonoids und parasympatholytische Effekte.

▶ **Bisphosphonate** greifen aktiv in den Knochenstoffwechsel ein, indem sie die Aktivität von Osteoklasten hemmen und die Aktivität von Osteoblasten und somit den Knochenaufbau fördern. Diesbezüglich senken sie die Frakturgefährdung bei osteolytischen Metastasen und mindern eine metastasenbedingte Hyperkalzämie. Ein Vertreter dieser Art ist die Pamidronsäure (Aredia®), die in einer Dosierung von 60 oder 90 mg alle 3 Wochen i.v. appliziert werden sollte. Neben einer Stabilisierung des Knochens kommt es zu einer deutlichen Reduktion der Knochenschmerzen.

Die Übersicht der Möglichkeiten einer effektiven Schmerzbehandlung zeigt das enorme Spektrum an Möglichkeiten auf, die dem in Praxis und Klinik tätigen Arzt heutzutage zur Verfügung stehen. Jeder Arzt sollte sich dieser entscheidenden Hilfen im Hinblick auf eine Verbesserung der Lebens- (wie Sterbens)qualität der Patientinnen bewusst sein [2, 3, 5, 7, 9, 10, 12, 13, 15, 15].

Literatur

1. Adamietz A, Beck D, Gralow I et al. (1999) Leitlinien zur Tumorschmerztherapie. Tumordiagn Ther 20: 105–129
2. Angell M (1982) The qualitiy of mercy. N Engl J Med 306: 98–99
3. Bodden-Heidrich R (2001) Chronische Unterbauchschmerzen "chronic pelvic pain syndrome". Ein multifaktorielles Krankheitsbild mit Indikation zur interdisziplinären Behandlung. Gynäkologe 34: 299–306
4. Brown DV, Mc Carthy RJ (1995) Epidural and spinal opioids. Curr Opin Anaesth 8: 337–341
5. Cherny NI, Portenoy RK et al. (1994) Medikamentöse Therapie von Tumorschmerzen. Schmerz 8: 195–209
6. Dall D (2000) Schmerztherapie in der Praxis. Gynäkologe 33: 483–488
7. Egle UT (2000) Die somatoforme Schmerzstörung. Dtsch Ärzteblatt 97: 1121–1125
8. Freye E (1998) Opioide in der Medizin: Wirkung und Einsatzgebiete zentraler Analgetika, 4. Aufl. Springer, Berlin Heidelberg New York Tokio
9. Klaschik E (1998) Medikamentöse Schmerztherapie bei Tumorpatienten – Ein Leitfaden, 5. überarbeitete Aufl.
10. Kütemeyer M (2001) Phantomartige Schmerzen nach Hysterektomie und Mammaablatio. Gynäkologe, 34: 220–22
11. Link J, Eyrch H (Hrsg) (1989) Analgesie und Sedierung in der Intensivmedizin. Springer, Berlin Heidelberg New York Tokio
12. Müller-Schwefe G (1999) Ein Risiko für ältere Patienten? Klinikarzt 30: 4
13. Schröder W (1999) Supportive, palliative Therapie beim metastasierten Mammakarzinom. Gynäkologe 32: 710–723
14. Striebel HW (1999) Therapie chronischer Schmerzen: Ein praktischer Leitfaden, 3. Aufl. Schattauer, Stuttgart New York
15. Wörz R (2000) Rückenschmerzen: Leitlinien der medikamentösen Therapie, Urban & Vogel, München, S 7–33
16. Zenz M (2001) Lehrbuch der Schmerztherapie. Wissenschaftliche Verlagsgesellschaft, Stuttgart

L. Beck · Düsseldorf

Palliativmedizin und Hospiz

Palliative Therapie bedeutet „lindernde Behandlung"

Die palliative Behandlung betont das Leben und betrachtet das Sterben als einen normalen Vorgang.

▶ Krebs
▶ Immunschwäche
▶ Neurologische Erkrankungen

Eine Chemotherapie ist eher die Ausnahme.

Seit den Anfängen der Medizin gehört die Behandlung krankheitsbedingter Beschwerden und die Begleitung des kranken Menschen zu den Aufgaben des Arztes. Palliative Therapie bedeutet „lindernde Behandlung". Im Gegensatz zur kurativen Therapie, mit dem Ziele der Heilung, geht es bei der palliativen Therapie um den umfassenden Beistand bei einem letztlich unheilbaren Zustand.

Nach der Weltgesundheitsorganisation (WHO) lautet die Begriffsbestimmung wie folgt: Palliativmedizin ist die aktive ganzheitliche Behandlung von Patienten mit einer progredienten, weit fortgeschrittenen Erkrankung und einer begrenzten Lebenserwartung, in der die Erkrankung nicht mehr auf kurative Behandlung anspricht und die Beherrschung der Schmerzen und anderer Krankheitsbeschwerden, einschließlich Probleme psychologischer, sozialer und spiritueller Art, höchste Priorität besitzen. In der ausführlichen Begründung der WHO heißt es: Die palliative Behandlung betont das Leben und betrachtet das Sterben als einen normalen Vorgang, beschleunigt weder noch verzögert den Tod, sorgt für Erleichterung der Schmerzen und anderer quälender Symptome, integriert die psychologischen und spirituellen Aspekte der Behandlung und bietet ein Unterstützungssystem an, um dem Patienten bis zum Tod behilflich zu sein.

So befasst sich die Palliativmedizin hauptsächlich mit Kranken, die an ▶ Krebs im fortgeschrittenen Stadium leiden, aber auch mit Patienten mit ▶ Immunschwäche und bestimmten ▶ neurologischen Erkrankungen. In Deutschland sterben etwa 250.000 Patienten pro Jahr an bösartigen Erkrankungen. Bei steigender Lebenserwartung ist mit einer weiteren Zunahme dieser Patientengruppe zu rechnen.

Palliativstationen sind in Deutschland an Krankenhäuser angegliedert und stehen unter ärztlicher Leitung. An der palliativen Behandlung sind Ärzte verschiedener Disziplinen sowie Schwestern, Sozialarbeiter, Psychologen und Geistliche beteiligt. Die medizinische Behandlung besteht in erster Linie in einer Symptomkontrolle einschließlich einer angemessenen Schmerztherapie. Ziel ist es, dem Kranken für die ihm verbliebene Zeit ein menschenwürdiges Leben zu ermöglichen. Voraussetzung ist jedoch, dass diese Maßnahmen geeignet sind, die Lebensqualität des Patienten zu verbessern. Eine Chemotherapie ist daher eher die Ausnahme als die Regel.

Prof. Dr. Lutwin Beck,
Universitäts-Frauenklinik, Moorenstraße 5, 40225 Düsseldorf

Aufnahmekriterien für eine Palliativstation

Aufgenommen werden Patienten mit einer inkurablen fortgeschrittenen Erkrankung und Symptomen, wie z. B. Schmerzen oder psychosoziale Probleme, die einer Krankenhausbehandlung bedürfen. Eine Palliativstation sollte eine eigenständige Einheit von etwa 8–12 Betten darstellen.

In Deutschland wurde die erste Palliativstation 1983 im Bereich der Universitätsklinik zu Köln errichtet [1, 2]. 1995 wurde die ▶ **Deutsche Gesellschaft für Palliativmedizin** (DGP) gegründet. Im Frühjahr 2000 gab es in Deutschland 62 Palliativstationen mit 6,4 Palliativbetten pro 1 Mio. Einwohner. Demgegenüber stehen in Großbritannien 54 Palliativhospizbetten pro 1 Mio. Einwohner zur Verfügung. Die Entwicklung der Palliativstationen in Deutschland ist in der Tabelle 1 dargestellt.

Auf der Palliativstation im Malteser-Krankenhaus in Bonn beträgt die durchschnittliche Liegezeit ungefähr 11 Tage; etwa 60% der Patienten können nach Hause entlassen werden, während ca. 40% bei der Erst- oder Wiederaufnahme auf der Station versterben. Angegliedert ist ein ambulanter Palliativdienst als notwendige Ergänzung der stationären Einrichtung. Über 70% der Patienten, die vom ambulanten Palliativdienst betreut werden, konnten ihrem Wunsch entsprechend zuhause sterben [3].

Die Palliativmedizin ist in der Lage, Schmerzen fast immer, besonders bei Patienten mit Tumorschmerzen, auf ein erträgliches Maß zu reduzieren und dem Kranken eine ganzheitliche Betreuung zukommen zu lassen. So ist die Palliativmedizin eine wirksame Absage an eine aktive Sterbehilfe. Sie ist vielmehr eine aktive Lebenshilfe.

Die Betriebskosten einer Palliativstation liegen um 10–20% über den Pflegesätzen anderer Abteilungen des jeweiligen Krankenhauses. Für die Höhe der Betriebskosten ist der Personalschlüssel entscheidend, aber auch, ob kostenintensive palliativtherapeutische Maßnahmen durchgeführt werden müssen. Durch die Kombination von Palliativstation und Hausbetreuungsdienst ergibt sich die Möglichkeit frühzeitiger Entlassung und die Vermeidung des Hinauszögerns einer stationären Wiederaufnahme. So liegt der Schwerpunkt der palliativen Arbeit mehr im ambulanten Bereich. Die relativ kurze mittlere Liegedauer von etwa 12 Tagen wird hierdurch ermöglicht [4]. Der Bedarf an Palliativeinrichtungen wird in Zukunft weiter ansteigen. Die Palliativmedizin, einschließlich der Schmerztherapie, ist daher ein wichtiges Gebiet der Weiterbildung.

Eine differenzierte Abhandlung zur Palliativmedizin ist als Themenheft in dieser Zeitschrift [„Der Gynäkologe" (2000) Bd. 33, Heft 10] erschienen, redigiert von Hepp und Hiddemann mit 5 Einzelarbeiten zum Thema und einer Abhandlung zur Sterbehilfe aus der Sicht der Rechtsprechung (Ulsenheimer).

Hospiz

Als Hospiz wird eine Institution bezeichnet, die von dem lateinischen Wort hospizium abgeleitet ist, entsprechend ein gastliches Haus, eine Herberge, die Gastfreundschaft gewährt und darstellt. Die Geschichte der Hospizidee reicht 2000 Jahre zurück und hat erste Vorläufer im römischen Reich. Im 17. Jahrhundert gründete Vinzenz von Paul in Paris das Hospiz „Filles de la Charité". Im 18. Jahrhundert eröffnete Pastor Fliedner die Diakonissenanstalt in Düsseldorf-Kaiserswerth; und auf Florence Nightingale, eine Diakonissenschülerin geht die Gründung des „Our Lady's Hospice" in Dublin zurück. Die Irish Sisters of Charity gründeten 1902 das „St. Joseph's Hospice" in London. Von dort aus hat Cicely Saunders, mit deren Namen die heutige Hospizbewegung untrennbar verbunden ist, 1967 das „St. Christopher's Hospice" in London gegründet, das zum weltweiten Vorbild für derartige Einrichtungen wurde.

Die Hospizbewegung ist in ihrem Ursprung und ihrer Zielsetzung eine Antwort auf die vielschichtigen Bedürfnisse sterbender Patienten. Hospize gehen in ihrer Arbeit von der Grundüberzeugung aus, dass Menschen nicht durch fremde Hand den Tod erleiden, sondern in Begleitung eines vertrauten Menschen sterben wollen. Sie distanziert sich daher von jeder Form problematischer Sterbehilfe im Sinne einer aktiven Euthanasie. Zu den Wünschen und

---

Eine Palliativstation sollte eine eigenständige Einheit darstellen.

▶ **Deutsche Gesellschaft für Palliativmedizin**

Die Palliativmedizin ist eine wirksame Absage an eine aktive Sterbehilfe.

Der Schwerpunkt der palliativen Arbeit liegt eher im ambulanten Bereich.

Tabelle 1
Palliativstationen und Hospize in Deutschland.
(Nach Klaschik [3])

	Palliativstationen	Hospize
1983	1	0
1986	1	1
1990	3	3
1993	18	11
1996	28	30
1998	34	40
1999	55	65

Menschen wollen in Begleitung eines vertrauten Menschen sterben.

▶ **Interdisziplinär arbeitendes Team**

▶ **Schmerztherapie**

▶ **„OMEGA, mit dem Sterben leben e.V."**

Der Eigenanteil der Hospizträger zur Finanzierung beträgt ca. 10%.

Im Vordergrund steht das Gespräch mit den Kranken.
▶ **Ehrenamtliche Tätigkeit**

Palliativmedizin und Hospizideen sind dem Leben verpflichtet.

Bedürfnissen vieler Menschen zählt vor allem die Bitte, in vertrauter Umgebung, schmerzfrei, in menschlichem Kontakt zu sterben. Die gemeinsamen Ziele im Hospiz sind: Annahme des Sterbens als Teil des Lebens sowie die Überzeugung, dass im Leben und Sterben Sinn gefunden werden kann. Dabei steht die pflegerische, emotionale, soziale und geistliche (spirituelle) Begleitung der Sterbenden und ihrer Angehörigen im Vordergrund, unterstützt durch ein ▶ **interdisziplinär arbeitendes Team** von Arzt, Krankenschwester und Sozialarbeiter, unter Einbeziehung von freiwilligen Helferinnen und Helfern. Spezielle medizinische Kenntnisse in der ▶ **Schmerztherapie** und in der Behandlung anderer belastender Symptome müssen gegeben sein. Die Kontinuität und Verlässlichkeit in der Betreuung aber auch der Begleitung der Trauernden stehen im Vordergrund.

In Deutschland engagieren sich seit Anfang der 80er Jahre eine Vielzahl von Menschen in der Hospizbewegung. Erste Hospize entstanden in Nordrhein-Westfalen (Aachen und Recklinghausen), wo inzwischen zahlreiche ambulante, ehrenamtlich geleitete, Hospizgruppen sich zu der Vereinigung ▶ **"OMEGA, mit dem Sterben leben e.V."** zusammengeschlossen haben. Träger sind in vielen Fällen kommunale Träger und Einrichtungen der Kirche, wobei die ökomenische Zusammenarbeit selbstverständlich ist. Um ein Hospiz zu errichten, ist ein Antrag an das Land zu stellen. Nordrhein-Westfalen hat, im Vergleich zu anderen Bundesländern, die meisten Palliativstationen und Hospizeinrichtungen [5].

In den Hospizen liegt der tagesbezogene Bedarfssatz für Pflege, Betreuung und Unterbringung zwischen 380 und 460 DM. Die Krankenkassen zahlten im Jahre 2000 einheitlich einen Zuschuss von 264 DM pro Tag. Hinzu kommt ein Beitrag der Pflegeversicherung, der je nach dem Pflegesatz des Hospizes unterschiedlich sein kann. Die Hospizträger müssen mit einem etwa 10%igen Eigenanteil zur Finanzierung beitragen. Die Kosten für die ärztliche Leistung und Arzneimittel werden separat berechnet. Die ärztliche Präsens in den deutschen Hospizen, mit einem qualifizierten und jeder Zeit verfügbaren Arzt, ermöglicht, dass die medikamentöse Therapie zur Schmerzausschaltung wirksam durchgeführt wird. Im Vordergrund steht das Gespräch mit den Kranken und seinen Angehörigen, wobei die ▶ **ehrenamtliche Tätigkeit** eine große Rolle spielt. Hospize sind auf ehrenamtliche Hilfe angewiesen, sie erinnern an privates Wohnen mit Farben, Bildern und Gärten. Auch in der letzten Lebensphase steht das Bemühen um ein möglichst normales Leben unter Mitmenschen im Vordergrund, soziale Kontakte werden gefördert. In vielen Hospizeinrichtungen wird der Patient „Gast" genannt.

Palliativmedizin und Hospizideen sind dem Leben verpflichtet und lehnen Euthanasie bzw. aktive Sterbehilfe ab. Sie betrachten ihre Möglichkeiten der Behandlung und Betreuung als die wirksamste und beste Alternative zur aktiven Sterbehilfe. Folgende Kernpunkte liegen dabei zugrunde: Im Sterben nicht alleine gelassen zu werden, sondern an einem vertrauten Ort unter Teilnahme vertrauter Menschen zu sterben, im Sterben nicht unter starken körperlichen Beschwerden und Schmerzen leiden zu müssen und schließlich Sinnfragen auch über die Lebenszeit hinaus stellen zu können.

Die Hospizidee ist ein wichtiges gesellschaftliches Anliegen, ermöglicht durch die engagierte Zusammenarbeit von Krankenschwestern, Ärzten, Seelsorgern und einer Vielzahl von ehrenamtlichen Helfern.

Auf die von S. Husebo und E. Klaschik herausgegebene Palliativmedizin mit praktischer Einführung in die Schmerztherapie, Ethik und Kommunikation wird besonders hingewiesen. Dabei wird in einem Anhang auch auf die Grundsätze der Bundesärztekammer zur ärztlichen Sterbebegleitung – 1999 eingegangen.

Literatur

1. Pichlmaier H, Fasselt G (1998) Hospiz-Hospizbewegung. Lexikon der Bioethik, Bd. 2. Gütersloher Verlagshaus, Gütersloh
2. Pichlmaier H (1998) Palliative Therapie. Lexikon der Bioethik, Bd. 2. Gütersloher Verlagshaus, Gütersloh
3. Husebo S, Klaschik E (2000) Palliativmedizin, 2. Aufl. Springer, Berlin Heidelberg New York Tokio
4. Klaschik E (2000) Palliativmedizin. Antwort auf eine ethische Herausforderung. Jahrbuch für Wissenschaft und Ethik, Bd 5. De Gruyter, Berlin New York
5. Palliativmedizin 2000 (2000) Verzeichnis der stationär und ambulanten Palliativ- und Hospizrichtungen in Deutschland, 2. Aufl. Klinik der Anästhesiologie, Universität zu Köln

G. Haselbacher · München

Psychosomatische Grundversorgung in der Frauenheilkunde

Ärztliche Tätigkeit macht nur dann einen Sinn, wenn der Arzt in der Lage ist, biologische, psychische und soziale Signale der Patientin gleichermaßen zu empfangen, sie individuell zu werten, daraus eine Diagnose zu stellen und die entsprechenden therapeutischen Maßnahmen einzuleiten, nachdem er mit der Patientin ein entsprechendes Arbeitsbündnis aufgebaut hat. Denn Ziel der Therapie darf nicht sein, was dem Arzt objektiv richtig erscheint, sondern, was der betreffenden Patientin möglich ist (Molinski). Um dies unterscheiden zu können, lernt der Arzt im Rahmen der psychosomatischen Ausbildung schichtweise von außen an das Problem der Patientin im Inneren heranzugehen, seine eigenen Gefühle wahrzunehmen, schrittweise die Diagnose zu sichern und die therapeutische Realität mit der Patientin abzustecken. Um so frühzeitiger dies in der Arzt-Patientin-Begegnung geschieht, um so eher werden unnötige diagnostische und therapeutische Maßnahmen vermieden, so begründet sich der so wichtige prophylaktische Stellenwert der psychosomatischen Arbeit.

▶ **Gegenstand der Weiterbildungsordnung**

Psychosomatische Grundversorgung und Psychosomatik ist ▶ **Gegenstand der Weiterbildungsordnung** (WO) für das Gebiet Frauenheilkunde und Geburtshilfe. So werden eingehende Kenntnisse, Erfahrungen und Fertigkeiten in der gebietsbezogenen Diagnostik und Behandlung psychosomatischer, psychosozialer und psychosexueller Störungen unter Berücksichtigung der gesellschaftsspezifischen Stellung der Frau gefordert, sowie an anderer Stelle Kenntnisse in der psychosomatischen Grundversorgung in der Frauenheilkunde und in der Geburtshilfe. Auch in der fakultativen Weiterbildung wird psychosomatisches Wissen verlangt, so in der speziellen Geburtshilfe Kenntnisse, Erfahrungen und Fertigkeiten in der ▶ **psychischen Führung** der Gebärenden oder im Rahmen der Gynäkologischen Endokrinologie und Reproduktionsmedizin in der Erkennung und Behandlung psychosexuell und psychosomatisch bedingter Fertilitätsstörungen. In den Richtlinien zur Weiterbildungsordnung werden außerdem 10 Falldokumentationen und Balintarbeit gefordert (Tabelle 1).

▶ **Psychische Führung**

Unklar bleibt, ob der Begriff „Psychosomatische Grundversorgung" gleichbedeutend ist mit dem in der kassenärztlichen Versorgung gleichlautenden Begriff, der zur Berechtigung des Ansatzes der GO-Ziffer 850 und 851 EBM berechtigt. Für diese Berechtigung verlangt die Kassenärztliche Vereinigung bestimmte ▶ **Weiterbildungsnachweise** (Tabelle 2). Da aber die in den Richtlinien der WO für Frauenheilkunde geforderte Balintarbeit kaum in weniger als 15 Balintsitzungen zu absolvieren ist, und die Kenntnisse in fachspezifischer Psychosomatik in mindestens 20 Theoriestunden er-

▶ **Weiterbildungsnachweise**

Dr. G. Haselbacher · Facharzt für Frauenheilkunde und Psychotherapeutische Medizin, Psychotherapeut, Bäckerstr. 3, D-81241 München

Tabelle 1
Anforderungen aus den Richtlinien über den Inhalt der Weiterbildung im Gebiet Frauenheilkunde
• 10 selbständig durchgeführte und dokumentierte Fälle der Diagnostik, Differentialdiagnostik und Behandlung psychosomatischer Krankheitsbilder aus der Frauenheilkunde und Geburtshilfe mit den Schwerpunkten psychogene Symptombildungen, somatopsychische Reaktionen
• Balintgruppenarbeit durch selbständige Darstellung und Dokumentation von 3 eigenen Fällen

Tabelle 2
Fachliche Vorraussetzungen für die Teilnahme an der „Psychosomatischen Grundversorgung" der Kassenärzte
1. Theorieseminare von mindestens 20stündiger Dauer, in denen Kenntnisse zur Theorie der Arzt-Patienten-Beziehung, Kenntnisse und Erfahrungen in psychosomatischer Krankheitslehre und der Abgrenzung psychosomatischer Störungen von Neurosen und Psychosen sowie Kenntnisse zur Krankheit und Familiendynamik, Interaktion in Gruppen, Krankheitsbewältigung (Coping) und Differentialindikation von Psychotherapieverfahren erworben wurde.
2. Reflexion der Arzt-Patienten-Beziehung durch kontinuierliche Arbeit in Balint- oder Selbsterfahrungsgruppen von mindestens 30stündiger Dauer (entspricht 15 Doppelstunden).
3. Vermittlung und Einübung verbaler Interventionstechniken von mindestens 30stündiger Dauer.

▶ Verbale Interventionstechnik

▶ Curriculum der DGPGG

▶ Krankheitsbegriff

Die Krankheiten sind oft chronisch rezidivierender Art.

▶ Ganzheitliche Theorie

▶ Ärztliche Haltung
▶ Integrierte Psychosomatik

Gleichzeitige Wahrnehmung von körperlichen und emotionalen Signalen.

Der Mensch als Ganzes wurde aus den Augen verloren.

langt werden können, bleibt die Frage nach der Notwendigkeit von Kursen in „Verbaler Interventionstechnik". Die ▶ **Verbale Interventionstechnik** vermittelt Fertigkeiten und Interaktionsmöglichkeiten zur Therapie bei psychosomatischen Krankheitszusammenhängen. Da auch die Fähigkeit zur Behandlung in der Weiterbildungsordnung gefordert wird, hat die Deutsche Gesellschaft für Psychosomatische Geburtshilfe und Gynäkologie (DGPGG) in ihrem ▶ **Curriculum** zur Vermittlung der Psychosomatischen Frauenheilkunde im Rahmen der Weiterbildung die Verbale Interventionstechnik aufgenommen. Damit genügen die Inhalte des Curriculum zugleich den Forderungen der Kassenärztliche Vereinigung bezüglich der Psychosomatischen Grundversorgung. Das Curriculum wird von der DGGG und dem Berufsverband empfohlen.

Was ist Psychosomatik ?

Bevor wir uns mit den einzelnen Bausteinen der Psychosomatischen Grundversorgung beschäftigen, sollten wir uns mit dem Begriff Psychosomatik auseinandersetzen. Unter Psychosomatik verstehen wir zum einen den ▶ **Krankheitsbegriff**. Es handelt sich um bestimmte Krankheitsbilder, bei denen körperliche oder funktionelle Symptome durch emotionale oder psychosoziale Faktoren verursacht oder beeinflusst werden. Die Erkrankungen sind oft chronischer oder chronisch-rezidivierender Natur. Klassische Psychosomatosen sind u.a. Asthma bronchiale, Colitis ulcerosa und Neurodermitis. In unserem Fachgebiet spricht viel dafür, dass die Endometriose zu den Psychosomatosen gezählt werden sollte. Zum anderen stellt die Psychosomatik eine ▶ **ganzheitliche Theorie** dar, die den Menschen in seinem Gesamtsystem betrachtet und damit die Zusammenhänge zwischen Körper und Umwelt betont und die damit verbundene seelische Befindlichkeit. Es gibt eine ganze Reihe von theoretischen Modellen, die auf analytischen oder lerntheoretischen Denkansätzen beruhen – zu erwähnen sind Pioniere wie Victor von Weizsäcker und Gustav von Bergmann – sowie die theoretischen Ansätze von Alexander, Schur oder Ruesch. Außerdem beinhaltet die Psychosomatik eine ▶ **ärztliche Haltung**, die man am ehesten dem Begriff ▶ **integrierte Psychosomatik** zuordnen kann. Dabei bemüht sich der Arzt, körperliche und emotionale Signale des Patienten gleichzeitig wahrzunehmen, sowie die sozialen Aspekte zu berücksichtigen. Damit soll er frühzeitig die Diagnose und Therapie in die richtigen Bahnen lenken, Fehlentscheidungen wie überflüssige Diagnostik oder unangemessene Therapien vermeiden, und dem Patienten in seiner Ganzheit gerecht werden.

Um dieser psychosomatischen Haltung gerecht zu werden, müssen wir die Dichotomie des Begriffes Psychosomatik rückgängig machen, die durch den Dualismus von Decartes im 18. Jahrhundert eingeführt, und durch den detaillistischen Fortschritt der Naturwissenschaften verstärkt wurde. Der Mensch als Ganzes wurde aus dem Auge verloren.

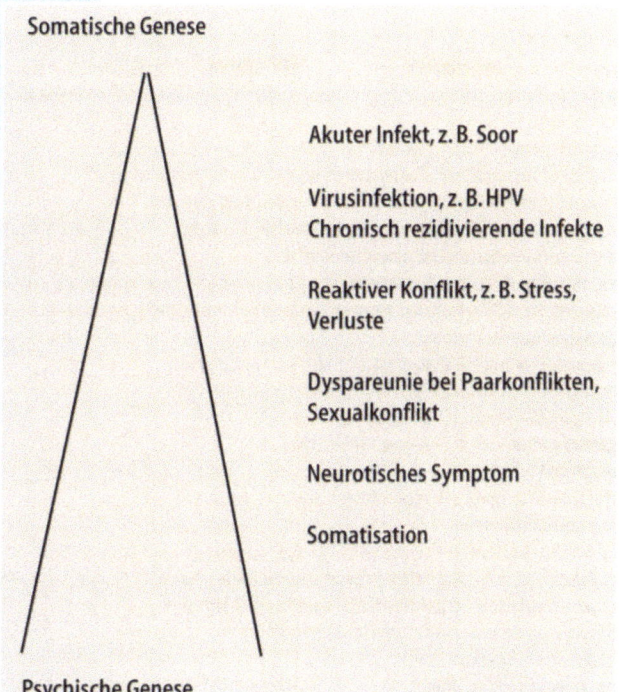

Abb. 1 ◀ Unterschiedliche Genese am Beispiel des Pruritus vulvae

Wenn wir uns also der Theorie in Psychosomatischer Frauenheilkunde zuwenden, dürfen wir nicht den Fehler machen, die Psychosomatik als etwas eigenes anzusehen, dass dann erst in Betrachtung gezogen wird, wenn der somatische Versuch, die Patientin von ihrer Krankheit zu heilen, versagt. Vielmehr gilt es, gleichzeitig somatische, soziale und seelische Aspekte bei der Patientin wahrzunehmen und zu versuchen, die Bedeutung der Wahrnehmungen für die Krankheit, deren Diagnose, Verlauf und Therapie richtig einzuordnen. So kann ein Pruritus vulvae verbunden sein mit einem akuten Soorinfekt bis hin zu einer ▶ Somatisierung von depressiven Gefühlen oder Ausdruck von Einsamkeit (Abb. 1).

Die Theorievermittlung

Die DGPGG hat in ihrem Curriculum einen Themenkatalog erstellt (Tabelle 3). Die dort erwähnten Krankheitsbilder und ärztliche Hilfen sind besonders häufig mit psychosozialen Aspekten verbunden. So bedeutet der Begriff Unterbauchschmerz z.B. im psychosomatischen Sinn einen chronisch rezidivierenden Schmerz über mindestens 6 Monate, dessen Ursache mit somatischen Befunden nicht ausreichend und hinlänglich erklärt werden kann. Es kann aber auch ein Unterbauchschmerz so massiv und furchtbar für die Patientin sein (z.B. Stieldrehung einer Ovarialzyste), dass die Patientin in ihrer Selbstsicherheit und bis dahin erlebten Zufriedenheit so gestört ist, dass sie dieses Ereignis wie ein schweres Trauma erlebt und des Beistandes eines psychosomatisch kompetenten Arztes bedarf. Diese Hilfe zur Bewältigung traumatischer körperlicher Geschehen nennt man ▶ Coping. Der Begriff wird vor allem im Rahmen der Karzinomerkrankungen verwendet. Überlegungen zur psychischen Genese von Karzinomerkrankungen sind hoch interessant, aber trotz vieler Forschungsansätze eher unklar geblieben. Von praktischer Bedeutung ist vielmehr die Diagnosevermittlung, Begleitung und Hilfe zur Bewältigung. Daraus folgt, dass eine Grenzziehung zwischen Krankheitsbetrachtung und ärztlicher Haltung in der Psychosomatik nicht möglich ist, immer ist beides miteinander verbunden. Dies gilt für die perioperative Versorgung der Patientinnen ebenso wie für sexualmedizinische Aspekte. Immer geht es um diagnostische Klärung (z.B. ist die Dyspareunie orga-

Tabelle 3
Themenkatalog aus dem psychosomatischen Curriculum der DGPGG

Allgemeiner Teil
1. Besonderheiten der Arzt-Patienten-Beziehung in der Gynäkologie
   (Sexualität, Partnerschaft, Familie, Kind und Kinderwunsch).
2. Krankheitsverständnis der psychosomatischen Medizin,
   - die psychosomatische Herangehensweise,
   - die psychosomatische Anamnese.
   - Diagnose und Differentialdiagnose von psychosomatischen Störungen
   (welche Patientinnen kann ich selbst betreuen, wo ist eine Überweisung indiziert?).
3. Allgemeine Krankheitslehre
   - Neurosen, Psychosen, psychosomatische Erkrankungen.

Spezieller gynäkologisch/geburtshilflicher Teil
Gynäkologie
   - Unterbauchschmerz (Pelipathiesyndrom)
   - Miktionsstörungen
   - Fluor und Pruritus
   - psychosomatische Aspekte der Lebensübergänge - Adoleszenz und Klimakterium
   - psychosomatische Aspekte von Karzinomerkrankungen
   - Kinderwunsch und Kinderwunschbehandlung
   - Blutungsstörungen
   - perioperative Psychohygiene
   - sexualmedizinische Aspekte in Gynäkologie und Geburtshilfe
   - Kontrazeption und Abruptio
Geburtshilfe
   - normale psychologische Veränderungen in der Schwangerschaft
   - psychosomatische Aspekte von Hyperemesis gravidarum, schwangerschaftsinduzierter Hypertonie,
   - intrauterine fetale Retardierung
   - drohende Frühgeburt, vorzeitige Wehentätigkeit als psychosomatische Störung
   - psychosomatische Aspekte der Geburt, psychosoziale Aspekte der Interaktionen im Kreißsaal
   - psychische Veränderungen des Wochenbettes

nisch oder funktionell bedingt?), um die Vermittlung der Erkenntnisse der Patientin gegenüber, um die Herstellung eines Arbeitsbündnisses und um therapeutische Maßnahmen, seien sie medikamentös, operativ oder im Rahmen von Gesprächen. Bei den Themen der Geburtshilfe ist es nicht anders. Allerdings stellen hier die Geburt und das Wochenbett besondere Situationen dar. Ergänzen möchte ich die Themenliste durch die nicht erwähnten Probleme der neuzeitlichen Migrationsgesellschaft, Entwurzelungsprobleme, soziale Randgruppenproblematik, Armut, Gewalt in der Partnerschaft und andere soziale Missstände.

Die Balintgruppenarbeit

Psychosomatisches Arbeiten wird nicht allein durch ein bestimmtes Wissen ermöglicht, sondern durch ärztliche Fertigkeiten und Haltungen. Diese erreicht man durch Balintgruppenarbeit und durch Kurse in verbaler Interventionstechnik. Kommen wir zuerst zur Balintarbeit. In Balintgruppen wird die Arzt-Patient-Beziehung genauer beleuchtet.

Balint war ein ungarischer Analytiker, der in der 40er Jahren aus Ungarn floh und in London seine zweite Heimat fand. Dort arbeitete er mit Hausärzten, die sich regelmäßig trafen, um über ihre Fälle zu berichten, vor allem über diejenigen, die ihnen irgendwie im Gedächtnis haften geblieben waren, sei es aus Ärger oder Mitgefühl oder wegen des ausbleibenden Heilungserfolges.

In der Balintgruppe schildert der Arzt einen Fall und beschreibt den Patienten und seine Krankheit, so wie er ihn erlebt hat, er beschreibt ihn mit den entsprechenden Eigenheiten, so kommt neben der Krankheitsgeschichte des Patienten auch immer

In Balintgruppen wird die Arzt-Patienten-Beziehung genauer beleuchtet.

Die Ärzte berichten von Patienten, die sie aus unterschiedlichen Gründen beschäftigen.

etwas von der Stimmung, die der Patient beim Arzt erzeugt, bei den Kollegen an, sie nehmen so verschiedene Facetten des Patienten und auch die Beziehung zwischen Arzt und Patient wahr. In dieser Art der Beziehung steckt viel von der Problematik des Patienten, aber auch des behandelnden Arztes (Tabelle 4).

Die Gruppe spiegelt ihre Eindrücke wider, dadurch kann der Arzt sich aus den ▶ **verschiedenen Blickwinkeln** ein neues Bild machen, zumal er die Gruppe eher aus den Augen der Patientin wahrnimmt. Dies ermöglicht unter vorsichtiger Leitung, Ermutigung und Aufdeckung des Gruppenleiters ein Kennenlernen, Entdecken und Verstehen der Nöte der Patientin. Kritik und Ablehnung, die der Arzt von der Patientin vielleicht erfahren hat, müssen nun nicht mehr kränkend erlebt werden, sondern können als Bestandteil der Erkrankung der Patientin wahrgenommen werden. Der Arzt wird dadurch wieder in seiner therapeutischen Rolle gestärkt, die Arzt-Patienten-Beziehung wird neu strukturiert. Nicht nur dem Patienten wird dabei geholfen, auch der Arzt wird in die Lage versetzt, sich und seine Arbeit kritisch zu würdigen, seine Leistung zu erkennen, Anerkennung anzunehmen, sich Freude und Dankbarkeit zu erlauben und nicht nur Mängel im Vergleich zum unerreichbar hohen eigenen Anspruch wahrzunehmen.

In der Balintarbeit kann man dies gut an der zunehmenden Freude der Kollegen an der Mitarbeit und dem Mut erkennen, schwierige, gelegentlich eigene Schwächen aufdeckende Arzt-Patienten-Beziehungen vorzustellen. Dabei analysiert der Arzt die ▶ **Übertragungsgefühle** der Patientin auf ihn und seine eigenen Gegenübertragungsgefühle auf sie und überwindet damit seinen Widerstand vor seinen eigenen Gefühlen, die unangenehm und schmerzhaft sein können (z.B. bei problematischen Themen wie Abruptio oder metastasierende Karzinome). Der Arzt wird entlastet, weil ihn die Gruppe verstehen und stützen kann. Zum besseren Verständnis werden in Tabelle 5 die Begriffe Übertragung, Gegenübertragung und Widerstand in Erinnerung gerufen.

Die Verbale Interventionstechnik

Die dritte Säule der psychosomatischen Weiterbildung ist neben Theorie und Balintgruppenarbeit das Erlernen der Verbalen Interventionstechnik. Die dabei erlernten Fertigkeiten sollen den Arzt in die Lage versetzen, der Patientin eine Art Ba-

Tabelle 4
Stolpersteine der Arzt-Patienten-Beziehung

- Vermeidung der Problematik der Patientin (Verleugnung)
- Bagatellisierung und Verharmlosen
- Versachlichung und Handlungsbetonung
- Entmündigung und Verkindlichung der Patientin
- Überidentifikation und Distanzverlust
- Beendigung der Arzt-Patienten-Beziehung oder Resignation
- Enttäuschung, Wut und Schuldgefühle

▶ Verschiedene Blickwinkel

Der Arzt wird in seiner therapeutischen Rolle gestärkt, die Arzt-Patienten-Beziehung wird neu strukturiert.

▶ Übertragungsgefühle

Tabelle 5
Übertragung, Gegenübertragung, Widerstand im analytischen Sinn

Übertragung	Die Projektion alter früher Erfahrungen auf eine Person, der man in der Gegenwart begenet, nennt man Übertragung. Dabei kommt es zu falschen Verknüpfungen zwischen den Erfahrungen der Vergangenheit mit den Erlebnissen der Jetztzeit.
Widerstand	Das Erkennen von Übertragungserlebnissen erregt oft Ängste, Schuld- und Schamgefühle beim Patienten, die mit den Ursprungserfahrungen zusammenhängen. Der Aufdeckung dieser Erfahrungen wird eine unbewusste Abwehrhaltung, der Widerstand, entgegengesetzt.
Gegenübertragung	Das Verhalten des Patienten erzeugt beim Arzt eine Gegenreaktion. Es handelt sich um eine unbewusste Verhaltensantwort auf das Übertragungsangebot des Patienten. Diese Reaktion, die Gegenübertragung, hat wiederum etwas mit der Lebensgeschichte des Arztes zu tun.

sistherapie anzubieten. Die Patientin soll zur Introspektion angeregt werden, Einsichten in die psychosomatischen Zusammenhänge des Krankheitsgeschehen erlangen können und die Bedeutung krankmachender Konflikte erkennen (Tabelle 6).

Der Begriff der verbalen Interventionstechnik ist relativ jung. Er ist erst im Rahmen der psychosomatischen Grundversorgung allgemein bekannt geworden. Zusammenfassend könnte man sagen, es handelt sich dabei um ein ▶ **freundschaftliches Ringen** um eine erweiterte Wirklichkeit auf dem Boden einer tragfähigen Arzt-Patientin-Beziehung, ein Wahrnehmen der anderen wichtigen Aspekte um das dargebotene Symptom herum, das gemeinsame Prüfen der Wirkung dieser Aspekte auf das Krankheitsgeschehen, das Erstellen eines Arbeitsbündnisses auf dem Hintergrund dieser neuen Erkenntnisse und die ▶ **liebevolle Begleitung der Patientin** auf dem Weg zu einer besseren, symptom- und krankheitsfreieren Realität. Wem die Begriffe Freundschaft und Liebe im Zusammenhang mit der Arzt-Patientin-Beziehung unangemessen nah und indiskret erscheinen, sei daran erinnert, dass die Philanthropie eine selbstverständliche Haltung der griechischen Ärzte in der Antike war, ohne die die Wirkung des Arztes nicht möglich erschien. Balint hat dies in seinem Begriff der ▶ **„Droge Arzt"** impliziert. Die Verbale Interventionstechnik ist eng verbunden mit der ▶ **Gesprächspsychotherapie** nach Rogers, der drei Haltungen des Therapeuten als notwendige Bedingungen für konstruktive Gespräche mit Patienten gefordert hat (Tabelle 7).

Diese Haltungen sind allerdings nur bei entsprechender Übung wirksam und hilfreich, denn so einfach ist das Überwinden der ▶ **„Umschaltungsbarriere"** nicht. Die Gründe, warum die Patientin die psychischen Hintergründe hinter körperlichen Symptomen versteckt, führen dazu, dass die Patientin einen Widerstand gegen die Aufklärung ihrer Probleme aufbaut. Das führt uns zu der Frage der Umsetzung psychosomatischen Arbeitens in die Praxis, sei es in der Klinik oder in den Räumen des niedergelassenen Arztes.

Psychosomatik in der Klinik

Oft wird von den jungen Kollegen in der Klinik erklärt, dass aufgrund der kurzen Verweildauer der Patientinnen die Psychosomatik keine große Rolle spielen könne, außerdem wolle man zuerst die geburtshilflichen und operativen Fertigkeiten erlernen. So verständlich dieser Wunsch ist, so sehr möchte ich an zwei Punkte erinnern. Das eine ist die ▶ **„psychosomatische Sorgfaltspflicht"** (Stauber), was nichts anderes bedeutet, als dass das Unterlassen der Berücksichtigung psychosozialer Aspekte einem Kunstfehler gleichkommt, so als würde man beim Unterbauchschmerz differentialdiagno-

---

Tabelle 6
Weiterbildungsinhalte der Gruppenarbeit in Verbaler Interventionstechnik im Curriculum der DGPGG

1. Herstellung einer tragfähigen Arzt-Patienten-Beziehung / Herstellung einer „gemeinsamen Wirklichkeit" zwischen Arzt und Patient
2. Verbesserung der Anamneseerhebung hinsichtlich differentialdiagnostisch und behandlungsrelevanter somatischer und psychosozialer Faktoren
3. Entwicklung von Kriterien, ob überhaupt eine Behandlungsnotwendigkeit besteht
4. Exploration von Krankheits- und Behandlungsmodellen der Patientin („subjektive Krankheitstheorie")
5. Vermittlung eines kognitiv verständlichen und emotional akzeptablen Bildes von der Störung (z. B. Umgang mit rein somatischem Krankheitsverständnis bei Patientinnen mit chronifizierten psychosomatischen Störungen)
6. Förderung der Aufnahmebereitschaft der Patientin für somatische und psychosoziale Behandlungsmaßnahmen
7. Compliance-Sicherung für den weiteren Behandlungsverlauf
8. Entwicklung von Kriterien, unter welchen Voraussetzungen eine Überweisung zum Facharzt/Psychotherapeuten notwendig ist und ggf. der Aufbau einer entsprechenden Motivation bei der Patientin

> **Tabelle 7**
> **Therapeutische Haltungen als notwendige Bedingungen für Gespräche mit Patientinnen (nach Rogers und Tausch)**
>
> - Postive Wertschätzung und emotionale Wärme des Arztes für die Patientin (Achten - Wärme - Sorgen)
> - Einfühlendes Verständnis des Arztes (einfühlendes, nicht wertendes Verstehen)
> - Echtheit des Arztes gegenüber der Patientin (Echtheit - keine Fassadenhaftigkeit - Inneres Übereinstimmen)

▶ **Lernfähigkeit**

stische Überlegungen (z.B. Porphyrie, Divertikel, Wehen bei verleugneter Schwangerschaft usw.) unterlassen und gleich eine Laparatomie durchführen. Der zweite Aspekt betrifft unsere ▶ **Lernfähigkeit**: Wie ein kleines Kind leichter zwei Sprachen gleichzeitig erlernt, als später die zweite mühsam dazu, so ist das integrierte psychosomatische Vorgehen gleich mit dem Anfang der Weiterbildung leichter zu internalisieren, als sekundär in sein diagnostisches und therapeutisches Repertoire einzubauen.

Praxisfremd oder unerlässlich?

Die Aufmerksamkeit muss über das angebotene Symptom hinaus auf den ganzen kranken Menschen, seine Lebensgeschichte, seinen sozialen Hintergrund und den Zusammenhang zwischen Symptom und der jetzigen Lebenssituation erweitert werden. Im ersten Augenblick erscheint es als ein völlig praxisfremdes Anliegen, da man kaum Zeit hat, ausführlich die Patientin zu explorieren, wie dies in der Psychotherapie üblich ist. Wir müssen uns auf das Wesentliche beschränken. Aber was ist das Wesentliche? Es ist das, was uns an der Patientin auffällt, dazu gehört nicht nur der Unterbauch, sondern die Haltung, die Mimik, die Sprache, das Aussehen, Kleidung, Frisur, Sauberkeit, Intelligenz, Emotionalität, Beziehungsfähigkeit, eben alles. Und es sind unsere Sinnesorgane, die diesen Menschen wahrnehmen, vor allem unser Gehör und unsere Augen, aber auch Geruch und Tastsinn spielen eine Rolle. Wir sprechen vom ▶ „**3. Ohr**", und meinen damit, erfahren zu wollen, was uns die Patientin noch sagen möchte, nonverbal, ohne es auszusprechen bzw. aussprechen zu können. Dies verlangt aber von uns, nachzufragen, uns weiterzuhangeln an dem, was uns die Patientin anbietet.

Kommt eine Patientin z.B. nachts und möchte dringend einen Schwangerschaftstest, werden wir ärgerlich reagieren, uns vielleicht in eine Diskussion einlassen, der Patientin die Untersuchung verweigern, sie erziehen wollen. Dass dies oft mehr Zeit kostet, als den Test durchzuführen, ist nur ein Aspekt. Der andere ist, dass vielleicht die Frage, warum der Test mitten in der Nacht so wichtig ist, einen Zugang zu der eigentlichen Problematik der Patientin öffnen würde, z.B. ist sie zum Geschlechtsverkehr gezwungen worden, oder sie kann nicht schlafen vor Angst, dass ihre berufliche Karriere durch eine Schwangerschaft gefährdet sei, oder sie ist einsam oder suizidal. All dies würde nicht den Test zu einem Notfall machen, aber das Gespräch kann die Patientin beruhigen, neue Gedanken zur Empfängnisverhütung anregen oder sie motivieren, einen Psychotherapeuten aufzusuchen.

Psychosomatische Haltung des Arztes

Die psychosomatische Haltung des Arztes spielt in der alltäglichen Stationsarbeit eine große Rolle. Neben der Anamnesesituation und den damit verbundenen differentialdiagnostischen Aufgaben, gilt es die Patientin zu schützen, weiterzubehandeln und zu begleiten. So kann auch einmal die Einweisungsdiagnose in Frage gestellt werden, wenn z.B. chronische rezidivierende Unterbauchschmerzen mit dem Vorhandensein eines kleinen Myoms verknüpft wurden und die Patientin zur Hysterektomie einge-

Was ist auffällig an der Patientin?

▶ „**3. Ohr**"

Die Patientin bietet nonverbal Erklärungen für ihre Krankheit an.

▶ **Präoperatives Gespräch**

▶ **Inneres Einverstandensein**

▶ **Postoperative Begleitung**
▶ **Bewältigungsstrategien**

▶ **Geburt und Wochenbett**
Die Gebärende bzw. die Wöchnerin braucht den einfühlsamen Beistand ihres Arztes.

Die Entwicklung der Psychosomatik in der Frauenheilkunde ist eng mit den Bedürfnissen der Patientinnen an ihren Arzt verknüpft.

▶ **Langzeitbegleitung**

▶ **Vertrauensvolle Atmosphäre**

▶ **Dynamischer Prozess**

wiesen wurde. Überhaupt wird das ▶ **präoperative Gespräch** meist unterschätzt und auf die Aufklärung beschränkt. Die Überprüfung einer ausreichenden Antizipation des bevorstehenden Eingriffes, d.h. eines ▶ **inneren Einverstandenseins** mit dem drohenden Verlust eines weiblichen Organs, also einem Stück Integrität und weiblichen Selbstverständnisses, ist eine bedeutende Aufgabe des Klinikarztes. Damit werden die Komplikationsrate, postoperative Verstimmungen und Enttäuschungen vermindert.

Die ▶ **postoperative Begleitung** spielt eine besondere Rolle bei Krebserkrankungen, deren Verarbeitung im Krankenhaus begonnen werden sollte. ▶ **Bewältigungsstrategien** anzusprechen, die Ängste (körperliche, soziale, sexuelle, psychische) im Gespräch zuzulassen und sie in einen Verarbeitungsprozess zu integrieren, also Copingstrategien zu besprechen, sollte nicht Spezialisten überlassen werden, sondern ist Bestandteil ärztlicher Kliniktätigkeit (siehe Schuth: „Die Patientin mit Krebs und ihr Arzt" in dieser Weiterbildungsreihe „Der Gynäkologe" 8/98).

Genauso bedeutsam ist die Begleitung während der ▶ **Geburt und im Wochenbett**. Der einfühlsame Beistand, das Akzeptieren des ärgerlich getönten oder ängstlich bangen Zustandes der Patientin, Besprechen und Trösten der Unsicherheiten im Umgang mit dem Kind und der Melancholie im Wochenbett, Hilfe und Unterstützung beim Abschiednehmen von der alten, ungebundenen Welt und bei der Vorbereitung auf das neue Zuhause sind auch Aufgaben des Arztes, die schon während der Ausbildung erlernt und eingeübt werden müssen, nicht erst nach der Facharztprüfung (siehe Stauber: „Psychosomatische Probleme in der Schwangerschaft und im Wochenbett" in dieser Weiterbildungsreihe „Der Gynäkologe" 1/98).

Psychosomatik in der Praxis des niedergelassenen Arztes

Psychosomatisches Denken ist den niedergelassenen Frauenärzten vertrauter, da die Bedeutung des psychosozialen Umfeldes und psychosomatischer Zusammenhänge ähnlich wie beim Allgemeinmediziner evidenter und transparenter ist. Es ist also kein Wunder, dass die Entwicklung der Deutschen Gesellschaft für Psychosomatische Geburtshilfe und Gynäkologie zur weltgrößten psychosomatischen Gesellschaft mit über 1000 Mitgliedern quasi von unten, von den niedergelassenen Frauenärzten getragen wurde. Der Frauenarzt hatte erkannt, dass er mit seiner in psychosozialen Fragen mangelhaften Ausbildung den Patientinnen nicht gerecht werden konnte und so seine Weiterbildung selber in die Hände nehmen musste. So kam es zur Einführung der „Psychosomatischen Grundversorgung" in die kassenärztliche Tätigkeit und zur Eingliederung der Psychosomatik in die Weiterbildungsordnung.

Der niedergelassene Frauenarzt ist durch seine ▶ **Langzeitbegleitung** in höherem Maße vertraut mit dem, was der Patientin auf Dauer hilft. Wenn eine Patientin, bei der wegen Unterbauchschmerzen eine Pelviskopie mit Adhäsiolyse durchgeführt wurde, in der Klinik freudig über Beschwerdefreiheit berichtet, ist das die eine Wahrheit. Wenn diese Patientin ein halbes Jahr später beim Frauenarzt erneut und immer wieder über Beschwerden klagt, die andere. Der Frauenarzt merkt nach seiner Niederlassung bald, dass diese zweite Wahrheit ihn an Grenzen gelangen lässt, die ihn verunsichern, kränken, hilflos machen. Die Fähigkeit, eine erweiterte Diagnose zu stellen, die Neugier, mehr über die Patientin erfahren zu wollen, der Wunsch, ihr zu helfen, einen anderen Zugang zur Bewältigung ihrer Beschwerden zu erlernen, hat der Bedeutung der Psychosomatik in der Frauenheilkunde diesen Auftrieb gegeben. Das primäre Vorgehen in der Praxis ist dabei nicht anders als in der Klinik (Tabelle 8). Dazu wird man sich ein wenig mehr Zeit nehmen können. Somit entsteht eine ▶ **vertrauensvolle Atmosphäre**, auf die man später bauen kann. Immer wieder ist es wichtig, sich zu vergewissern, dass man verstanden wird, dass beide Partner ein Arbeitsbündnis schließen, das tragend bleibt. Dabei handelt es sich um einen ▶ **dynamischen Prozess**, bei dem der Auftrag immer wieder neu eingeholt werden muss. Die dabei aufgewendete Geduld lohnt sich, denn spätere Missverständnisse, Kränkungen und Vorwürfe aus dem Weg zu räumen, kostet viel mehr Zeit.

Tabelle 8
Die Erstbegegnung mit der Patientin

- Wer kommt da,
- wie kommt sie,
- was beklagt sie,
- warum gerade jetzt,
- was möchte sie noch,
- welche Vorstellungen hat sie?
- Wie reagiere ich,
- was muss ich noch wissen,
- welche Schlüsse ziehe ich,
- was kann ich ihr anbieten?
- Was kann sie annehmen,
- wie einigen wir uns?

Tabelle 9
Strukturierung der Sprechstunde

- Freiräume für längere Gespräche schaffen, z. B. vor und nach der üblichen Bestellpraxis
- Auffordern und Ermutigen zur Problemdarstellung
- Annahme und ruhige Aufmerksamkeit
- Bestätigung und Zusicherung
- Statt das Problem anzureißen, besser kurzfristig zu längerem Gespräch wiedereinbestellen
- Wunsch nach neuem Termin bestätigen lassen
- Bei neuem Termin am Anfang die Zeit vorgeben
- Zeit mit Hinweis auf Vorgabe strikt einhalten
- Bei Bedarf neue Termine geben
- Bei Bedarf delegieren

▶ **Widerstand des Arztes**

Nur offenliegende Ängste können bearbeitet werden.

▶ **Zeitnot des Arztes**

▶ **Eigene Emotionalität**

▶ **Patientenorientierte Selbsterfahrung**

Diesem Vorgehen stehen einige ▶ **Widerstände des Arztes** gegenüber. Oft werden von Kollegen Bedenken geäußert, dass man mit Fragen nach emotionalen Befindlichkeiten nur etwas aufreißen würde. Man muss sich aber im Klaren darüber sein, dass man mit Fragen keine Angst erzeugen kann, man kann nur bereits bestehende Ängste nach außen bringen und der Bearbeitung zuführen. Zum anderen befürchtet mancher Arzt, dass wenn emotional etwas aufbricht, ihn der erzeugte Strom mitreißt, und damit zeitlich und stimmungsmäßig in Schwierigkeiten bringt. Die ▶ **Zeitnot des Arztes** ist aber meist auch der Patientin bekannt. So läßt sich durch entsprechendes Strukturieren der Sprechstunde ein gemeinsames sinnvolles Arbeitsbündnis mit der Patientin erreichen (Tabelle 9).

Vor der ▶ **eigenen Emotionalität** braucht man sich nicht zu fürchten. Allerdings wäre es anzustreben, dass man sich ein wenig in seinem eigenen „seelischen Haus" auskennt. Die Selbsterfahrung, die wesentlicher Bestandteil der Psychotherapieausbildung ist, wird in der psychosomatischen Ausbildung in der Balintgruppe gewonnen, die Balintarbeit wird deswegen auch ▶ **patientenorientierte Selbsterfahrung** genannt. Der Arzt lernt im Laufe der Zeit, die nötige Distanz aufrechtzuerhalten, kongruent mit der Patientin zu sein, ohne eins mit ihr zu sein. Und um so sicherer er diese Unterscheidung treffen kann, um so mehr kann er sich auf die Gefühle der Patientin einlassen, seine eigenen bei sich zulassen, um sie in den Dienst der Patientin im Sinne der Introspektion, der Eigenwahrnehmung, und der Eigenentwicklung zu stellen.

Die Grenzen der psychosomatischen Grundversorgung

Es liegt auf der Hand, dass die Maßnahmen, die wir in der Praxis und in der Klinik bezüglich psychosozialer Implikationen der Krankheit treffen können, begrenzt sind. Aber eine wichtige Aufgabe besteht in der Verdeutlichung der Notwendigkeit psychotherapeutischer Behandlung. Das Hinüberbegleiten in diese andere Form der Therapie ist immer dann notwendig, wenn die ▶ **Selbsteinsicht des Patienten** in psychosomatische Zusammenhänge nicht ausreichend zu neuen wirkungsvollen Erkenntnissen führt bzw. aus diesen keine entsprechenden Folgen und Handlungen gezogen werden können. Manche Kollegen schlagen daher auch vor, als Frauenarzt eine therapeutische Ausbildung zu machen, um diese weiterführende Behandlung selber durchführen zu können. Aus meiner eigenen Erfahrung kann ich sagen, dass es durchaus sinnvoll ist, ▶ **psychotherapeutische Kenntnis** und Erfahrung zu haben, um so sicherer, schneller und effektiver in die Behandlung der Patientin eintreten zu können, psychische Aspekte leichter herausfiltern, und der Patientin die Umschaltung der von rein somatischen Sichtweise eines Krankheitsbildes zu einer psychosomatischen zu erleichtern. Es ist aber abwegig, von jedem Frauenarzt zu fordern, Psychotherapeut zu sein, genausowenig würden wir fordern, dass Frauenärzte auch Chirurgen oder Uro-

▶ **Selbsteinsicht des Patienten**

▶ **Psychotherapeutische Kenntnisse**

loge sein müssten. Vielmehr müssen wir die psychosomatische Ausbildung weiter verbessern und verfeinern, um den psychosomatischen Anforderungen unseres Faches gewappnet zu sein und im Bedarfsfall zu helfen, den Schritt zur psychotherapeutischen Fachkompetenz zu ermöglichen.

Literatur

Balint E, Norell J S (1977) **Fünf Minuten pro Patient.** Suhrkamp, Frankfurt am Main
Ermann M (1997) **Psychotherapeutische und psychosomatische Medizin.** Kohlhammer, Stuttgart
Haselbacher G (1996) **Psychosomatische Medizin in der Ausbildung zum Frauenarzt.** Der Frauenarzt 37: 1570–1572
Köhle K (1990) **Zum Umgang mit unheilbar Kranken.** In: Uexküll et al. (Hrsg) Psychosomatische Medizin. 4. Aufl Urban & Schwarzenberg, München, S 1199–1244
Molinski H (1978) **Das psychosomatisch orientierte Sprechstundengespräch in der Gynäkologie und Geburtshilfe.** Therapiewoche 28: 9486
Rauchfuß M, et al (1997) **Curriculum zur Vermittlung der „Psychosomatischen Frauenheilkunde" im Rahmen der Weiterbildung zum Facharzt für Gynäkologie und Geburtshilfe.** Mitteilungen der DGGG. Der Frauenarzt 3/97 (38): 381–386
Rogers C R (1983) **Therapeut und Klient.** Fischer, Frankfurt
Schuth W (1998) **Die Patientin mit Krebs und ihr Arzt.** Gynäkologe 31:713–721
Stauber M (1998) **Psychosomatische Probleme in der Schwangerschaft und im Wochenbett.** Der Gynäkologe 1-98: 103–118
Stauber M, Kentenich H, Richter D (Hrsg) (1999) **Psychosomatische Geburtshilfe und Gynäkologie.** Springer, Heidelberg
Tausch R, Tausch AM (1979) **Gesprächspsychotherapie.** Verlag für Psychologie Dr. C.J. Hogrefe, Göttingen
Wesiack W et al (1990) **Fort- und Weiterbildung in der Psychosomatischen Medizin.** In: von Uexküll T et al (Hrg) Psychosomatische Medizin. Urban & Schwarzenberg, München S 1263–1269
Wesiack W (1991) **Der Stellenwert der psychosomatischen Medizin in Praxis und Klinik.** In: Stauber M, Conrad F, Haselbacher G (Hrsg) Psychosomatische Gynäkologie und Geburtshilfe 1990/1991, Springer, Berlin Heidelberg New York, S 177–181

C. Anthuber · Klinik und Poliklinik für Geburtshilfe und Frauenheilkunde, Klinikum Großhadern, Ludwig-Maximilians-Universität München

Miktionsstörungen aus der Sicht des Gynäkologen

Miktionsstörungen sind häufige Beschwerden gynäkologischer Patientinnen. Sie betreffen die Speicher- und Entleerungsfunktion der Blase; die Ursachen sind vielfältig. Interdisziplinäres Denken ist eine wichtige Voraussetzung für die Erkennung von Zusammenhängen, da auch eine Reihe urologischer, neurologisch-psychiatrischer und internistischer Erkrankungen Miktionsstörungen verursachen können (Tabelle 1). Der folgende Beitrag befasst sich mit den wichtigsten gynäkologischen Aspekten von Miktionsstörungen.

Mechanismus des Blasenverschlusses

Die funktionelle Länge der weiblichen Urethra beträgt ca. 30 mm. Sie besteht aus glatter und quergestreifter Muskulatur. Es besteht Uneinigkeit darüber, ob die glatte Muskulatur der Harnröhre sich direkt aus der glatten Muskulatur der Harnblasenwand entwickelt oder ob beide getrennt voneinander zu sehen sind. Morphologische Studien deuten darauf hin, dass sie ineinander übergehen. Histochemisch sind sie jedoch unterschiedlich: die glatten Muskelzellen der Urethra besitzen deutlich weniger Acetylcholinesterase als die der Blasenwand.

Die Aufrechterhaltung der Kontinenz hängt von 2 Faktoren ab:
   von einer normalen Unterstützung der Urethra durch die periurethralen Strukturen und des Beckenbodens,
   von einer normalen Funktion des Sphinktermechanismus.

Funktionsstörungen am Urethrasphinkter manifestieren sich als Inkontinenz oder Blasenentleerungsstörung. Sie können entweder den inneren (proximalen) Sphinkter oder den äußeren (distalen) Sphinkter betreffen. Der Begriff Sphinkter sollte sich allerdings auf einen Mechanismus beziehen, weniger auf einen einzelnen Muskel.

Der ▶ **innere glattmuskuläre Spinkter** ist in Höhe des Blasenhalses lokalisiert, seine Funktion bezieht sich auf die ersten 20% des Urethralumens. Steht er offen, z.B. nach vorangegangenen Operationen, kann es trotz normaler Urethraunterstützung

Die weibliche Urethra ist ca. 3 cm lang.

Inkontinenz und Blasenentleerungsstörungen sind Funktionsstörungen des Urethrasphinkters.

▶ **Innerer glattmuskulärer Sphinkter**

Priv.-Doz. Dr. C. Anthuber
Klinik und Poliklinik für Geburtshilfe und Frauenheilkunde, Klinikum Großhadern,
Ludwig-Maximilians-Universität München, Marchioninistraße 15, D-81377 München
christoph.anthuber@gyn.med.uni-muenchen.de

zur Inkontinenz kommen. Der ▶ **distale quergestreifte Urethrasphinkter** liegt unterhalb des Blasenhalses. Er verschließt die restlichen 80% der funktionellen Harnröhrenlänge und kann willkürlich betätigt werden.

Zu den relevanten unterstützenden periurethralen Strukturen zählen die Verbindungen zum muskulären Beckenboden, der M. levator ani selbst und die pubourethralen Ligamente.

Die Kontraktion des M. levator ani unterstützt den Kontinenzmechanismus, die Relaxation unterstützt die Miktion. An der Aufrechterhaltung einer normalen Position der Urethra und des Blasenbodens bzw. der vorderen Vaginalwand sind weiterhin der Arcus tendineus fasciae pelvis (white line) und die endopelvine Faszie selbst beteiligt. Sie umgibt die Urethra und Vagina, bei zentralen oder lateralen Defekten kann es zum Deszensus genitalis, zur Inkontinenz und Miktionsstörung kommen.

Innervation des unteren Harntrakts

Der untere Harntrakt wird parasympathisch durch den Plexus pelvicus (sakrales Miktionszentrum S 2–4), sympathisch über den N. hypogastricus (thorakolumbaler Grenzstrang, Th 10-L 2) und somatisch über den N. pudendus innerviert.

Der Parasympathikus ist für die Detrusorstimulation und die sensorische Innervation der Blase verantwortlich. Der Sympathikus hemmt über die Stimulation der β-Rezeptoren den Detrusor und fördert den Blasenverschluss über die Stimulation der α-Rezeptoren (Tonuserhöhung der glatten Muskulatur des urethrovesikalen Übergangs und der Urethra). Der N. pudendus übernimmt die somatische Versorgung des quergestreiften Urethrasphinkters und des muskulären Beckenbodens und ist damit für den Willkürverschluss der Blase verantwortlich. Die einzelnen Bestandteile der nervalen Versorgung sind vor allem funktionell eng miteinander verwoben und bewirken zusammen mit den übergeordneten Zentren die sog. ▶ **funktionelle Einheit des unteren Harntrakts**. Die beschwerde- und restharnfreie Miktion ist das Resultat eines komplexen Zusammenspiels von nervalen und muskulären Komponenten. Die ursächliche Klärung von Miktionsstörungen kann daher aufwendig sein und alle Ebenen der Miktionsablaufs betreffen.

Diagnostik bei Miktionsstörungen

Die Diagnostik bei Miktionsbeschwerden ist von der Arbeitsgemeinschaft Urogynäkologie der Deutschen Gesellschaft für Gynäkologie und Geburtshilfe in den entsprechenden Leitlinien niedergelegt [21].

Basismaßnahmen sind die sorgfältigen Anamnese und klinische Untersuchung, die Urinanalyse (U-Status, Mikroskopie, Urikult) und ▶ **Restharnbestimmung** (Einmalkatheter/Sonographie). Weiterführende Untersuchungen sind Harnflussmessung (Flowmetrie), Urethrozystoskopie, Zystometrie, Miktiometrie, Miktionszysturethrographie (MCU) mit EMG, Introitus- und Perinealsonographie, Ausscheidungsurographie und CT/MRI (Tabelle 2) (s. hierzu auch den Weiterbildungsartikel von E. Petri in „Der Gynäkologe" 5/97, [14]). Die Untersuchungen müssen im Einzelfall durch eine ▶ **neurologisch-psychiatrische Diagnostik** ergänzt werden.

Auch rein urologische, neurologisch-psychiatrische und internistische Erkrankungen (z.B. Diabetes mellitus, Herz-Kreislauf-Erkrankungen) sollten ausgeschlossen werden, desgleichen ein präinvasives oder invasives Urothelkarzinom, dessen Symptome anfänglich unspezifisch sein können (Tabelle 1, 2).

Anamnese

Wesentliches Ziel der Anamnese ist die Klärung des Leidensdruckes der Patientin. Die ▶ **Einschränkung der Lebensqualität** durch die Miktionsstörung kann individuell unterschiedlich sein. Das Ausmaß des Leidensdruckes hängt von den Lebens- und Arbeitsgewohnheiten der einzelnen Patientin ab und bestimmt zunächst auch das Ausmaß der Diagnostik. Im Zweifel sind kurzfristige Kontrolluntersuchungen ratsam.

Tabelle 1
Differentialdiagnosen bei Miktionsstörungen

Gynäkourologische Erkrankungen	– Vulvovaginitis, Urethritis, Zystitis, Pyelonephritis
	– Deszensus/Prolaps genitalis, Retroflexio uteri
	– Strahlenblase nach Radiotherapie
	– Detrusorinstabilität (Drangsyndrom, sensorische/motorische Dranginkontinenz)
	– Posttraumatisch: Z.n. Operation am Blasenhals (z.B. Kolposuspension)
	– Maligne Tumore: Vulva-, Vaginal-, Zervix-, Korpuskarzinom, Urothelkarzinom
	– Benigne Genitaltumore: Gartnergang-Zyste, Bartholinische Pseudozyste, Zervixmyom, Endometrioseknoten
	– Benigne Erkrankungen der Urethra: Karunkel, Divertikel, Polyp, paraurethrale Zyste
	– Narbige oder funktionelle Stenosierung (z.B. Detrusor-Sphinkter-Dyssynergie)
	– Steinleiden (Blase, Ureter)
Neurologische Erkrankungen	– Hirnerkrankungen: Entzündungen, Gefäßerkrankungen, benigne und maligne Tumore
	– Rückenmarkserkrankungen: Myelitis, multiple Sklerose, Bandscheibenvorfall, diabetische Polyneuropathie u.ä.
Internistische Erkrankungen	– Herz-Kreislauf-Erkrankungen, Diabetes mellitus

▶ Voroperationen
▶ Medikamente

Wichtig ist auch die Frage nach ▶ **Voroperationen** (z.B. Radikaloperationen im kleinen Becken) und der Einnahme von ▶ **Medikamenten** mit Einfluss auf die Speicher- und Entleerungsfunktion. Gerade ältere Patientinnen nehmen häufig Medikamente mit parasympatholytischer Wirkung ein, die die Blasenentleerung erschweren können (z.B. Psychopharmaka).

Klinische Untersuchung

Die klinische Untersuchung umfasst die Beurteilung des äußeren Genitale, des Introitus vaginae und der 3 Kompartimente der Vagina auf ▶ **Gewebe- oder Lageveränderungen**.

▶ Gewebe- oder Lageveränderungen

Eine Urethrozystozele, ein Deszensus des Uterus oder des Scheidenabschlusses und größere Entero- und Rektozelen können eine erschwerte Blasenentleerung bedingen. Wichtig ist die Untersuchung mit geteilten Spiegeln, um jedes einzelne Kompartiment in Ruhe und beim Pressen isoliert beurteilen zu können.

Tabelle 2
Diagnostik bei Miktionsstörungen

Basisdiagnostik	Anamnese (Leidensdruck?)
	Klinische Untersuchung
	Urinanalyse (Urin-Stix, Mikroskopie, Urikult)
	Restharnbestimmung (Sonographie, Einmalkatheter)
Weiterführende Diagnostik	Urodynamische Untersuchungen
	– Flowmetrie
	– Zystometrie
	– Miktiometrie
	Messung der Harnröhrenweite (Bougie à boule)
	Urethrozystoskopie
	Elektromyographie (EMG)
Bildgebende Verfahren	Introitus-, Perinealsonographie
	Miktionszysturethrographie (MCU)
	Ausscheidungsurographie
	Magnetresonanztomographie (MRI)/ Computertomographie (CT)

▶ Basisneurologischer Status

Die klinische Untersuchung sollte die Erhebung eines ▶ **basisneurologischen Status** miteinbeziehen. Dabei werden die Sensibilität der Genital- und Analregion, der Analsphinkter- und Beckenbodentonus in Ruhe und bei Kontraktion und die Sakralreflexe erfasst.

Bei Auffälligkeiten ist eine weiterführende neurologische Untersuchung ratsam, da sich einige neurologische Erkrankungen durchaus als Miktionsstörung manifestieren können.

Die Urinuntersuchung kann über U-Status, Mikroskopie und/oder Urinkultur zum Ausschluss einer Harnwegsinfektion erfolgen (siehe „Miktionsstörungen bei Harnwegsinfektion"). Wichtig ist die Erfassung einer Mikro- oder Makrohämaturie, eine weiterführende Diagnostik ist dann obligat. Im Vordergrund steht der Ausschluss eines malignen Grundleidens.

Dysurie und „Reizblase"

Der Begriff Dysurie beschreibt unspezifisch eine subjektiv gestörte bzw. erschwerte Miktion. Verzögerter Miktionsbeginn, verlängerte Miktion, abgeschwächter Harnstrahl, Schmerzen bei der Miktion (Algurie) und ein gestörtes Blasengefühl können unter diesem Begriff zusammengefasst sein. Dysurie kann also bei einer Vielzahl von urologischen, gynäkologischen und neurologischen Erkrankungen auftreten. Die zugrundeliegende Blasenfunktionsstörung kann die Speicher- oder Entleerungsfunktion der Blase betreffen. Eine exakte diagnostische Abklärung ist nötig, wenngleich die Objektivierung dysurischer Beschwerden gelegentlich schwierig ist.

Bleibt die Diagnostik ohne klares Resultat wird meist der Begriff „Reizblase" (Synonyme: Zystalgie, Blasenneurose, Urethralsyndrom) bemüht. Er umschreibt eher diffus das klinische Bild mit Drangbeschwerden, Schmerzen und psychovegetativen bzw. psychopathologischen Begleitreaktionen.

Die Abgrenzung der sog. Reizblase vom Drangsyndrom bzw. der sensorischen/motorischen Dranginkontinenz (siehe „Drangsyndrom und Dranginkotinenz") ist dann schwierig, wenn unwillkürliche Detrusorkontraktionen mit Urinverlust in der Zystometrie fehlen. Andererseits gibt es solche Kontraktionen auch bei nahezu beschwerdefreien Patientinnen.

Als Therapie stehen nach Ausschluss von Organpathologie und Harnwegsinfektion die Medikamente zur Verfügung, die den Detrusor vesicae relaxieren (Tabelle 3). Auch ▶ **Physiotherapie** (Massage, Gymnastik, Hydrotherapie, Klimatherapie, Umstellung der Ernährung) und ▶ **Psychotherapie** (autogenes Training, Miktionskalender, Biofeedback) können hilfreich sein [9].

Miktionsstörungen bei Descensus genitalis

Ein Descensus vaginalis anterior (Urethrozele/Zystozele) kann mit einer Miktionsstörung im Sinne einer ▶ **unvollständigen Blasenentleerung** verbunden sein. Restharn prädisponiert zu rezidivierenden Harnwegsinfektionen mit den typischen Beschwerden. Bei vollständig prolabierenden Zystozelen kann es zum sog. ▶ **Quetschhahnmechanismus**, d.h. zu einer prolapsbedingten Abknickung der Harnröhre kommen. Die Miktion wird durch manuelle Reposition der Zystozele durch die Patientin erleichtert. Andererseits kann durch den zunehmenden Prolaps eine manifeste Stressinkontinenz über den gleichen Mechanismus maskiert werden. Die Erfassung dieses Phänomens ist im Rahmen der präoperativen Abklärung besonders bedeutsam, da meist inkontinenzverbessernde Zusatzoperationen indiziert sind. Isolierte große Entero- und Rektozelen sind nur sehr selten mit einer Blasenentleerungsstörung verbunden.

Tabelle 3
Häufig eingesetzte Medikamente zur Reduktion der Detrusoraktivität

Gruppe	Name/Dosierung
Anticholinergika	Tolterodine (Detrusitol) 2–4 mg
	Trospiumchlorid (Spasmex)
	3 5-15 mg + pflanzliche Extrakte (Spasmo-Urgenin) 3 4 mg
	Propiverin (Mictonorm) 2–3 15 mg
	Dicycloverin (Spasmo-Rhoival) 3–4 10–20 mg
Direkt muskelwirksame Relaxantien	Oxybutynin (Dridase) 2–3 5 mg
	Flavoxat (Spasuret) 3–4 200 mg
Polysynaptischer Inhibitor	Emepronium (Uro-Ripirin) 3 165–330 mg
Antidepressivum	Imipramin (Tofranil) 25–100 mg

Durch die Urinuntersuchung kann ein Harnwegsinfekt ausgeschlossen werden.

Dysurie = subjektiv gestörte Miktion

Reizblase = Dysurie ohne diagnostisches Resultat

▶ Physiotherapie
▶ Psychotherapie

▶ Unvollständige Blasenentleerung
▶ Quetschhahnmechanismus

Drangsyndrom („Urgency") und Dranginkontinenz

Unter Drangsyndrom versteht man ein Krankheitsbild, das durch ▶ **imperativen Harndrang**, ▶ **Pollakisurie** und ▶ **Nykturie** gekennzeichnet ist. Bei der Zystometrie fallen spontane oder provozierte unwillkürliche Detrusorkontraktionen (Detrusorinstabilität), eine erniedrigte Compliance und Kapazität der Blase auf. In Kombination mit unwillkürlichem Urinverlust ohne körperliche Belastung spricht man von einer Dranginkontinenz, bei zusätzlicher Stressinkontinenz von einer gemischten Stress-Drang-Inkontinenz. Liegt der Detrusorinstabilität eine neurologische Erkrankung (z.B. Multiple Sklerose) zugrunde, wird der Begriff der ▶ **Detrusorhyperreflexie** gewählt.

Als Ursache für die Dranginkontinenz gilt ein Ungleichgewicht zwischen stimulierenden und hemmenden Impulsen an der Blase. Durch inadäquate zentrale oder periphere Hemmung des Detrusors kommt es bei geringer Blasenfüllung zu Detrusorkontraktionen.

Als sensorische Dranginkontinenz bezeichnet man einen mit Drang verbundenen unwillkürlichen Urinverlust ohne Detrusorkontraktion bei bereits geringer Blasenfüllung. Differentialdiagnostisch müssen andere Formen der Inkontinenz (Stressinkontinenz, Reflexinkontinenz und extraurethrale Inkontinenz) ausgeschlossen werden. Durch eine exakte Anamnese und die Basisdiagnostik ist dies in der Regel möglich. Schwieriger ist die ursächliche Klärung der Drangsymptome und -inkontinenz.

Therapie

Sie umfasst das Miktionstraining, die Pharmakotherapie und intravesikale Instillationstherapie, die Neurostimulation und operative Maßnahmen (Augmentation der Blase, kontinente Harnableitung) (Tabelle 4) [13].

Das ▶ **Miktionstraining** ist eine Verhaltenstherapie, die die Miktionsintervalle zu verlängern versucht. Das Miktionstagebuch ist dabei ein Biofeedbackinstrument.

Tabelle 4
Therapiemöglichkeiten bei Drangsyndrom bzw. -inkontinenz

Miktionstraining (Miktionsprotokoll)
Medikamentöse Therapie
Elektrostimulation (pudendale Stimulation, sakrale Neuromodulation)
Intravesikale Instillation
Operativ (z. B. Augmentation der Blase

Die Pharmakotherapie zielt auf eine Reduktion der Detrusoraktivität vor allem durch ▶ **anticholinerge Substanzen**, die die Muskarinrezeptoren an postganglionären parasympathischen Rezeptoren blockieren. Therapielimitierend sind die nicht unerheblichen Nebenwirkungen und Kontraindikation der Anticholinergika (Tabelle 5). Als selektiv an der Blase angreifendes Anticholinergikum gibt es seit 1998 das nebenwirkungsärmere Präparat ▶ **Tolterodin** (Detrusitol®). Die Ansprechraten der Anticholinergika liegen zwischen 60 und 70%, in ca. 30% ist mit Plazeboeffekten zu rechnen. ▶ **Spasmolytika** wirken direkt an der glatten Muskelzelle über eine durch zyklisches AMP vermittelte Erniedrigung der intrazellulären Kalziumspeicher.

Die ▶ **intravesikale Instillation von Oxybutynin** (täglich 10 mg in 30–40 ml Aqua dest.) ist eine nebenwirkungsfreie und erfolgreiche, wenngleich aufwendige Therapie, die sich vor allem bei anticholinergen Nebenwirkungen unter oraler Medikation anbietet [10].

Durch ▶ **Elektrostimulation** über vaginale oder anale Plug-Elektroden soll durch Aktivierung hemmender Impulse (Pudendus-Pelvicus-Reflex) eine Relaxierung des Detrusors bewirkt werden (Ansprechraten bis 70%). Die ▶ **sakrale Neuromodulation** nach Tanagho und Schmidt führt bei 50–70% der Patientinnen zu einem Symptomrückgang um 50%.

Letzter Ausweg sind operative Verfahren, die entweder auf eine Erhöhung der Blasenkapazität zielen (Autoaugmentation oder Darmaugmentation der Blase) oder eine supravesikale Harnableitung etablieren.

Tabelle 5	
Nebenwirkungen und Kontraindikationen für Anticholinergika	
Nebenwirkungen	Kontraindikationen
Mundtrockenheit	Engwinkelglaukom
Erhöhung des Augeninnendrucks/Mydriasis	Gastrointestinale Obstruktion/ Darmatonie
Obstipation	Subvesikale Obstruktion
Übelkeit	Tachyarrhythmie
Tachykardie	Herzinsuffizienz
	Myasthenia gravis

Tabelle 6	
Differentialdiagnose obstruktiver Miktionsstörungen, unterteilt nach primärer und sekundärer Genese	
Primär (vom unteren Harntrakt selbst ausgehend)	Sekundär (vom Genitale ausgehend)
Stenose des Meatus urethrae externus	(Prolabierende) Zystozele (Quetschhahnmechanismus)
Gutartige Tumore (Fibrome, Polypen)	Benigne und maligne Genitaltumore (wie Zervixmyome, Zervix-, und Korpuskarzinom
Malignome (Urothelkarzinom)	
Urethrastriktur und -fibrose (z.B. postentzündlich, radiogen)	
Divertikel Blasenstein	Fixierter retroflexierter Uterus in der Schwangerschaft

Obstruktive Miktionsstörungen

Der ungehinderte Urinabfluss kann in Höhe der Urethra und des Blasenhalses durch Okklusion von innen oder Kompression von außen beeinträchtigt sein. Typische Symptome sind ein verzögerter Miktionsbeginn, ein abgeschwächter und intermittierender Harnstrahl bei verlängerter Miktionszeit und erhöhte Restharnmengen. Tabelle 6 zeigt die wichtigsten Ursachen.

Der Urinabfluss kann durch Okklusion von innen oder Kompression von außen behindert sein.

Die Diagnostik bei morphologisch bedingten obstruktiven Miktionsstörungen ist in der Regel einfach.

Die gynäkologische Spiegel- und Tastuntersuchung und Urethrozystoskopie führen in der Regel zur Diagnose. Auch die Messung der Harnröhrenweite ist mühelos mit Bougie à boule-Stiften möglich. Die Beseitigung der Ursache führt meist rasch zur Beschwerdefreiheit. Die Behandlung der primären Miktionsstörungen sollte durch den Urologen erfolgen. Sekundäre, d.h. vom Genitale ausgehende Ursachen werden vom Gynäkologen behoben.

Die gynäkologische Spiegel- und Tastuntersuchung sowie die Urethrozystoskopie führen zur Diagnose.

Die operative Korrektur einer prolabierenden Zystozele erfolgt durch Kolporrhaphia anterior, lateral repair oder durch abdominale Sakrokolpopexie [2]. Wichtig ist der Ausschluss einer larvierten Stressinkontinenz durch Quetschhahnmechanismus. Durch Reposition der Blase oder Einführung eines Pessars wird die Abknickung des urethrovesikalen Übergangs aufgehoben; der klinische Stresstest gibt dann Aufschluss über die postoperativ zu erwartende Kontinenz.

Eine prolabierende Zystozele kann operativ korrigiert werden.

Aufgrund der guten Erfolgsraten der operativen Therapie sollte die ▶ **konservative Pessartherapie** bei Prolaps genitalis sollte nur den Patientinnen angeboten werden, die nicht operiert werden können (z.B. wegen internistischer Risikofaktoren) oder nicht operiert werden wollen. Für Prolapskorrekturen gilt wie für alle anderen Eingriffe: „man ist nie zu alt, gelegentlich jedoch zu krank".

▶ **Konservative Pessartherapie**

Funktionserhaltende Eingriffe sind der Kolpektomie und Kolpokleisis vorzuziehen, wenn die Bewahrung der sexuellen Integrität ist ein wichtiges Ziel dieser Operationen ist.

▶ **Große Zervixmyome** werden von vaginal oder abdominal organerhaltend enukleiert oder durch Hysterektomie beseitigt. Ein schwangerer, retroflektierter, in der Kreuzbeinhöhle fixierter Uterus kann durch Kompression der Urethra zur völligen Harnsperre und Überlaufblase führen. Die kausale Therapie besteht nach Anlage einer suprapubischen Harnableitung in der Aufrichtung des Uterus, meist ist hierzu eine Narkose nötig. Die operative Lagekorrektur ist nur selten nötig.

▶ **Große Zervixmyome**

Miktionsstörungen bei Zervixkarzinom sind nicht selten. Präoperativ können sie auf eine Infiltration in die Urethra oder Blase hinweisen. Postoperativ sind sie meist nach der Entfernung der Parametrien und Parakolpien nerval bedingt (siehe „Postoperative Miktionsstörungen"). Schwierig zu behandeln sind die radiogen bedingten, morphologischen Veränderungen an der Blase und Urethra, vor allem wenn

Beim Zervixkarzinom können Miktionsstörungen auftreten.

Operation und Bestrahlung kombiniert wurden. Typische ▶ **strahleninduzierte Veränderungen** sind im Frühstadium Ödem, hämorrhagische, Urethritis/Zystitis und Ulzera in der Blase.

Blasenscheidenfistel, Schrumpfblase und Urethrastrikturen sind meist Spätfolgen, die auch noch Jahrzehnte nach der Bestrahlung auftreten können. Die Symptome der resultierenden Miktionsstörung sind abhängig vom morphologischen Befund sehr vielgestaltig. Die häufigsten Symptome einer Strahlenblase sind Tenesmen, Pollakisurie, Algurie und postmiktionelle Schmerzen.

Detrusor-Sphinkter-Dyssynergie

Sie ist eine funktionelle Störung im Zusammenspiel von Detrusor vesicae und urethrovesikalem Verschlussmechanismus. Statt der Öffnung des Blasenhalses mit Relaxation des Beckenbodens kommt es zum ▶ **funktionellen Verschluss** durch Kontraktion der glatten und quergestreiften Muskulatur. Diese seltene Störung ist nur mit aufwendiger Diagnostik sicher zu diagnostizieren (Video-Miktionszysturethrographie mit EMG-Einsatz). Die Diagnostik und medikamentöse Therapie erfordern eine enge interdisziplinäre Kooperation mit Urologen, Neurologen und Psychiatern.

Postpartale Miktionsstörungen

Die Ursachen von Miktionsstörungen nach vaginaler Geburt sind in Tabelle 7 aufgeführt. Sie sind meist reversibel. Kommt die Blasenentleerung nicht spontan in Gang, muss die Blase zur Vermeidung einer Blasenwandüberdehnung mit Überlaufblase (paradoxe Inkontinenz) zunächst durch Einmalkatheter regelmäßig entleert werden.

Tabelle 7
Ursachen postpartaler Miktionsstörungen

Ödem am Blasenhals und Urethra
Prolongierte Wirkung von Pudendus- und/oder Periduralanästhesie
Schmerzbedingte reflektorische Harnsperre

Nach 2-3 Tagen ohne Spontanmiktion ist die passagere Anlage einer suprapubischen Harnableitung indiziert. Vor dem Einsatz von detrusorstimulierenden Medikamenten ist eine apparative Diagnostik ratsam (z.B. Miktiometrie).

Postoperative Miktionsstörungen

Die Häufigkeit von persistierenden obstruktiven Miktionsstörungen nach Inkontinenzeingriffen ist vor allem von der Art des Eingriffs abhängig. Je höher, je steiler und stabiler die Urethra fixiert wird, umso eher ist mit einer längerfristig gestörten Miktion zu rechnen. Die ▶ **Kolporrhaphia anterior** (Indikation: ausgeprägte Zystozele mit zentralem Fasziendefekt und geringgradiger Stressinkontinenz) rafft nur die endopelvine Faszie in der Medianen. Die Urethra kann dabei nicht so hoch wie bei der ▶ **abdominalen Kolposuspension** eleviert werden. Obstruktive Miktionsstörungen sind daher in der Regel nicht zu erwarten.

Die ▶ **Kolposuspension nach Marshall-Marchetti-Krantz** (Fixierung der paraurethralen endopelvinen Faszie an der Hinterfläche der Symphyse) führt hingegen zu einer ausgeprägten Elevation und Immobilisation der Harnröhre. Die guten Kontinenzresultate werden mit einer erhöhten Rate an Blasenentleerungsstörungen (20-30%) erkauft. Auch die ▶ **Modifikation nach Burch** (Fixierung der endopelvinen Faszie am Cooper'schen Ligament mit Direktkontakt) trägt dieses Risiko, wenngleich der lateral gelegene Aufhängungspunkt dem urethrovesikalen Übergang etwas mehr Bewegungsfreiheit lässt. Es werden daher Kolposuspensionstechniken bevorzugt, die eine freie Fadenstrecke zwischen der endopelvinen Faszie und dem Cooper'schen Ligament zurücklassen (Modifikation nach Cowan). Die Kontinenzraten sind dadurch nicht wesentlich gesunken, persistierende Blasenentleerungsstörungen jedoch seltener.

Die Erfahrung zeigt, dass eine erschwerte, nicht restharnfreie Miktion die Patientin häufig mehr beeinträchtigt als die präoperative Stressinkontinenz.

Überkorrekturen sollten vermieden werden.

▶ **Postoperatives Urge-Syndrom**

Das Risiko für postoperative Miktionsstörungen kann präoperativ nicht abgeschätzt werden.

Medikamente kommen erst bei erfolglosem Blasentraining in Betracht.

Das Risiko von postoperativen Miktionsstörungen steigt mit der Radikalität onkologischer Eingriffe.

Überkorrekturen sind daher zu vermeiden. Die Patientinnen sind nach unserer Erfahrung eher bereit, eine geringgradige Restinkontinenz zu akzeptieren als ausgeprägte Blasenentleerungsstörungen, die zu rezidivierenden Harnwegsinfektionen mit Schmerzen bei der Miktion, Pollakisurie und Nykturie prädisponieren.

Kommt im Einzelfall ein ▶ **postoperatives Urge-Syndrom** hinzu, ist der Leidensdruck der Patientin häufig höher als präoperativ. Die Behandlung dieser Operationsfolgen ist schwierig, langwierig und subjektiv sehr beeinträchtigend. Zur Behandlung siehe „Drangsyndrom und Dranginkontinenz". Gelegentlich kann durch intermittierenden Selbstkatheterismus der Harnblase geholfen werden. Als letzte Maßnahme bleibt gelegentlich nur der die operative Lösung der elevierenden Nähte.

Es gibt derzeit keine zuverlässigen präoperativen Parameter, die die erhöhte individuelle Gefahr einer postoperativen Miktionsstörung anzeigen. Präoperativ erhöhte Restharnmengen ohne erklärenden Organbefund (z.B. ausgeprägte Zystozele), Sensibilitätsstörungen in der Genitalregion oder ein gestörtes Blasengefühl müssen präoperativ differentialdiagnostisch geklärt werden. Auch bei Miktion nur über Bauchpresse ohne Detrusorkontraktion ist Vorsicht geboten. Sie kann nur über eine Miktiometrie bzw. Miktionszysturethrographie erfasst werden. Der routinemäßige Einsatz dieser Untersuchungsmethoden ist jedoch derzeit nicht realisierbar. Durch eine sorgfältige Operationstechnik und den Verzicht auf eine Überkorrektur kann die Rate postoperativer Miktionsbeschwerden gering gehalten werden.

Die medikamentöse Behandlung von postoperativen dysurischen Beschwerden bzw. Blasenentleerungsstörungen ist schwierig. Dabei werden 2 Prinzipien verfolgt (Tabelle 8):

Erniedrigung des Auslasswiderstandes durch a-Sympatholytika oder Muskelrelaxantien,
Erhöhung der Detrusorkontraktilität durch parasympathomimetisch wirksame Substanzen.

Medikamente sollten wegen der gelegentlich erheblichen Nebenwirkungen postoperativ erst dann zum Einsatz kommen, wenn das Blasentraining über einen längeren Zeitraum erfolglos war.

Miktionsstörungen nach Radikaloperationen

Nach onkologischen Eingriffen im kleinen Becken, die mit einer Entfernung von Parametrien und Parakolpien (radikale Hysterektomie nach Wertheim) oder des Rektums (hintere Exenteration) einhergingen, sind Blasenentleerunggstörungen häufig und von der Radikalität abhängig. Ralph fand erhöhte Restharnmengen vor allem dann, wenn die entfernte Scheidenmanschette bei Radikaloperationen größer als 2 cm war (Tabelle 9) [15].

Tabelle 8
Medikamentöse Therapie postoperativer Blasenentleerungsstörungen

Erniedrigung des Auslasswiderstands		
α-Sympatholytikum	Phenoxybenzamin	Dibenzyran (3–5 10 mg/d)
Muskelrelaxation	Diazepam	Valium (1–3 5 mg/d)
	Baclofen	Lioresal (3–5 25 mg/d)
Detrusorstimulation		
	Carbachol	Doryl (3 0.25 mg/d)
	Betanecholchlorid	Myocholine (3 25 mg/d)
	Distigmin	Ubretid (2-3 5 mg/d)

Tabelle 9
Blasenfunktionsstörungen nach Radikaloperation des Zervixkarzinoms in Abhängigkeit von der Radikalität [15]

	Scheidenmanschette <2 cm [%]	Scheidenmanschette >2 cm [%]	p
Eingeschränktes Blasenfüllungsgefühl	23	89	<0,05
Bakteriurie	4	34	<0,05
Restharn	0	18%	<0,05

Miktionsstörung bei Harnwegsinfektion

Harnwegsinfektionen sind bei gynäkologischen Patientinnen häufig. Dysurie, Pollakisurie und Schmerzen finden sich im Gegensatz zur asymptomatischen Bakteriurie nur bei der symptomatischen Zystitis oder Urethritis. Die Inzidenz asymptomatischer Bakteriurien ist in der Schwangerschaft erhöht (4-7%), ca. 25% dieser Patientinnen entwickeln im Verlauf der Schwangerschaft eine symptomatische Infektion [18]. Besonders gefährdet sind Frauen mit belasteter urologischer Anamnese. Prädisponierend für Harnwegsinfektionen sind:

Harnableitung durch Dauerkatheter oder suprapubischen Katheter,
anatomische Veränderungen (z.B. Obstruktion im unteren Harntrakt),
funktionelle Veränderungen (Stress- und Dranginkontinenz),
atrophische Veränderungen durch Hormonmangel (Kolpitis senilis, Vulvitis),
Infektionen der Vagina/Zervix (z.B. Gardnerella, Chlamydien),
Schwangerschaft,
häufiger Geschlechtsverkehr mit wechselnden Partnern,
Kontrazeption mit Diaphragma und Spermiziden.

Die Körpertemperatur und die Laborwerte sind beim unkomplizierten Harnwegsinfekt in der Regel normal. Leukozytose, CRP-und BKS-Erhöhung mit Fieber deuten auf eine Beteiligung der oberen Harnwege hin (▶ **klopfschmerzhaftes Nierenlager**). Prädisponierend für eine Pyelonephritis sind Schwangerschaft und vorausgegangene operative Eingriffe, die zu einer mechanischen oder funktionellen Dilatation der oberen Harnwege führten (z.B. nahtbedingte Ureterobstruktion oder Ureterdilatation nach Wertheim-Meigs-Operation).

In der Schwangerschaft sind die progesteronbedingte Relaxation der glatten Uretermuskulatur und die mechanische Komponente durch den wachsenden Uterus ursächlich für die erhöhte Infektneigung.

Diagnostik

Poly-Stix des frisch gelassenen Urins (chemischer Test) • Dieser Test dient zur Orientierung. Leukorrhoe, erhöhter Eiweißwert, Mikrohämaturie und „Nitrit positiv" sind typische Befunde. Ca. 60% aller Harnwegsinfekte sind E.coli-bedingt und damit Nitrit-positiv.

Mikroskopie des frisch gelassenen Urins • Bei 400facher Vergrößerung weisen Bakterien, Erythrozyten und mehr als 5 Leukozyten/Gesichtsfeld auf eine Harnwegsinfektion hin.

Bakteriologische Kultur (Eintauchverfahren) • Dieses Verfahren eignet sich zur Bestimmung der Keimzahl (z.B. Uricult), Isolierung der Keime und Erstellung eines Antibiogramms. Von einer signifikanten Bakteriurie spricht man, wenn im Mittelstrahlurin >10^4 Keime/ml nachweisbar sind.

Asymptomatische Bakteriurien sind während der Schwangerschaft häufiger.

▶ *Klopfschmerzhaftes Nierenlager*

Schwangere haben eine erhöhte Infektneigung.

Tabelle 10
Therapiemöglichkeiten bei unkomplizierter und komplizierter Harnwegsinfektion (mod. nach Petersen [12])

Unkomplizierter Harnwegsinfekt	Komplizierter Harnwegsinfekt (begünstigende Faktoren für das Unterhalten der Infektion)
– Amoxycillin 3 750 mg (in der Gravidität) – Cotrimazol 2 1 g – Gyrasehemmer (Quinolone) bei Problemkeimen (2 200–500 mg) (Cave: nicht in der Schwangerschaft) – Orale Cephalosporine – Fosfomycin-Trometamol	Therapie wie beim unkomplizierten Infekt (Therapiedauer 10–14 Tage) In Einzelfällen: Dauerprophylaxe über Wochen und Monate mit niedrig dosierten Antibiotika (Cotrimoxazol 250 mg über Wochen/Monate) Therapiedauer bei Pyelonephritis: 2–4 Wochen

Urethrozystoskopie. Die Urethrozystoskopie ist nur bei chronisch rezidivierenden Infekten nötig (>3/Jahr). Sie sollte dann durch eine Ausscheidungsurographie und/oder Nierensonographie ergänzt werden.

Zur Therapie werden die in Tabelle 10 aufgeführten Präparate als Startmedikamente empfohlen [12]. Weitergehende Empfehlungen wurden von Mendling publiziert [11]. Das Antibiogramm oder der Nachweis von Chlamydien im Abstrich aus der Urethra und/oder Zervix kann jedoch eine Therapieumstellung erfordern [7, 8].

Wichtige Begleitmaßnahmen sind eine vermehrte Flüssigkeitszufuhr, die Normalisierung der Vaginalflora und ggf. die Änderung der Sexualgewohnheiten. Bei unkomplizierten Harnwegsinfektionen ist die ▶ **Einmaltherapie** mit einem Antibiotikum mit langer Halbwertszeit ausreichend. Auch Fosfomycin-Trometamol (Monuril®) ist hierzu geeignet, da es nebenwirkungsarm (Hohlraumtherapeutikum), oral applizierbar, ohne Einfluss auf die Vaginalflora und ohne Kreuzresistenz zu anderen Antibiotika ist [16].

Bei asymptomatischer Bakteriurie außerhalb der Schwangerschaft ist eine Behandlung in der Regel nicht erforderlich [1]. In der Schwangerschaft ist eine Einmaltherapie ausreichend, in komplizierten oder rezivierenden Fällen jedoch eine 5-10tägige Therapie nötig.

Geriatrische Aspekte

Miktionsstörungen im hohen Alter sind häufig. Die Ursachen hierfür sind ▶ **atrophische Veränderungen** im Bereich des Genitale und der Urethra, Deszensus/Prolaps genitalis, internistische/neurologische Begleiterkrankungen und die Einnahme von Medikamenten mit Einfluss auf die Blasenfunktion (Tabelle 3). Die Therapie richtet sich nach den allgemein geltenden Grundsätzen. Ein Deszensus/Prolaps genitalis sollte, wenn möglich, operativ beseitigt werden. Die Infektsanierung und lokale/systemische Östrogensubstitution sind Maßnahmen, die häufig bereits zu einer erheblichen Besserung der Beschwerden führen. Die Rate an Harnwegsinfektionen, Pollakisurie und Stressinkontinenzsymptomen kann auf diese Weise reduziert werden [3, 19].

Die altersbedingte Einschränkung der Funktion von Niere, Herz-Kreislauf und Lunge sind bei der Wahl der Medikamente jedoch zu beachten.

Palliativmaßnahmen wie z.B. Pessare und Dauerharnableitungen sollten so lange wie möglich vermieden werden. Sie erhöhen die Abhängigkeit der betagten Patientin durch Steigerung des Pflegebedarfs und tragen die bekannten eigenen Risiken.

▶ Einmaltherapie

Die asymptomatische Bakteriurie muss in der Schwangerschaft therapiert werden.

▶ Atrophische Veränderungen

Ein Deszensus/Prolaps genitalis sollte operiert werden.

Pessare oder Dauerkatheter sollten möglichst lange vermieden werden.

Literatur

1. Abrutyn E, Berlin J, Mossey J, Pitsakis P, Levison M, Kaye D (1996) **Does treatment of asymptomatic bacteriuria in older ambulatory women reduce subsequent symptoms of urinary tract infections?** J Am Geriatr Soc 44: 293-295
2. Anthuber C, Schüssler B, Hepp H (1996) **Die operative Therapie des Scheidenblindsackvorfalls. Die abdominale Sakrokolpopexie.** Gynäkologe 29: 652-658
3. Cardozo LD, Kelleher CJ (1995) **Sex hormones, the menopause and urinary problems.** Gynecol Endocrinol 9: 75-84
4. Cosimo O, Pierluigi P, Angelo MZ, Santa U, Gabriele F, Salvatore M (1997) **A clinical and urodynamic study of patients with varying degrees of cystoceles.** Maturitas 27: 125-132
5. Gardy M, Kozminski M, DeLancey J, Elkins T, McGuire EJ (1991) **Stress incontinence and cystoceles.** J Urol 145: 1211-1213
6. Gittes RF, Nakamura RM (1996) **Female urethral syndrome: a female prostatitis?** West J Med 164: 435-438
7. Hay PE, Thomas BJ, Horner PJ, MacLeod E, Renton AM, Taylor-Robinson D (1994) **Chlamydia trachomatis in women: the more you look, the more you find.** Genitourin Med 70: 97-100
8. Horner PJ, Hay PE, Thomas BJ, Renton AM, Taylor-Robinson D (1995) **The role of chlamydia trachomatis in urethritis and urethral symptoms in women.** Int J STD AIDS 66: 31-34
9. Lamm D (1995) **Reizblase der Frau.** In: Fischer W, Kölbl H (Hrsg) Urogynäkologie in Praxis und Klinik, 1. Aufl. De Gruyter, Berlin New York, S 139-144
10. Madersbacher H, Jilg G (1990) **Control of detrusorhyperreflexia by intravesical instillation of oxybutynine hydrochloride.** Paraplegia 29: 84-90
11. Mendling W (1996) **Harnwegsinfektionen in der Gynäkologie und Geburtshilfe.** Gynäkologe 29: 105-113
12. Petersen E (1997) **Harnwegsinfekte.** In: Petersen E (Hrsg) Infektionen in Gynäkologie und Geburtshilfe, 3. Aufl. Thieme, Stuttgart New York, S 102-105
13. Petri E (1996) **Konservative Therapie von Funktionsstörungen des unteren Harntrakts.** In: Petri E (Hrsg) Gynäkologische Urologie - Lösungen für die interdisziplinäre Diagnostik und Therapie, 2. Aufl. Thieme, Stuttgart New York, S 261-267
14. Petri E (1997) **Urogynäkologische Diagnostik vor konservativer und operativer Therapie.** Gynäkologe 30: 447-455
15. Ralph G, Tamussino K, Lichtenegger W (1990) **Urological complications after radical hysterectomy with and without radiotherapy for cervical cancer.** Arch Gynecol Obstet 248: 61-65
16. Reeves DS (1995) **Clinical efficacy and safety of Fosfomycin-Trometamol in the prevention and treatment of urinary tract infections.** Rev Contemp Pharmacother 6: 71-83
17. Rosenzweig BA, Soffici AR, Thomas S, Bhatia NN (1992) **Urodynamic evaluation of voiding in women with cystocele.** J Reprod Med Obstet Gynecol 37: 162-166
18. Sand PK, Bowen LW, Ostergard DR (1991) **The urinary tract in pregnancy.** In: Ostergard DR, Bent AE (Hrsg) Urogynecology and urodynamics. Williams & Wilkins, Baltimore, pp 252-263
19. Schär G, Köchli OR, Fritz M, Haller U (1995) **Der Einfluss der vaginalen Östrogentherapie auf die Harnkontinenz in der Postmenopause.** Zentralbl Gynäkol 117: 77-80
20. Schwenzer T (1995) **Medikamentöse Therapie.** In: Fischer W, Kölbl H (Hrsg) Urogynäkologie in Praxis und Klinik, 1. Aufl. De Gruyter, Berlin New York, S 235
21. Schüssler B, Eberhard J, Kölbl H et al. (1993) **Leitlinien der Arbeitsgemeinschaft Urogynäkologie zu urogynäkologischer Diagnostik und Therapie.** Frauenarzt 4: 402

Zyklusabhängige Befindlichkeitsstörungen der Frau

Viele Frauen werden in ihrem Wohlbefinden zyklusabhängig beeinträchtigt. Regeltempostörungen und Regeltypusstörungen können den Ablauf des täglichen Lebens erheblich beeinflussen. Häufig werden mittzyklisch Ovulationen als Schmerz empfunden. Mit dem Eintritt der Menstruation werden viele Frauen durch krampfartige Schmerzen geplagt, die mit Beendigung der Blutung wieder verschwunden sind. Dieses Beschwerdebild wird als Dysmenorrhö bezeichnet. Schon Hippokrates war bekannt, dass viele Frauen unmittelbar vor der Menstruation erheblichen Stimmungsschwankungen unterliegen.

> Das PMS ist gekennzeichnet durch psychische und somatische Auffälligkeiten.

Die Symptomatik dieses prämenstruellen Syndroms (PMS) ist vielfältig; sie reicht von psychischen Auffälligkeiten, von trauriger Verstimmung, Angst und Affektlabilität, manchmal mit suizidaler Gefährdung, bis hin zu somatischen Veränderungen wie Brustspannen, Wassereinlagerungen und subjektiv empfundenem wie objektiv nachweisbarem Gebläthsein. Die Prävalenz dieser Erscheinungen wird mit 40-73% angegeben bei enger Definition und subjektiv leidenstiftender Symptomausprägung: 2-9%, d. h. symptomatische Frauen durchleben bis zu symptomatischen 2.800 Tage bis zur Menopause.

Dysmenorrhö

Definitionsgemäß muss zwischen einer primären und einer sekundären Dysmenorrhö unterschieden werden [1].

> Die Diagnose primärer Dymenorrhö ist eine Ausschlussdiagnose.

Primäre Dysmenorrhö. Die primäre Form schmerzhafter Regelblutungen ist klinisch-diagnostisch nur durch Ausschluss somatischer bzw. pathologischer anatomischer Befunde einzuordnen.

> Das innere Genitale ist unauffällig.

Die Zyklen sind regelmäßig, Ovulationen sind vorhanden; wenn man Hormonbestimmungen durchführt, so findet man zumeist völlig normale Werte, bei der gynäkologischen oder sonographischen Untersuchung findet man keinerlei Besonderheiten, das innere Genitale ist unauffällig. Man ist gerne bereit, die zumeist von jüngeren Frauen vorgebrachten Beschwerden unkritisch psychischen Alterationen anzulasten.

Prof. Dr. H.P. Zahradnik
Abteilung Frauenheilkunde und Geburtshilfe II, Klinikum der Albert-Ludwigs-Universität,
Hugstetter Straße 55, 79106 Freiburg

▶ Endometriose
▶ Lageanomalien der Gebärmutter

▶ Intrauterinpessare

Die sekundäre Dysmenorrhö ist kausal behandelbar.

Pathologische Uteruskontraktionen sind der objektivierende Befund beider Formen.

▶ Ischämieschmerz

Endometriale Steroidkonzentrationen zugunsten des Östradiol verschoben.

▶ Vasopressin

▶ Niedrigere Schmerzschwelle

▶ Nahrungsfettzufuhr: Fischöl

Sekundäre Dysmenorrhö. Die Erklärung für die Entstehung einer sekundären Dysmenorrhö ist leichter. Schmerzhafte Regelblutungen treten oft im Zusammenhang mit einer ▶ Endometriose oder einem Uterus myomatosus auf. Sehr oft werden ▶ Lageanomalien der Gebärmutter genannt und mit schmerzhaften Blutungen in Verbindung gebracht, obwohl diese Ursache bei genauerer Betrachtung selten zutrifft. ▶ Intrauterinpessare (reine Plastikpessare, Kupferspiralen) können dysmenorrhoische Beschwerden hervorrufen. Die Beseitigung der Ursache ist zumeist auch mit der Beseitigung der Beschwerden verbunden.

Die sekundäre Form der Dysmenorrhö ist infolgedessen kausal zu behandeln.

Grundlagen

Die Prävalenz dysmenorrhoischer Beschwerden wird bei enormer Variabilität der Definitionen mit 45-97% angegeben.

Als objektivierender Befund der subjektiv geäußerten Schmerzempfindung werden pathologische Uteruskontraktionen bei dysmenorrhoischen Frauen gemessen (Abb. 1). Länger anhaltende intrauterine Druckmaxima fallen auf, der Schmerz wird durch eine Dauerkontraktion bei relativ hohen Basisdrucken und durch asynchrone Druckschwankungen hervorgerufen. Dem Myometrium bleibt keine Möglichkeit der intermittierenden Relaxation, es kommt somit zu einer ausgeprägten Drosselung der Durchblutung des Uterus während der intensivsten Schmerzphasen. Der dysmenorrhoische Schmerz ist wahrscheinlich als ▶ Ischämieschmerz zu definieren.

Lokale Östradiolerhöhung. Eine Vielzahl von Untersuchungen hat gezeigt, dass bei dysmenorrhoischen Frauen die Ovarialfunktion völlig ungestört ist. Die peripher messbaren Sexualsteroidmengen sind dementsprechend im Normbereich. Die lokale endometriale Östradiol-/Progesteronkonzentration ist jedoch zugunsten des Östradiols verschoben. Es ist ferner bekannt, dass das ▶ Vasopressin bei manchen Frauen mit dysmenorrhoischen Beschwerden quantitative Veränderungen aufweist.

Aufgrund dieser Befunde wird ohne weiteres eine schmerzhafte Regelblutung erklärbar. Hinzu kommt, dass dysmenorrhoische Frauen während der Menstruation eine ▶ niedrigere Schmerzschwelle durch erfahrungsbedingte ängstliche Aufmerksamkeitsfixierung und Erwartungsspannung haben als eumenorrhoische Frauen. Auch die ▶ Nahrungsfettzufuhr spielt eine Rolle für die Inzidenz von schmerzhaften Regelblutungen. Je höher der Fischölanteil in der Ernährung, um so seltener und schwächer sind dysmenorrhoische Beschwerden.

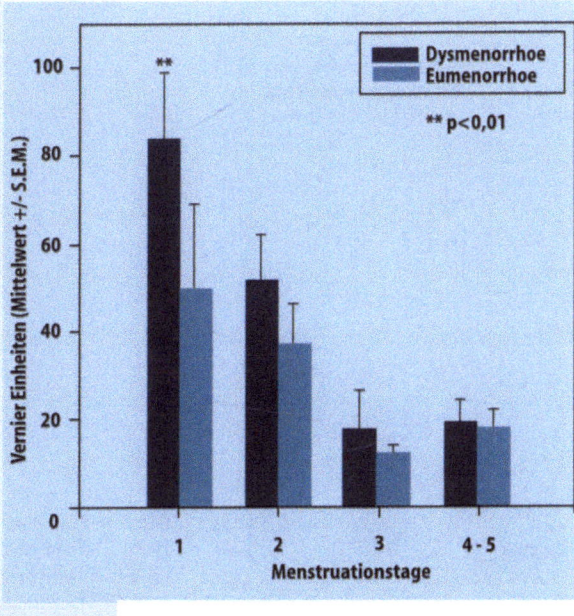

Abb. 1 ◀ Quantitativer intrauteriner Druckverlauf während der Menstruation (in Anlehnung an [1])

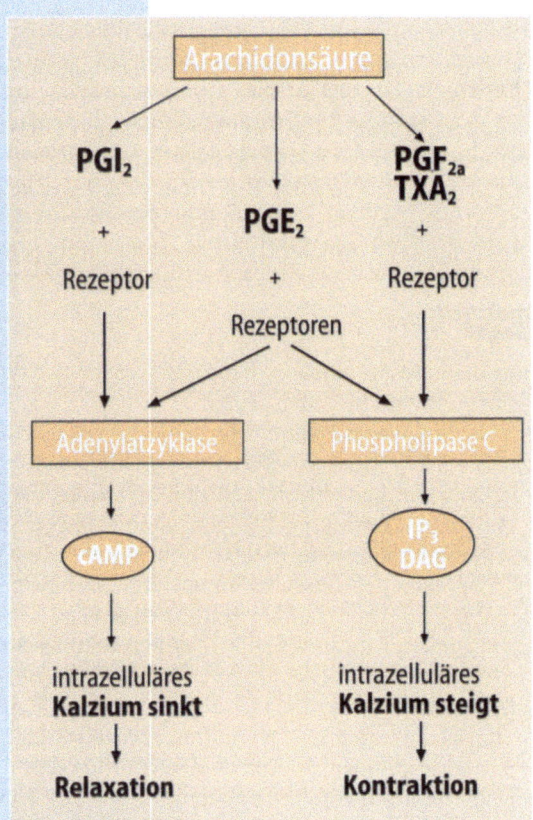

Abb. 2 ◄ Wirkung der Prostaglandine PGL$_2$ (Prostacyclin), PGE$_2$, PGF$_{2\alpha}$ und TXA$_2$ (Thromboxan) auf das Myometrium und Darstellung der intrazellulären Signalketten

Biochemische Grundlagen

► **Katecholamine**

Vermittler der katecholaminergen Aktionen sind die Prostaglandine.

Es ist bekannt, dass ► **Katecholamine** in der Gebärmutter wesentliche Mediatoren für Relaxation und Kontraktion sind. Ferner können Medikamente, die im Bereich des adrenergen Systems angreifen, uterine Kontraktionen hemmen oder steigern und somit dysmenorrhoische Beschwerden beseitigen oder sogar auslösen. Wesentliche Vermittler dieser katecholaminergen Aktionen auf lokaler uteriner Ebene sind die Prostaglandine.

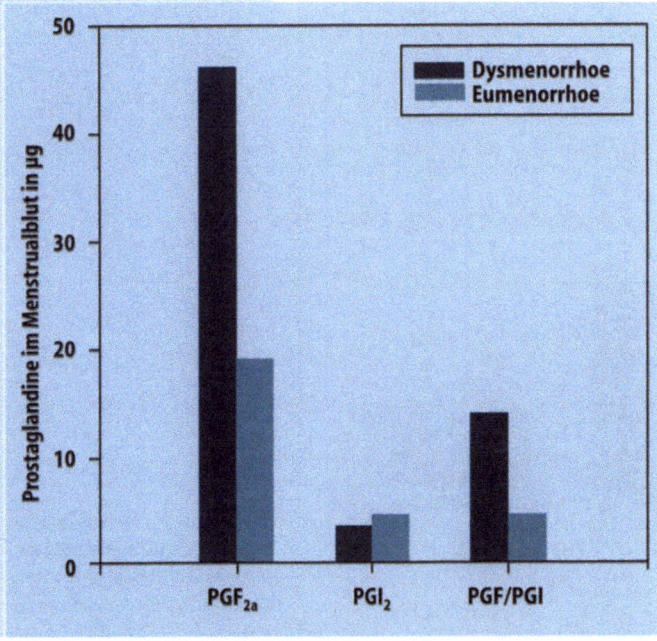

Abb. 3 ◄ Gesamtausscheidung von Prostaglandin F$_{2\alpha}$ (PGF$_{2\alpha}$) und Prostacyclin (PGI$_2$) im Menstrualblut während einer Blutung (in µg). Dargestellt ist ebenfalls die Verschiebung des Verhältnisses PGF/PGI zugunsten des kontraktionssteigernden PGF

Die Prostaglandine (Zyklooxygenasemetaboliten der Arachidonsäure) steuern die kontraktile Aktivität des Myometriums, wie in Abb. 2 dargestellt. Ihre Rolle bei der Pathogenese der primären Dysmenorrhö leitet sich von folgenden Beobachtungen ab: Die klinischen Symptome der Dysmenorrhö sind denjenigen sehr ähnlich, die man durch Gabe von Prostaglandin $F_{2\alpha}$ ($PGF_{2\alpha}$) provozieren kann. Das beste Beispiel hierfür sind die schmerzhaften Kontraktionen bei einer Abortinduktion.

Es gibt seit einigen Jahrzehnten übereinstimmende Untersuchungsergebnisse, die eine zunehmende endometriale PGF-Produktion in der 2. Zyklushälfte mit einem Maximum kurz vor der Menstruation v. a. bei Frauen mit Dysmenorrhö nachweisen. Im Menstrualblut findet man signifikant höhere PGF-Konzentrationen bei dysmenorrhoischen gegenüber eumenorrhoischen Frauen (Abb. 3). Die Prostazyklinausscheidung pro Menstruation ist dabei reduziert, wodurch sich das Verhältnis von PGF/PGI zugunsten des uterusstimulierenden PGF verschiebt (s. Abb. 3).

Ein ovulatorischer Zyklus ist die Voraussetzung für die zyklusabhängige normale (Eumenorrhö) oder vermehrte (Dysmenorrhö) Prostaglandinproduktion im Endometrium. Dementsprechend gelingt es fast immer, durch Medikamente, die die Prostaglandinsynthese hemmen, dysmenorrhoische Beschwerden zu beseitigen.

> **Fast immer gelingt durch Hemmung der Prostaglandinsynthese eine Besserung der Symptomatik.**

In welchem Umfang andere Arachidonsäurestoffwechselprodukte wie Leukotriene oder Hydroxyeicosatetraensäuren (HETE'S), die in erheblichem Umfang im Endometrium und Myometrium produziert werden, an der Pathogenese dysmenorrhoischer Beschwerden beteiligt sind, ist nicht bekannt. Da diese Lipidmediatoren ebenfalls die Uteruskontraktilität beeinflussen und wichtige Entzündungsmediatoren sind, wäre eine weitergehende Analyse dieser Stoffwechselwege sinnvoll.

> **Eine weitergehende Analyse der Arachidonsäure-Stoffwechselprodukte wäre sinnvoll.**

Psychopathologie

Neben den bisher erwähnten physikalisch-biochemischen Faktoren müssen psychologische Hintergründe erwähnt werden (Abb. 4). Es steht fest, dass dysmenorrhoische Patientinnen bestimmte Auffälligkeiten zeigen. Gut reproduzierbar finden sich statistisch gehäuft und verstärkt ausgeprägt ▶ **Angst**, ▶ **Neurotizismus** und ▶ **Depressivität**. Eine pathogene weibliche ▶ **Rollenidentifikation** bei dysmenorrhoischen Frauen muss diskutiert werden, d. h. „Frausein" ist fest assoziiert mit z. B. „Schmerz-haben". ▶ **Lernmechanismen** vor allem Konditionierungen und Erwartungsangst vor dem subjektiv nicht beeinflussbaren unausweichlichen Wiederauftreten der Schmerzen spielen u. U. bei der schmerzhaften Regelblutung eine sehr wichtige Rolle. In welchem Ausmaß Konflikt- bzw. Stressverarbeitung für die Entstehung schmerzhafter Regelblutungen verantwortlich ist, müssen allerdings noch weitere Untersuchungen zeigen.

> ▶ Angst
> ▶ Neurotizismus
> ▶ Depressivität
> ▶ Rollenidentifikation
> ▶ Lernmechanismen

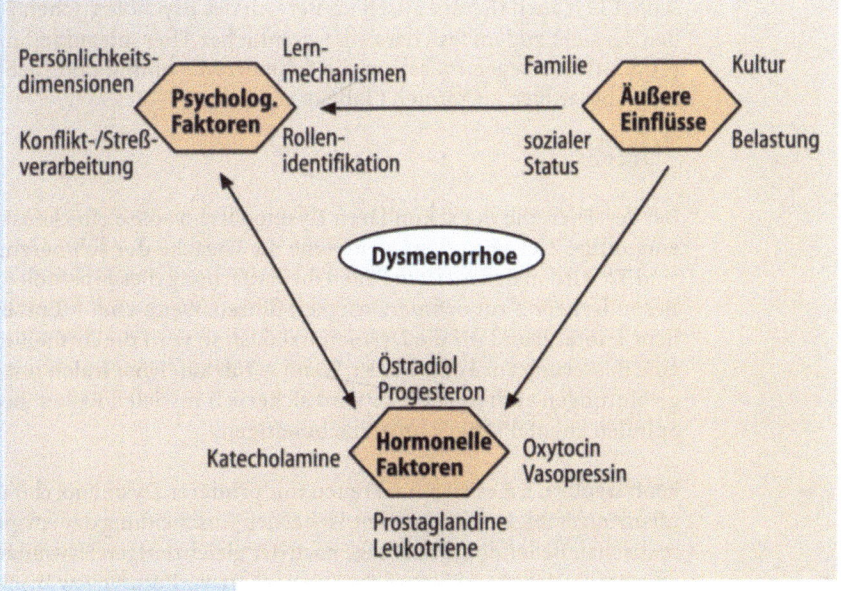

Abb. 4 ◀ Übersicht über mögliche Ursachen der Dysmenorrhö und deren Wechselwirkung

Tabelle 1		
Mögliche Faktoren, die das Auftreten einer Dysmenorrhö beeinflussen		
Begünstigend	Hemmend	Unsicher
Frühe Menarche	Anzahl der Schwangerschaften	Zyklusdauer
Dysmenorrhö der Mutter/ Schwester	Zunehmendes Alter (+ verheiratet)	Blutungsstärke
Nulliparität/-gravidität	Anovulatorische Zyklen	Body-mass-Index
Emotionale Labilität	Ovulationshemmer	Sportliche Betätigung
Jugendliches Alter (+ nicht verheiratet)		Rasse
Sekundärer Krankheitsgewinn (subjektiv)		
Niedriger bzw. hoher sozialer Status		
„Ungesunde Lebensweise" (Rauchen, Alkohol)		

Die primäre Dymenorrhö ist multikausal.

Weder hormonelle noch psychische Faktoren, die sich sicherlich gegenseitig beeinflussen, können ohne das Umfeld der Frau betrachtet werden. Die kulturell, gesellschaftlich und subpopulationsspezifisch unterschiedliche Bewertung von zyklischen Vorgängen bei der Frau und der Frau selbst ist ein absolut gesichertes sozialwissenschaftlich empirisches Faktum. Weiterhin fallen familiäre Häufungen dysmenorrhoischer Beschwerden, geprägt von weiblichen Bezugspersonen der dysmenorrhoischen Patientin auf. [„Lernen am (Verhaltens- und Bewertungs-)Modell der dysmenorhoischen Bezugspersonen"]

Es gibt ferner unterschiedliche Inzidenzen der schmerzhaften Regelblutung, je nach sozialem Status. In besonderem Maße ist die berufliche, familiäre oder schulische Belastung im Zusammenhang mit der Schmerzentstehung anzusprechen. Welche Rangordnung den einzelnen dysmenorrhöfördernden Faktoren zukommt, ist relativ schwer festzustellen. Der Effekt einer ausschließlich psychologischen Beeinflussung von Schmerzverarbeitung bzw. Schmerzentstehung ist auf Grund fehlender hinreichend gesicherter Prädiktoren aktuell noch ungesichert.

Die Therapie sollte neben pharmakologischen auch psychosoziale Komponenten umfassen.

Therapeutisch wird derzeit die symptomatische, pharmakologische Behandlung des Schmerzgeschehens bevorzugt. Jedoch sollte sehr viel mehr analytisch und schließlich auch therapeutisch im Bereich der psychologischen Faktoren getan werden. Es steht zudem fest, dass ein wesentlicher Therapieansatz im Bereich der äußeren Einflüsse liegen muss, um die Schmerzentstehung und nicht nur den Schmerz selbst beseitigen zu können (Tabelle 1).

Therapie

▶ Myome

▶ Entzündung

▶ Intrauterinspiralen

Bei der Therapie der sekundären Dysmenorrhö sollte eine kausale Behandlung das endgültige Ziel sein. Wenn **Myome** die Ursache der schmerzhaften Regelblutung sind, so wird in den meisten Fällen die Entfernung dieser pathologisch-anatomischen Besonderheiten zur Schmerzlosigkeit führen. Wenn eine ▶**Entzündung** der wesentliche Hintergrund für die Dysmenorrhö ist, so wird die Ausheilung der Entzündung eine Besserung zur Folge haben. Wenn ▶**Intrauterinspiralen** mit schmerzhaften Regelblutungen einhergehen, so wird sicherlich in vielen Fällen die Entfernung dieser Spiralen ebenfalls die Schmerzen beseitigen.

Hormonale Kontrazeptiva haben eine Erfolgsrate von 90%.

Kontrazeptiva. Da es sich bei Frauen mit primärer Dysmenorrhö um Frauen im fortpflanzungsfähigen Alter handelt, ist bei der Entscheidung der entsprechenden symptomatischen Behandlung die Frage nach der gleichzeitigen Schwangerschaftsverhütung angebracht. Ist eine sichere Schwangerschaftsverhütung gewünscht, so kommen hormonale orale Kontrazeptiva zur Therapie schmerzhafter Regelblutungen in Frage.

Tabelle 2
Medikamentöse Therapieoptionen bei der Dysmenorrhö

Maßnahmen	Wirkstoffe	Studienergebnisse	Nebenwirkungen
Längerfristig			
Hormonale Kontrazeptiva	Ethinylestradiol + Gestagen	>90% Besserung	Minimal
LNG-IUS	Levonorgestrel (LNG)	90% Besserung	Abnahme der Regelblutungen
Ungesättigte Fettsäuren	Fischöl, pflanzliche Öle (z. B. Efamol)	Signifikante Besserung	Keine
Kurzfristig, d. h. bei der Menstruation			
NSAIS 10–15%	Flufenamin, Mefenamin,	90% Besserung	Überempfindlichkeit
	Naproxen, Ibuprofen, Bromfenac, Lysin-Clonixinat, Nimesulide		gastro-intestinale Probleme
NO-Donatoren (z. B. Hautpflaster)	Glyceryltrinitrat (GTN)	Signifikante Besserung	Kopfschmerzen, Hypotonie
Kalziumkanalblocker	Nifedipin	Kurzfristige Besserung	Flush, Kopfschmerzen, Tachykardie
Substanzen der traditionellen chinesischen Medizin	Toki-shakuyaku-san (TSS)	Signifikante Besserung	Keine

IUS intrauterines System, NSAIS nichtsteroidale antiinflammatorische Substanzen

Die Erfolgsrate dieses Behandlungskonzepts liegt deutlich über 90% (Tabelle 2). Sie wirken hauptsächlich über die Reduktion der Bildung von Arachidonsäurestoffwechselprodukten im Bereich des Endometriums, einerseits aufgrund der pillenbedingten Atrophie dieses Organs und andererseits aufgrund direkter Einflussnahme auf die Synthese von Arachidonsäure-Stoffwechselprodukten. Durch die pillenbedingte lokale Veränderung des Verhältnisses von Östrogen zu Gestagen kommt es zu einer lokalen Verschiebung des Quotienten aus PGF und PGI mit einem Überwiegen der Uterusrelaxation und Vasodilatation.

▶ **Monophasische Ovulationshemmer** sollen wirksamer sein als manche Mehrphasenpräparate. Die Nebenwirkungen sind in der in Frage kommenden Altersgruppe als minimal einzustufen. Das Nutzen-Risiko-Verhältnis bei der Anwendung hormonaler Kontrazeptiva zur Behandlung dysmenorrhoischer Beschwerden ist eindeutig zugunsten des Nutzens einzustufen.

Ebenfalls kontrazeptiv wirksam sind gestagenabgebende Intrauterinsysteme, insbesondere das ▶ **Levonorgestrel-IUS** (s. Tabelle 2). In eigenen Untersuchungen konnten wir zeigen, dass die Abgabe von Progesteron an die Gebärmutterschleimhaut mit einer deutlichen Reduktion des uterus- und gefäßkontrahierenden $PGF_{2\alpha}$ einhergeht; diese Frauen hatten schmerzlose Regelblutungen. Besonders eindrucksvoll war aber auch die deutliche Reduktion der Blutungsstärke. Die Erfolgsrate ist mit ca. 90% anzugeben. Wenn man von den ersten 2–3 Monaten absieht, während denen Schmierblutungen häufiger auftreten, ist die Nebenwirkungsrate der gestagenabgebenden Intrauterinsysteme als minimal einzustufen. Der einzige limitierende Faktor für die Anwendung gestagenabgebender intrauteriner Systeme ist sicherlich die Uterusgröße.

Die systemische Zufuhr von Gestagenen wird bei schmerzhaften Regelblutungen häufig propagiert. Man erreicht so eine Erhöhung des Gestagenanteils in der Gebärmutterschleimhaut und bewirkt dadurch eine Zunahme der Uterus- und gefäßrelaxierenden Prostazyclinsynthese. Die Frauen werden eumenorrhoisch. Eine sichere Schwangerschaftsverhütung ist hiermit jedoch nicht mit allen Präparaten gegeben.

Wird keine sichere Schwangerschaftsverhütung gewünscht, so stehen weitere Therapieprinzipien zur Verfügung, die häufig die Normalisierung der endometrialen Prostaglandinsynthese zum Ziel haben (s. Tabelle 2).

Die systemische Gestagenzufuhr bietet nur bedingt sichere Kontrazeption, vermindert aber die Dysmenorrhö.

Fettstoffwechsel

Arachidonsäure. Die Zufuhr mehrfach ungesättigter Fettsäuren bietet einen faszinierenden theoretischen therapeutischen Ansatz. Da die Ausgangssubstanz für die Prostaglandine und somit auch für das $PGF_{2\alpha}$ die Arachidonsäure ist, beeinflusst ein verändertes Fettsäureangebot, z. B. durch eine erhöhte Zufuhr von Fischölen, die Prostaglandinsynthese. Fallbeschreibungen und vielfältige Beobachtungen unterstützen diese Annahme. Placebokontrollierte Studien konnten zeigen, dass es bereits nach 2 Monaten erhöhter Fischölzufuhr zu einer signifikanten Besserung der Dysmenorrhö im Vergleich mit Placebo gekommen ist.

> Fischölzufuhr verändert die Prostaglandinsynthese.

Zyklooxygenasehemmung. Ebenfalls im Bereich der Prostaglandinsynthesekapazität des Endometriums greift das therapeutische Prinzip der nichtsteroidalen Antiphlogistika (NSAIS, vom Typ ASS bzw. Indometacin) an. Bei diesem Therapieprinzip wird nicht die Ausgangssubstanz Arachidonsäure qualitativ oder quantitativ verändert, sondern das Enzym Zyklooxygenase, das aus der Arachidonsäure schließlich $PGF_{2\alpha}$ synthetisiert, wird in seiner Aktivität gehemmt.

Diese symptomatische therapeutische Maßnahme ist insgesamt als problemlos einzustufen. Die Einnahme erfolgt bei Bedarf, sie umfasst nur einen relativ kurzen Zeitraum, die Erfolgsraten sind sehr günstig. Mit dem Auftreten von kurzfristigen Nebenwirkungen im Gastrointestinaltrakt muss in etwa 10-15% gerechnet werden. Als zu bevorzugende Substanz scheint sich ▶ **Ibuprofen** herauszukristallisieren. Dieses nichtsteroidale Antiphlogistikum weist im Vergleich zu anderen Substanzen dieser Arzneimittelgruppe die beste Nutzen-Risiko-Relation auf.

> ▶ **Ibuprofen**
> Bislang zeigt Ibuprofen die beste Nutzen-Risiko-Relation.

Unter Anwendung von NSAIS normalisieren sich die bei dysmenorrhoischen Frauen gesehenen pathologischen Dopplerparameter der A. uterina auf eumenorrhoische Größenordnungen. Hierbei ist auffällig, dass wie bei einer Wehe die pathologischen vaskulären Kontraktionsparameter vom Fundus uteri auszugehen scheinen.

Kalziumstoffwechsel

Da die kontraktionsstimulierenden Prostaglandine den Kalziumeinstrom von extra- nach intrazellulär auch im Bereich des Myometriums oder der vaskulären Muskulatur beschleunigen (s. Abb. 2), bietet sich natürlich die Zufuhr von Magnesium zur symptomatischen Behandlung der schmerzhaften Regelblutung an. Hiermit wird pharmakologisch der natürliche Kalziumantagonist Magnesium im Extrazellulärraum erhöht und darüber hinaus das zelluläre Membranpotential stabilisiert, ein Effekt, der wesentlich ist für die relaxierende und erregungshemmende Wirkung von Magnesium im Bereich der muskulären Organe ist. Richtungsweisende, wissenschaftlich beweisbare Literatur hierzu fehlt allerdings.

> Magnesiumgabe bietet sich zur Kalziumantagonisierung an.

Unter dem gleichen therapeutischen Blickwinkel könnten auch Kalziumantagonisten bzw. Kalziumkanalblocker betrachtet werden. Sie unterdrücken kurzfristig sehr effektiv jegliche uterine Kontraktion und damit den Schmerz. Obwohl diese Medikamente an Effektivität und Schnelligkeit des Wirkungseintritts nicht zu übertreffen sind, denn sie sind in der Lage, innerhalb von 10–30 min uterine Kontraktionen zu hemmen, sind ihrer allgemeinen Anwendung bei schmerzhaften Regelblutungen jedoch enge Grenzen gesetzt. Teilweise schwerwiegende Nebenwirkungen wie Flush und Kopfschmerzen sind typisch und dürften auf die Reduktion des kalziumabhängigen Blutgefäßtonus zurückzuführen sein.

> Auch andere Kalziumkanalblocker sind einsetzbar.

Sympathomimetika. Auch Betamimetika, bekannt durch den Einsatz zur Tokolyse, sind in der Lage, die erhöhte Kontraktilität zu unterdrücken. Allerdings muss auch in diesem Fall durch den Eingriff in die Reaktionskette des vegetativen Nervensystems teilweise mit erheblichen Nebenwirkungen im Gesamtorganismus gerechnet werden. Andere Therapieprinzipien zeigen hier sicherlich eine sehr viel günstigere Nutzen-Risiko-Relation.

> Sympathomimetika sind aufgrund ihrer Nebenwirkungen ungeeignet.

Therapeutische Alternativen

▶ **NO-System**

Eine faszinierende neue Möglichkeit bietet der Eingriff in das ▶ **NO-System** zur Behandlung der Dysmenorrhö. Durch Applikation eines NO-Donors in Form von Nitropflastern (0,1-0,2 mg/h) scheint es in 90% der Fälle zu einem vollständigen Verschwinden der dysmenorrhoischen Beschwerden zu kommen. Placebokontrollierte Studien müssen diese Effektivität jedoch erst noch endgültig beweisen. Ob die orale Anwendung von Glyzeryltrinitrat in gleicher Weise wirkt, ist bisher nicht bekannt.

▶ **Arginin-Vasopressin-Rezeptorblocker**

Da der nichtschwangere Uterus besonders prämenstruell eine hohe Vasopressinrezeptorkonzentration aufweist, und dementsprechend eine intensive Reaktion auf Arginin-Vasopressin zeigt, könnten ▶ **Arginin-Vasopressin-Rezeptorblocker** bei dysmenorrhoischen Beschwerden eine interessante therapeutische Alternative darstellen. Endgültige und aussagekräftige Untersuchungen stehen jedoch noch aus.

▶ **Akupunktur**

Schließlich besteht bei primärer Dysmenorrhö die Möglichkeit, durch ▶ **Akupunktur** die Schmerzen zu lindern, während dieses Vorgehen bei sekundärer Dysmenorrhö nur unbefriedigende Resultate bringt.

▶ **Operative Methoden**

Auch ▶ **operative Methoden** werden in besonders verzweifelten Fällen zur Behandlung dysmenorrhoischer Beschwerden eingesetzt. Die laparoskopische präsakrale Neurektomie ist in über 80% der Fälle erfolgreich. Eine transkutane Nervenstimulation zeigte nur in 57% eine Besserung dysmenorrhoischer Beschwerden, wobei die Dauer der Besserung nicht bekannt ist.

▶ **Prophylaktische Medizin**

Aber auch eine ▶ **prophylaktische Medizin** ist bei schmerzhaften Regelblutungen angebracht. Die Auftretenswahrscheinlichkeit und der Schweregrad menstrueller Beschwerden kann durch Veränderungen der Lebensgewohnheiten beeinflusst werden, wie beispielsweise Gewichtsänderung, Abgewöhnen des Rauchens oder Einschränkung bzw. Änderung des Alkoholkonsums (s. Tabelle 1). Die „Droge Arzt" kann hierbei entscheidende Anstöße geben, indem beispielsweise auf die Wirkungslosigkeit der Alkoholzufuhr zur Behandlung dysmenorrhoischer Beschwerden hingewiesen wird, oder betont wird, dass Rauchen dysmenorrhoische Beschwerden verstärkt und deren Dauer verlängert.

Prämenstruelles Syndrom

Prämenstruell kommen psychische und physische Veränderungen bei bis zu 80% aller Frauen im gebärfähigen Alter vor. Diese Veränderungen treten einige Tage bis einige Wochen vor dem Eintritt der Regelblutung auf und verschwinden nach Beginn der Menstruation. Die Inzidenz leichterer Formen des prämenstruellen Syndroms (PMS) wird i. Allg. auf 20-30% aller Frauen mit prämenstruellen Beschwerden geschätzt. Immerhin geben aber 2,5-5% der betroffenen Frauen eindeutige Auswirkungen auf ihr Berufsleben, ihren Tagesablauf und ihr Familienleben an.

Die Ätiologie ist unbekannt, möglicherweise spielt eine veränderte Sensitivität des ZNS auf zyklische hormonelle Veränderungen eine pathogenetische Rolle.

Die Ätiologie des PMS ist insgesamt unbekannt. Pathogenetisch dürften Alterationen der Sensitivität zentral-nervöser Regionen auf hormonale Veränderungen während eines normalen Zyklus eine Rolle spielen. In den letzten Jahren wurden diagnostische Kriterien erarbeitet und zunehmend therapeutische Ansätze entwickelt. Obwohl das PMS in der Bevölkerung häufig vorkommt, lässt sich ein Großteil der Frauen wegen dieser Symptome primär nicht behandeln.

Grundlagen

Die Definition des PMS ist vor etwa 70 Jahren zum 1. Mal in der medizinischen Literatur erschienen, die wissenschaftliche Beschäftigung mit dieser Problematik ist jedoch sehr jung. Der Begriff „PMS" lässt es an Präzision fehlen und wird sowohl vom Laien als auch vom Kliniker dazu benutzt, eine große Bandbreite an Veränderungen zu beschreiben, die um die Menstruation bzw. vor der Menstruation auftreten. Diese große Bandbreite bezieht sich sowohl auf die Qualität bestimmter symptomatischer Beschreibungen, als auch auf die Quantität der Veränderungen. Am häufigsten

Beim schweren PMS stehen Befindlichkeitsstörungen im Vordergrund.

wird beim mittelschweren bis schweren PMS die Reizbarkeit, nervöses Spannungssyndrom, Stimmungsschwankungen, Depressionen, Überforderungssyndrome sowie Fehlen der Selbstkontrolle, Erschöpfung, ferner gespannter Leib oder Ödemneigung im Bereich der Extremitäten, Appetitschwankungen, und v. a. Brustspannen beschrieben. Beim schweren PMS stehen vor allem die Befindlichkeitsstörungen im Vordergrund (Tabelle 3).

Epidemiologie

Ein PMS kommt während der gesamten Reproduktionsphase in der Lutealphase vor, also von der Menarche bis zur Menopause. In der Hauptsache werden prämenstruelle Beschwerden zwischen dem 20. und dem Ende des 30. Lebensjahres beschrieben. Während der Schwangerschaft gibt es kein prämenstruelles Syndrom, ebenso wie nach der Menopause diese Symptomatik nicht beschrieben wird. Allerdings werden prämenstruelle Symptome nicht durch eine Hysterektomie beeinflusst, d. h. die prämenstruelle Symptomatik kann solange bestehen, solange die Ovarialfunktion existiert. Demographische Faktoren sind nicht mit einem PMS vergesellschaftet.

Das PMS kommt in allen sozioökonomischen Bereichen vor und ist unabhängig von der Größe der Familie, von der Zusammensetzung des Haushalts oder von der ethnischen Zugehörigkeit. Manche Frauen, die bestimmte somatische oder psychische Erkrankungen aufweisen, können u. U. prämenstruell diese Symptome in besonderem Maße erleben wie beispielsweise bei depressiven Erkrankungen, Epilepsie, Migräne und bei Endometriose. Diese Beobachtung lässt vermuten, dass ein PMS nicht nur mit der Sexualsteroidproduktion während der reproduktiven Jahre vergesellschaftet ist, sondern dass die Wirkung der Sexualsteroide im Bereich des zentralen Nervensystems im Bereich bestimmter Abschnitte des ZNS eine ganz wesentliche Rolle bei der Auslösung des PMS spielen dürften.

Ätiologie und Pathogenese

Wie oben bereits erwähnt, ist die Ätiologie des PMS unbekannt. Die am häufigsten vertretene, und sicherlich auch wahrscheinlichste Hypothese ist die, dass bei Frauen mit einem PMS eine verstärkte neurobiologische Verletzlichkeit bzw. eine veränderte zentralnervöse Regulation im Zusammenhang mit den zyklischen Sexualhormonveränderungen im Hintergrund steht. Historisch betrachtet wurden die Sexualsteroide Östrogen und Progesteron als die eigentliche Ursache des PMS betrachtet. Es gibt aber keinen einzigen Hinweis darauf, dass bei einer Frau mit einem PMS abnorme periphere Spiegel von Östradiol oder Progesteron gemessen werden könnten.

Da nun das PMS im Rahmen normaler endokriner Funktionen auftritt, scheint dieser endokrine Faktor zwar notwendig, aber nicht kausal zu sein. Dennoch scheinen die Effekte der ovariellen Steroide auf die Neurotransmitter sehr wohl bedeutungsvoll für die PMS-Symptomatologie zu sein. Neuere Erkenntnisse unterstützen die Meinung, dass Serotonin, γ-Aminobuttersäure (GABA), adrenerge Substanzen und Opioide beim PMS eine Rolle spielen (Tabelle 4).

Das PMS kann auftreten, solange eine Ovarialfunktion besteht.

Das PMS ist unabhängig von demographischen Faktoren.

Das PMS ist stärker ausgeprägt bei Frauen mit bestimmten somatischen oder psychischen Erkrankungen.

Pathogenetisch ist das Zusammenspiel von Sexualhormonen und Neurotransmittern von Bedeutung.

Tabelle 3
Häufige Symptome beim prämenstruellen Syndrom

Wie häufig sind welche Symptome beim PMS?

Symptome	Anteil [%]
Verhaltensstörungen	
Müdigkeit	92
Reizbarkeit	91
Labiler Gemütszustand mit abwechselnder Traurigkeit und Wut	81
Depressionen	80
Hypersensibilität	69
Weinerlichkeit	65
Vereinsamung	65
Vergesslichkeit	56
Konzentrationsschwierigkeiten	47
Körperliche Veränderungen	
Blähungen	90
Empfindlichkeit der Brust	85
Akne	71
Appetitveränderungen und Heißhunger	70
Anschwellen der Extremitäten	67
Kopfschmerzen	60
Bauchschmerzen, Gastrointestinale Störungen	48

Tabelle 4
Mögliche Pathomechanismen beim prämenstruellen Syndrom
(GABA=γ-Aminobuttersäure)

- Verminderte Serotoninwirkung
- Verminderte GABA-/Benzodiazepinrezeptorempfindlichkeit
- Veränderte Melatoninreaktivität auf Licht (insbesondere morgens)
- Erhöhter Prolaktinspiegel
- Verminderte β-Endorphin-Freisetzung (in der Mitte der Lutealphase)

↓

Veränderte Reaktion des Gehirns auf die zyklischen Sexualsteroidveränderungen

Die Bedeutung des Serotonins

Eine Reihe von Untersuchungen, die sich mit dem serotoninergen System beschäftigt haben, unterstützen die These, dass die PMS-Symptomatologie mit einer Störung der zentralnervösen Serotoninaktivität einhergeht. Serotonin bzw. das Serotoninsystem insgesamt ist ein ganz wesentlicher zentralnervöser Modulator für Befindlichkeit und Stimmung.

Die Neurotransmission des „Befindlichkeitshormons" Serotonin wird durch Sexualsteroide verändert.

Die serotoninerge Neurotransmission im Gehirn wird durch Veränderungen der Plasmakonzentration von Progesteron und Östradiol beeinflusst. Dies lässt vermuten, dass auf diesem Wege eine mögliche Einflussnahme der gonadalen Steroide auf die zentralnervöse Funktion stattfindet, was sich u. U. in einem PMS äußern kann. Einige Marker der serotoninergen Transmission sind bei Frauen mit einem schweren PMS verändert. Beispielsweise findet man bei dieser Gruppe von Frauen eine verminderte Imipraminbindung an Thrombozyten, was als peripherer Marker für die 5-Hydroxytryptamin (5-HT)-Funktion gilt, und zwar in der frühen Lutealphase. Ferner weisen die Thrombozyten während der Lutealphase einen verminderten 5-HT-Gehalt auf, wie auch die 5-HT-Aufnahme verringert ist.

Prämenstruell ist die 5-HT-Serumkonzentration signifikant vermindert.
▶ **Belastungstest**

Prämenstruell ist sogar ein signifikant verringerter 5-HT-Blutwert messbar. PMS-Patientinnen zeigen eine geringere 5-HT-Antwort auf Tryptophan während der Lutealphase im Vergleich zu den anderen Phasen eines Zyklus. Durch einen ▶ **Belastungstest**, der zur Entleerung der Tryptophanspeicher führt, können PMS-Symptome ausgelöst werden, während eine Tryptophanzufuhr PMS-Symptome lindern kann, wie in einer Vergleichsstudie gezeigt werden konnte.

▶ **D-Fenfluramin**

▶ **D-Fenfluramin**, das Serotonin freisetzt und die Wiederaufnahme des Serotonins blockiert, kann v. a. depressive Stimmungen bei PMS-Frauen bessern.

Selektive Serotoninrückaufnahmehemmer (SSRI) zeigen gute therapeutische Effekte.

Behandlungsstudien mit den neueren Serotoninantidepressiva wie Fluoxetin, Sertralin und Clomipramin zeigen einen signifikanten therapeutischen Effekt gegenüber Plazebo bei PMS-Patientinnen. Dies deutet darauf hin, dass Serotonin bei der Entstehung der Symptome des PMS eine ganz zentrale Rolle spielt.

Relation zur manifesten Depression?

Da die depressive Symptomatik beim PMS der Symptomatik einer manifesten Depression sehr ähnlich ist, wurde ein gemeinsamer biologischer Hintergrund zwischen PMS und Depression postuliert. Die Beziehung zwischen manifester Depression und PMS wird ferner dadurch wahrscheinlich gemacht, dass bei 30-76% der PMS-Patientinnen eine manifeste Depression auftreten kann, während die normale Prävalenz einer manifesten Depression in der gesamten weiblichen Bevölkerung bei etwa 25% liegt. Bei Frauen mit einer positiven Familienanamnese bezüglich eines PMS treten häufiger depressive Erkrankungen auf, als ohne diese spezielle Anamnese.

Das PMS ist mit affektiven Erkrankungen assoziiert.

Differentialdiagnostisch ist das PMS durch seine Abhängigkeit von Zyklusphasen von einer Depression abzugrenzen.

Frauen mit einem PMS berichten von einem Gefühl des „Kaputtseins", des Abgespanntseins und der Depression während der prämenstruellen Phase in gleichem Umfang wie Patientinnen mit einer manifesten Depression, welche dagegen diese Symptomatik unabhängig von den Zyklusphasen benennen.

Tabelle 5
Differentialdiagnose prämenstruelles Syndrom vs. endogene Depression

	Prämentruelles Syndrom	Endogene Depression
Zeitliches Auftreten	Lutealphase	Zyklusunabhängig
Symptomfreie Periode	4.–12. Zyklustag	Keine
Depressive Leitsymptome: Interesseverlust, Stimmungsschwankungen, Schuldgefühle, morgendliche Müdigkeit oder Antriebslosigkeit, Neigung zu Hypochondrie	Schwach ausgeprägt	Stark ausgeprägt
Abklingen der Symptome	Rasch, auch ohne Therapie	Langsam, z. T. gar nicht ohne Therapie
Reaktion auf GnRH-Agonisten (Hypogonadismus)	Verschwinden der Symptome	Kein Effekt
CRH-Test	Cortisol ↑	Cortisol ↓

GnRH Gonadotropin-releasing-Hormon, CRH Corticotropin-releasing-Hormon

▶ **Lutealphase**

▶ **Panikattacken**

▶ **Überinterpretation „innerer Befehle"**

Praktisch kann die Differentialdiagnose durch eine Ovulationshemmung erfolgen.
▶ **Gonadotropinagonisten (GnRH)**

Die beste Unterscheidung zwischen depressiven Erkrankungen und dem PMS ist die gesteigerte Cortisolantwort der PMS-Patientinnen.
▶ **Cortisolreleasing-Hormon-Stimulationstest (CRH)**

Wenn man allerdings die auf eine Depression hindeutenden Symptome genauer analysiert, so haben Patientinnen mit einem PMS deutlich weniger Interesseverlust, weniger tägliche Stimmungsschwankungen, weniger Schuldgefühle, die morgendliche Müdigkeit und Hypochondrie – alles Leitsymptome einer Depression – sind bei Frauen mit einem PMS weniger ausgeprägt als bei einer manifesten Depression. PMS-Symptome sind intermittierend, treten nur während der ▶ **Lutealphase** auf, und die Symptome nehmen zu bzw. verringern sich relativ rasch und problemlos. Man kann also sagen, dass weder die Qualität noch das Timing der depressiven Symptome beim PMS identisch sind mit einer endogenen Depression (Tabelle 5) oder im Vergleich zu einer Dysphorie.

Obwohl beim PMS häufig depressive Symptome auftreten, berichten Frauen mit einem schweren PMS auch über Angst und andere Befindlichkeitsstörungen. Untersuchungen haben gezeigt, dass Frauen mit einem PMS eine erhöhte Sensitivität gegenüber Laktatinfusionen, Carbondioxidinhalationen und Cholezystokinin-Tetrapeptid-Zufuhr aufweisen. Dies sind alles Reaktionen, die auch bei Menschen gesehen werden, die ▶ **Panikattacken** haben.

Besonders hervorzuheben ist, dass die erhöhte Sensitivität gegenüber Lactatinfusionen unabhängig davon festzustellen ist, ob das PMS mit einer affektiven Erkrankung vergesellschaftet ist oder nicht. Möglicherweise sind die Symptome eines PMS ähnlich wie bei panischen Patienten mit einer ▶ **Überinterpretation „innerer Befehle"** und dem Erleben eigener Ohnmacht und des Kontrollverlustes zu sehen.

Wenn man zwischen einem PMS und einer endogen Depression unterscheiden möchte, so hilft hierbei die Unterdrückung der Ovulation. Die Behandlung mit einem ▶ **Gonadotropinagonisten** (GnRH), der die Hypophysenvorderlappenfunktion unterdrückt, und somit eine hypogonadotrope, hypogonadale Situation hervorruft, führt zu einer signifikanten Reduktion, wenn nicht sogar zu einem vollständigen Verschwinden prämenstrueller depressiver Symptome bei Frauen, die zuvor eine klare prämenstruelle Symptomatik aufwiesen (s. Tabelle 5).

Wenn durch einen GnRH-Agonisten die Ovulation unterdrückt wird, so führt dies nicht zu einer Besserung der Stimmung oder der Befindlichkeitsstörung bei den Frauen, deren Symptome nicht auf die Lutealphase eines Zyklus beschränkt sind.

Die beste Unterscheidungsmöglichkeit zwischen PMS und einer manifesten Depression ist die Cortisolantwort von PMS-Frauen auf einen ▶ **Cortisolreleasing-Hormon-Stimulationstest** (s. Tabelle 5). Im Gegensatz zu der CRH-Stimulationsantwort bei depressiven Patientinnen zeigen PMS-Patientinnen eine gesteigerte Antwort auf die CRH-Stimulation. Hervorzuheben ist ferner, dass die gesteigerte Antwort von PMS-Patientinnen auf CRH auch in Abwesenheit jeglicher anderer affektiver Erkrankungen auftritt.

Diese Ergebnisse lassen vermuten, dass beim PMS eine Überempfindlichkeit der ACTH-produzierenden Zellen auf CRH im Hypophysenvorderlappen besteht. Die absoluten Cortisolspiegel sind beim PMS in normaler Größenordnung. Allerdings fin-

▶ **Erniedrigte β-Endorphin und ACTH-Plasmaspiegel**

det man ▶ **erniedrigte β-Endorphin und ACTH-Plasmaspiegel**, die sich von derselben Vorstufe ableiten und beide zusammen sezerniert werden. Es gibt allerdings auch Untersuchungsergebnisse, die keine signifikanten Unterschiede bei den basalen ACTH-Spiegeln gefunden haben. In diesen Arbeiten wird dagegen über eine verringerte Vasopressinkonzentration bei Frauen mit PMS während des gesamten Zyklus berichtet, weiterhin über eine signifikante positive Korrelation zwischen dem atrialen natriuretischen Peptid und den ACTH-Spiegeln bei PMS-Frauen, aber nicht bei asymptomatischen Kontrollen.

Einige Gruppen wiesen erniedrigte β-Endorphinspiegel bei PMS-Patientinnen nach, obwohl eine Bestätigung dieser Befunde bis jetzt noch aussteht. Ein Verlust der zentralnervösen Opioidfreisetzung während der mittlutealen Phase bei Frauen mit einem PMS – indirekt zu erkennen an dem Verlust der LH-Freisetzung auf Naloxon – deckt sich mit der Hypothese, dass das PMS vergesellschaftet ist mit einer alterierten zentralnervösen Regulation. Jedoch sind auch andere Ursachen nicht auszuschließen, wenn man bedenkt, dass die bisher vorliegenden Ergebnisse inhomogen sind.

Diagnostik

Die Diagnose beruht auf der regelmäßigen Wiederkehr der Symptome in der 2. Zyklushälfte und dem Verschwinden der Symptome mit Eintritt der Regelblutung.

Die Diagnose eines PMS beruht auf dem Nachweis der regelmäßigen Wiederkehr der Symptome in der 2. Zyklushälfte und dem Verschwinden der Symptome mit Eintritt der Regelblutung. Andere medizinische und psychiatrische Erkrankungen müssen jedoch ausgeschlossen werden. Es ist zu bedenken, dass bis zu 50-60% aller Frauen mit starkem PMS auch psychiatrische Probleme haben, wie affektive Störungen, Angsterkrankungen und Persönlichkeitsstörungen. Bei vielen Ehepaaren spielen Ehe- oder familiäre Probleme bei der Ausprägung der Symptomatologie eine wichtige Rolle, so dass es zu einer Zunahme prämenstrueller emotionaler Veränderungen kommt. Auch diese Problemkreise sollten exakt abgeklärt werden. Die Patientin sollte sich nötigenfalls dann einer psychiatrischen Behandlung unterziehen.

Zur Diagnostik des PMS sollte eine Skala zur täglichen subjektiven Einschätzung der Symptome verwendet werden.

Der Kliniker sollte es nie versäumen, zur Diagnostik eines PMS eine Skala zur prospektiven täglichen Einschätzung der Symptome zu verwenden. Es sollte eine relativ symptomfreie Periode zwischen dem 4. und 12. Tag des Zyklus erkennbar sein und sich ein um mindestens 30% höherer Punktwert in der späten Lutealphase im Vergleich zur mittleren Follikelphase zeigen. Bei mindestens 25% aller Frauen mit PMS fehlen derartige symptomfreie Perioden. Dies hat selbstverständlich die Durchführung weiterer medizinischer und psychiatrischer Tests zur Folge, um andere Ursachen abklären zu können. Die pathophysiologische Bedeutung einer Schilddrüsenfunktionsstörung für das PMS ist noch umstritten. Jedoch wird die ▶**Abklärung der Schilddrüsenfunktion** empfohlen, ggf. auch durch einen TRH-Test. Bei länger anhaltender Symptomatik kann u. U. eine FSH-Bestimmung von Nutzen sein, um die ▶ **prämenstruelle Phase** besser definieren zu können. Zu beachten ist ferner, dass auch unter Ovulationshemmern ein PMS auftreten kann.

▶ **Abklärung der Schilddrüsenfunktion**

▶ **Prämenstruelle Phase**

Therapie

Das führende Symptom bestimmt die Therapie.
▶ **Körperliche Aktivität**
Progesteron hat keinen lindernden Effekt auf die PMS-Symptomatik.

Die Behandlung des PMS ist symptomatisch, wobei das führende Symptom richtungsweisend sein sollte (Tabelle 6). ▶ **Körperliche Aktivitäten** sowie Umstellung der Lebensabläufe kann äußerst hilfreich sein.

Bei der medikamentösen Behandlung von Frauen mit PMS hat die Anwendung von Progesteron keinen lindernden Effekt auf die PMS-Symptomatik. Gestagene können sogar selbst ein PMS hervorrufen.

Ob mit Dydrogesteron, einem Retroprogesteron, die PMS-Symptome beseitigt werden können, ist nicht eindeutig belegt. Gleiches gilt für Agnus-castus-Präparate, obwohl gerade in letzter Zeit die Behandlung mit diesem Phytotherapeutikum in zahlreichen, teilweise sogar plazebokontrollierten Studien propagiert wird. Das Problem bei der Aussagekraft von Therapiestudien beim PMS ist die kurze Dauer der jeweiligen Behandlung.

Die Vitamin-B$_6$-Gabe ist ungeeignet zur Therapie des PMS.

Äußerst kritisch muss die Gabe von Vitamin B$_6$ (Pyridoxin) bewertet werden, da eine Wirkung nur mit relativ hohen Dosen zu erreichen ist. Diese hohen Dosen sind allerdings mit dem Risiko verbunden, eine sensible Neuropathie auszulösen. Außerdem ist die zu erzielende Wirkung nur als „zufriedenstellend" einzustufen.

Tabelle 6
Therapie mit bewiesener Wirkung beim PMS

Therapeutische Maßnahmen	Leitsymptome	Anwendung/Dosierung
Körperliche Aktivität	Unspezifische Beschwerden	Häufig
Verhaltenstherapie	Befindlichkeitsstörungen, Angst/Depression	Meistens hilfreich plus Pharmaka
Psychopharmaka: – Alprazolam, – Moclobemid	Depression, Angst	Nur mit psychiatrischer Begleitung
Opiatantagonisten: – Naltrexon	Verhaltensstörungen	9. bis 18. Zyklustag 50 mg/Tag
Serotoninwiederaufnahmehemmer Fluoxetin, Fluvoxamin, Paroxetin	Verhaltensstörungen, Depression	20, 50, 20 mg/Tag
Spironolacton	Befindlichkeitsstörungen, Ödeme, Mastodynie	18. bis 26. Zyklustag 4mal 25 mg/Tag
Norethisteronacetat/ Medroxyprogesteronacetat (plus Estradiol)	Befindlichkeitsstörungen, Mastodynie	16. bis 26. Zyklustag 10 mg/Tag
Ovulationshemmer	Befindlichkeitsstörungen	Monophasisch, v. a. Desogestrel-haltig
Danazol	Mastodynie, Ödeme, Migräne	14. bis 26. Zyklustag 200 mg/Tag
GnRH-Analoga Buserelin, Nafarelin, Leuprorelin	Befindlichkeitsstörungen, Mastodynie, Migräne	300 und 400 µg/Tag nasal, 3,75 mg/Monat i.m.
Antiestrogene: Tamoxifen	Befindlichkeitsstörungen, Mastodynie, Ödeme	5. bis 25. Zyklustag 10 mg/Tag
Diät	Mastodynie, Ödeme, Migräne	Fettreduktion um >15%
Mehrfach ungesättigte Fettsäuren: Nachtkerzenöl	Depression, Verhaltensstörungen	3–4 g/Tag
Ovarektomie	Extreme Befindlichkeitsstörungen	

Levothyroxin-Gabe ist unwirksam.

Erfolgsversprechend ist die Kombination von Pharmakotherapie und Verhaltenstherapie.

▶ **Opiatantagonisten**

Die Anwendung von SSRI bringt gute Erfolge.

▶ **Fluoxetin**
▶ **Nephazodon**
▶ **Alprazolam**

▶ **Moclobemid**

▶ **Spironolacton**

Monophasische Ovulationshemmer sind die Therapie der Wahl bei schwächerer Symptomatik und gewünschter Kontrazeption.

Was die Behandlung mit Schilddrüsenhormonen anbetrifft, so haben Untersuchungen der amerikanischen Gesundheitsbehörde ergeben, dass die Wirkung von Levothyroxin auf die PMS-Symptome nicht über die Wirkung von Plazebos hinausgeht.

Wenn bei Patientinnen Angst oder Depression die wesentlichen Symptome darstellen, ist der Einsatz von Psychopharmaka notwendig. Dies sollte allerdings nur mit entsprechender psychiatrischer Begleitung durchgeführt werden. Eine Verhaltenstherapie ist sinnvoll, insbesondere bei Befindlichkeitsstörungen. Bei Verhaltensstörungen haben sich ▶ **Opiatantagonisten** wie Naltrexon bewährt. Hierbei muss jedoch beachtet werden, dass das Medikament über einen festgelegten Zeitraum hinweg ausreichend hoher Dosis gegeben wird.

Bei Patientinnen, die v. a. unter Depressionen und Verhaltensstörungen leiden, hat man mit Serotoninwiederaufnahmehemmern überzeugende therapeutische Ergebnisse erzielen können. Dies unterstützt die These, dass sexualsteroidabhängige Veränderungen im Serotoninstoffwechsel das PMS beeinflussen. Ergänzend sei erwähnt, dass neben ▶ **Fluoxetin** auch mit dem Antidepressivum ▶ **Nephazodon** eine therapeutische Wirkung zu erzielen ist. In gleicher Weise wird das Anxiolytikum ▶ **Alprazolam** aufgrund seiner GABA-Rezeptorwirkung angewandt. Eine strenge Indikation ist aber bei der potentiellen Abhängigkeitsentwicklung unabdingbar.

Eine andere Gruppe von Antidepressiva z. B. der selektive MAO-Hemmer ▶ **Moclobemid** wird ebenfalls in zunehmendem Maße bei depressiver Symptomatik eingesetzt. Sind Ödeme eines der Hauptsymptome, so können mit dem Aldosteronantagonisten ▶ **Spironolacton** Wassereinlagerungen, aber auch Befindlichkeitsstörungen und Mastodynie vermindert werden.

Befindlichkeitsstörungen werden mit Hilfe monophasischer Ovulationshemmer – v. a., wenn es sich bei dem darin enthaltenen Gestagen um Desogestrel handelt – gebessert. Monophasische Ovulationshemmer sind immer dann angebracht, wenn die

Beschwerden eher schwächer ausgeprägt sind, und wenn gleichzeitig eine sichere Schwangerschaftsverhütung von der Patientin gewünscht wird.

Therapie bei kombinierter Symptomatik

Werden Mastodynie, aber auch Ödeme und Migräne von den Frauen als hauptsächliche Symptome angegeben, ist die Einnahme von ▶ **Danazol** in der zweiten Zyklushälfte angebracht.

Sowohl bei Befindlichkeitsstörungen, als auch bei Mastodynie und bei Ödemen hat sich die pharmakologische Ausschaltung der Ovarialfunktion, v. a. bei besonders stark ausgeprägter Symptomatik, durch ▶ **GnRH-Analoga** bewährt. Die nasale, als auch die intramuskuläre Applikation der GnRH-Analoga ist jedoch nur dann therapeutisch erfolgreich, wenn die Ovarialsuppression vollständig ist.

▶ **Antiöstrogene** sind indiziert bei Befindlichkeitsstörungen, Mastodynie und Ödemen. Die Einnahme von Tamoxifen in einer Dosierung von 10 mg/Tag vom 5. bis 25. Zyklustag führt zu einer deutlichen Verbesserung der Beschwerden. Ob die in letzter Zeit vorgebrachten Bedenken gegen eine Antiöstrogenbehandlung bei diesem zeitlichen und quantitativen Dosierungsschema relevant sind, muss diskutiert werden, ist jedoch insgesamt eher unwahrscheinlich.

Obwohl im angloamerikanischen Sprachraum abgelehnt, ist durch ausreichend große und gut angelegte Studien die Wirksamkeit ▶ **diätetischer Umstellungen** bzw. die Effektivität der Zufuhr höher ungesättigter Fettsäuren beim PMS glaubwürdig nachgewiesen. Durch Fettreduktion der Nahrung um über 15% und eine entsprechende Erhöhung der Kohlehydrate ist eine signifikante Besserung der Mastodynie, der Ödem- und der Migränesymptomatik erreicht worden. Durch mehrfach ungesättigte Fettsäuren als zusätzliche Nahrungsanteile können Depression und Verhaltensstörungen signifikant verbessert werden. Der Nachteil dieser zusätzlichen Zufuhr mehrfach ungesättigter Fettsäuren ist jedoch, dass kein sofort einsetzender Effekt zu erwarten ist.

Literatur

1. Lumsden MA (1985) **Dysmenorrhea.** In: Baird DT, Michie EA (eds) Mechanism of menstrual bleeding. Raven Press, New York

Weitere Literatur bei den Verfassern

M. Ziegert · H. Alexander · Universitätsfrauenklinik Leipzig

Hyperprolaktinämie

Ursachen, Symptome, Therapiemöglichkeiten und Therapienotwendigkeiten

Prolaktinsekretion und -regulation

Prolaktin (PRL) ist ein Proteohormon der Hypophyse. Mit einem Molekulagewicht (MG) von 23 Kilodalton (kD) besteht es aus 199 Aminosäuren und weist strukturelle Ähnlichkeiten mit dem Wachstumshormon sowie dem Plazentalaktogen auf. Es wird von den laktotrophen Zellen des Hypophasenvorderlappens (HVL) pulsatil freigesetzt.

Seine Halbwertszeit im Serum beträgt 15 min. Für das Prolaktin besteht eine zirkadiane Rhythmik mit erhöhten Werten in der Nacht und geringeren Tagesspiegeln. Der Prolaktinspiegel verändert sich im Zyklusverlauf, wobei eine enge Beziehung zum Östradiolspiegel besteht. So steigt er in der Follikelphase bis zum präovulatorischen Peak an und verbleibt danach in der Lutealphase auf einem plateauartigen Niveau.

Neben dem ▶ **biologisch aktiven 23-kD-Prolaktin**, das ca. 75% des zirkulierenden Prolaktins ausmacht, lassen sich weitere molekulare Formen abgrenzen. Dazu gehören die glykolisierte (25 kD) oder phosphorisierte (23 kD) Form mit nur ca. 50% Bioaktivität vom originären Prolaktin, dimere (30 kD) und polymere (130–150 kD) Formen mit nur geringer Bioaktivität sowie Prolaktinspaltprodukte (8–16 kD). Seine Regulation erfolgt über den Hypothalamus. Während die anderen HVL-Hormone durch Releasingfaktoren freigesetzt werden, besteht für die Prolaktinsekretion eine tonische hypothalamische Hemmung. Ein Wegfall dieser Inhibition führt zwangsläufig zu einer vermehrten Prolaktinfreisetzung.

Da bisher kein eigentlicher ▶ **Prolactin-inhibiting-factor (PIF)** entdeckt worden ist, scheint der physiologische Prolactin-inhibiting-factor das hypothalamische Dopamin zu sein. Dopamin wird von dopaminergen Neuronen des Hypothalamus über das Pfortadersystem zum HVL gegeben, um dort über Dopaminrezeptoren seine inhibitorische Wirkung zu entfalten. Drei Dopaminrezeptoren sind bisher bekannt. Die Hemmung der Prolaktinsekretion wird hauptsächlich über die D2-Rezeptoren gesteuert. Neben der Inhibition der Prolaktinsekretion gibt es auch eine Reihe von ▶ **Prolactin-Releasing-Faktoren (PRF)**, die zu einer aktiven Prolaktinfreisetzung führen. Dazu gehören Serotonin, 5-Hydroxy-Tryptophan, Thyreotropin-Releasing-Hormon, vasoaktives intestinales Peptid, Angiotensin II und Estradiol.

Dr. M. Ziegert
Abteilung für Humane Reproduktion und Endokrinologie, Universitätsfrauenklinik Leipzig,
Philipp-Rosenthal-Straße 55, 04103 Leipzig

Prolaktin (PRL) ist ein Proteohormon der Hypophyse.

▶ Biologisch aktives 23-kD-Prolaktin

Die Regulation des PRL erfolgt über den Hypothalamus.

▶ Prolactin-inhibiting-factor (PIF) = Dopamin

▶ Prolactin-Releasing-Faktoren (PRF)

Das Prolaktin besitzt bei den Wirbeltieren vielfältige Funktionen und Wirkungen. Beim Mensch ist es hauptsächlich für das Fortpflanzungsgeschehen und die Laktation verantwortlich [1, 2, 3, 4, 5, 6, 7, 8].

Hyperprolaktinämie

Die Hyperprolaktinämie stellt neben der Hyperandrogenämie die häufigste Störung der hypothalamisch-hypophysär-ovariellen Achse dar. Sie wird verursacht durch eine vermehrte Prolaktinsekretion der laktotrophen Zellen des HVL und liegt per definitionem vor, wenn die Serumwerte je nach Untersuchungsmethode von 500–650 µU/ml (entsprechend ca. 22–28 ng/ml; Umrechnungsfaktor 23,08) überschritten werden. Eine Hyperprolaktinämie kann zu Zyklusstörungen, Galaktorrhoe und Sterilität führen. Bei der Diagnostik der ungewollten Kinderlosigkeit werden in ca. 30–40% endokrine Störungen festgestellt, von denen wiederum ca. 10–15% auf eine Hyperprolaktinämie zurückzuführen sind. Je nachdem, ob ätiologisch organische oder funktionelle Ursachen gefunden werden, spricht man von einer organischen oder funktionellen Hyperprolaktinämie.

Eine sog. ▶ **Begleithyperprolaktinämie** mit zumeist nur mäßig erhöhten Prolaktinspiegeln liegt vor, wenn durch eine Kompression des Hypophysenstiels der hypothalamohypophysäre Kreislauf mit der Dopaminhemmung unterbrochen ist. Bei einer manifesten Hyperprolaktinämie muss ab Prolaktinwerten von 2000 µU/ml mit einem prolaktinproduzierenden Hypophysenadenom, d. h. mit einem Prolaktinom gerechnet werden.

Ätiologie der Hyperprolaktinämie

Die Hyperprolaktinämie ist ein Symptom, dem verschiedene Ursachen (Tabelle 1) zugrunde liegen können, die bei der Diagnostik einer Hyperprolaktinämie berücksichtigt werden müssen. Wir unterscheiden ▶ **6 ätiologische Formen**:
- physiologische Hyperprolaktinämie (z. B. Schwangerschaft, Laktation),
- medikamentöse (iatrogene) Hyperprolaktinämie (z. B. Dopaminagonisten, Neuroleptika),
- hypothalamische Hyperprolaktinämie (durch Kompression des Hypophysenstiels),
- Mikro- oder Makroadenom des Hypophysenvorderlappen,
- Funktionelle Hyperprolaktinämie (z. B. bei körperlichem oder seelischem Stress, chronischer Irritation der Mamillen),
- Hyperprolaktinämie durch ektope Prolaktinsekretion.

Physiologische Hyperprolaktinämie

Prolaktin ist ein ▶ **Stresshormon**. Physische oder psychische Stresssituationen (wie Arztbesuche, Blutentnahmen, Prüfungen, Konfliktsituationen etc.) können bei stresssensiblen Personen zu einer reversiblen, funktionellen Hyperprolaktinämie führen,

---

> Bei Serumwerten >500–650 µU/ml (>22–28 ng/ml) spricht man von Hyperprolaktinämie.
>
> Hyperprolaktinämie ist in 10–15% Ursache für Sterilität.
>
> ▶ Begleithyperprolaktinämie
>
> Prolaktinwerte >2000 µU/ml sprechen für ein prolaktinproduzierendes Hypophysenadenom.
>
> ▶ 6 ätiologische Formen
>
> ▶ Stresshormon

Tabelle 1
Ursachen erhöhter Prolaktinspiegel

Physiologisch	Medikamentös	Pathologisch
Physischer oder psychischer Stress	Neuroleptika	Hypothalamus-Tumoren
Nahrungsaufnahme	Antidepressiva	Läsionen am Hypophysenstiel
Nächtlicher Anstieg	bestimmte Antihypertensiva	Enzephalitis, Meningitis
Koitus	Antiemetika	Sarkoidose
Corpus-luteum-Phase	Antihistaminika	Prolaktinome
Schwangerschaft	Opiate	primäre Hypothyreose
Wochenbett (bis 4 Wochen pp)	bestimmte Magen-Darm-Medikamente	Niereninsuffizienz
Stillen	Östrogene	Ektope Prolaktinproduktion

die hauptsächlich durch eine Erhöhung prolaktinfreisetzender Faktoren oder eine Verringerung des hemmenden Dopamintonus oder eine Erhöhung des endogenen Opiattonus verursacht werden.

Bekannt ist, dass Nahrungsaufnahme, Koitus, Schlaf und Mamillenstimulationen erhöhte Prolaktinspiegel auslösen. Letztere führen in Kombination mit körperlichem Stress nicht selten z. B. bei Ausdauerläuferinnen zu erhöhtem Prolaktinspiegel.

Physiologisch erhöhte Prolaktinspiegel bestehen während der Schwangerschaft und Stillzeit. Prolaktin bewirkt während der Schwangerschaft synergistisch mit anderen Hormonen das Brustdrüsenwachstum und ist in der Stillzeit für die Laktation verantwortlich.

> In Schwangerschaft und Stillzeit bestehen physiologisch erhöhte Prolaktinspiegel.

Die erhöhten Östrogenspiegel in der Schwangerschaft führen zu einer Hypertrophie und Hyperplasie der laktotrophen Zellen des Hypophysenvorderlappens. Die Hypophyse vergrößert sich dabei um das 2–3fache. Östradiol stimuliert die Ausschüttung der Prolaktindepots und die Synthese im Hypophysenvorderlappen, zusätzlich bewirkt es auf hypothalamischer Ebene eine Hemmung der Dopaminsekretion.

> Östradiol stimuliert die Ausschüttung und Synthese von Prolaktin.

In der Stillzeit wird durch den Saugreiz an der Mamille neben der Oxytocinfreisetzung auch die Prolaktinfreisetzung induziert. Das Prolaktin im Wochenbett hat eine höhere Halbwertzeit, sodass auch geringe Prolaktinspitzen die Laktation aufrecht erhalten und fördern können.

Medikamentöse (iatrogene) Hyperprolaktinämie

Zahlreiche Medikamente können über dopaminantagonistische Nebeneffekte eine Hyperprolaktinämie hervorrufen. Nach Absetzen oder Wechsel des Medikamentes normalisieren sich die Prolaktinspiegel zumeist sehr schnell.

> Medikamentenanamnese nicht vergessen!

Bei der Anamnese ist daher auf die Einnahme von Pharmaka zu achten, die eine Hyperprolaktinämie auslösen könnten, zu nennen wären dabei folgende Medikamentengruppen: Neuroleptika, Antidepressiva, Antihypertensiva, Opiate, Magen-Darm-Medikamente und Estrogene.

Hypothalamische Hyperprolaktinämie

Entzündliche oder tumoröse Erkrankungen im hypothalamo-hypophysären Übergangsbereich können zur ▶ **Unterbrechung der Dopaminhibition** führen. Dabei sind die Serum-Prolaktin-Spiegel meist nur leicht erhöht.

> ▶ Unterbrechung der Dopaminhibition

Zu diesen Erkrankungen und Störungen gehören:
- die Dystrophia adiposogenitalis (Morbus Fröhlich),
- hypothalamische Tumoren mit Begleithyperprolaktinämie (Kraniopharyngeom, Astrozytom, Meningeom),
- Läsion im Bereich der medianen Eminenz und des Hypophysenstiels,
- postpartale hypothalamische Läsion,
- Hypophysentumoren mit autonomer Prolaktinsekretion und zusätzlich gestörter hypothalamisch-hypophysärer Achse,
- Enzephalitis, basale Meningitis, Sarkoidose, AV-Shunts und Aneurysmen.

Prolaktinom

Etwa 15% aller intrakraniellen Tumoren sind Hypophysenadenome. Ca. 70% der Hypophysentumore sind endokrin aktiv. Der häufigste Hypophysentumor der Frau in der Geschlechtsreife ist das Prolaktinom. Meistens besteht eine Proportionalität zwischen der Höhe der Serumprolaktinwerte und der Adenomgröße. Dies ist aber nicht generell der Fall, da auch gering erhöhte Prolaktinserumspiegel durch zystische Prolaktinome bedingt sein können. Wir sprechen bei einer Adenomgröße bis zu 1 cm von einem ▶ **Mikroprolaktinom** und ab einer Größe von 1 cm von einem ▶ **Makroprolaktinom**.

> ▶ Mikroprolaktinom (<1 cm)
> ▶ Makroprolaktinom (>1 cm)

Grundsätzlich können alle hypothalamischen und hypophysären Tumoren bei entsprechender Größe und Lage durch Kompression des hypophysären Pfortaderkreislaufs zu einer Störung der dopaminergen Inhibition der laktotrophen Zellen führen und somit eine sog. Begleithyperprolaktinämie auslösen.

Die histopathologische Einteilung der Adenome nach deren Färbeverhalten (chromophob, eosinophil, basophil) wird heute nicht mehr angewandt, da sie nur selten eine Aussage über die Art der hormonellen Aktivität gibt. Tumoren mit STH-Synthese zeigen mitunter eine zusätzliche Prolaktinsynthese, während ACTH-produzierende Tumoren nur sehr selten Prolaktin bilden.

Sekundär funktionelle Hyperprolaktinämie als Folge einer Erkrankung

> T_3-Mangel kann eine TRH-induzierte Hyperprolaktinämie verursachen.

Das Thyreotropin-Releasing-Hormon (TRH) stimuliert als hypothalamisches Polypeptid neben der Freisetzung von Thyreotropin (TSH) auch die Prolaktinsekretion. Trijodthyronin (T_3) besitzt eine hemmende Wirkung auf die TRH-Rezeptoren, sodass ein T_3-Mangel eine TRH-induzierte Hyperprolaktinämie verursachen kann. Deshalb ist bei einer schweren primären Hypothyreose neben einer Erhöhung der TSH-Spiegel häufig auch ein Anstieg der Prolaktinwerte zu verzeichnen.

Ebenso wird bei fortgeschrittenen Nierenerkrankungen (präterminale oder terminale Niereninsuffizienz) aus oft ungeklärter Ursache eine Hyperprolaktinämie beobachtet. Des Weiteren wird bei einigen Patientinnen mit PCO-Syndrom eine Hyperprolaktinämie diagnostiziert. Eine Hyperprolaktinämie kann über eine erhöhte DHEA- und DHEAS-Ausschüttung zu Androgenisierungserscheinungen führen.

Hyperprolaktinämie bei ektoper Prolaktinsekretion

Darunter wird eine extrahypophysäre, autonome Prolaktinsynthese und -freisetzung verstanden, wie sie in seltenen Fällen bei Patientinnen mit einem Hypernephrom oder Bronchialkarzinom zu finden ist.

Symptome der Hyperprolaktinämie

> ▶ Amenorrhoe
> ▶ Galaktorrhoe

Die typische Symptomatik (Tabelle 2) einer ausgeprägten Hyperprolaktinämie ist durch das Auftreten einer primären oder sekundären ▶ **Amenorrhoe** und ▶ **Galaktorrhoe** gekennzeichnet. Deshalb wurde früher von einem Amenorrhoe-Galaktorrhoe-Syndrom gesprochen. Neben der Amenorrhoe können in Abhängigkeit von Höhe und Persistenz der Prolaktinspiegel leichtere Zyklusstörungen wie Corpus-luteum-Insuffizienz, Anovulation und Oligomenorrhoe auftreten. Neben den Zyklusstörungen ist eine bestehende oder anamnestische Galaktorrhoe häufig mit einer Hyperprolaktinämie assoziiert. Unter der Galaktorrhoe versteht man die Milchabsonderung aus der Brust außerhalb der Laktationsperiode. Bei stark erhöhtem Prolaktinspiegel ist das Sekret meist milchig, bei einer leichten Hyperprolaktinämie grünlich-wäßrig. Im Vergleich zu anderen Absonderungen aus der Brustdrüse ist das Sekret bei der Galaktorrhoe fetthaltig, was sich gut in einem Abstrich erkennen lässt.

> Bei 75% der Frauen mit Amenorrhoe und Galaktorrhoe ist eine Hyperprolaktinämie nachzuweisen.

Bei ca. 75% der Frauen mit einer Amenorrhoe und Galaktorrhoe lässt sich eine Hyperprolaktinämie nachweisen. Von diesen Patientinnen mit stark erhöhten Prolak-

Tabelle 2
Beziehung zwischen Symptom und endokrin-metaboler Ursache

Symptome einer Hyperprolaktinämie	Endokrine Effekte der Hyperprolaktinämie
Primäre oder sekundäre Amenorrhoe	Hypothalamus – GnRH erniedrigt
Oligomenorrhoe	Hypophysenvorderlappen – FSH und LH erniedrigt
Galaktorrhoe	Ovar – Steroidbiosynthese erniedrigt
Libidomangel	Brustdrüse – Mammogenese, Laktogenese
Anovulation	NNR – DHEAS erhöht
Androgenisierungserscheinungen	Androstendion erhöht
Sterilität	Leber – SHGB erniedrigt
Kopfschmerzen	
Bitemporale Gesichtsfeldeinschränkung	

▶ **Libidostörungen**

Erhöhte Prolaktinspiegel führen zu einer verminderten FSH- und LH-Ausschüttung.

▶ **Zeichen einer zerebralen Raumforderung**

▶ **Chiasma-Syndrom**

▶ **Androgenisierungserscheinungen**

Zirkadiane Rhythmik bei der Blutentnahme beachten!

▶ **Hormonuntersuchung**

tinwerten werden häufig ▶ **Libidostörungen** angegeben. Prolaktin gilt bei den Mammaliern im weitesten Sinne als Brutpflegehormon. Dies beinhaltet bei erhöhten Prolaktinspiegeln das verminderte Interesse an sexueller Aktivität. Bei 3–5% der Patientinnen mit Galaktorrhoe wird eine Hypothyreose gefunden. Zyklusgestörte Frauen weisen mit 10–15% neben einer Hyperprolaktinämie eine Hypothyreose auf.

Die pathophysiologische Ursache für die Zyklusstörungen ist in der Wirkung der Hyperprolaktinämie auf den Hypothalamus zu sehen. Die erhöhten Prolaktinspiegel induzieren regulativ eine vermehrte dopaminerge Sekretion, die die Pulsfrequenz und Pulsamplitude der GnRH-Sekretion verringert, sodass eine verminderte FSH- und LH-Ausschüttung resultiert. Einer Anovulation liegt somit ein fehlender LH-Peak zugrunde, zugleich verursacht ein niedriges FSH in der Follikelphase eine unzureichende Follikulogenese.

Eine Hyperprolaktinämie bewirkt am Ovar selbst eine Suppression der Aromatase in den Granulosazellen, eine Abnahme der Granulosazellproliferation sowie eine Differenzierungstörung der Granulosaluteinzellen. Die Hyperprolaktinämie führt somit zu einem Hypoöstrogenismus. Langjährig hyperprolaktinämische Frauen mit einer Amenorrhoe haben eine verminderte Knochendichte, die nicht allein durch die erniedrigten Östrogenspiegel bedingt sind. Es scheint, dass das Prolaktin am Knochen eine resorptive Wirkung entfaltet, aus der heraus sich bereits unabhängig von der Zyklusstörung eine Behandlungsnotwendigkeit ergibt.

Neben den hormonell verursachten Zyklusstörungen sind die zusätzlich und mitunter unabhängig vom Prolaktinwert auftretenden ▶ **Zeichen einer zerebralen Raumforderung** v. a. bei Makroprolaktinomen zu beachten. Kopfschmerz, Sehstörungen mit Punkten und Farbringen bis hin zu bitemporalen Gesichtsfeldausfällen sind durch Kompressionszeichen im Bereich des Chiasma opticum bedingt (▶ **Chiasma-Syndrom**). Sie sollten Anlass für eine umgehende interdisziplinäre Diagnostik und Therapie sein.

Bei Adoleszenten sind Prolaktinome selten. Sie fallen jedoch frühzeitig durch Wachstums- und Pubertätsstörungen auf. ▶ **Androgenisierungserscheinungen** bei Hyperprolaktinämien sind die Folge einer erhöhten Freisetzung von Androgenvorstufen wie DHEA und DHEAS aus der Nebennierenrinde, die durch die begleitende Hypogonadotropinämie noch verstärkt wird. Die kürzlich in der Nebennierenrinde gefundenen Prolaktinrezeptoren lassen eine direkte Wirkung auf die Steroidbiosynthese des Organs vermuten. Gelegentlich werden bei Frauen mit einem PCO-Syndrom erhöhte Serumprolaktinspiegel gefunden, die möglicherweise die Folge erhöhter Estradiolspiegel im Serum sind.

Ein prämenstruelles Syndrom oder eine Mastodynie sowie eine in der Basaltemperaturkurve erkennbare verlängerte Follikelphase (>16 Tage) können ebenfalls Hinweiszeichen auf eine latente Hyperprolaktinämie sein. Im Gegensatz zur Hyperprolaktinämie treten bei einer Hypoprolaktinämie keine klinischen Symptome auf.

Diagnostik

Die Hyperprolaktinämie ist keine Erkrankung, sondern ein Symptom. Ziel der Diagnostik muss es sein, die Ursache für die gestörte Prolaktinsekretion herauszufinden. Dabei gilt es abzugrenzen, ob es sich um eine medikamentöse, funktionelle oder organische Ätiologie handelt. Besonders sollte beim ersten Gespräch eine gründliche Medikamentenanamnese erhoben werden.

Bei der Blutabnahme für die Hormonuntersuchungen muss berücksichtigt werden, dass das Prolaktin ein Stresshormon ist und eine zirkadiane Rhythmik aufweist. Die Blutentnahme sollte deshalb morgens zwischen 8–10 Uhr bei nüchterner Patientin nach einer kurzen Ruhephase von ca. 20 min erfolgen. Dabei sollte die Patientin sich in der Follikelphase befinden. Bei stresssensiblen Patientinnen wird empfohlen, die Abnahmen von 3 Blutproben in 10-minütigen Abständen zu poolen. Bei der ▶ **Hormonuntersuchung** sollten neben Prolaktinbestimmung folgende Hormone mitbestimmt werden: FSH, LH, Östradiol, Progesteron (in der 2. Zyklushälfte), TSH, fT_3, fT_4, DHEAS, SHGB.

Bei Prolaktinwerten im Serum ab 2000 µU/ml kann es sich um ein Mikroprolaktinom handeln, während bei Werten ab 4000 µU/ml ein Makroprolaktinom anzunehmen ist.

▶ **Radiologische Diagnostik**

▶ **Magnetresonanztomographie (MRT)**

▶ **Computertomogramm (CT)**

▶ **Ophthalmologische Diagnostik**

Die Therapie richtet sich nach Ursache, Höhe des Prolaktinspiegels, evtl. Tumorausdehnung sowie daraus resultierenden Kompressionssymptomen.

Gering erhöhte Prolaktinspiegel sollten zunächst kontrolliert werden.

Eine medikamentöse Therapie muss unter regelmäßiger Kontrolle meist über Monate oder Jahre durchgeführt werden.

▶ **Prolaktinhemmer**

Zur ätiologischen Abklärung, ob es sich bei der manifesten Hyperprolaktinämie um eine funktionelle oder organische (hypothalamisch oder hypophysär gelegene) Ursache handelt, sind verschiedene Funktionstests wie der TRH- bzw. Metoclopramid-Stimulationstest erarbeitet worden. Sie sind jedoch aufgrund ihrer mangelhaften Aussagekraft in der Praxis verlassen worden.

Die Notwendigkeit einer ▶ **radiologischen Diagnostik** ergibt sich in Abhängigkeit von der klinischen Symptomatik und von der Höhe der Prolaktinwerte. Prolaktinspiegel ab 1000–2000 µU/ml sollten zwingend eine radiologische Diagnostik nach sich ziehen, ebenso klinische Kompressionszeichen unabhängig von der Höhe des Serumprolaktins.

Zur sicheren Beurteilung der perihypophysären Strukturen wird heute primär die ▶ **Magnetresonanztomographie (MRT)** der Hypophyse mit Gadolinium eingesetzt. Es ermöglicht die Darstellung eines organischen Prozesses der Hypophyse bzw. des hypothalamohypophysären Bereichs, z. B. Makro- bzw. Mikroprolaktinom. Aber auch mit dem ▶ **Computertomogramm (CT)** der Hypophyse sind zuverlässige Aussagen möglich. Röntgenaufnahmen der Sella turcica, in 2 Ebenen, die eine Vergrößerung oder Deformation der Kortikalis der Sella turcica erfassen und somit Rückschluss auf eine hypophysäre Raumforderungen geben, sind heute zugunsten der aussagekräftigeren MRT-Untersuchung verlassen worden.

Zusätzlich sollte bei Vorliegen eines Makroadenoms oder eines anderen Tumorprozesses im hypothalamohypophysären Bereich eine ▶ **ophthalmologische Diagnostik** mit Bestimmung von Visus, Gesichtsfeld und dem Ausschluss einer Stauungspapille durchgeführt werden.

Eine Hyperprolaktinämie kann ein Zeichen einer hypophysären Erkrankung sein, die noch andere Hormonachsen alteriert. Dies ist besonders bei Prolaktinomen zu verzeichnen. Aus diesem Grund empfiehlt sich bei Prolaktinwerten von 1000–2000 µU/ml, die Patientin vom internistischen Endokrinologen untersuchen zu lassen.

Therapie

Die Therapie der Hyperprolaktinämie richtet sich nach der Ursache, der Höhe des Prolaktinwerts und bei bestehenden Prolaktinomen nach deren Ausdehnung sowie den daraus resultierenden Kompressionssymptomen. Sie muss mitunter im Konsil zwischen Gynäkologen, Neurochirurgen und internistischen Endokrinologen festgelegt werden.

Bei einer medikamentös verursachten Hyperprolaktinämie kann ein Absetzen bzw. eine Umstellung von Medikamenten bereits zur Normalisierung der Prolaktinspiegel in ein bis zwei Wochen führen. Dies gilt auch für den Abbau von Stressfaktoren.

Gering erhöhte Prolaktinspiegel sollten zunächst nur laborchemisch kontrolliert und nicht sofort medikamentös behandelt werden.

Eine Indikation zur medikamentösen Therapie sind in erster Linie funktionelle Hyperprolaktinämien sowie prolaktinsezernierende Tumoren und/oder Begleithyperprolaktinämien bei zerebralen Prozessen. Die medikamentöse Therapie kommt auch als Vor- und Nachbehandlung bei neurochirurgischer Primärbehandlung sehr großer prolaktinproduzierender Tumoren mit Adenomresten zum Einsatz. Auch beim akuten Chiasmasyndrom wird heute nicht mehr operiert, sondern eine hochdosierte intravenöse Therapie mit Dopaminagonisten durchgeführt und der Effekt innerhalb der ersten 12–24 h abgewartet.

Die Therapie mit Dopaminagonisten muss unter 1/4- bis 1/2-jährlicher Kontrolle zumeist über Monate oder gar Jahre bis zur Normalisierung der Prolaktinspiegel durchgeführt werden, bei Prolaktinomen meist bis zur Menopause, bei Makroprolaktinomen lebenslänglich.

Für die Behandlung einer Hyperprolaktinämie werden entsprechend des hypothalamisch-hypophysären Wirkprinzips Dopaminagonisten aber auch bei leichten Hyperprolaktinämien Serotoninantagonisten eingesetzt. Zu den angewandten ▶ **Prolaktinhemmern** gehören: Bromocriptin (Pravidel®), Lisurid (Dopergin®), Liserdol (Methergin®), Quinagolid (Norprolac®) und Cabergolin (Dostinex®), (Tabelle 3).

Auf Grund häufiger Nebenwirkungen der Dopaminagonisten (Übelkeit, Erbrechen, orthostatische Beschwerden mit Schwindelgefühl) sollte die Behandlung ein-

Tabelle 3
Prolaktinhemmer zur Behandlung der Hyperprolaktinämie

Wirkstoff		Dosierung pro Einnahme-intervall [mg]	Einnahmeintervall	Bemerkungen
Bromocriptin	Pravidel Kirim Bromocriptin Bromocel	1,25–30	1- bis 3-mal 1/Tag	Dopaminagonist, Gut 25-jährige Erfahrung mit Wirkstoff, keine Teratogenität beobachtet, deshalb evtl. Gabe während einer Gravidität möglich
Lisurid	Dopergin	0,2–2,6	2- bis 3-mal 1/Tag	Dopaminagonist, Alternative zu Bromocritpin
Metergolin	Liserdol	4–16	3-mal 1/Tag	Dopaminagonist und partieller Serotonin-Antagonist; nur bei mäßig ausgeprägter Hyperprolaktinämie indiziert
Quinagolid	Norprolac	0,075–0,75	1-mal 1/Tag	Dopaminagonist der "2. Generation" mit Depotwirkung
Cabergolin	Dostinex	0,25–1,0	2- bis 4-mal/Woche	Dopaminagonist der "2. Generation" mit Depotwirkung

Übelkeit, Erbrechen und Schwindel sind häufige Nebenwirkungen der Dopaminagonisten.

schleichend begonnen werden und die Einnahme mit der Nahrungsaufnahme erfolgen. Es wird empfohlen, die erste Tablette abends einzunehmen, damit evtl. Nebenwirkungen verschlafen werden und sich die Patientin langsam an die Medikation gewöhnt. Wegen der geringeren Nebenwirkungen und ihrer depotartigen Wirkung werden in den letzten Jahren vermehrt Cabergolin (Dostinex) und Quinagolid (Norprolac) eingesetzt.

Eine Übertherapie mit Prolaktinhemmern muss nicht befürchtet werden, da bisher keine klinischen Störungen durch eine Hypoprolaktinämie bekannt sind. Bei nicht vorhandenem Kinderwunsch muss die Patientin vor Beginn der medikamentösen Therapie ▶ **kontrazeptiv beraten** werden, da es durch die Normalisierung des Prolaktinspiegels zu unerwünschten Konzeptionen kommen kann. Orale Kontrazeptiva sollten dabei wegen des bestehenden positiven Feedback zwischen Östradiol und Prolaktin nur in Ausnahmefällen angewandt werden. Die Einlage eines IUD oder Insertion von Implanon® wären Alternativen.

▶ **Kontrazeptive Beratung**

Die neurochirurgische Behandlung (transsphenoidale oder transfrontale Adenomektomie) eines Hypophysenadenoms mit Hyperprolaktinämie soll nur bei nicht erfolgreicher medikamentöser Therapie in Betracht gezogen werden: Für eine operative Therapie bestehen folgende ▶ **Indikationen**:

▶ **Indikationen für operative Therapie**

- Makroprolaktinome, die trotz medikamentöser Therapie weiter expandieren und über die Sella-Eingangsebene reichen,
- Tumore, die supra- und/oder paraselläres Wachstum mit und ohne Begleithyperprolaktinämie zeigen.

Bei sehr starken Kompressionszeichen schnelle operative Entlastung des Chiasma opticums, um irreversible Optikusschädigungen zu verhindern.

Sind klinische Kompressionszeichen vorhanden, die sich im CT oder MRT verifizieren lassen, reicht die medikamentöse Therapie nicht immer aus. Bei sehr starken Kompressionszeichen muss eine schnelle entlastende operative Therapie für das Chiasma opticum erfolgen, um irreversible Optikusschädigungen zu verhindern, falls die kurzzeitige hochdosierte parenterale Gabe von Dopaminagonisten ohne Erfolg geblieben ist. In diesen Fällen ist die zeitliche Latenz der medikamentösen Therapie zu lang. Die medikamentöse Therapie bis zum chirurgischen Eingriff sollte bei Prolaktinomen mit Kompressionszeichen primär trotzdem erfolgen. In einigen Fällen konnten Volumenabnahmen mit klinischer Besserung innerhalb von 24 h festgestellt werden.

Ebenso kommt die operative Therapie bei nichthormonproduzierenden und medikamentös daher nicht beeinflussbaren Hypoysentumoren zum Einsatz. Dabei ist die medikamentöse Therapie einer durch das umliegende gesunde HVL-Gewebe verursachten Begleithyperprolaktinämie keine kausale Therapie. Aus diesem Grunde sollte auch bei Prolaktinnormalisierung eine radiologische Kontrolldiagnostik erfolgen, um die Tumorgröße zu kontrollieren, da nichtsezernierende Tumoren weiterhin persistieren bzw. sich vergrößern können. Andererseits korreliert bei sezernierenden Tumoren der Prolaktinabfall gut mit der Größenabnahme des Prolaktinoms.

Ziel der medikamentösen Behandlung ist die Absenkung des Prolaktinwertes. Danach normalisiert sich der gestörte Zyklusablauf schnell. Es treten wieder rasch Ovulationen auf, die zu spontanen Schwangerschaften führen können. Dabei kann bei Kinderwunsch bereits die erste Ovulation aus einer Amenorrhoephase heraus zur Konzeption führen. Bei ausbleibender Konzeption kann die medikamentöse Therapie mit einer Stimulationsbehandlung kombiniert werden. Eine Clomifen- oder Gonadotropingabe zur bereits laufenden antiprolaktinämischen Behandlung führt meist zur erwünschten Schwangerschaft. Bei Behandlungsresistenz mit erhöhten Prolaktinwerten oder starker Unverträglichkeit der oralen Dopaminagonisten kann die gonadotrope Achse durch eine Therapie mit der GnRH-Pumpe aktiviert werden.

> Nach Absenkung des Prolaktinwerts normalisiert sich der gestörte Zyklusablauf schnell.

Ist eine Schwangerschaft eingetreten, so sollte die medikamentöse Therapie unterbrochen werden, da über die Teratogenität der genannten Substanzen keine ausreichenden Erfahrungen bestehen. Zusätzlich ist bekannt, dass Dopaminagonisten plazentagängig sind und somit auch auf den Feten wirken. Es existieren keine Erfahrungen über die Dopaminwirkung im sich entwickelnden fetalen Gehirn.

> Bei eingetretener Schwangerschaft sollte die medikamentöse Therapie unterbrochen werden.

Jede schwangere Prolaktinompatientin muss sorgfältig überwacht werden. Durch die unterschiedliche Östrogensensibilität des Prolaktinomgewebes ist die Prognose des Prolaktinoms ungewiss. Aber auch bei funktionellen Hyperprolaktinämien muss die Schwangerschaft sorgfältig kontrolliert werden, um eine zerebrale Komplikation ausschließen zu können. Durch eine symptomfreie Mikroeinblutung mit Infarzierung des prolaktinsezernierenden Gewebes können exzessiv erhöhte Prolaktinwerte während der Schwangerschaft und im Wochenbett plötzlich abfallen. Nach der Geburt sinken durch Wegfall der plazentaren Östrogene die Prolaktinspiegel ab und erreichen nicht selten auch bei zuvor hyperprolaktinämischen Frauen nach ca. 4 Wochen postpartal wieder Normwerte.

Dopaminagonisten werden postpartum zum Abstillen aus mütterlicher Indikation (wie z. B. HIV, Hepatitis C, schwere Allgemeinerkrankungen der Mutter) oder aus fetaler Indikation (Spätabort, Totgeburt) eingesetzt. Für die Therapie des Abstillens hat sich eine einmalige Gabe von Cabergolin (Dostinex 2 Drg.) bewährt. Soll lediglich ein partielles Abstillen erreicht werden (Mastitis), so ist die Gabe von Bromocriptin (Pravidel 3-mal 1 Tbl. (a 2,5 mg)) indiziert. Diese Medikation kann auch bei überschießender Laktation angezeigt sein.

> Dopaminagonisten werden postpartum zum Abstillen eingesetzt.

Tritt nach Behandlung einer hyperprolaktinämischen Sterilität eine Schwangerschaft auf, so muss die Patientin weiter unter endokrinologischer Kontrolle bleiben, da während der Schwangerschaft durch physiologisch ansteigende Östrogene die Prolaktinspiegel exzessiv ansteigen können. Selten kommt es zum Wachstum eines bisher nicht diagnostizierten Mikroprolaktinoms. Durch eine weiterführende oder erneute Gabe von Prolaktinhemmern kann der Patientin die transsphenoidale Operation erspart werden. Für diese Behandlung sollte Bromocriptin verwendet werden, da hierbei keine Schädigung der Kinder nachgewiesen werden konnte (s. Tabelle 3). Prolaktinombedingte Komplikationen mit exzessivem Tumorwachstum und ausgeprägten Kompressionszeichen bis hin zur plötzlichen Erblindung treten nur sehr selten auf.

> Eine Schwangerschaft nach hyperprolaktinämischen Sterilität sollte endokrinologisch kontrolliert werden.

Eine ▶ **Adenomektomie** in der Schwangerschaft stellt eine Notfalloperation bei starken Kompressionszeichen dar. Sie sollte bei regelmäßiger Kontrolle im Schwangerschaftsverlauf möglichst vermieden werden, da die Hypophyse in dieser Zeit stark vaskularisiert ist und die Gefahr einer postoperativen Einblutung mit konsekutiver Hypophyseninsuffizienz besteht. Bei bereits fortgeschrittenem Gestationsalter ist die Beendigung der Schwangerschaft per Sectio caesarea zu erwägen, da sich post partum die Kompressionszeichen zumeist schnell bessern.

▶ **Adenomektomie**

Die ▶ **Strahlentherapie der Hypophyse** kann als Schädelbestrahlung mit einer Herddosis von 4500 R oder durch transsphenoidale Implantation von Yttrium 90 in den Hypophysentumor erfolgen. Die Strahlentherapie sollte nur bei großen, nicht mehr chirurgisch behandelbaren und medikamentös refraktären Hypophysentumoren oder bei großen Resttumor nach chirurgischer Intervention als Ultima ratio angewandt werden.

▶ **Strahlentherapie der Hypophyse**

Literatur

1. Bohnet HG (1995) Hyperprolaktinämie, Klinik der Geburtshilfe und Frauenheilkunde, Bd 1. In: Wulff KH, Schmidt-Matthiesen H, Schneider HPG (Hrsg) Endokrinologie und Reproduktionsmedizin, Bd 1. Urban & Schwarzenberg, München
2. Bühler K, Druckmann R (1997) Aktuelle Diagnostik und Therapie bei Störungen der Prolaktinsekretion. Media Bibliothek, SMV, Gräfelfing
3. Göretzlehner G, Lauritzen C (2000) Praktische Hormontherapie in der Gynäkologie. Walter de Gruyter, Berlin New York
4. Leidenberger FA (1992) Klinische Endokrinologie für Frauenärzte. Springer, Berlin Heidelberg New York Tokio
5. Rjosk H-K (1994) Sterilität durch Hyperprolaktinämie. Klinik, Endokrine Befunde, Therapie. Urban & Schwarzenberg, München
6. Yen SSC, Jaffe RB (1999) Prolactin in human reproduction. Reproductive endocrinology: physiology, pathophysiology, and clinical management. Saunders, Philadelphia, pp 257–283
7. Deutsche Gesellschaft für Endokrinologie (1993) (Hrsg) Rationelle Diagnostik in der Endokrinologie. Thieme, Stuttgart New York
8. Deutsche Gesellschaft für Endokrinologie (1997) (Hrsg) Rationelle Therapie in der Endokrinologie. Thieme, Stuttgart New York

J.M.Weiss · R.Felberbaum · M.Ludwig · K.Diedrich
Klinik für Frauenheilkunde und Geburtshilfe, Medizinische Universität Lübeck

Behandlung der gestörten Ovarfunktion

Ovarielle Stimulation und Substitution

Physiologie der Ovarfunktion

Follikulogenese und Dynamik des Follikelwachstums

Im 4. Fetalmonat beginnt die Bildung von Eizellen im menschlichen Ovar. Bei der Geburt enthält das menschliche Ovar 300.000–400.000 Follikel. Durch Atresie oder Ovulation dezimiert sich diese Population bis zur Menopause auf 100–1000 [1, 2, 4, 5].

Mechanismen des Follikelwachstums

Die Mechanismen, die das Follikelwachstum initiieren, sind unklar. Eine Hypothese geht davon aus, dass eine Reduktion des Gesamtpools an Follikeln den verbleibenden Pool durch lokale und systemische Faktoren zu einer verstärkten Wachstumsrate anregt. So ist beim Menschen beispielsweise die Reduktionsrate des Follikelpools ab dem 38. Lebensjahr erhöht. Das heißt, je weniger Follikel verbleiben, desto schneller werden sie aufgebraucht. Die ▶ **Phasen des Follikelwachstums** sind in einzelne Abschnitte unterteilt:

▶ die Ruhephase,
▶ die Vorwachstumsphase (Follikel werden für Gonadotropine ansprechbar), und
▶ die Wachstumsphase (ist streng gonadotropinabhängig und mündet entweder in der Ovulation oder der Atresie).

Morphologisch gesehen kommt es bei der Ovulation zu einem Abbau der Follikelwand, die beim Menschen 36–42 h dauert. Die Wand besteht aus vier Kollagenschichten. In die Proteolyse des Follikels sind Plasminogenaktivatoren und Metalloproteinasen involviert. Aber nicht nur die Auflösung der Follikelwand, sondern auch die aktive Propulsion der Eizelle und der Granulosazellen durch Erhöhung des intrafollikulären Druckes ist nötig. Dies wird durch verstärkte Gefäßpermeabilität und erhöhten Blutfluss bewirkt. Bradykinin und NO sind u. a. dafür verantwortlich.

Ablauf der Follikelreifung

Die Anzahl der Follikel, die in die Wachstumsphase eintreten, wird von auto-, para- und endokrinen Faktoren beeinflusst. Während lokale Faktoren das Follikelwachstum

▶ **Phasen des Follikelwachstums**

In der späteren Reifungsphase spielen Gonadotropine die entscheidende Rolle.

Dr. J.M.Weiss
Klinik für Frauenheilkunde und Geburtshilfe, Medizinische Universität Lübeck,
Ratzeburger Allee 160, 23562 Lübeck, E-mail: jmweiss1@hotmail.com

in der Frühphase der Follikulogenese bestimmen, spielen in der späteren Reifungsphase die Gonadotropine die entscheidende Rolle. Ein Schlüssel für die Follikulogenese ist demnach die die Ansprechbarkeit auf Gonadotropine. Voraussetzung dafür ist die Ausbildung von ▶ **FSH-Rezeptoren**, die durch Aktivin indiziert werden. FSH und auch Östradiol induzieren wiederum den LH-Rezeptor, der in undifferenzierten Granulosazellen von Primärfollikeln noch nicht nachweisbar ist. Erst durch den LH-Rezeptor kann der Follikel auf die steigende Konzentration von LH mit einer gesteigerten Steroidbiosynthese, Ovulation und Luteinisierung reagieren.

Die Zwei-Zell-Zwei-Hormontheorie

LH und FSH haben in der Steuerung der Follikulogenese unterschiedliche Funktionen. ▶ **Thekazellen** besitzen LH-Rezeptoren und bilden unter dem Einfluss des LH Androgene wie Androstendion und Testosteron. ▶ **Granulosazellen**, die hauptsächlich FSH-Rezeptoren ausgebildet haben, aromatisieren aus den androgenen Vorstufen Östrogene. Zwischen diesen beiden Zelltypen findet also ein Transfer statt.

Die Steroide, die vom heranreifenden Follikel produziert werden, wirken nicht nur als endokrine Mediatoren hauptsächlich auf den Reproduktionstrakt, sondern auch autoparakrin im Ovar selbst. Vor allem Progesteron scheint eine lokale Rolle bei der Ovulation und der Luteinisierung zu haben. Progesteron-Rezeptoren sind von der Luteinisierung abhängig und in luteinisierten Granulosazellen nachweisbar.

▶ **Insulin-like-growth-factor-I (IGF-I)** scheint die Wirkung von FSH in den Granulosazellen zu verstärken und könnte so mitbestimmen, welcher Follikel selektiert wird. Dabei ist v. a. das bioaktive, nicht an Insulin-growth-factor-binding-protein (IGFBP) gebundene IGF-I entscheidend. Die sich FSH-abhängig differenzierenden Granulosazellen bilden IGF-Rezeptoren aus. Weiterhin scheint IGF-I die Apoptose von Follikeln zu unterdrücken, wohingegen IGFBP sie fördern. Über 99% aller Follikel werden atretisch. Apoptose, eine regulierte Form des Zelltodes, scheint hierfür verantwortlich zu sein. Bei der hormonellen Regulation der Apoptose ist der wichtigste Schutzfaktor das FSH. In frühen antralen Follikeln wird die Apoptose durch FSH im Vergleich zu anderen Hormonen wie LH und Wachstumsfaktoren maximal gehemmt.

Zu Beginn eines regelrechten Menstruationszyklus ist der später dominant werdende Follikel zwischen 2 und 5 mm groß. In einer Woche wächst er auf ca. 10 mm heran und beginnt Östrogen zu sezernieren. Am Ende der 2. Zykluswoche ist der Östrogenspiegel mit 150–500 pg/ml Serum hoch genug, um über einen positiven Feedbackmechanismus den LH-Peak zur Induktion der Ovulation auszulösen. Maximal 24 h nach dem LH-Anstieg kommt es zum Eisprung bei einer Follikelgröße um 20 mm. Neben Östrogenen bildet der heranreifende Follikel Androgene.

Stunden vor der Ovulation setzt bereits die Progesteronsynthese ein. Progesteron ist für die Ovulation wesentlich. Wenn Progesteron experimentell entzogen wird, so bleibt die Ovulation aus. Nur nach Zugabe von Progesteron, nicht aber von Androgenen, kann die Ovulationsinhibition wieder aufgehoben werden. Auch Progesteronrezeptorblocker verhindern im Tierexperiment die Ovulation. Die Cyclooxygenase spielt ebenfalls eine wichtige Rolle in der Ovulation. LH induziert die Cyclooxygenase-2. Eine Inhibition der Cyclooxygenase beispielsweise durch Indometacin hemmt die Ovulation. Daher wird den Prostaglandinen eine mediierende Rolle bei der Ovulation zugesprochen. Nach dem Eisprung wandelt sich der Follikel zum Corpus luteum um, das in hohem Maße Progesteron sezerniert. Wenn keine Schwangerschaft eintritt, kommt es 14 Tage danach aufgrund von Apoptose und Involution zur Regression des Corpus luteum. Der Progesteronspiegel fällt, eine Hormonentzugsblutung setzt ein. Ein neuer Zyklus kann beginnen.

Pathophysiologie

Einteilung

WHO-Klassifikation

Die WHO hat 1976 die Störungen der Ovarfunktionen in 7 Gruppen eingeteilt, die diagnostischen und therapeutischen Wert haben (Abb. 1).

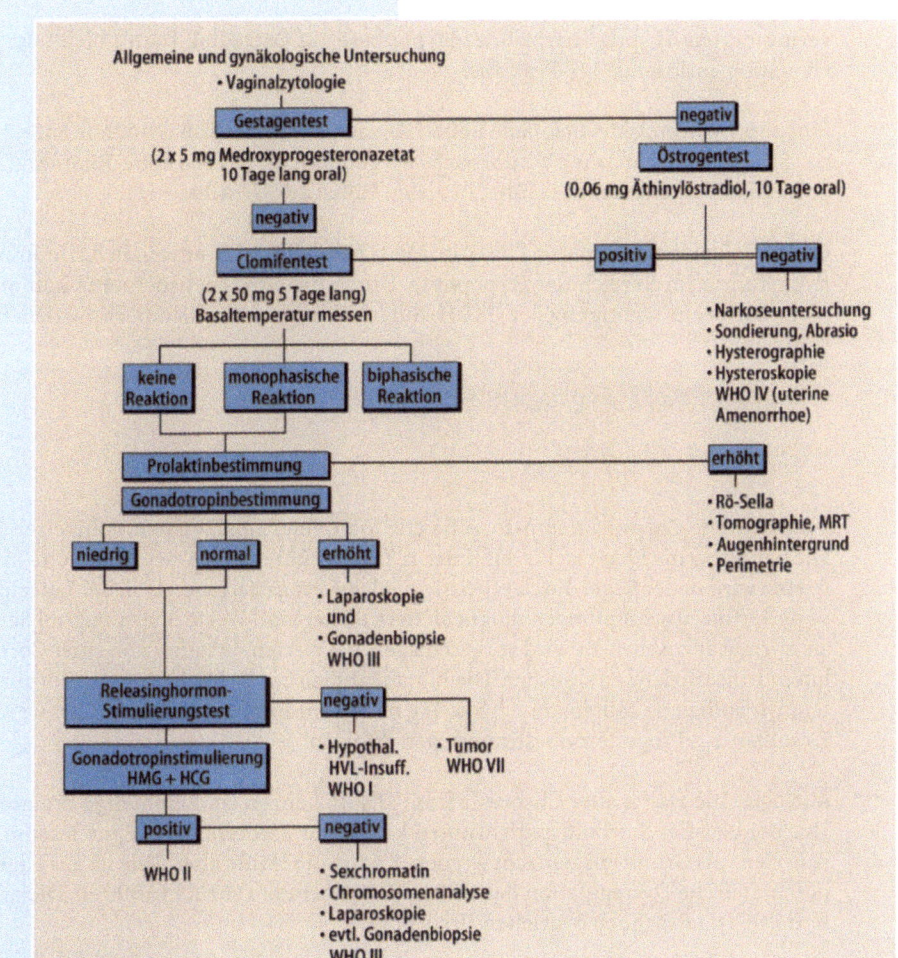

Abb. 1 ◀
Schema des diagnostischen Vorgehens bei Amenorrhoe [3]

▶ **Gestagentest negativ**

▶ **Gestörte/unzureichende GnRH-Sekretion**

▶ **Asherman-Syndrom**

Gruppe 1: Hypogonadotrop mit normalem Prolaktin. Es kommt aufgrund des Ausfalls der hypothalamisch-hypophysären Steuerung zu einer Amenorrhoe. Ein Tumor im Bereich des Hypothalamus oder der Hypophyse muss durch radiologische Diagnostik ausgeschlossen werden. Die endogene Östrogenproduktion wird nicht stimuliert, der ▶ Gestagentest ist deshalb negativ. Typische Krankheitsbilder dieser Gruppe sind die idiopathische Pubertas tarda, das Kallmann-Syndrom oder die Anorexia nervosa.

Gruppe 2: Normogonadotrop mit normalem Prolaktin. Die unten beschriebene Corpus-luteum-Insuffizienz wird zu dieser Gruppe (2a) gerechnet. Die andere Untergruppe (2b) stellen Patientinnen mit primärer oder sekundärer Amenorrhoe dar. Eine der Ursachen der in dieser Gruppe zu findenden ▶ gestörten oder unzureichenden GnRH-Sekretion kann die Hyperandrogenämie sein, die z. B. auf dem Syndrom der polyzystischen Ovarien (PCOS) oder dem adrenogenitalen Syndrom (AGS) basiert. Die endogene Östrogenproduktion ist erhalten.

Gruppe 3: Hypergonadotrop mit normalem Prolaktin. Bei einem primären oder sekundären Ausfall der Ovarialfunktion kommt es zu erhöhten FSH-Werten, da die Hypophyse das nicht reagierende Ovar in hohem Maß zu stimulieren versucht und Feed-back-Mechanismen entkoppelt sind.

Gruppe 4: Fehlbildungen des Genitaltraktes. Die primäre oder sekundäre Amenorrhoe dieser Patientinnen ist auf eine primäre oder erworbene morphologische Störung zurückzuführen, wie z.B. eine fehlende Uterusanlage bei Mayer-Rokitansky-Küster-Hauser-Syndrom als Beispiel einer primären Störung oder eine uterine Amenorrhoe (▶ **Asherman-Syndrom**), z. B. infolge eines intrauterinen Eingriffs.

Gruppe 5: Hyperprolaktinämie mit Tumor. Die Hyperprolaktinämie, bedingt durch Mikro- oder Makroprolaktinome, führt zu einer Hemmung der LH-Pulse und zu einer verminderten Ansprechbarkeit der Hypophyse auf Östradiol. Damit bleibt der die Ovulation auslösende LH-Peak aus.

Gruppe 6: Hyperprolaktinämie ohne Tumor. Formen der Hyperprolaktinämie außerhalb der Schwangerschaft ohne Tumornachweis gehören in diese Gruppe. Eine sorgfältige Medikamentenanamnese führt in vielen Fällen zur Ursache.

Gruppe 7: Tumor mit normalem Prolaktin. Meist handelt es sich um einen hormoninaktiven Tumor im Bereich der Hypophyse. Durch die Größenausdehnung kommt es meist zur Beeinträchtigung der GnRH-Ausschüttung mit konsekutiver ovarieller Insuffizienz.

Spezielle Formen der gestörten Ovarialfunktion

Corpus-luteum-Insuffizienz

Diagnose. Die Corpus-luteum-Insuffizienz folgt einer inadäquaten Follikelreifung. Die hypertherme Phase ist bis auf unter 11 Tage verkürzt. Eine Corpus-luteum-Insuffizienz wird in der Regel durch repetitiv niedrige Progesteronwerte in der Lutealphase und frühzeitige Blutungen diagnostiziert. Sicher sind Werte über 10 ng/ml Serum als normal anzusehen. Es wird vorgeschlagen, bei Werten <8 ng/ml von einer Corpus-luteum-Insuffizienz zu sprechen. Die Blutabnahmen zur Verifizierung der Corpus-luteum-Insuffizienz sollten am 7. bis 9. Tag nach dem Eisprung durchgeführt werden. Es sollten 2–3 Progesteronbestimmungen erfolgen.

> Bei Progesteronwerten <8 ng/ml in der Lutealphase liegt eine Corpus-luteum-Insuffizienz vor.

Ätiologie. Die Hälfte aller Corpus-luteum-Insuffizienzen sind einmalige Ereignisse. Nur bei 5% aller Sterilitätspatientinnen kann eine wiederholte Corpus-luteum-Insuffizienz als Grund ausgemacht werden. Knapp die Hälfte aller Fälle ist auf eine hypothalamische Dysregulation des GnRH-Pulsgenerators zurückzuführen. Die andere Hälfte ist tatsächlich ovariellen Ursprungs.

Primäre Ovarialinsuffizienz

Fehlende oder rudimentär angelegte, ▶ **hypoplastische Ovarien** sind der Grund für eine primäre Ovarialinsuffizienz. Keimzellen fehlen. Die Organe des Genitaltraktes bleiben ohne Intervention unterentwickelt und die Geschlechtsreife tritt nicht ein.

▶ **Hypoplastische Ovarien**

Reine Gonadendysgenesie

Die reine XX-Gonadendysgenesie ist durch allenfalls kleine Ovarien oder bindegewebig umgebaute Keimleisten bei normalem weiblichen Chromosomensatz gekennzeichnet. Davon abzugrenzen ist die XY-Gonadendysgenesie, z. B. als Folge eines Androgenrezeptordefektes. Bei weiblichem Phänotypus resultiert eine ▶ **hypergonadotrope Amenorrhoe** bei ungestörtem Längenwachstum. Die Bestimmung der Gonadotropinwerte ermöglicht den Ausschluss der Differentialdiagnosen Pubertas tarda und hypophysärer Kleinwuchs, die beide mit erniedrigten Gonadotropinspiegeln einhergehen.

▶ **Hypergonadotrope Amenorrhoe**
Primäre Amenorrhoe mit Kleinwüchsigkeit.

Ullrich-Turner-Syndrom

Beim Ullrich-Turner-Syndrom liegt eine gonosomale Monosomie 45 X0 vor. Charakteristisch ist eine primäre Amenorrhoe mit Kleinwüchsigkeit. Fakultativ finden sich folgende Befunde: Pterygium colli, tiefer Nackenansatz, Cubitus valgus. Die Ovarien sind oft nur als bindegewebige Stränge angelegt, die als Streak-Gonaden bezeichnet werden. Bei Mosaikformen (46 XX/45 X0) ist die Ausprägung meist schwächer, und es wird von einer gemischten Gonadendysgenesie gesprochen. Bei Turner-Mosaik sind ovulatorische Zyklen und Schwangerschaften beschrieben.

Premature ovarian failure (POF)

> Verlust oder Einschränkung der Ovarialfunktion vor dem 40. Lebensjahr.

Der "premature ovarian failure" (POF), die vorzeitige hypergonadotrope Ovarialinsuffizienz, ist definiert als Verlust oder Einschränkung der Ovarialfunktion vor dem 40. Lebensjahr. Meist werden zur Diagnosestellung 2 konsekutive FSH-Werte über 40 mIE/ml Serum herangezogen. Diagnostisch wegweisend sind neben den postmenopausalen Gonadotropinspiegeln basale Östradiolwerte. Klinisch kommt es zur Amenorrhoe, 1% aller Frauen sind von einem POF betroffen. Dennoch kann es bei POF-Syndrom in bis zu 50% zu intermittierenden Phasen eines normalen Zyklusgeschehens kommen. Auch Schwangerschaften können noch mit einer Chance von 5–10% eintreten. Das POF-Syndrom ist deshalb vom wirklichen Climacterium praecox abzugrenzen.

> Gravidität in 5–10%.

Ätiologie. Eine genetische Ätiologie kann angenommen werden bei Familien mit 2 oder mehr betroffenen Frauen. Die Störung scheint auf dem X-Chromosom zu liegen, neueste Studien fanden eine Deletion einer Xq-Region. Weiterhin werden Störungen des Immunsystems für das POF verantwortlich gemacht. Auch ein in Finnland endemisch beschriebener FSH-Rezeptordefekt kann ein POF auslösen.

Therapie. In prospektiven kontrollierten Studien konnte keine Therapie erarbeitet werden, die die Fertilität wiederherstellen könnte. Die hormonelle Stimulation in verschiedenen Behandlungsprotokollen führt nicht zu einer Steigerung der Ovulationsrate im Vergleich zu unbehandelten Frauen mit POF.

Eine Eizellspende, in USA und Großbritannien zugelassen, in Deutschland jedoch verboten, ist eine therapeutische Option für Patientinnen mit Kinderwunsch. Eine Synchronisation der Zyklen von Spenderin und Patientin ist Voraussetzung.

Grundlage der Therapie ist deshalb zumeist die ▶ **frühzeitige hormonelle Substitution**, um z. B. die Gefahren einer abnehmenden Knochendichte abzuwenden. Frauen mit POF sollten auch in Hinblick auf andere Autoimmunerkrankungen wie Autoimmunerkrankungen der Schilddrüse, adrenale Insuffizienz und Diabetes mellitus untersucht werden.

▶ **Frühzeitige hormonelle Substitution**

Syndrom der polyzystischen Ovarien (PCOS)

Diagnose. Ein Hauptdiagnosekriterium des Syndroms der polyzystischen Ovarien (PCOS) ist die gestörte Ovarialfunktion. Neben einer Oligoamenorrhoe mit Anovulationen findet sich häufig eine Hyperandrogenämie nicht adrenaler Genese. Weitere typische Kennzeichen sind eine gestörte Gonadotropinsekretion mit einer Verschiebung des LH/FSH-Quotienten zugunsten eines tonisch erhöhten LH, Insulinresistenz mit konsekutiver Hyperinsulinämie, Adipositas bei ca. 50% der Patientinnen und das sonomorphologische Bild polyzystischer Ovarien. Die Pathophysiologie des PCOS, das eine der häufigsten Endokrinopathien der Frau mit der Prävalenz von 1–8% darstellt, ist immer noch ungeklärt (Abb. 2). Die Östrogensekretion ist meistens ungestört.

> Das PCOS (Prävalenz 1–8%) ist eine der häufigsten Endokrinopathien der Frau.

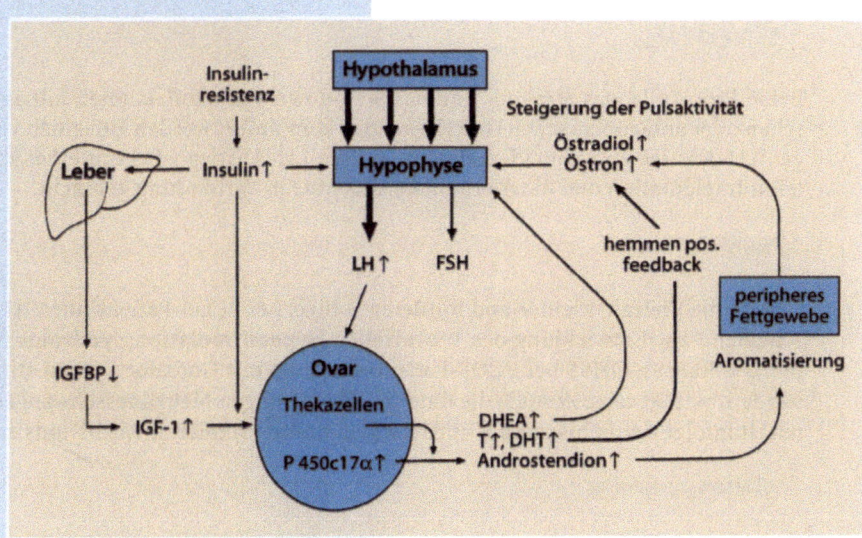

Abb. 2 ◀
Pathophysiologie des PCOS [3]

Hormonelle Therapie bei gestörter Ovarfunktion

Clomifen-Therapie

Bei Kinderwunsch ist die Stimulation mit Clomifen die Therapie der ersten Wahl bei Corpus-luteum-Insuffizienz, verschiedenen Formen der Hyperandrogenämie und dem PCO-Syndrom. Vor der Clomifen-Therapie sollte bei Oligomenorrhoe eine Abbruchblutung mit Gestagenen induziert werden. Die Therapie wird mit 25–100 mg Clomifen/Tag über 5 Tage beginnend am Tag 3–5 durchgeführt. Ca. 35% der Patientinnen ovulieren auf Clomifen nicht und werden dann als sog. ▶ **non-responder** bezeichnet. 75% der Schwangerschaften treten in den ersten 3 Behandlungszyklen ein. Die Schwangerschaftsrate pro Zyklus beträgt je nach Indikation und Alter maximal 20%.

▶ Ca. 35% non-responder

Niedrigdosierte Gonadotropinstimulation im Step-up-Protokoll

Bei Frauen mit Kinderwunsch, die nicht auf Clomifen reagieren, empfiehlt sich in einem 2. Schritt eine stufenweise niedrigdosierte Stimulation mit Gonadotropinen (FSH, HMG) in einem so genannten Low-dose-step-up-Protokoll. Das therapeutische Ziel ist, die Gonadotropine so zu dosieren, dass möglichst ein ▶ **monofolliluläres Wachstum** resultiert. Begonnen wird zumeist am Tag 3 eines spontanen oder mit Gestagenen induzierten Zyklus mit 50 oder 75 I.E. Gonadotropin. Zumindest bei PCOS-Patientinnen wird aufgrund der chronisch endogenen LH-Hypersekretion meist rekombinantes FSH dem HMG vorgezogen. Eine durch FSH-Stimulation mögliche Korrektur der endogen erhöhten LH-Spiegel soll sich günstig auf Fehlgeburten und Implantationsstörungen auswirken. Die Dosierung wird in langsamen Schritten, z. B. alle 10 Tage, in Abhängigkeit von Zyklusmonitoring mit Ultraschall und Bestimmung der Östradiolwerte um jeweils 1 Amp. gesteigert. Auf diese Weise wird das durch die hohe Zahl kleiner, antraler Follikel bei Patientinnen mit PCOS gesteigerte Risiko eines ovariellen Überstimulationssyndroms mit erhöhtem Mehrlingsrisiko gering gehalten.

▶ Monofolliluläres Wachstum

Niedrigdosierte Gonadotropinstimulation im Step-down-Protokoll

Einen anderen Ansatz verfolgt das Step-down-Protokoll. Es wurde unter der Vorstellung entwickelt, dass eine gewisse Menge an Gonadotropinen nötig ist, um die Kohorte der Follikel dazu anzuregen, in den Zyklus der Rekrutierung und der Selektion einzutreten. Danach kann zur weiteren Reifung des dominanten ovulationsfähigen Follikels eine geringere Menge an Gonadotropinen ausreichen. So soll die physiologische Situation mit einer Abnahme der FSH-Spiegel präovulatorisch nachgeahmt werden. Es ist allerdings schwierig, den exakten Zeitpunkt der Reduktion der Gonadotropindosis festzulegen und somit das Fenster für die Rekrutierung von weiteren Follikeln nicht lange offen zu lassen.

Nachahmung der physiologische Situation mit einer präovulatorischen Abnahme der FSH-Spiegels.

GnRH-Analoga

Beide Protokolle, das Step-up- und das Step-down-Protokoll, können mit agonistischen oder antagonistischen GnRH-Analoga kombiniert werden, um einen vorzeitigen LH-Anstieg zu vermeiden. Ein vorzeitiger LH-Anstieg wird mit einer schlechteren Implantation und einer erhöhten Abortrate in Verbindung gebracht.

Komplikationen

Gerade die Vielzahl kleiner und mittlerer Follikel bei PCOS-Patientinnen trägt entscheidend zur Entwicklung des ▶ **ovariellen Hyperstimulationssyndroms (OHSS)** bei. Die Rate an OHSS bei PCOS-Patientinnen, die mit Gonadotropinen stimuliert werden, beträgt ca. 10%. Auch die Rate an höhergradigen Mehrlingsschwangerschaften ist infolge des in bis zu 50% auftretenden multifollikulären Wachstums erhöht.

▶ Ovarielles Hyperstimulationssyndrom (OHSS)

Ovulationsauslösung

Die Ovulation wird bei allen genannten Schemata mit 5–10.000 I.E. HCG ausgelöst, wenn wenigstens ein Follikel eine Größe von 18 mm (Gonadotropine) oder mehr als 20 mm (Clomifen) erreicht hat.

Östrogen-Gestagen-Substitutionstherapie

Bei einem Ausbleiben der ovariellen Östrogensekretion, z. B. bei hypergonadotroper Ovarialinsuffizienz oder hypothalamischer Störung, kommt es zu typischen ▶ **Folgen des Östrogenmangels** wie klimakterischen Beschwerden oder abnehmender Knochendichte mit entsprechender Frakturgefahr und möglicherweise zu einer Reihe von späteren Schäden wie Herz-Kreislauf-Erkrankungen und Hirnleistungsstörungen. Eine Substitution mit Östrogenen und Gestagenen ist daher indiziert. Eine alleinige Östrogentherapie ist bei Frauen mit erhaltener Gebärmutter wegen des deutlich erhöhten Risikos, an einem Endometriumkarzinom zu erkranken, allerdings kontraindiziert. Östrogene und Gestagene können zyklisch oder in kombinierter Form verabreicht werden.

Östrogene können außer in Tablettenform auch transdermal als Gel oder Pflaster appliziert werden, Gestagene werden oral oder in Kombination mit Östrogenen transdermal angewendet.

Risiken

Als Hauptrisiko der Hormonsubstitution gilt bei Langzeiteinnahme eine Erhöhung des Brustkrebsrisikos. Nach Daten der "Collaborative Group on Hormone Factors in Breast Cancer" finden sich nach 5 Jahren HRT-Einnahme pro 1000 Frauen 2 zusätzliche Neuerkrankungen an Mammakarzinom. Das relative Risiko (RR) für die Neuerkrankung an Mammakarzinom beträgt nach 5 Jahren Hormonersatztherapie 1,35. Andere Risiken der Hormonsubstitution scheinen eine Erhöhung des Risikos für thromboembolische Komplikationen zu sein.

Patientinnen der "Women's Health Initiative" wurden im April 2000 darüber informiert, dass in den ersten 2 Einnahmejahren dieses Risiko zunimmt, wohingegen es sich bei einer länger als 2 Jahre dauernden Einnahme wieder normalisiert. Eine ähnliche Tendenz zeigte die HERS-Studie, in der Patientinnen, die bereits an einer koronaren Herzerkrankung litten, im Sinne einer sekundären Prävention mit Östrogenen therapiert wurden. In dieser Studie traten im ersten Jahr vermehrt Herz-Kreislauf-Komplikationen auf, die sich später wieder dem Risiko der Placebogruppe anglichen. Patientinnen, die eine hormonelle Substitution erhalten, müssen offen über diese Risiken aufgeklärt werden. Ein genaues Monitoring während der Einnahmezeit sollte neben der ▶ **gynäkologischen Untersuchung** ein ▶ **Brustkrebsscreening** und ggf. eine Untersuchung des Gerinnungsstatus umfassen. Bei der Entscheidung über den Einsatz einer Hormonsubstitution sollte allerdings bei der Risiko-Nutzen-Analyse nicht außer Acht gelassen werden, dass die Patientinnen mit vorzeitiger Ovarialinsuffizienz in jungen Jahren unter einem enormen Leidensdruck stehen und ihnen eine hormonelle Substitution auch wegen mangelnder Alternativen nicht versagt werden kann.

Androgensubstitution

Nur ein Teil der Androgene wird im Ovar gebildet, der andere Teil ist adrenalen Ursprungs. Nach einer beidseitigen Ovarektomie fallen die Testosteron- und Androgenspiegel um die Hälfte. Außerdem senkt eine Östrogentherapie, beispielsweise im Rahmen einer hormonellen Substitution, durch eine Erhöhung des ▶ **Sexualhormon-bindenden Globulins (SHBG)** die Testosteronspiegel. Androgene stellen extragonadal eine wichtige Quelle für die Östrogenproduktion dar. Auch dafür sind ausreichende Androgenspiegel erforderlich. Eine verminderte Libido und Störungen der Sexualität scheinen gut auf Testosteron anzusprechen, wenn die zirkulierenden Androgenspiegel tatsächlich erniedrigt sind. Sollten andere Faktoren ursächlich für die sexuelle Dysfunktion sein, so scheint die Gabe von Testosteron nicht hilfreich.

Eine weitere Indikation für die Ergänzung der Östrogen-Gestagen-Therapie durch Androgene ist die Vermeidung des Knochenschwundes bei POF-Patientinnen. 2/3 der Frauen mit POF erleiden unter einer Östrogen-Gestagentherapie einen signi-

---

▶ Folgen des Östrogenmangels

Hauptgefahr der langfristigen Hormonsubstitution ist ein erhöhtes Brustkrebsrisiko.

▶ Gynäkologische Untersuchung
▶ Brustkrebsscreening

▶ Sexualhormon-bindendes Globulin (SHBG)

Bei 2/3 der Frauen mit POF kommt es unter Östrogen-Gestagentherapie zu signifikantem Knochendichteverlust.

fikanten Knochendichteverlust bis hin zu Werten, die mit vermehrten Hüftfrakturen einhergehen.

Applikationsformen

Darreichungsformen für eine Testosteronsubstitution sind Methyltestosteron, das oral gegeben werden kann, sowie ▶ **subkutane Testosteronimplantate**. Das 50-mg-Implantat, das unter die Bauchdecke gepflanzt wird, ist für 3–6 Monate aktiv und scheint nicht zu virilisierenden Nebenwirkungen zu führen. Der Wirkungseintritt in Bezug auf eine Verbesserung der Libido dauert etwa 10 Tage. Einen schnelleren Wirkungseintritt von 2–3 Tagen erzielt man mit intramuskulär zu verabreichenden Testosteronestern. Auch hier ist eine Dosierung von 50 mg meist ausreichend.

Auch für diese Behandlungsoption stehen zwischenzeitlich transdermale Systeme zur Verfügung. Der Einsatz von ▶ **Testosteronpflastern** bei Frauen wird derzeit in klinischen Studien geprüft. Neben den bekannten Vorteilen dieser Darreichungsform, wie Vermeidung der Magenpassage, kommt es bei manchen Frauen zu Hautirritationen. Andere Frauen wiederum bevorzugen eine weniger stigmatisierende Applikationsform.

Risiken

Absolute Kontraindikation für eine Androgentherapie sind androgenabhängige Tumoren, Schwangerschaft und Laktation. Relative Kontraindikationen sind Androgenisierungserscheinungen wie Akne, Hirsutismus und Alopezie, die andererseits Nebenwirkungen dieser Therapie sind. Andere Nebenwirkungen sind Effekte auf die Lipide. Einige der positiven Östrogeneffekte auf den Lipidstoffwechsel könnten aufgehoben werden. Beispielsweise wird das HDL-Cholesterin reduziert. Bei einer parenteralen Darreichung des Testosterons scheinen die Effekte auf den Lipidstoffwechsel geringer zu sein. Es wird aus epidemiologischen Studien nicht klar, welche Effekte Androgene auf das Brustkrebsrisiko haben.

Der genaue Stellenwert der Androgensubstitution ist demnach derzeit noch nicht definiert.

Literatur

1. Adashi, Rock, Rosenwaks (1995) Reproductive endocrinology, surgery and technology, Vol 1, 2, Lippincott-Raven, Philadelphia
2. Diedrich K (1998) Weibliche Sterilität. Ursachen, Diagnostik und Therapie. Springer, Berlin Heidelberg New York Tokio
3. Diedrich K (2000) Gynäkologie und Geburtshilfe, Springer, Berlin Heidelberg New York Tokio
4. Leidenberger FA (1992) Klinische Endokrinologie für Frauenärzte. Springer, Berlin Heidelberg New York Tokio
5. Runnebaum B, Rabe T (1994) Gynäkologische Endokrinologie und Fortpflanzungsmedizin, Bd 1, 2. Springer, Berlin Heidelberg New York Tokio

C. Keck · D. Denschlag · Universitäts-Frauenklinik Freiburg

Andrologische Diagnostik bei unerfülltem Kinderwunsch

In Mitteleuropa sind etwa 10–15% aller Paare ungewollt kinderlos. Eine Analyse der Ursachen der Infertilität zeigt, dass in ca. 40% der Fälle auf weiblicher Seite, in ca. 40% auf männlicher Seite, und bei den verbleibenden 20% bei beiden Partnern Infertilitätsfaktoren nachweisbar sind [7].

Die differentialdiagnostische Abklärung der Ursachen für die vorliegende Fertilitätsstörung bildet die Basis des therapeutischen Vorgehens. Hierzu gehören auf Seiten des Mannes sowohl eine exakte Anamneseerhebung, als auch die allgemeine körperliche bzw. die genitale Untersuchung. Der Ejakulatanalyse kommt in diesem Zusammenhang eine Schlüsselrolle zu. Die Ejakulatanalyse dient sowohl der Abschätzung des natürlichen Fertilitätspotentials, als auch der Einschätzung der Wahrscheinlichkeit, durch die Anwendung assistierter reproduktionsmedizinischer Verfahren eine Schwangerschaft herbeizuführen. Um die Inter- und Intraobservervariabilität bei der Ejakulatanalytik zu reduzieren, wurden in den letzten Jahren computergestützte Systeme entwickelt.

Im Folgenden sollen die wichtigsten Parameter der andrologischen Diagnostik vor Einleitung reproduktionsmedizinischer Verfahren kritisch diskutiert werden.

Anamneseerhebung

Schon aus der exakten Erhebung der Anamnese lassen sich oftmals Hinweise auf die bei dem Patienten vorliegende Störung ableiten [1]. So können Angaben über den Fertilitätsstatus der Eltern bzw. Geschwister im Rahmen der Familienanamnese Hinweise auf genetisch bedingte Störungen der Fertilität liefern.

Die Eigenanamnese des Patienten sollte sowohl Fragen nach Erkrankungen im Kindesalter, als auch aktuell bestehende allgemeine Erkrankungen des Patienten beinhalten. So kann z. B. eine ▶**Mumpserkrankung**, die in ca. 1% durch eine Orchitis kompliziert wird, zu einer Beeinträchtigung der Hodenfunktion führen. Ebenso können auffällige Häufungen bestimmter Erkrankungen differentialdiagnostisch wegweisend sein. So stellen rezidivierende bronchopulmonale Affektionen bzw. Entzündungen der Nasennebenhöhlen Hinweise auf Erkrankungen dar, die mit Infertilität assoziiert sind, wie z. B. die zystische Fibrose oder das Kartagener-Syndrom.

▶ Mumpserkrankung: Beeinträchtigung der Hodenfunktion

Dr. C. Keck
Reproduktionsmedizin, Universitäts-Frauenklinik Hebammenschule,
Hugstetter Straße 55, 79106 Freiburg, E-Mail: ckeck@frk.ukl.uni-freiburg.de

Wichtig sind Informationen über Pubertät und Deszensusstörungen.

Von besonderer Bedeutung sind sowohl Informationen über den Eintritt und Verlauf der Pubertät, als auch über Deszensusstörungen und den Zeitpunkt bzw. die Art ihrer Behandlung (medikamentös mit hCG bzw. GnRH vs. operative Orchidopexie).

Auch operative Eingriffe außerhalb des Genitalbereichs können zu einer Beeinträchtigung der Hodenfunktion führen, wie z. B. eine Herniotomie bzw. ein Eingriff im Bereich der Hypophyse, der durch eine konsekutive hypogonadotrope Störung als potenzielle Ursache der Fertilitätsstörung in Frage kommt. Weiterhin spielen anamnestische Angaben über Infektionen im Bereich der ableitenden Harn-Samen-Wege bzw. nach venerischen Erkrankungen eine wichtige Rolle.

▶ Androgenmangel

Eine besondere Form der Fertilitätsstörung auf endokrinologischer Ebene stellt der ▶ Androgenmangel dar, der sich oftmals zunächst durch Allgemeinsymptome wie Antriebsschwäche, Müdigkeit, Libidoverlust oder Erektionsstörungen bemerkbar macht. Diese Symptome des Hypogonadismus sollten gezielt von dem Patienten erfragt werden. Ebenso sollten allgemein bekannte Risikofaktoren nicht außer acht gelassen werden, wie z.B. Nikotingenuss bzw. die Möglichkeit einer Schädigung der Gonaden durch Medikamente (z. B. Chemotherapeutika).

Im Rahmen der Paaranamnese sollte erfragt werden, seit wann das Paar „aktiven Kinderwunsch" hat bzw. seit wann kontrazeptive Maßnahmen abgesetzt wurden. Auch die Frage nach der Koitus-Frequenz bzw. nach Problemen beim Geschlechtsverkehr (erektile Dysfunktion, Ejakulationsinsuffizienz, Vaginismus, Dyspareunie) sollten offen angesprochen werden.

Körperliche Untersuchung

Allgemein körperliche Untersuchung

Durch die sorgfältige körperliche Untersuchung können z. T. die anamnestisch erhobenen Daten objektiviert werden bzw. es lassen sich Hinweise auf Allgemeinerkrankungen oder Stoffwechselstörungen gewinnen [2].

▶ Hypogonadismus

Besteht der Verdacht auf das Vorliegen eines ▶ Hypogonadismus, so ist nach Hinweisen für einen Androgenmangel zu suchen. Hierbei sollte man beachten, dass sich dieser, je nach Manifestationsalter, sehr unterschiedlich äußern kann:

Die Symptome des präpuberalen (primären) Hypogonadismus bzw. des postpuberalen (sekundären) Hypogonadismus sind in Tabelle 1 synoptisch gegenübergestellt. Insgesamt sind die klinischen Zeichen des postpuberalen Hypogonadismus vergleichsweise geringer ausgeprägt, als die Symptome des präpuberalen Hypogonadismus.

Tabelle 1
Klinik des primären und sekundären Hypogonadismus. (Nach Keck et al. 1997)

Organ	Präpuberal	Postpuberal
Knochen	Eunuchoider Hochwuchs	Osteoporose
Kehlkopf	Fehlende Stimulation	Keine Änderung
Haut	Wenig Sebum	Atrophie/Blässe
	Keine Akne	
Behaarung sekundäre	Horizontale Stirn-/Pubeshaargrenze	Nachlassende
	fehlender Bartwuchs	Geschlechtsbehaarung
Knochenmark	Anämie	Anämie
Muskulatur	Unterentwickelt	Atrophie
Penis	Infantil	Keine Größenänderung
Spermatogenese	Nicht initiiert	Sistiert
Prostata	Unterentwickelt	Atrophie
Libido/Potenz	Fehlt/abgeschwächt	Verlust

Das Klinefelter-Syndrom ist eine numerische Chromosomenanomalie mit einer Inzidenz von 1:500 in der männlichen Bevölkerung.

▶ **Diagnosesicherung**

Die häufigste genetisch bedingte Form des Hypogonadismus stellt das Klinefelter-Syndrom dar. Hierbei handelt es sich um eine numerische Chromosomenanomalie, die in ca. 90% karyotypisch die Konstellation 47 XXY aufweist und mit einer Inzidenz von 1:500 in der männlichen Bevölkerung auftritt. Im typischen Fall zeigen diese Patienten das klinische Bild des Hypogonadismus, mit Infertilität, Gynäkomastie (Abb. 1) und auffällig kleinen und festen Hoden. Die Ejakulatanalyse ergibt in nahezu 100% eine Azoospermie, und bei der Erhebung des Hormonstatus zeigt sich eine erhöhte FSH-Konzentration bei peripher normalen bis erniedrigten Testosteronwerten. Die ▶ **Sicherung der Diagnose** erfolgt durch Karyotypisierung aus Lymphozyten. Bei einem Großteil dieser Patienten (ca. 80%) muss der früher oder später auftretende Testosteronmangel durch eine adäquate Substitution ausgeglichen werden.

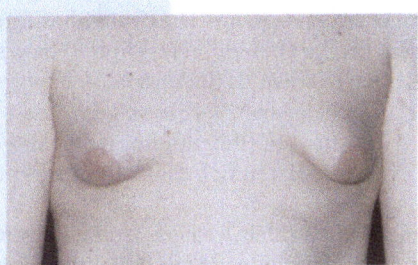

Abb. 1 ◀
Ausgeprägte Gynäkomastie bei einem 19-jährigen Patienten mit Klinefelter-Syndrom (47 XXY)

Genitale Untersuchung

Die genitale Untersuchung des infertilen Mannes kann – ergänzend zu den anamnestischen Angaben und der allgemein körperlichen Untersuchung – bereits wichtige Hinweise auf die Ursachen der Kinderlosigkeit liefern. Diese Untersuchung schließt sowohl die Inspektion als auch die Palpation der männlichen Geschlechtsorgane ein.

Genitale Untersuchung: Inspektion und Palpation der männlichen Geschlechtsorgane

Bei der Inspektion wird auf Abweichungen (Deviationen) des Penis und des Skrotums bezüglich Form und Größe bzw. auf die Ausprägung der Schambehaarung geachtet. Bei der Inspektion des Penis ist die Urethralmündung zu lokalisieren, um eine Epi- bzw. Hypospadie auszuschließen, die in ausgeprägten Fällen zu einer fehlerhaften Samendeposition führen kann (Abb. 2). Ebenfalls schon bei der Inspektion lassen sich drittgradige Varikozelen am äußerlich sichtbaren Venenkonvolut erkennen (Abb. 3), wobei die Diagnose einer erst- bzw. zweitgradigen Varikozele lediglich durch Palpation bzw. durch Doppleruntersuchungen gestellt werden kann.

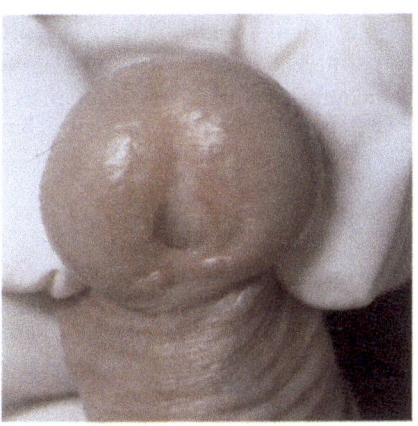
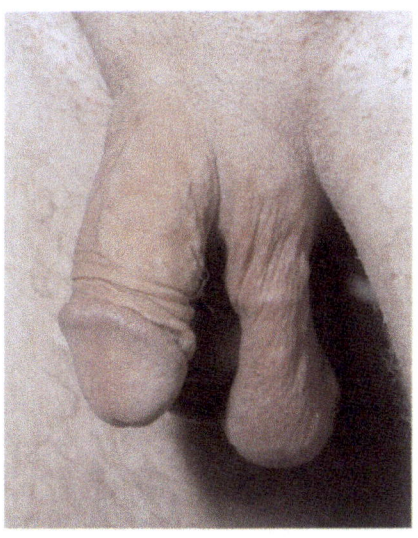

Abb. 2 ▲ **Hypospadia glandularis**
Abb. 3 ▶
Drittgradige linksseitige Varikozele bei einem 27-jährigen Patienten

Die Palpation ermöglicht die Beurteilung des Skrotalinhaltes.

Die Palpation schließlich ermöglicht die Beurteilung des Skrotalinhalts sowohl bezüglich Lage, Größe und Konsistenz des Hodens, als auch die Beurteilung des Nebenhodens und des Samenstrangs. Die Hoden eines Erwachsenen sind von prallelas-

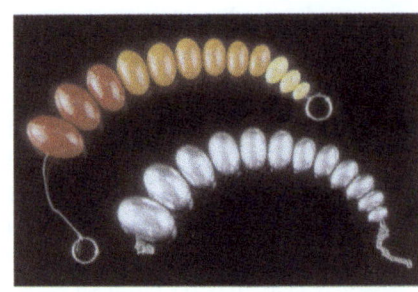

Abb. 4 ◀
Orchidometer nach Prader zur vergleichend palpatorischen Ermittlung des Hodenvolumens, Volumenbereich 1–25 ml

tischer Konsistenz, und weisen beim Mitteleuropäer ein durchschnittliches Volumen von 18 ml auf (Normbereich 12–20 ml). Die Größenbestimmung erfolgt vergleichend palpatorisch mit dem Prader Orchidometer (Abb. 4) bzw. mit Hilfe der Sonographie. Bei Patienten mit Hypogonadismus findet sich oft eine verminderte Konsistenz des Hodengewebes. Bei umschriebenen Verhärtungen muss – ggf. durch weiterführende diagnostische Maßnahmen – ein Hodentumor sicher ausgeschlossen werden. Veränderungen wie die Hydrozele lassen sich ebenfalls bereits palpatorisch meist zweifelsfrei diagnostizieren.

Der Nebenhoden lässt sich als weicher Strang kraniolateral des Hodens tasten. Hierbei sollte man auf Schwellungen bzw. Druckschmerzhaftigkeit achten, was auf eine ▶ **akute Epididymitis** hinweisen kann. Eine weiche teigige Schwellung hingegen, meist ohne Schmerzaffektionen, ist verdächtig auf einen distalen Verschluss des Nebenhodenganges. Im Gegensatz dazu stellen Spermatozelen Aussackungen des Nebenhodengangsystems ohne pathologische Bedeutung dar. Meist sind die Spermatozelen im Caput epididymidis zu finden.

Im Bereich des Samenstrangs lässt sich der Samenleiter als dünner fester Gang tasten. Bei Vorliegen einer Azoospermie muss durch die Untersuchung eine Ductus-deferens-Aplasie ausgeschlossen werden. Zusätzlich lässt sich der Plexus pampiniformis als unterschiedlich großes Venengeflecht im Samenstrang tasten. Hierbei lässt sich am stehenden Patienten mit Hilfe des Valsalva-Press-Versuchs bei Füllung des Venengeflechtes je nach Ausprägung der Verdacht auf eine erst- bis drittgradige Varikozele äußern, welcher letztendlich mit Hilfe der Sonographie bzw. der Doppleruntersuchung gesichert werden kann. Hierbei ist jedoch anzumerken, dass der Kausalzusammenhang zwischen dem Auftreten einer Varikozele und der männlichen Infertilität umstritten ist.

Ejakulatanalyse

Die Ejakulatanalyse stellt eine der wichtigsten Untersuchungen zur Erfassung des männlichen Fertilitätsstatus dar. Es können verschiedene ▶ **Klassifikationssysteme** herangezogen werden [3, 6], so z. B.:
- WHO-Kriterien,
- Tygerberg-Kriterien,
- Mainzer Klassifikation u. a.

Die meisten Zentren arbeiten nach den WHO-Kriterien [8]. Das Ejakulat sollte nach einer Karenzzeit von 2–7 Tagen durch Masturbation in sterile, standardisierte Gefäße gewonnen werden. Die Probengewinnung sollte nicht durch Coitus interruptus oder unter Verwendung eines Kondoms erfolgen, da es hierbei zu einer Kontamination der Probe mit vaginalem Sekret oder spermiziden Substanzen kommen kann.

Nach Gewinnung der Probe sollte diese bei 37 °C aufbewahrt werden, um eine optimale Liquefikation (Verflüssigung) zu erreichen, die nicht länger als 60 min dauern sollte. Anschließend erfolgt die makroskopische Beurteilung des Ejakulats mit Ermittlung des Volumens, der Konsistenz und der Farbe. Bereits aus diesen einfachen Untersuchungen können mitunter bereits Rückschlüsse auf bestimmte Störungen gezogen werden. So erscheint z. B. das Ejakulat bei einer floriden Infektion trüb-putride, wohingegen eine Hämatospermie durch eine rötlich-bräunliche Beimengung auffällt. Durch die zusätzlich durchgeführte ▶ **pH-Messung** z. B. mit einem Indikatorstreifen ergeben sich bei einer Abweichung von der Norm (pH=7,2–8,0), [5] weitere

Hinweise auf z. B. eine Infektion (pH>8,0) oder eine Sekretionsstörung der akzessorischen Geschlechtsdrüsen (pH<7,0).

Die mikroskopische Beurteilung des Ejakulates dient der Erfassung der Spermien-konzentration, -motilität bzw. -morphologie und der Ermittlung der Konzentration sog. Rundzellen. Die Ermittlung der ▶ **Spermienkonzentration** erfolgt durch Auszählung der Zellen im Neubauer-Hämozytometer bzw. in der Makler-Kammer.

Bei der Ermittlung der ▶ **Spermienmotilität** werden insgesamt 200 Zellen ausgezählt und in Motilitätskategorien eingeteilt:
- schnelle progressive Beweglichkeit,
- langsame oder träge progressive Beweglichkeit,
- lokale, d. h. nichtprogressive Beweglichkeit,
- Immotilität.

Im Ejakulat lassen sich meist sog. Rundzellen nachweisen. Hierbei handelt es sich um eine heterogene Zellpopulation aus Spermatogenesevorläuferzellen, polygonalen Epithelzellen und Leukozyten. Zur Differenzierung der Leukozyten von den übrigen Zellen bedient man sich immunzytologischer Methoden, die auf dem Nachweis leukozytenspezifischer Antigene oder der intrazellulären Peroxidase (PAS) beruhen. Bei einer Leukozytenkonzentration >1 Mio./ml besteht Verdacht auf eine Infektion der ableitenden Samenwege. Es sollte dann eine ▶ **mikrobiologische Analyse** des Ejakulats erfolgen. Bisher ist unklar, ob der von der WHO festgesetzte Grenzwert ab >1 Mio. Leukozyten/ml Ejakulat tatsächlich mit einer relevanten Samenwegsinfektion korreliert oder ob hierzu noch andere Parameter herangezogen werden müssen.

Abschließend erfolgt die Beurteilung der ▶ **Spermienmorphologie** entweder anhand fixierter und gefärbter Ausstrichpräparate oder am Feuchtpräparat. Die Angaben über morphologische Defekte werden hierbei in einem multiparametrischen System vorgenommen, wobei jeder Einzeldefekt (Kopf-, Mittelstück- bzw. Schwanzdefekt) gezählt wird und anschließend der Grad der Schädigung mit Hilfe des sog. Teratozoospermieindex berechnet wird. In der aktuellen Auflage des sog. WHO-Handbuches zur Ejakulatanalyse wird erstmals kein Grenzwert für den Anteil normal geformter Spermien angegeben, da hierzu derzeit keine verbindlichen Aussagen gemacht werden können.

Weiterführende Ejakulatanalytik

Die Elektronenmikroskopie ermöglicht zusätzlich zur lichtmikroskopischen Evaluation, eine Beurteilung subzellulärer Organellen. Sie ist jedoch aufgrund des Zeit-, Arbeits- und Kostenaufwands spezifischen Fragestellungen vorbehalten und hat für die Routinediagnostik keine Bedeutung.

Zusätzlich zur Mikroskopie können, mit Hilfe von biochemischen Nachweisverfahren, die ▶ **azellulären Bestandteile** des Seminalplasmas nachgewiesen werden. Die Bestimmung dieser sog. Markersubstanzen trägt v. a. zur Beurteilung der Funktion der akzessorischen Geschlechtsdrüsen bei. Zur differentialdiagnostischen Beurteilung wird von der WHO die Bestimmung von Zink, Zitronensäure, saure Phosphatase, Fruktose und α-Glukosidase empfohlen. Anhand dieser Werte lässt sich z. B. auch ein Verschluss der ableitenden Samenwege mit hoher Sicherheit ausschließen oder nachweisen.

Schon bei der ersten mikroskopischen Untersuchung des Ejakulats können gelegentlich Agglutinationen zwischen den Spermien untereinander auffallen. Diese sind zumeist immunologisch bedingt und werden durch membranständige Antikörper der Klasse IgG und IgA verursacht. Diese können semiquantitativ mit Hilfe des ▶ **Mixed-Antiglobulin-Tests** (MAR-Test) nachgewiesen werden, bei dem Latexpartikel, welche mit Antikörpern gegen humanes IgG bzw. IgA beschichtet sind, dem Ejakulat zugegeben werden. Dieser Test wird als positiv bewertet, wenn mehr als 10% der Spermien durch anhaftende Partikel auffallen. Die Bedeutung dieser Antikörper für die Fertilität des Mannes ist bislang unklar. Es scheint allerdings einen Zusammenhang zwischen dem Auftreten von Antikörpern und Infektionen der ableitenden Samenwege zu geben. Durch das vermehrte Auftreten von Agglutinationen, könnte es zu einer erschwerten Mucuspenetration der Spermien kommen.

▶ Spermienkonzentration

▶ Spermienmotilität

▶ Mikrobiologische Analyse

▶ Spermienmorphologie

Der Grad der Schädigung wird mit Hilfe des sog. Teratozoospermieindex berechnet.

▶ Azelluläre Bestandteile

▶ Mixed-Antiglobulin-Test

> Es besteht kein signifikanter Zusammenhang zwischen dem Antikörpertiter und dem Fertilitätsstatus.

Die Bestimmung von Spermienantikörpern per se in Körpersekreten des Patienten oder seiner Partnerin (Blut, Seminalplasma, Zervixschleim) hat an Bedeutung verloren, da sich kein signifikanter Zusammenhang zwischen dem Antikörpertiter und dem Fertilitätsstatus nachweisen ließ. Somit ist sowohl die routinemäßige Bestimmung des Titers, als auch eine Behandlung bei positivem Testergebnis als obsolet einzustufen.

Zusätzlich zu den oben genannten Untersuchungen gibt es eine Reihe verschiedener Testverfahren, mit denen potenziell die Integrität und Funktionalität der Spermien überprüft werden kann. So kann z. B. die Anilin-Blau- oder die Acridin-Orange-Färbung zur Ermittlung der Kernreife herangezogen werden. Die Integrität der Spermienmembran kann mit Hilfe der Trypan-Blau- oder der Eosin-Färbung bzw. durch den hypoosmotischen Schwelltest (HOS-Test) überprüft werden, bei dem es bei intakter Membran aufgrund des osmotischen Gradienten zu einer Schwellung des Spermienschwanzes kommt.

▶ **Akrosomreaktion**

Zur funktionellen Beurteilung lässt sich die ▶ **Akrosomreaktion** – als Schlüsselreaktion des Fertilisationsvorgangs – in vitro durch die Zugabe einer Reihe von Faktoren induzieren. Die morphologische Beurteilung hingegen gelingt lediglich im Elektronenmikroskop. Vergleichsweise einfacher erscheint hierbei die Darstellung des Akrosoms mit Hilfe spezifischer Färbetechniken (triple stain) oder durch die Anwendung monoklonaler Antikörper gegen bestimmte Bestandteile des Spermienakrosoms. Bei völligem Fehlen des Akrosoms (Globozoospermie) – im Sinne eines hereditären Strukturdefekts – muss der Patient als infertil betrachtet werden, wobei man allerdings heutzutage durch die Anwendung der ▶ **intrazytoplasmatischen Spermieninjektion** in der Lage ist, dennoch eine Schwangerschaft zu erzielen.

> Bei völligem Fehlen des Akrosoms muss der Patient als infertil betrachtet werden.

▶ **Intrazytoplasmatische Spermieninjektion**

Auch um die komplexe Interaktion zwischen Ei- und Samenzelle zu erfassen wurden zahlreiche Verfahren entwickelt, wie z. B. der Hamster-Ovum-Penetrations-Test (HOP-Test) oder der Hemi-Zona-Penetrations-Assay.

Bezüglich dieser verschiedenen Verfahren bleibt jedoch anzumerken, dass alle diese Tests keine sichere Aussage über das Fertilitätspotenzial eines Patienten ermöglichen, sodass sie deshalb im Zeitalter der In-vitro-Fertilisation bzw. der intrazytoplasmatischen Spermieninjektion an Bedeutung verloren haben. Lediglich die Technik der IVF ermöglicht eine eindeutige Aussage darüber, ob durch eine bestimmte Spermienpopulation die Befruchtung einer Eizelle möglich ist oder nicht.

▶ **Spermienpräparation**

Im Gegensatz zu den oben genannten Spermienfunktionstests kommt den verschiedenen Techniken zur ▶ **Spermienpräparation** sehr wohl eine besondere Bedeutung zu. Hierbei handelt es sich um Trennverfahren, mit denen qualitativ hochwertige Spermien aufgrund ihrer Eigenmotilität bzw. auf der Basis ihrer spezifischen Zelldichte von den übrigen zellulären Bestandteilen des Ejakulats separiert werden. Diese Trennung ist zur Durchführung assistierter reproduktionsmedizinischer Verfahren notwendig, um z. B. bei der homologen intrauterinen Insemination eine möglichst reine Probe mit funktionell hervorragenden Spermien in das Cavum uteri einzubringen.

> Qualitativ hochwertige Spermien werden von den übrigen zellulären Bestandteilen des Ejakulats separiert.

Am häufigsten werden die soge Swim-up-Technik und die Dichtegradientenzentrifugation eingesetzt. Durch Ermittlung der „Ausbeute" qualitativ hochwertiger Spermien, nach Anwendung eines der oben genannten Verfahren bereits in der Primärdiagnostik, lassen sich die Erfolgschancen bei der Durchführung eines der genannten Verfahren der assistierten Reproduktion relativ zuverlässig abschätzen.

Endokrinologische Labordiagnostik

Die endokrinologische Labordiagnostik ergänzt die Anamnese, körperliche Untersuchung und die Ejakulatanalyse bei der differentialdiagnostischen Abklärung der männlichen Infertilität [4]. Zum Ausschluss oder Nachweis endokriner Störungen werden zunächst die basalen Hormonkonzentrationen bestimmt, bei spezifischen Fragestellungen werden Hormonstimulationstests durchgeführt.

> Zum Ausschluss endokriner Störungen werden die basalen Hormonkonzentrationen bestimmt.

Die endokrinologische Labordiagnostik sollte nicht im Sinne einer "Schrotschussdiagnostik" eingesetzt werden, da dies zu unnötigen Kosten führt, ohne einen wesentlichen Informationsgewinn zu erbringen. Die Normbereiche der wichtigsten Hormonserumkonzentrationen bzw. der relativen Anstiege der Hormonkonzentrationen nach Stimulation sind in Tabelle 2, 3 dargestellt.

Tabelle 2
Normalbereiche für die wichtigsten Hormonbestimmungen zur Abklärung männlicher Fertilitätsstörungen. (Nach Keck et al. 1997)

Parameter	Normalbereich	Kommentar
Routinebestimmungen:		
T	12–30 nmol/l	Morgendlicher Wert (8.00–10.00 Uhr)
FSH	1–10 mIU/l	Relativ geringe Tagesschwankung
LH	0,8–8 mIU/ml	Starke spontane Schwankungen, Einzelbestimmung nur begrenzt aussagekräftig
Zusatzbestimmungen:		
PRL	<450 mU/l	
E2	<30 ng/l	
SHBG	13–55 nmol/l	
TSH	0,1–4,0 mIU/l	
FT3	3,0–7,7 pmol/l	
FT4	9–27 pmol/l	

Hormonbasalwerte

Für die meisten Fragestellungen reicht es aus, die basalen Serumkonzentrationen von
▶ **LH, FSH und Testosteron** zu bestimmen.

Testosteron stellt den wichtigsten Marker für die endokrine Funktion des Hodens dar. So liefert die Bestimmung der Serumkonzentration bei dem klinischen Verdacht auf einen Hypogonadismus die entscheidende diagnostische Aussage bzw. besteht die Möglichkeit die Suffizienz einer hormonellen Substitutionstherapie bei Hypogonadismus zu überwachen. Die Bestimmung von Testosteron, als dem wichtigsten Androgen, erfolgt heute meist im Radioimmunoassay unter Berücksichtigung verschiedener Einflussgrößen, wie z. B. Patientenalter, Tageszeit der Abnahme (zirkadiane Sekretionsdynamik) etc.

Als Normwert für den erwachsenen Mann gilt in der ersten Tageshälfte eine Serumkonzentration zwischen 12 und 30 nmol/l. Üblicherweise liegt Testosoteron dabei im Blut zu 98% in gebundener Form vor und lediglich 2% lassen sich als freies, biologisch wirksames Testosteron nachweisen. Deswegen sind Veränderungen der
▶ **SHBG-Konzentration** (Sexualhormon-bindendes Globulin) bei der Befundinterpretation zu berücksichtigen. So ist z. B. bei einer Hyperthyreose oder bei der Einnahme bestimmter Medikamente (z. B. Antiepileptika) die SHBG-Konzentration erhöht, was konsekutiv zu einer Erniedrigung des freien Testosterons führt, trotz einer unveränderten Testosterongesamtkonzentration.

Die Bestimmung der Serumkonzentrationen von LH und FSH ermöglicht sowohl die weitergehende Interpretation der Befunde der Testosteronbestimmung bzw.

Tabelle 3
Normalbereiche für die wichtigsten Stimulationstests zur Abklärung männlicher Fertilitätsstörungen. (Nach Keck et al. 1997)

Test	Parameter	Anstieg um das x-Fache des Basalwertes	Kommentar
HCG-Test	T	1,5–2,5	Bestimmung nach 48/72 h
LHRH-Test	LH	3	Bestimmung nach 30/45 min
	FSH	1,5	Bestimmung nach 30/45 min
TRH-Test	TSH	1,5	Bestimmung nach 30 min
	PRL	4	Bestimmung nach 30 min

eine Differenzierung der verschiedenen Formen des Hypogonadismus. Erhöhte Gonadotropinkonzentrationen weisen bei normalem Testosteron auf eine Schädigung des Keimepithels hin, bei erniedrigtem Testosteron besteht der Verdacht auf einen primären Hypogonadismus. Bei erhöhtem Testosteronspiegel muss ein Androgenrezeptordefekt durch weitere Diagnostik ausgeschlossen werden. Bei deutlich erniedrigten Gonadotropinkonzentrationen hingegen besteht der Verdacht auf einen hypothalamisch- oder hypophysär bedingten Hypogonadismus. Die Bestimmung der Gonadotropine erfolgt meist mit Hilfe hochspezifischer Fluoroimmunoassays.

> Gonadotropine werden mit Hilfe hochspezifischer Fluoroimmunoassays bestimmt.

Die Aussagekraft einer einzelnen LH-Bestimmung wird durch seine pulsatile Freisetzung und durch seine kurze Halbwertszeit relativiert, da sich, je nach Zeitpunkt der Blutentnahme, die Werte beträchtlich unterscheiden können.

Im Gegensatz zur LH-Bestimmung unterliegt die Serumkonzentration des FSH aufgrund der längeren Halbwertszeit lediglich geringen tageszeitlichen Schwankungen. Die FSH-Serumkonzentration erlaubt mit gewissen Einschränkungen eine Aussage über den Funktionszustand des Keimepithels. So steigt die Serumkonzentration von FSH bei einer ausgeprägten Störung der Spermatogenese aufgrund der fehlenden Feedbackhemmung in Abhängigkeit vom Ausmaß der tubulären Schädigung an. Bei deutlich erhöhtem FSH und zusätzlicher Azoospermie ist meist von einer irreversiblen Schädigung des tubulären Kompartiments auszugehen. Hierbei muss die Indikation zur testikulären Spermienextraktion (TESE) zur Beurteilung der Möglichkeit einer intrazytoplasmatischen Spermieninjektion (ICSI) streng geprüft werden.

> Die FSH-Serumkonzentration erlaubt eine Aussage über den Funktionszustand des Keimepithels.

Funktionelle Diagnostik

Mit der Durchführung von ▶ **Hormonstimulationstests** kann man die funktionelle Reserve endokriner Organe erfassen.

So erfasst der hCG-Stimulationstest die endokrine Reservekapazität des Hodens, indem durch hCG die Leydig-Zellen stimuliert werden. Nach Blutabnahme zur Ermittlung der basalen Hormonkonzentration erfolgt hierzu die Injektion von 5000 IE HCG i.m. Nach 48 bzw. 72 h erfolgt eine Kontrolle der Testosteronserumkonzentration. Bei einem Anstieg der Testosteronkonzentration um den Faktor 1,5–2,5 kann von einer regelrechten Funktion der Leydig-Zellen ausgegangen werden. Fällt der Anstieg deutlich geringer aus, so besteht der Verdacht auf einen primären testikulären Hypogonadismus, wohingegen ein deutlich überschießender Konzentrationsanstieg eher auf einen sekundären Hypogonadismus infolge einer hypothalamisch-hypophysären Störung hindeutet.

> ▶ **Hormonstimulationstest**
>
> Der hCG-Stimulationstest erfasst die endokrine Reservekapazität des Hodens.

Der GnRH-Stimulationstest erfasst die gonadotrope Reservekapazität der Hypophyse. Hierzu wird nach initialer Blutentnahme zur Bestimmung der basalen LH- und FSH-Konzentration dem Patienten 0,1 mg GnRH i.v. appliziert und nach 30 und 45 min eine erneute Bestimmung der Gonadotropinkonzentrationen durchgeführt. Hierbei sollte die LH-Konzentration mind. das Dreifache des Ausgangswertes erreichen bzw. die FSH-Konzentration um den Faktor 1,5 ansteigen.

> Der GnRH-Stimulationstest erfasst die gonadotrope Reservekapazität der Hypophyse.

Die ▶ **Indikation** zur Durchführung dieses Tests ist gegeben, wenn die basalen Gonadotropinkonzentrationen erniedrigte Werte ergeben. Somit lässt sich ein hypothalamisch bedingter Hypogonadismus, bei einem überschießenden Anstieg der Gonadotropine, von einem hypophysär bedingten Hypogonadismus, bei Fehlen eines adäquaten Anstiegs, differenzieren. Hierzu ist jedoch anzumerken, dass ein fehlender Anstieg der Gonadotropinkonzentrationen auch auf einer Refraktärität der hypophysären Zellen beruhen kann, wie sie bei einer lange bestehenden hypothalamischen Störung vorkommt. In diesem Fall sollte die Hypophyse zunächst durch eine pulsatile GnRH-Behandlung über 2–7 Tage (5 µg GnRH alle 90 min) wieder „sensibilisiert" werden, um die Ansprechbarkeit der Hypophysenzellen zu erhöhen.

> ▶ **Indikation: Erniedrigte basale Gonatropinkonzentration**

Im Gegensatz zu den bisher besprochenen endokrinologischen Bestimmungen, welche mit einem vertretbaren Aufwand in der alltäglichen Praxis durchführbar sind, bleiben weiterführende diagnostische Analysen, wie z. B. die direkte Bestimmung einer Enzymaktivität oder der Nachweis eines Rezeptordefekts bzw. des kodierenden Gens, Speziallabors vorbehalten.

Literatur

1. Keck C, Neulen J, Breckwoldt M (1997a) Endokrinologie, Reproduktionsmedizin, Andrologie. Thieme, Stuttgart New York
2. Keck C, Gerber-Schäfer C, Breckwoldt M (1997b) Differentialdiagnostik der männlichen Infertilität. Teil I: Körperliche Untersuchung. Geburtsh Frauenheilkd 57: 15–18
3. Keck C, Gerber-Schäfer C Breckwoldt M (1997c) Differentialdiagnostik der männlichen Infertilität. Teil II: Die konventionelle und computergestützte Ejakulatanalyse. Geburtsh Frauenheilkd 57: 33–37
4. Keck C, Gerber-Schäfer C, Breckwoldt M (1997d) Differentialdiagnostik der männlichen Infertilität. Teil III: Endokrinologische Labordiagnostik. Geburtsh Frauenheilkd 57: 55–58
5. Keck C, Wetterauer U (1998) Die konventionelle Ejakulatanalyse. Reproduktionsmedizin 14: 224–231
6. Meschede D, Keck C, Zander M, Cooper TG, Yeung C-H, Nieschlag E (1993) Influence of three different preparation techniques on the results of human sperm morphology analysis. Int J Androl 16: 362–369
7. Popken G, Keck C, Wetterauer U (1999) Grenzen der Reproduktionsmedizin aus andrologisch-urologischer Sicht. Urologe A 38: 569–574
8. World Health Organization (WHO) (2000) Laboratory manual for the examination of human semen and sperm-cervical mucus interaction, 4th edn. Cambridge Univ. Press, Cambridge

B. Hinney
Universitäts-Frauenklinik Göttingen

Habituelle Abortneigung

Abklärung und Therapie

Definitionen

Aborte sind Schwangerschaftsverluste vor der Lebensfähigkeit des Kindes. Die WHO-Definition von 1977 lautet: „the expulsion or extraction from its mother of an embryo or fetus weighing 500 g or less" [73]. Die Gewichtsdefinition entspricht etwa der 20.-22. SSW. Unterschieden werden Früh- von Spätaborten. Die Grenze zwischen Früh- und Spätaborten liegt im Bereich der 16. SSW. Diese Differenzierung ist hinsichtlich der Abortursachen und eventueller prophylaktischer Maßnahmen von Bedeutung. Innerhalb der Gruppe der Frühaborte werden in neuerer Zeit noch Frühestaborte (nur biochemisch nachweisbar) von klinischen Aborten unterschieden.

Habituelle Aborte sind als 3 oder mehr aufeinander folgende Aborte definiert. Den vorstehenden Definitionen gemäß unterscheidet man habituelle Früh- von habituellen Spätaborten. Mischformen kommen vor. Von klinischer Bedeutung ist weiterhin die Trennung in primäre habituelle Aborte (keine Gravidität bis zur Lebensfähigkeit des Kindes ausgetragen) und sekundäre habituelle Aborte (mindestens eine – meist die erste – Schwangerschaft bis zur Lebensfähigkeit des Kindes ausgetragen, anschließend drei oder mehr aufeinanderfolgende Aborte).

Inzidenz

Ungefähr 10–15% aller klinischen Schwangerschaften enden als spontane klinische Aborte. Die tatsächliche Abortrate liegt jedoch aufgrund der meist unerkannten Frühestaborte eher in der Größenordnung von 50%. Der Großteil dieser sehr frühen Fälle ist durch ▶ **Chromosomenstörungen** der Eizelle oder des Spermiums oder durch Fehlverteilung der Chromosomen bei der Befruchtung verursacht. Etwa 80% der spontanen Aborte finden in den ersten 12 Wochen der Schwangerschaft statt, und etwa 50–70% dieser Frühaborte sind auf Chromosomenstörungen zurückzuführen.

Durch Auswertung verschiedener nationaler Register unter Nutzung der in Dänemark für jeden Bürger vorhandenen individuellen Registriernummer ermittelten Nybo-Andersen et al. die Abhängigkeit der Spontanabortrate vom mütterlichen Alter [45]. Danach haben Frauen unter 20 Jahren Abortraten um 12%, bei 40-jährigen Frauen steigt die Inzidenz auf über 35%, bei 45-jährigen beträgt die Rate etwa 60% (Abb. 1). Bei der Besprechung von Abortursachen sollte diese Altersabhängigkeit stets berücksichtigt werden.

B. Hinney
Universitäts-Frauenklinik Göttingen, Robert-Koch-Straße 40, 37075 Göttingen,
E-Mail: bhinney@med.uni-goettingen.de

Man unterscheidet Früh- und Spätaborte.

Habituelle Aborte sind als ≥3 aufeinander folgende Aborte definiert.

Die tatsächliche Abortrate liegt einschließlich der meist unerkannten Frühestaborte bei 50%.
▶ Chromosomenstörungen

Die Spontanabortrate ist vom mütterlichen Alter abhängig.

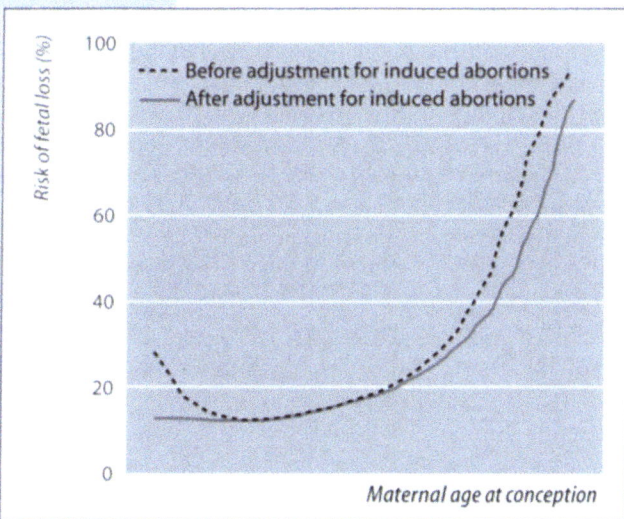

Abb. 1 ◀
Wahrscheinlichkeit eines Spontanaborts in Abhängigkeit vom mütterlichen Alter zum Zeitpunkt der Konzeption. Die *gestrichelte Linie* entspricht den unkorrigierten Werten, die *durchgezogene Linie* den Werten nach Berücksichtigung geplanter Abruptiones. (Nach [45])

Je mehr vorausgegangene Fehlgeburten, desto eher ein erneuter Abort.

Die Wahrscheinlichkeit eines Aborts steigt mit der Zahl vorausgegangener Fehlgeburten. Die Ergebnisse einer Auswertung von 10 Studien zur Abhängigkeit der Abortrate von der Zahl vorausgegangener Aborte wurden von Stirrat zusammengestellt und sind in Tabelle 1 wiedergegeben [63]. Nach diesen Daten liegt die Wahrscheinlichkeit eines erfolgreichen Schwangerschaftsverlaufs trotz dreier vorausgegangener Fehlgeburten noch über 65%.

Bei einer angenommenen Abortwahrscheinlichkeit von 15% ist das rechnerische Risiko für das zufällige Auftreten von zwei aufeinanderfolgenden Aborten $0,15^2=2,3\%$, für 3 Aborte $0,15^3=0,34\%$ und für 4 Aborte 0,05%. Die tatsächlich beobachtete Rate ist jedoch weitaus höher (Abb. 2, [11]). Von allen Frauen mit Kinderwunsch leiden etwa 1–3% unter habituellen Aborten.

1–3% aller Frauen mit Kinderwunsch leiden unter habituellen Aborten.

Tabelle 1

Wahrscheinlichkeit eines Aborts in Abhängigkeit von der Zahl vorausgegangener Fehlgeburten (Auswertung von 10 Studien n. Stirrat [63])

Vorausgegangene Aborte	Wahrscheinlichkeit einer Fehlgeburt in % (Bereich)		
	Retrospektive Studien ($n=4$)	Kohortenstudien ($n=2$)	Prospektive Studien ($n=4$)
0	12,8 (11,0–15,2)	10,7 (10,4; 10,9)	
1	21,3 (16,8–26,2)	20,0 (18,0; 22,1)	13,5 (13,2–13,8)
2	29,0 (19,2–35,3)	27,4	24,4 (17,4–31,3)
≥3	31,1 (26,2–37,0)	–	33,1 (24,9–45,7)

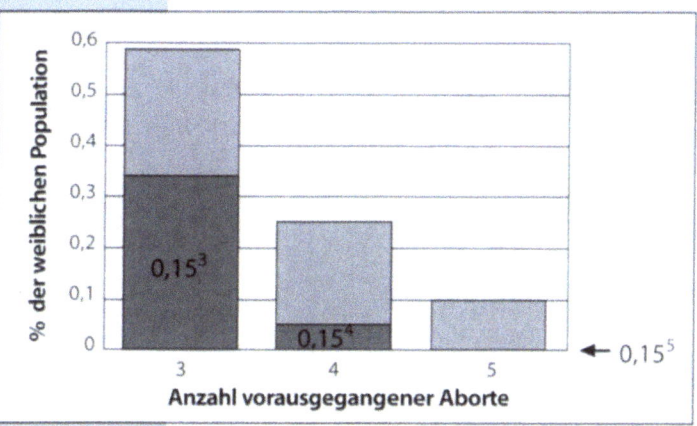

Abb. 2 ◀
Rechnerisch zu erwartende Abortrate (*unterer Teil der Säulen*) und tatsächlich beobachtete Abortraten (*Gesamtsäule*) in Abhängigkeit von der Zahl vorausgegangener Aborte. (Nach [11])

Es ist nicht klar, ob bei Frauen mit habituellen Aborten eine vorausgegangene Lebendgeburt die Abortwahrscheinlichkeit beeinflusst.

Zur Frage, ob bei Frauen mit habituellen Aborten eine vorausgegangene Lebendgeburt die Abortwahrscheinlichkeit beeinflusst, gibt es unterschiedliche Daten. Während sich nach einer vorausgegangenen Geburt aus den Daten von Alberman [2] eine deutlich verbesserte Wahrscheinlichkeit für eine Lebendgeburt ergibt, fanden Clifford et al. [12] keinen Unterschied gegenüber primär abortierenden Frauen.

In mehreren Studien wurden die für das Abortgeschehen als ursächlich angesehenen Befunde ermittelt. In der Arbeit von Li [37] sind die Ergebnisse dreier Kollektive zusammengestellt (Tabelle 2). Bei der Bewertung derartiger Daten muss jedoch berücksichtigt werden, dass normalerweise nur über die Befunde berichtet wird, nach denen gesucht wurde. In der Arbeit von Clifford [14] wurde z. B. großer Wert auf die Diagnose des PCO-Syndroms als möglicher Ursache habitueller Aborte gelegt. Nach anatomischen Ursachen wurde dagegen nicht gesondert gesucht.

Tabelle 2
Ursachen habitueller Aborte. Vergleich der Daten (in %) dreier Kliniken. (Nach [37])

	Clifford et al. [14] (n=500)	Stephenson [60] (n=197)	Li [37] (n=160)
Pathologischer elterlicher Karyotyp	3,6	3,5	2,5
Antiphospholipid-AK	14,0	17,0	13,0
Corpus-luteum-Insuffizienz	f.A.	17,0	28,0
Hypothyreose	f.A	3,0	0,6
hoher LH-Spiegel/PCO	57,0	f.A.	9,7
Uterusanomalien	1,8	14,0	9,0
Zervixinsuffizienz	f.A.	2,0	3,8
Ungeklärt	f.A.	43,0	45,0

f.A. fehlende Angabe

Genetische Faktoren

Chromosomenanalysen aus Lymphozyten der Partner bei Paaren mit habituellen Aborten ergeben in 3–5% Auffälligkeiten. Am häufigsten findet sich eine ▶ balancierte Translokation. Andere Auffälligkeiten sind Mosaike der Geschlechts-Chromosomen, Inversionen und Ringchromosomen. Außer Spontanaborten können diese Störungen Fehlbildungen und mentale Retardierungen verursachen. Die Karyotypisierung ist daher besonders dann indiziert, wenn anamnestisch zusätzlich zu den Aborten fehlgebildete Kinder oder Feten des Paares bekannt sind. Es ist allerdings zu bedenken, dass die ▶ Karyotypisierung nur einen Teil der genetisch bedingten Aborte erklärt. Nicht alle Gendefekte können durch Chromosomenuntersuchungen erkannt werden. Außerdem können Störungen der Meiose in Zelllinien der Oogenese und Spermatogenese durch Untersuchung der Lymphozyten nicht erkannt werden.

Bei pathologischem Karyotyp eines Partners kann keine Empfehlung zur Senkung des Abortrisikos gegeben werden, allerdings besteht eine 50%ige Chance, dass die nächste Schwangerschaft normal verläuft. In derartigen Fällen sollte eine ▶ Pränataldiagnostik empfohlen werden.

▶ Balancierte Translokation

▶ Karyotypisierung

▶ Pränataldiagnostik

50–70% der spontanen Frühaborte sind auf embryonale Chromosomenstörungen zurückzuführen.

Wie erwähnt, sind etwa 50–70% der spontanen Frühaborte auf embryonale Chromosomenstörungen zurückzuführen. Zusätzlich haben 30% der Spätaborte und 3% der IUFT pathologische Chromosomensätze. In den meisten Fällen sind die Eltern chromosomal unauffällig, und bei der fetalen Chromosomenanomalie handelt es sich um ein zufälliges Ereignis. Die Veränderungen betreffen sowohl Fehlverteilungen der Chromosomen während der Meiose als auch Störungen bei der Fertilisation.

▶ Trisomien

Über 50% der bei Frühaborten gefundenen autosomalen Trisomien sind durch Nondisjunction oder Translokationen bedingt. Die häufigsten ▶ Trisomien treten bei den Chromosomen 13, 16, 18, 21 und 22 auf. Die nächst häufigen Chromosomenanomalien (ca. 25%) sind 45,X0 (Turner-Syndrom). Von den verbleibenden sind die meisten polyploid. Stern et al. [61] fanden im Abortmaterial von 94 Frauen mit habituellen Aborten und 130 Frauen ohne diese Anamnese jeweils zu gleichen Teilen, d. h.

zu jeweils 57%, einen pathologischen Chromosomensatz. Im Gegensatz dazu fanden Ogasawara et al. [46] eine Beziehung zwischen der Zahl vorausgegangener Aborte und dem Anteil pathologischer Chromosomensätze im Abortmaterial.

Während nach 2 vorausgegangenen Aborten nur 36,4% der untersuchten Abortmaterialien normale Chromosomensätze aufwiesen, stieg dieser Anteil auf 61% nach 5 Aborten und auf 89,5% nach mehr als 9 Aborten.

Diese Studie erlaubt den Schluss, dass nicht chromosomale Abortursachen mit zunehmender Zahl vorausgegangener Aborte an Bedeutung gewinnen, oder anders ausgedrückt, dass es sich bei habituellen Aborten um ein eigenständiges Krankheitsbild handelt. Im Gegensatz zu Frühaborten haben Spätaborte meist einen normalen Chromosomensatz.

> Spätaborte haben meist einen normalen Chromosomensatz.

Für die Beratung des Paares ist die Kenntnis des Karyotyps einer vorausgegangenen Fehlgeburt wertvoll. Falls eine Chromosomenanomalie festgestellt wurde, ist die Wahrscheinlichkeit für eine Chromosomenanomalie in einer weiteren Schwangerschaft erhöht. Im Falle einer eingetretenen Schwangerschaft sollte eine pränatale Diagnostik empfohlen werden, da insbesondere bei nachgewiesenen Trisomien ein erhöhtes Wiederholungsrisiko besteht. Fand sich bei der Chromosomenanalyse ein normaler Chromosomensatz, sollte insbesondere bei wiederholten Aborten nach anderen möglichen Ursachen gefahndet werden.

> Insbesondere bei nachgewiesenen Trisomien besteht ein erhöhtes Wiederholungsrisiko für die nächste Schwangerschaft.

Umweltfaktoren

Rauchen, Alkohol und exzessiver Kaffeekonsum werden mit einem erhöhten Abortrisiko assoziiert. Die Erhöhung des Risikos ist proportional zum Ausmaß des Zigarettenkonsums [3, 24, 74]. Neuerdings konnte die Beziehung zum Kaffeekonsum nicht bestätigt werden [20]. Anästhesiegase und Tetrachloräthylen (Verwendung bei der chemischen Reinigung) wurden ebenfalls mit habituellen Aborten in Zusammenhang gebracht. Isotretinoin (Accutane) ist mit einem erhöhten Abortrisiko assoziiert [35]. Bei Laborpersonal oder Frauen in der pharmazeutischen Industrie konnte jedoch kein erhöhtes Risiko nachgewiesen werden [25, 66]. Der Gebrauch von elektrischen Wärmedecken und geheizten Wasserbetten ist ebenfalls nicht mit einem erhöhten Risiko verbunden [5]. In einer aktuellen Studie ließ sich auch kein erhöhtes Abortrisiko bei Mitarbeiterinnen in der Nuklearindustrie nachweisen [19]. Körperliche Betätigung erhöht das Risiko von Aborten nicht, umgekehrt wird das Risiko auch nicht durch Bettruhe gesenkt.

> Rauchen und Alkohol erhöhen das Abortrisiko.

> Das Abortrisiko wird durch Sport nicht erhöht und durch Bettruhe nicht gesenkt.

Endokrine Faktoren

Die Rolle milder oder subklinischer endokrinologischer Erkrankungen als Ursache habitueller Aborte wurde in der Vergangenheit häufig überschätzt. Es gibt keine Beweise dafür, dass milde oder subklinische endokrine Erkrankungen habituelle Aborte verursachen. Manifeste Schilddrüsenerkrankungen oder schlecht eingestellter Diabetes mellitus können zu spontanen Aborten führen. Es ist jedoch fraglich, ob Laboruntersuchungen auf subklinische Schilddrüsenfunktionsstörungen oder Störungen des Kohlenhydratstoffwechsels bei im übrigen gesunden Frauen sinnvoll sind. Ein TSH-Screening lässt sich dennoch angesichts der hohen Frequenz von Hypothyreosen und der relativ einfachen Therapiemöglichkeiten rechtfertigen.

> Manifeste Schilddrüsenerkrankungen oder schlecht eingestellter Diabetes mellitus können zu spontanen Aborten führen.

Bei Frauen mit ▶ **polyzystischen Ovarien (PCO)** wurden erhöhte LH-Spiegel mit einem erhöhten Abortrisiko assoziiert [54, 71]. Es ist jedoch nicht anzunehmen, dass dieser Faktor bei normal ovulierenden Frauen mit habituellen Aborten eine Rolle spielt. Selbst bei Frauen mit PCO und einer Vorgeschichte von 3 oder mehr aufeinanderfolgenden frühen Aborten führte die Suppression der LH-Spiegel mit einem GnRH-Analogon vor der Ovulation zu keiner Erhöhung der Rate ausgetragener Schwangerschaften [13].

▶ **Polyzystische Ovarien (PCO)**

Bussen et al. [7] verglichen die in der Follikelphase erhobenen endokrinologischen Daten von 42 Frauen mit habituellen Aborten mit 42 Kontrollpatientinnen. Im Abortkollektiv waren lediglich die Prolaktin- und Androstendionspiegel signifikant höher als im Kontrollkollektiv, alle anderen Parameter (einschließlich LH) waren gleich. Bemerkenswert war allerdings ein höherer Anteil adipöser Patientinnen im Abortkollektiv (Anteil von Frauen mit einem BMI >25 im Abortkollektiv $n=23$, im

Kontrollkollektiv $n=5$). Polyzystische Ovarien fanden sich lediglich bei 2 Frauen im Abortkollektiv und bei 1 Frau in der Kontrollgruppe.

Progesteron gilt als das wichtigste schwangerschaftserhaltende Hormon. Als beweisend gelten u. a. die Untersuchungen von Csapo et al. [16]. Die Autoren entfernten bei Frauen in der Frühschwangerschaft das Corpus luteum (CL). Erfolgte die Entfernung in der 7./8. SSW, kam es nachfolgend zum Abort. Erfolgte die Entfernung in der 9. SSW, blieb die Schwangerschaft intakt. Bei Entfernung in der 8. SSW und anschließender Progesteronsubstitution blieb die Schwangerschaft ebenfalls intakt.

Aus diesen Beobachtungen wurde der Schluss gezogen, dass ab der etwa 8. SSW die Progesteronproduktion der Plazenta zum Erhalt der Schwangerschaft ausreicht und somit der Beitrag des CL nicht mehr notwendig ist (luteoplazentarer shift). Rabinerson et al. [51] berichteten dagegen über zwei unbeabsichtigte Lutektomien in der 4./5. und 6. SSW. Beide Graviditäten blieben trotz fehlender Progesteronsubstitution intakt. Nach Untersuchungen von Nakajima et al. [44] trägt das CL allerdings auch in der späteren Schwangerschaft noch in maßgeblichem Umfang zur Progesteronproduktion bei.

Die Rolle des Corpus luteum

Seit Einführung des Begriffs der ▶ **Corpus-luteum-Insuffizienz (CLI)** durch Jones 1949 [31] wird eine CLI als wesentliche Ursache habitueller Aborte diskutiert. Umstritten sind die Diagnosekriterien. Während die Diagnose von vielen Autoren vorwiegend histologisch (out of phase endometrium) nach Endometriumbiopsie gestellt wird, werden in Deutschland zur Erkennung einer CLI vorwiegend Serumprogesteronspiegel bestimmt. Die Definitionen sind uneinheitlich. Als normal gelten z. B. nach Empfehlungen der Deutschen Gesellschaft für Endokrinologie [6] 2 von 3, in der hyperthermen Phase in 3- bis 4-tägigen Abständen entnommene Proben mit einem Progesteronspiegel >10 ng/ml. Bei der Bewertung von Serumprogesteronbestimmungen sollten allerdings die teilweise nicht unerheblichen Tagesschwankungen der Spiegel berücksichtigt werden [21, 26].

In Abhängigkeit von den Diagnosekriterien wird bei 20–30% der Frauen mit frühen Schwangerschaftsverlusten eine inadäquate Lutealphase diagnostiziert. Bei Bewertung erniedrigter Progesteronwerte in der Frühgravidität ist jedoch unklar, ob der Progesteronmangel Ursache oder Folge der Störung ist. Häufig wird daher die Lutealphase eines Zyklus im Intervall als Diagnosekriterium herangezogen. Die Ergebnisse einer derartigen Untersuchung an 197 Frauen mit habituellen Aborten wurden von Ogasawara publiziert [47]. Der nachfolgende Schwangerschaftsverlauf von 46 Patientinnen mit CLI (Progesteronspiegel in der Lutealphase eines innerhalb eines Jahres vorausgegangenen Zyklus <10 ng/ml) und von 151 Patientinnen mit suffizienter Lutealphase wurde miteinander verglichen. Die Schwangerschaftsverläufe waren in beiden Gruppen gleich (CLI-Gruppe 84,8%, lutealsuffiziente Gruppe 79,5% ausgetragene Schwangerschaften).

Aus den außerhalb Deutschlands nach Transfer von Embryonen nach Oozytenspende bei Frauen mit fehlenden oder funktionslosen Ovarien gewonnenen Erfahrungen ist bekannt, dass eine Schwangerschaft durch Progesteron- und Östradiolgaben in der Frühschwangerschaft erhalten werden kann [38]. Verwendet werden Progesteron- und Östradiolvaleratgaben in Depotform, als Implantat oder/und die orale Östradiolvaleriatgabe in Kombination mit vaginaler Progesteronapplikation (Zäpfchen oder Gel). Orale Progesterongaben sind auf Grund der kurzen Halbwertszeit des natürlichen Progesterons nicht sinnvoll, synthetische Gestagene sollten wegen möglicherweise unerwünschter Wirkungen auf den Embryo vermieden werden. Der Beweis für den Nutzen einer derartigen ▶ **Substitution** bei Patientinnen mit drohendem Abort oder Zustand nach habituellen Aborten konnte bisher jedoch nicht erbracht werden [17, 22, 39, 64]. Jede Form der Hormonsubstitution muss daher bei Patientinnen mit habituellen Aborten als Einzelfallentscheidung des betreuenden Arztes gewertet werden. Nachteilige Folgen einer Substitution mit Progesteron oder 17-OH-Progesteron für die Schwangerschaft sind bisher nicht bekannt.

Eine andere Möglichkeit ist die ▶ **Optimierung des Zyklus** durch Clomifen oder Gonadotropine, wenn zuvor außerhalb der Schwangerschaft eine CLI diagnostiziert wurde. Mit dieser Methode kommt es neben einer Optimierung der Oozytenreifung auch zu einer Verbesserung der Lutealphase. Die zur Durchführung dieser Therapie notwendigen regelmäßigen Kontakte sind gleichzeitig geeignet, die Arzt-/Patientinnenbeziehung aufrechtzuerhalten um die notwendige psychologische Unterstützung zu gewährleisten [59]. Da der Eintritt einer Schwangerschaft aber auch unter diesen Bedingungen möglicherweise erst nach mehreren Therapiezyklen erfolgt, dürfte diese Empfehlung nur für einen Teil der Patientinnen in Frage kommen.

Anatomische Ursachen

Uterusfehlbildungen

Uterine Auffälligkeiten können zu einer gestörten Vaskularisation der Schwangerschaft und zu begrenztem Raum für den Feten durch Einengung des Uteruskavums führen. Etwa 12–15% der Frauen mit habituellen Aborten haben ▶ **uterine Fehlformen**. Die Diagnose kann am besten mit der Vaginalsonographie (unter Zuhilfenahme einer Kavumauffüllung mit Kochsalzlösung) gestellt werden. Gelegentlich muss die Diagnose durch Kernspintomographie oder eine Hysteroskopie bestätigt werden. Eine HSG gilt heute normalerweise als obsolet und sollte speziellen Indikationen vorbehalten bleiben. Die operative Korrektur uteriner Fehlbildungen soll Erfolgsraten von 70–80% haben. Es muss allerdings berücksichtigt werden, dass diese Ergebnisse nicht auf randomisierten klinischen Studien basieren. Hervorragende Übersichten wurden dazu publiziert [8, 55].

Am häufigsten wird der ▶ **Uterus septus** mit habituellen Aborten assoziiert. Die Abortrate bei Uterus septus wird von einigen Autoren mit über 60% angegeben [1, 48]. Von Bedeutung ist die Unterscheidung des Uterus septus vom Uterus bicornis. Während der ▶ **Uterus bicornis** Folge einer gestörten Fusion der Müllerschen Gänge ist, entsteht der Uterus septus bei unzureichender Resorption des trennenden Septums. Die Septen können vom Fundus aus nur minimal in das Kavum reichen oder auch das Kavum vollständig teilen. Die Einteilung erfolgt gewöhnlich nach der AFS [68]. Die Differenzierung des Uterus septus vom Uterus bicornis ist in Abb. 3 dargestellt.

Meist gelingt die Diagnose vaginalsonographisch nach Auffüllung des Kavums mit einer NaCl- oder Echovistlösung (Kontrasthysterosonographie, [18]), in Zweifelsfällen hysteroskopisch unter gleichzeitiger Laparoskopie. Die Prävalenz des Uterus septus wird in der Gesamtpopulation mit 1% angegeben, bei Frauen mit habituellen Aborten mit ca. 3,3%. Die durch Uterusfehlbildungen verursachten Aborte treten am häufigsten zwischen der 8. und 16. SSW auf. Als Ursache wird die ▶ **verminderte Blutversorgung im Bereich des Septums** angenommen.

Die Schwangerschaftsverläufe von 658 Patientinnen aus 16 Studien vor und nach operativer Korrektur sind in einer Übersichtsarbeit von Homer [28] zusammenge-

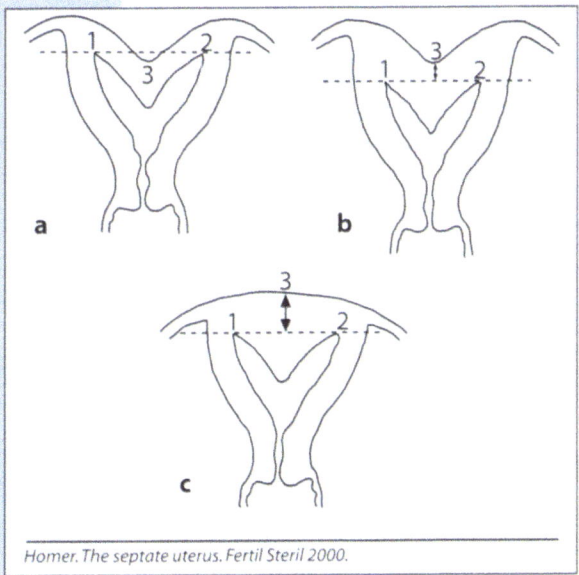

Abb. 3 ◀
**Unterscheidung von Uterus bicornis und Uterus subseptus. Uterus bicornis: a Einziehung bis unterhalb der Verbindungslinie beider Ostien.
b Uterus bicornis: Einziehung bis zu 5 mm oberhalb der Verbindungslinie beider Ostien.
c Uterus septus: Fundus > 5 mm über der Verbindungslinie beider Ostien [28]**

> **Metroplastik**

> Uterine Fehlbildungen als Ursache habitueller Aborte werden häufig überschätzt.

fasst (Tabelle 3). Die Verbesserung der Ergebnisse durch Korrektur der Fehlbildung sind beeindruckend.

Diese positiven Ergebnisse nach ▶ **Metroplastik** sind jedoch nicht unumstritten. Nach einer anderen Arbeit kommt es durch den Eingriff nicht zu einer Zunahme des Anteils von Lebengeburten [32]. Des weiteren ist die operative Korrektur einer Fehlbildung bei Frauen, die bereits ein Kind ausgetragen haben, vermutlich wenig sinnvoll.

Die Bedeutung uteriner Fehlbildungen als Ursache habitueller Aborte wird häufig überschätzt. In einer Untersuchung von 679 Frauen, die Kinder geboren hatten, fanden sich bei 26 (3,3%) Müllersche Anomalien, davon 90% mit Uterus septus, 5% mit Uterus bicornis und 5% mit Uterus didelphys. Die Raten ausgetragener Schwangerschaften und die Abortraten unterschieden sich in der Gruppe mit uterinen Fehlbildungen nicht vom Kollektiv der Frauen mit normalem Uterus [58].

Tabelle 3
Schwangerschaftsverläufe bei 658 Patientinnen mit Uterus septus vor und nach einer operativen Korrektur. (Nach [28])

Vor Metroplastik				
Patientinnen	Gravidatäten	Aborte	Frühgeburten	Entbindungen am Termin
658	1062	933 (88%)	95 (9%)	34 (3%)
Nach Metroplastik				
	491	67 (14%)	29 (6%)	395 (80%)

Uterus myomatosus

> ▶ **Intrauterine Synechien**

Zusätzlich zu Müllerschen Anomalien können ▶ **intrauterine Synechien** (Asherman-Syndrom) und Myome für habituelle Aborte ursächlich sein. Bei Verdacht auf Synechien ist eine diagnostische Hysteroskopie oder HSG anzuraten. Unter Anwendung geeigneter Operationstechniken lassen sich befriedigende Ergebnisse erzielen [10].

Nach einer älteren Übersichtsarbeit war es bei Frauen, die sich einer Myomenukleation unterzogen, zuvor bei 441 von 1063 Schwangerschaften zu Spontanaborten gekommen. Nach Myomenukleation lag die Abortrate nur noch bei 19% [9]. In neueren Arbeiten wird die Bedeutung des Uterus myomatosus als Abortursache weniger gravierend gesehen [33]. Falls jedoch ein hysteroskopischer Eingriff möglich ist, sollte die Myomentfernung empfohlen werden. Durch ▶ **hysteroskopische Entfernung von Myomen** konnte die Rate ausgetragener Schwangerschaften bei Patientinnen mit habituellen Aborten deutlich erhöht werden [40].

> ▶ **Hysteroskopische Entfernung von Myomen**

Empfehlung zur Korrektur anatomischer Ursachen

Die Beurteilung der Literaturdaten ist aufgrund des Fehlens kontrollierter Studien erschwert. Als Empfehlung für die Praxis sollte daher gelten, dass die Indikation zu einem operativen Eingriff nicht allein aufgrund des Nachweises einer Fehlbildung gestellt werden sollte. Operative Maßnahmen sollten erst dann indiziert werden, wenn sich die Relevanz der Fehlbildung durch 2 oder 3 vorausgegangene Aborte erwiesen hat.

Zervixinsuffizienz

> Die Zervixinsuffizienz ist eine häufige Ursache von Spätaborten.

> ▶ **Zerklage**

Als häufige Ursache von Spätaborten gilt eine Zervixinsuffizienz. Typischerweise kommt es im zweiten Trimenon zur schmerzlosen Zervixverkürzung und zum Fruchtblasenprolaps und/oder zum vorzeitigen Blasensprung. Nach derartigen Verläufen sollte in der Folgeschwangerschaft frühzeitig, d. h. in der 15./16. SSW, eine ▶ **Zerklage** mit totalem Muttermundverschluss nach Saling durchgeführt werden. Im eigenen Kollektiv konnten mit diesem Vorgehen sehr gute Ergebnisse erzielt werden. Voraussetzung für einen erfolgreichen Eingriff sind mehrfache Abstriche auf pathogene Keime mit negativem Befund.

Infektionen

Abgesehen von gelegentlichen Berichten über spezifische Infektionen als ätiologische Faktoren für habituelle Aborte gibt es keine gesicherten Erkenntnisse über bakteriologische oder virale Infektionen als Ursache habitueller Aborte. Dennoch ist die Entnahme von ▶ **Zervixabstrichen** zur Fahndung nach pathogenen Keimen, insbesondere auch Chlamydien und Mykoplasmen, anzuraten. Als möglicherweise ursächlich für habituelle Aborte gelten Ureaplasma urealyticum, Listeria monocytogenes, Mycoplasma hominis, Herpesvirus und Zytomegalievirus. In randomisierten Studien führten wirksame Antibiotikabehandlungen zu keinem Erfolg. Dennoch wird die ▶ **prophylaktische Verordnung** von Doxycyclin oder Erythromycin an beide Partner empfohlen [59].

Thrombophilie

Während der Schwangerschaft kommt es zu einer erhöhten Koagulabilität. Eine zusätzliche ▶ **Erhöhung der Thromboseneigung** (Thrombophilie) kann die plazentare Versorgung offenbar durch Mikrothromben beeinträchtigen und damit zu Aborten führen. Angeborene prokoagulatorische Störungen des Hämostasesystems umfassen den Mangel an Gerinnungsinhibitoren (Protein C, Protein S und AT-III-Mangel) sowie Genpolymorphismen (Faktor-V-Leiden- und Prothrombinmutation). Zur Hyperkoagulabilität kann auch eine Hypofibrinolyse und eine essentielle Thrombozythämie führen. Ein weiterer Defekt ist die Methylentetrahydrofolat-Reduktase-Mutation (MTHFR). Sie ist mit einem erhöhten Homocysteinplasmaspiegel assoziiert, dieser kann über Läsionen des Gefäßendothels zu einer Thrombophilie oder zu arteriellen Gefäßerkrankungen führen. Zu Gerinnungsstörungen und Aborten führt auch das Antiphospholipidsyndrom. Diagnostik und Therapie dieses Syndroms werden nachfolgend gesondert besprochen.

Die Prävalenz der ▶ **Faktor-V-Leiden-Mutation** beträgt in der europäischen Bevölkerung ca. 5%, während sie in der afrikanischen und asiatischen Bevölkerung kaum vorkommt. Die Mutation ist wahrscheinlich vor etwa 20.000–35.000 Jahren entstanden. Der Selektionsvorteil besteht vermutlich im Schutz vor lebensbedrohlichen Blutungen, z. B. im Zusammenhang mit Entbindungen. In zahlreichen Studien konnte in neuerer Zeit ein Zusammenhang zwischen der Faktor-V-Leiden-Mutation und sowohl Früh- als auch Spätaborten gefunden werden (Übersicht bei [49]). Ein Zusammenhang habitueller Aborte mit der Prothrombinmutation und der MTHFR-Defizienz ist dagegen weniger wahrscheinlich. Beim Nachweis der MTHFR-Defizienz ist die Folsäuresubstitution in der Frühgravidität die geeignete Therapie. Bei allen anderen erwähnten Defekten dürfte eine ▶ **niedrig dosierte Heparintherapie** erfolgversprechend sein.

Immunologische Ursachen

Autoimmunerkrankungen

Autoimmunerkrankungen zeichnen sich durch humorale oder zelluläre Reaktionen gegen eine spezifische Komponente des Wirts aus. Als Folge einer Autoimmunerkrankung können das ▶ **Lupusantikoagulanz** (LE-AK) und Antiphospholipidantikörper entstehen. Die ▶ **Antiphospholipid-AK** sind gegen Thrombozyten und das Gefäßendothel gerichtet, sie können Thrombosen, Spontanaborte, intrauterine Wachstumsretardierungen und Fruchttode verursachen (▶ **Antiphospholipidsyndrom APS**). Die genannten Antikörper blockieren die Bildung von Prostazyklin mit der Folge einer unkontrollierten Thromboxanaktivität und daraus resultierender Vasokonstriktion und Thrombose [72]. In verschiedenen Untersuchungen hatten 10–16% der Frauen mit habituellen Aborten Antiphospholipid-AK [56]. Wenn Antiphospolipid-AK vorhanden sind, kommt es zu einer hohen Rate von IUFT im 2. Trimenon.

Ursächlich sind vermutlich Insuffizienzen der Dezidua und der Plazenta als Folge der erhöhten Thromboseneigung. Die Gerinnung wird durch Annexin-V, ein Phospholipid-binding-protein, gehemmt. Bei vorhandenen Antiphospolipid-AK finden sich verminderte Annexin-V-Spiegel auf Trophoblast- und Endothelzellen. Obwohl

Antiphospolipid-AK die Thromboseneigung fördern, **verlängern sie die Prothrombinzeit und die partielle Thromboplastinzeit** [53]. **Die aktivierte Thromboplastinzeit (aPTT) ist ein relativ sensitiver Screeningtest.** Als weiteres Screeningverfahren hat sich die Bestimmung der Anticardiolipin-AK (ACA) als Untergruppe der Antiphospholipid-AK durchgesetzt.

Die ACA und das Lupus-AK können durch spezifische Immunoassays identifiziert und quantifiziert werden. In einer älteren Untersuchung kam es bei 15 ACA-positiven Frauen bei 81 unbehandelten Schwangerschaften nur zu 10 Lebendgeburten (12%) [50].

Therapie des Antiphosholipidsyndroms (APS)

Die bevorzugte Therapie bei Nachweis signifikanter Antiphospholipid-AK-Titer ist die Kombination von Low-dose-Azetylsalizylsäure (ASS, 80–100 mg/Tag) und Low-dose-Heparin sobald die Schwangerschaft diagnostiziert wurde [15, 52]. Untersuchungen mit ASS allein zeigten weder bei Frauen mit habituellen Aborten noch bei Frauen mit nachweisbaren ACA einen günstigen Effekt auf den Schwangerschaftsverlauf [34, 70]. Andere Autoren empfehlen die Zugabe von Glukokortikoiden in einer Dosis, die die Gerinnungsparameter normalisieren. Die Gabe von Glukokortikoiden ist zur Eliminierung der ACA jedoch nicht wirksam, und in **einer randomisierten Studie war eine Kombination aus Prednison und ASS (100 mg täglich) nicht besser als eine Placebobehandlung** [36]. Viele dieser Patientinnen entwickelten eine Präeklampsie.

Die „task force of the british committee for standards in haematology" veröffentlichte kürzlich Richtlinien zum Management des APS [23]. Danach sollten Kortikosteroide zur Therapie des APS in der Schwangerschaft vermieden werden. Empfohlen werden bei Frauen mit habituellen Aborten in der Vorgeschichte und persisitierenden ACA niedrig dosiertes ASS und Heparin. ASS sollte bereits in der Frühgravidität (nach Feststellung der Schwangerschaft durch einen hCG-Test) in einer Dosis von 75–100 mg/Tag gegeben werden. Niedrig dosiertes Heparin (z. B. 2-mal tgl. 5000 IE) sollte vom Nachweis positiver Herzaktionen an gegeben werden. Vermutlich kann statt dessen auch einmal täglich niedrig molekulares Heparin verabreicht werden.

Die ideale Dauer der Heparintherapie ist bisher nicht bekannt. Das Präparat sollte wegen der Gefahr der heparininduzierten Osteopenie nicht unnötig lange gegeben werden. Bei Frauen ohne eine Thrombose in der Vorgeschichte dürfte die Beendigung der Therapie in der 34. SSW ein sinnvoller Kompromiss sein. Bei vorausgegangenen thromboembolischen Komplikationen muss die Therapie bis zur Entbindung und auch im Wochenbett fortgesetzt werden. Nach Beginn der Heparintherapie müssen die ▸ **Thrombozyten** zunächst über 3 Wochen wöchentlich, dann alle 4–6 Wochen kontrolliert werden. Diese Kontrollen sind zur Erkennung einer heparininduzierten Thrombozytopenie (HIT) zwingend notwendig. Dopplersonographische Untersuchungen des Feten sollten zur frühzeitigen Erkennung einer Plazentainsuffizienz durchgeführt werden.

In unserer Klinik beginnen wir bei bekanntem APS in der 7. SSW mit der niedrig dosierten ASS- und Heparintherapie. Zu diesem Zeitpunkt erfolgt auch eine sonographische Messung der Knochendichte. Die Thrombozyten werden zunächst zweimal im Abstand von 3 Tagen, dann wöchentlich kontrolliert. In der 12. SSW stellen wir die Behandlung auf niedermolekulares Heparin um.

Alloimmunität

Im Zusammenhang mit den Erkenntnissen der Transplantationsimmunologie stellte sich die Frage, wie der immunologisch lediglich haploide Fet vom mütterlichen Immunsystem toleriert wird. Medawar entwickelte 1953 zu dieser Frage verschiedene Thesen [41]:
- Die Plazenta ist eine wirksame immunologische Barriere zwischen der Mutter und dem Feten.
- Der Konzeptus ist nicht immunogen, er ruft daher keine Immunantwort hervor.
- Die mütterliche Immunantwort wird durch die Schwangerschaft abgeschwächt.
- Diese Thesen sind auch heute noch aktuell. Durch Arbeiten von Beer et al. [4] und Taylor u. Faulk [67] wurde die dritte Hypothese modifiziert: die Autoren

---

Die aktivierte Thromboplastinzeit (aPTT) ist ein sensitiver Screeningtest für Antiphosholipid-AK.

Therapie: Low-dose-ASS + Low-dose-Heparin.

Kortikosteroide sollen zur Therapie des APS in der Schwangerschaft vermieden werden.

Die ideale Dauer der Heparintherapie ist bisher nicht bekannt.

▸ **Kontrolle der Thrombozyten**

▶ **Konzept der „schützenden Immunreaktion"**

postulierten das ▶ **Konzept der „schützenden Immunreaktion"**. Nach dieser These wird der immunologisch fremde Trophoblast vom mütterlichen Immunsystem zwar als fremd erkannt, diese Erkennung führt jedoch nicht nur zur Entwicklung einer Abstoßungsreaktion, sondern normalerweise auch zur Induktion einer Schutzreaktion. Die Abstoßung wird damit verhindert (Abb. 4).

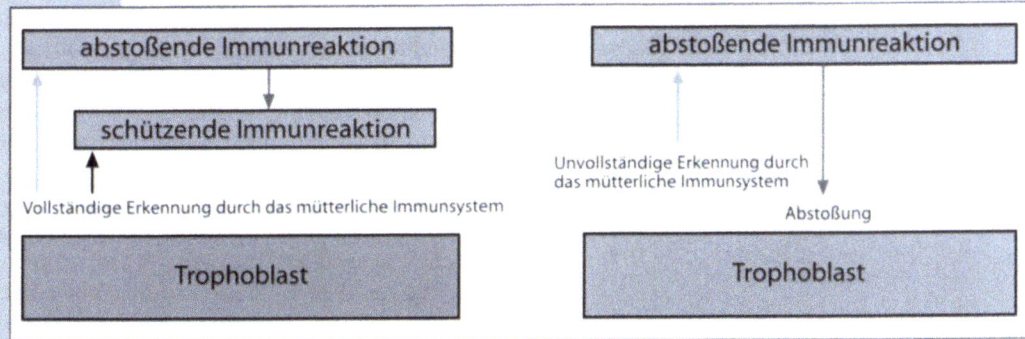

Abb. 4. a, b ▲ **Schematische Darstellung des Schutzes der Schwangerschaft vor der mütterlichen Immunreaktion.** a Die Schwangerschaft wird als Schwangerschaft erkannt und führt zur Induktion einer abstoßenden und schützenden Immunreaktion. b Die Schwangerschaft wird unvollständig erkannt, die Bildung der schützenden Reaktion unterbleibt, und die Schwangerschaft wird abgestoßen

Gestützt wurde diese Hypothese durch Untersuchungen der HLA-Antigene fertiler und infertiler Paare. Der Haupthistokompatibilitätskomplex (MHC) ist ein bei allen höheren Vertebraten vorkommendes Gensystem, es heißt bei Menschen ▶ **HLA-System** und ist auf dem kurzen Arm des Chromosoms 6 lokalisiert. Das HLA-System kodiert Zelloberflächenantigene (HLA-Antigene), sie werden unterschieden in Antigene der Klasse I (HLA-A, -B, -C) und der Klasse II (HLA-DR, -DQ, -DP). An jedem dieser Loci sind zahlreiche Allele bekannt. An HLA-B lassen sich z. B. serologisch 47, mit molekularbiologischen Methoden mehr als 95 Allele, unterscheiden. Aufgrund dieses Polymorphismus ist die Wahrscheinlichkeit der Übereinstimmung mehrerer HLA-Antigene zwischen nicht verwandten Individuen extrem gering; ein bei der Suche nach Organspendern bekanntes Problem.

▶ **HLA-System**

Bei Paaren mit habituellen Aborten fand sich eine hohe Übereinstimmung von HLA-Antigenen der Partner (HLA-sharing).

Überraschenderweise fanden verschiedene Autoren eine ungewöhnlich hohe Übereinstimmung von HLA-Antigenen der Partner (HLA-sharing) bei Paaren mit habituellen Aborten. Es wurde daher vermutet, dass die Erkennung der Schwangerschaft durch das mütterliche Immunsystem aufgrund der „immunologischen Ähnlichkeit" nicht ausreichend erfolgt und dass somit die Bildung der schützenden Reaktion unterbleibt.

Aktive Immuntherapie

Beer et al. sowie Taylor und Faulk führten daraufhin unabhängig voneinander bei Paaren mit habituellen Aborten Impfungen mit paternalen bzw. Drittspenderlymphozyten durch. Durch diese sog. ▶ **„Drittortimmunisierung"** mit den auf den Lymphozyten vorhandenen Antigenen sollte bereits vor der angestrebten Schwangerschaft die erforderliche schützende Reaktion induziert werden.

▶ **„Drittortimmunisierung"**

Diese aktive Immuntherapie erhielt durch eine Studie von Mowbray et al. [42] große Popularität. In dieser Studie wurden insgesamt 49 Patientinnen randomisiert und doppelblind entweder mit den Lymphozyten des Partners (Verum, $n=22$) oder mit Lymphozyten aus Eigenblut der Patientin (Placebo, $n=27$) behandelt. Einschlusskriterium für die Studie waren 3 oder mehr vorausgegangene Aborte und 2 oder mehr übereinstimmende HLA-Antigene der Partner. Eingeschlossen waren auch Patientinnen mit sekundären Aborten, d. h. einer vorausgegangenen ausgetragenen Schwangerschaft.

Das Ergebnis der Studie zeigte einen signifikanten Vorteil der Immuntherapie mit Partnerlymphozyten (Rate ausgetragener Schwangerschaften in der Therapiegruppe 77% gegenüber 37% in der Placebogruppe). Die aktive Immuntherapie fand daraufhin schnell weite Verbreitung. Inzwischen liegt eine größere Zahl von kontrol-

Mit den auf Lymphozyten vorhandenen Antigenen soll bereits vor der angestrebten Schwangerschaft die erforderliche schützende Reaktion induziert werden.

lierten Studien vor. Die Ergebnisse der Studie von Mowbray konnten in den Folgestudien nicht in gleicher Weise bestätigt werden. Die Effekte waren entweder weniger deutlich oder gar nicht nachweisbar.

Aufgrund dieser unklaren Ergebnisse veranlasste das Ethik Kommittee der American Society of Reproductive Immunology (ASRI) eine Studie zur Klärung der Frage, ob die aktive Immuntherapie die Rate von Lebendgeburten bei Patientinnen mit habituellen Aborten erhöht [75]. Nach dieser Auswertung war die Erfolgsrate in der Therapiegruppe gegenüber der Placebogruppe signifikant erhöht (Odds-Ratio 1,16, 95%-Konfidenzintervall 1,01–1,36, $p<0,02$). Dieses Ergebnis war allein auf die Patientinnen mit primären habituellen Aborten zurückzuführen. Bei Patientinnen mit sekundären habituellen Aborten konnte dagegen kein therapeutischer Effekt nachgewiesen werden.

▶ **Risiken der Blutübertragung**

Mit Einführung der aktiven Immuntherapie wurde auch auf die Risiken dieser Behandlung hingewiesen. Im Vordergrund stehen dabei die ▶ **Risiken jeder Blutübertragung**, vor allem die Risiken durch Übertragung von Infektionserregern. Die Sorge vor der Übertragung bisher möglicherweise noch nicht bekannter Infektionen hat die Therapie mit Drittspenderlymphozyten inzwischen in den Hintergrund treten lassen.

Die Hypothese eines erhöhten HLA-Sharings bei Paaren mit habituellen Aborten ließ sich in neueren Studien nicht bestätigen.

Die Auswahl der Patientinnen erfolgte zunächst nach dem Ergebnis der HLA-Typisierung, d. h. die Therapie erfolgte nur bei einem erhöhten HLA-Sharing. Dieses Vorgehen ist jedoch nicht mehr aktuell. Die Hypothese eines erhöhten HLA-Sharings bei Paaren mit habituellen Aborten ließ sich in neueren Studien nicht bestätigen. Des Weiteren hat sich herausgestellt, dass der Trophoblast keine typischen HLA-Antigene präsentiert und dass somit die HLA-Antigene für die Erkennung oder Nichterkennung der Schwangerschaft keine Bedeutung haben. Auf dem Trophoblasten findet sich lediglich ein besonderes HLA-Antigen (▶ **HLA-G**), dessen Bedeutung bisher noch nicht geklärt ist.

▶ **HLA-G**

Ein spezifischer immunologischer Test zur Auswahl der Paare existiert nicht, es erfolgt daher lediglich eine Ausschlussdiagnostik: Als geeignet gelten Paare nach 3 oder mehr Frühaborten in der gleichen Partnerschaft, wenn keine Schwangerschaft über die etwa 16. SSW intakt geblieben ist (primäre habituelle Aborte) nach Ausschluss anderer nachweisbarer Abortursachen [27].

Passive Immuntherapie

Schon frühzeitig wurde nach Alternativen zur aktiven Immuntherapie gesucht. Im Vordergrund standen dabei die genannten Risiken der aktiven Immuntherapie und die Suche nach wirksameren Therapieverfahren. Da die Wirkung der aktiven Immuntherapie zumindest teilweise mit der Bildung „blockierender Antikörper" erklärt wird, entwickelte sich der Gedanke, die blockierenden Antikörper direkt zu übertragen. Kommerziell verfügbare Immunglobuline werden aus einem großen Spenderpool gewonnen. Es wurde daher angenommen, dass sie ebenfalls Antikörper gleicher Spezifität enthalten und somit im Sinne einer „passiven Immunisierung" gleiche Wirkungen entfalten.

Bei der passiven Immunisierung werden die blockierenden Antikörper direkt übertragen.

Diese Hypothese wurde durch den Nachweis blockierender Aktivität in Immunglobulinpräparaten unterstützt. Eine erste Pilotstudie publizierten Mueller-Eckhardt und Mitarbeiter [43]. In dieser Studie wurden 20 Frauen mit ungeklärten habituellen Frühaborten in der Schwangerschaft i.v. mit Immunglobulinen (IVIG) behandelt. Die Therapie begann in der 5. SSW und wurde alle 3 Wochen bis zur etwa 24. SSW wiederholt. Die Erfolgsrate betrug 82%. Nach diesem ermutigenden Ergebnis folgte eine placebokontrollierte doppelblinde Multicenterstudie. Insgesamt wurden 64 Patientinnen in die Studie aufgenommen; 33 Patientinnen erhielten als Verum Immunglobuline i.v., 31 Patientinnen als Placebo eine 5%ige Humanalbuminlösung. In der Therapiegruppe trugen 20 Patientinnen (61%), in der Placebogruppe 21 Patientinnen (68%) die Schwangerschaft aus [29]. Ein positiver Effekt der Therapie mit polyvalenten Immunglobulinen konnte somit nicht nachgewiesen werden.

Ein positiver Effekt der Therapie mit polyvalenten Immunglobulinen konnte somit nicht nachgewiesen werden.

Die wesentlichen Risiken der aktiven Immuntherapie werden bei der passiven Therapie vermieden. Dennoch ist das Verfahren nicht risikofrei. Hypotonie, Übelkeit und Kopfschmerzen sind übliche Begleiterscheinungen. Potentiell lebensbedrohliche anaphylaktische Reaktionen können bei IgA-defizienten Individuen auftreten [69].

Die passive Immuntherapie ist weder risikofrei noch kostengünstig.

Bei der Bewertung der passiven Immuntherapie muss auch auf die Kosten der Behandlung hingewiesen werden. Als Beispiel soll das deutsche Behandlungsschema genannt werden: Bei der ersten Behandlung werden im Mittel 30 g Immunglobulin intravenös appliziert. Nach der „Roten Liste 2000" liegen die Kosten für 10 g eines Immunglobulinpräparats bei ca. 1500 DM, die Kosten der ersten Behandlung betragen somit ca. 4500 DM. Empfohlen wird der Beginn in der ca. 6. SSW. Bis zur 24. SSW erfolgen weitere sechs Behandlungen mit jeweils 20 mg in 3-wöchigen Abständen. Die Gesamtkosten der Immunglobuline für eine Therapie müssen daher bei Ansatz des Apothekenabgabepreises mit etwa 22.500 DM veranschlagt werden.

In einem aktuellen Cochrane review [57] kam der Autor nach Auswertung von 18 Studien zu dem Ergebnis, dass die verschiedenen Formen der Immuntherapie zu keinem signifikanten Effekt führen. Auf die in diesem Review erwähnte Trophoblastmembraninfusion wird hier nicht gesondert eingegangen (Tabelle 4).

Eine aktive oder passive Immuntherapie kann nur einem geringen Teil der Paare mit habituellen Aborten empfohlen werden.

Zusammenfassend ist festzustellen, dass eine aktive oder passive Immuntherapie vermutlich nur einem geringen Teil der Paare mit habituellen Aborten empfohlen werden kann. Die Indikationsstellung sollte daher besonders streng erfolgen, insbesondere sollten nur Paare mit drei oder mehr Frühaborten nach Ausschluss anderer bekannter Abortursachen behandelt werden. Die aktive Immuntherapie sollte nur bei primär abortierenden Paaren in Erwägung gezogen werden.

Tabelle 4
Ergebnisse des "cochrane reviews" zur Immuntherapie bei habituellen Aborten [57]

	Odds-Ratio	95%-Konfidenzintervall
Partnerlymphozyten	1,05	0,75–1,47
Drittspenderlymphozyten	1,39	0,68–2,82
Immunglobuline (IVIC)	1,14	0,66–1,95
Trophoblastmembraninfusion	0,40	0,11–1,45

„tender loving care"

▶ Psychotherapeutische Beratung

Frauen mit habituellen Aborten leiden vielfach unter massiven Schuldgefühlen und Gefühlen der Insuffizienz. Eine erneute Schwangerschaft wird angstvoll erlebt, die Patientinnen wirken nicht selten ausgesprochen depressiv. Vor einer erneuten Schwangerschaft sollte daher eine ▶ **psychotherapeutische Beratung** angeboten werden. Nach Eintritt einer Schwangerschaft sollte die Patientin besonders intensiv betreut werden. Für diese Betreuung hat sich der Begriff „tender loving care" durchgesetzt. Das Konzept besteht aus folgenden Punkten [37]:
- Betreuung in einer spezialisierten Klinik,
- psychologische Betreuung,
- frühzeitiger Kontakt mit einem festen Ansprechpartner,
- ausführliche Besprechung der aktuellen Probleme,
- engmaschige Betreuung einschließlich sonographischer Kontrollen während des 1. Trimesters der Schwangerschaft,
- Beruhigung bei Problemen
- reundliche und positive Einstellung des gesamten Teams.

Nach Clifford et al. [12] kam es in einem Kollektiv von Frauen mit ungeklärten habituellen Aborten zu 26% erneuten Aborten, wenn die Patientinnen in einer entsprechend ausgerichteten Klinik betreut wurden gegenüber einer Abortrate von 51% ohne eine derartige Betreuung. Ähnliche Ergebnisse wurden bereits 1984 von Stray-Pedersen u. Stray-Pedersen [62] publiziert.

Nach einer kürzlich erschienenen Studie kommt es bei Frauen nach habituellen Aborten häufiger zu Frühgeburten und Kindern mit erniedrigtem Geburtsgewicht [30]. Die Patientinnen sollten daher auch im weiteren Schwangerschaftsverlauf sorgfältig betreut werden.

Fazit für die Praxis

Patientinnen mit habituellen Aborten wirken häufig ängstlich und verzweifelt, nicht selten depressiv. Die Abklärung der Abortursachen sollte über mehrere Besuche erfolgen um dem Arzt die Möglichkeit zur Entwicklung einer ▶ vertrauensvollen Beziehung zu geben. Bei Verdacht auf eine ernstere psychische Problematik sollte großzügig ein psychosomatisch ausgebildeter Kollege einbezogen werden. Im Falle einer erneuten Schwangerschaft sollten regelmäßige Kontakte zwischen Patientin und Arzt vorgesehen werden.

Die emotionale Unterstützung des Arztes ist sehr hilfreich und von therapeutischem Wert. Es sollte bei den Gesprächen betont werden, dass die Mehrzahl der Frauen trotz vorausgegangener habitueller Aborte die nächste Schwangerschaft problemlos austrägt. Dennoch sollten die Patientinnen auch im weiteren Schwangerschaftsverlauf besonders sorgfältig betreut werden.

▶ Vertrauensvolle Beziehung

Literatur

1. Acien P (1993) Reproductive performance of women with uterine malformations. Hum Reprod 8: 122–126
2. Alberman E (1988) The epidemiology of repeated abortion. In: Beard RW, Sharp F (eds) Early pregnancy loss: mechanisms and treatment. RCOG, London, pp 9–17
3. Armstrong BG, McDonald AD, Sloan M (1992) Cigarette, alcohol, and coffee consumption and spontaneous abortion. Am J Public Health 82: 85–87
4. Beer AE, Quebbeman JF, Ayers JW, Haines RF (1981) Major histocompatibility complex antigens, maternal and paternal immune responses, and chronic habitual abortions in humans. Am J Obstet Gynecol 141: 987–999
5. Belanger K, Leaderer B, Hellenbrand K, Holford TR, McSharry J, Power ME, Bracken MB (1998) Spontaneous abortion and exposure to electric blankets and heated water beds. Epidemiology 9: 36–42
6. Breckwoldt M, Runnebaum B, Müller OA (1993) Weibliche Gonaden (Gynäkologie und Geburtshilfe). In: Ziegler R, Pickardt CR, Willig R-P (Hrsg) Rationelle Diagnostik in der Endokrinologie einschließlich Diabetologie und Stoffwechsel. Thieme, Stuttgart, S 213–221
7. Bussen S, Sutterlin M, Steck T (1999) Endocrine abnormalities during the follicular phase in women with recurrent spontaneous abortion. Hum Reprod 14: 18–20
8. Buttram VC Jr, Gibbons WE (1979) Mullerian anomalies: a proposed classification. (An analysis of 144 cases). Fertil Steril 32: 40–46
9. Buttram VC Jr, Reiter RC (1981) Uterine leiomyomata: etiology, symptomatology, and management. Fertil Steril 36: 433–445
10. Capella-Allouc S, Morsad F, Rongieres-Bertrand C, Taylor S, Fernandez H (1999) Hysteroscopic treatment of severe Asherman's syndrome and subsequent fertility. Hum Reprod 14: 1230–1233
11. Christiansen OB (1997) Epidemiological, immunogenetic and immunotherapeutic aspects of unexplained recurrent miscarriage. Dan Med Bull 44: 396–424
12. Clifford K, Rai R, Regan L (1997) Future pregnancy outcome in unexplained recurrent first trimester miscarriage. Hum Reprod 12: 387–389
13. Clifford K, Rai R, Watson H, Franks S, Regan L (1996) Does suppressing luteinising hormone secretion reduce the miscarriage rate? Results of a randomised controlled trial. BMJ 312: 1508–1511
14. Clifford K, Rai R, Watson H, Regan L (1994) An informative protocol for the investigation of recurrent miscarriage: preliminary experience of 500 consecutive cases. Hum Reprod 9: 1328–1332
15. Cowchock FS, Reece EA, Balaban D, Branch DW, Plouffe L (1992) Repeated fetal losses associated with antiphospholipid antibodies: a collaborative randomized trial comparing prednisone with low-dose heparin treatment. Am J Obstet Gynecol 166: 1318–1323
16. Csapo AI, Pulkkinen M (1978) Indispensability of the human corpus luteum in the maintenance of early pregnancy. Luteectomy evidence. Obstet Gynecol Surv 33: 69–68
17. Daya S (1989) Efficacy of progesterone support for pregnancy in women with recurrent miscarriage. A meta-analysis of controlled trials. Br J Obstet Gynaecol 96: 275–280
18. Deichert U, van de Sandt M, Lauth G, Daume E (1988) Die transvaginale Hysterokontrast-sonographie (HKSG). Ein neues Verfahren zur Differenzierung intrauteriner und myometraler Befunde. Geburtshilfe Frauenheilkd 48: 835–844
19. Doyle P, Maconochie N, Roman E, Davies G, Smith PG, Beral V (2000) Fetal death and congenital malformation in babies born to nuclear industry employees: report from the nuclear industry family study. Lancet 356: 1293–1299
20. Fenster L, Hubbard AE, Swan SH, Windham GC, Waller K, Hiatt RA, Benowitz N (1997) Caffeinated beverages, decaffeinated coffee, and spontaneous abortion. Epidemiology 8: 515–523
21. Filicori M, Butler JP, Crowley WF (1984): Neuroendocrine regulation of the corpus luteum in the human: evidence for pulsatile progesterone secretion. J Clin Invest 73: 1638–1647
22. Goldstein P, Berrier J, Rosen S, Sacks HS, Chalmers TC (1989) A meta-analysis of randomized control trials of progestational agents in pregnancy. Br J Obstet Gynaecol 96: 265–274
23. Greaves M, Cohen H, MacHin SJ, Mackie I (2000) Guidelines on the investigation and management of the antiphospholipid syndrome. Br J Haematol 109: 704–715
24. Harlap S, Shiono PH (1980) Alcohol, smoking, and incidence of spontaneous abortions in the first and second trimester. Lancet 26: 173–176
25. Heidam LZ (1984) Spontaneous abortions among laboratory workers; a follow up study. J Epidemiol Community Health 38: 36–41
26. Hinney B, Henze C, Kuhn W, Wuttke W (1996) The corpus luteum insufficiency: a multifactorial disease. J Clin Endocrinol Metab 81: 565–570

27. Hinney B, Neumeyer H (1999) Immuntherapie habitueller Aborte. Reproduktionsmedizin 15: 200–211
28. Homer HA, Li TC, Cooke ID (2000) The septate uterus: a review of management and reproductive outcome. Fertil Steril 73: 1–14
29. The German RSA/IVIG Group (1994) Intravenous immunoglobulin in the prevention of recurrent miscarriage. Br J Obstet Gynaecol 101: 1072–1077
30. Jivraj S, Anstie B, Cheong YC, Fairlie FM, Laird SM, Li TC (2001) Obstetric and neonatal outcome in women with a history of recurrent miscarriage: a cohort study. Hum Reprod 16: 102–106
31. Jones GS (1949) Some newer aspects of the management of infertility. JAMA 141: 1123–1129
32. Kirk EP, Chuong CJ, Coulam CB, Williams TJ (1993) Pregnancy after metroplasty for uterine anomalies. Fertil Steril 59: 1164–1168
33. Koike T, Minakami H, Kosuge S, Usui R, Matsubara S, Izumi A, Sato I (1999) Uterine leiomyoma in pregnancy: its influence on obstetric performance. J Obstet Gynaecol Res 25: 309–313
34. Kutteh WH (1996) Antiphospholipid antibody-associated recurrent pregnancy loss: treatment with heparin and low-dose aspirin is superior to low-dose aspirin alone. Am J Obstet Gynecol 174: 1584–1589
35. Lammer EJ, Chen DT, Hoar RM et al. (1985) Retinoic acid embryopathy. N Engl J Med 313: 837–841
36. Laskin CA, Bombardier C, Hannah ME et al. (1997) Prednisone and aspirin in women with autoantibodies and unexplained recurrent fetal loss. N Engl J Med 337: 148–153
37. Li TC (1998) Recurrent miscarriage: principles of management. Hum Reprod 13: 478–482
38. Lutjen P, Trounson A, Leeton J, Findlay J, Wood C, Renou P (1984) The establishment and maintenance of pregnancy using in vitro fertilization and embryo donation in a patient with primary ovarian failure. Nature 307: 174–171
39. Macdonald RR (1989) Does treatment with progesterone prevent miscarriage? Br J Obstet Gynaecol 96: 257–260
40. Malik E, Berg C, Sterzik K, Stoz F, Rossmanith WG (2000) Reproductive outcome of 32 patients with primary or secondary infertility and uterine pathology. Arch Gynecol Obstet 264: 24–26
41. Medawar PB (1953) Some immunological and endocrinological problems raised by the evolution of viviparity in vertebrates. Symp Soc Experim Biol 7: 320–338
42. Mowbray JF, Gibbings C, Liddell H, Reginald PW, Underwood JL, Beard RW (1985) Controlled trial of treatment of recurrent spontaneous abortion by immunisation with paternal cells. Lancet i: 941–943
43. Mueller-Eckhardt G, Heine O, Neppert J, Künzel W, Mueller-Eckhardt C (1989) Prevention of recurrent spontaneous abortion by intravenous immunoglobulin. Vox Sang 56: 151–154
44. Nakajima ST, Nason FG, Badger GJ, Gibson M (1991) Progesterone production in early pregnancy. Fertil Steril 55: 516–521
45. Nybo Andersen AM, Wohlfahrt J, Christens P, Olsen J, Melbye M (2000) Maternal age and fetal loss: population based register linkage study. BMJ 320: 1708–1712
46. Ogasawara M, Aoki K, Okada S, Suzumori K (2000) Embryonic karyotype of abortuses in relation to the number of previous miscarriages. Fertil Steril 73: 300–304
47. Ogasawara M, Kajiura S, Katano K, Aoyama T, Aoki K (1997) Are serum progesterone levels predictive of recurrent miscarriage in future pregnancies? Fertil Steril 68: 806–809
48. Patton PE (1994) Anatomic uterine defects. Clin Obstet Gynecol 37: 705–721
49. Pauer HU, Hinney B, Voigt-Tschirschwitz T, Neesen J, Engel W (2001) Die Bedeutung von Faktor V G1691A-, Faktor II G20210A- und der Methylentetrahydrofolat-Reduktase-Mutation in der Diagnostik habitueller Aborte. Reproduktionsmedizin 17: 42–47
50. Prentice RL, Gatenby PA, Loblay RH, Shearman RP, Kronenberg H, Basten A (1984) Lupus anticoagulant in pregnancy. Lancet ii: 464
51. Rabinerson D, Tohar M, Pomerantz M, Haimovich L (1992) Persistence of a normal pregnancy after an early luteectomy. A report of two cases. J Reprod Med 37: 749–752
52. Rai R, Cohen H, Dave M, Regan L (1997) Randomised controlled trial of aspirin and aspirin plus heparin in pregnant women with recurrent miscarriage associated with phospholipid antibodies. BMJ 314: 253–257
53. Rand JH, Wu XX, Andree HA, Lockwood CJ, Guller S, Scher J, Harpel PC (1997) Pregnancy loss in the antiphospholipid-antibody syndrome–a possible thrombogenic mechanism. N Engl J Med 337: 154–160
54. Regan L, Owen EJ, Jacobs HS (1990) Hypersecretion of luteinising hormone, infertility, and miscarriage. Lancet 336: 1141–1144
55. Rock JA, Schlaff WD (1985) The obstetric consequences of uterovaginal anomalies. Fertil Steril 43: 681–692
56. Scott JR, Rote NS, Branch DW (1987) Immunologic aspects of recurrent abortion and fetal death. Obstet Gynecol 70: 645–656
57. Scott JR (2000) Immunotherapy for recurrent miscarriage (cochrane review). Cochrane Library, Oxford
58. Simon C, Martinez L, Pardo F, Tortajada M, Pellicer A (1991) Mullerian defects in women with normal reproductive outcome. Fertil Steril 56: 1192–1193
59. Speroff L, Glass RH, Kase NG (1999) Clinical gynecologic endocrinology and infertility. Lippincott Williams & Wilkins, Baltimore, pp 1043–1055
60. Stephenson MD (1996) Frequency of factors associated with habitual abortion in 197 couples. Fertil Steril 66: 24–29
61. Stern JJ, Dorfmann AD, Gutierrez-Najar AJ, Cerrillo M, Coulam CB (1996) Frequency of abnormal karyotypes among abortuses from women with and without a history of recurrent spontaneous abortion. Fertil Steril 65: 250–253
62. Stray-Pedersen B, Stray-Pedersen S (1984) Etiologic factors and subsequent reproductive performance in 195 couples with a prior history of habitual abortion. Am J Obstet Gynecol 148: 140–146
63. Stirrat GM (1990) Recurrent miscarriage I: Definition and epidemiology. Lancet 336: 673–675
64. Soliman S, Daya S, Collins J, Hughes EG (1994) The role of luteal phase support in infertility treatment: a meta-analysis of randomized trials. Fertil Steril 61: 1068–1076
65. Sutherland HW, Pritchard CW (1987) Increased incidence of spontaneous abortion in pregnancies complicated by maternal diabetes mellitus. Am J Obstet Gynecol 156: 135–138
66. Taskinen H, Lindbohm ML, Hemminki K (1986) Spontaneous abortions among women working in the pharmaceutical industry. Br J Ind Med 43: 199–205
67. Taylor C, Faulk WP (1981) Prevention of recurrent abortion with leucocyte transfusions. Lancet ii: 68–70
68. The American Fertility Society (1988) The American Fertility Society classifications of adnexal adhesions, distal tubal occlusion, tubal occlusion secondary to tubal ligation, tubal pregnancies, mullerian anomalies and intrauterine adhesions. Fertil Steril 49: 944–955
69. Thornton CA, Ballow M (1993) Safety of intravenous immunoglobulin. Arch Neurol 50: 135–136
70. Tulppala M, Marttunen M, Soderstrom-Anttila V et al. (1997) Low-dose aspirin in prevention of miscarriage in women with unexplained or autoimmune related recurrent miscarriage: effect on prostacyclin and thromboxane A2 production. Hum Reprod 12: 1567–1572
71. Tulppala M, Stenman UH, Cacciatore B, Ylikorkala O (1993) Polycystic ovaries and levels of gonadotrophins and androgens in recurrent miscarriage: prospective study in 50 women. Br J Obstet Gynaecol 100: 348–352
72. Tulppala M, Viinikka L, Ylikorkala O (1991) Thromboxane dominance and prostacyclin deficiency in habitual abortion. Lancet 337: 879–881
73. WHO (1977) WHO recommended definitions, terminology and format for statistical tables related to the perinatal period. Act Obstet Gynecol Scand 56: 247–253
74. Windham GC, Swan SH (1997) Moderate maternal drinking and infant birthweight. Epidemiology 8: 112–123
75. Recurrent Miscarriage Immunotherapy Trialists Group (1994) Worldwide collaborative observational study and meta-analysis on allogenic leukocyte immunotherapy for recurrent spontaneous abortion. Am J Reprod Immunol 32: 55–72

G. Freundl
Städtisches Krankenhaus Düsseldorf-Benrath

Natürliche Familienplanung und „nicht-hormonale Kontrazeption"

Zu den nichthormonalen Antikonzeptiva gehören die originären Methoden der natürlichen Familienplanung (NFP), die neuen Technologien in der NFP, der Coitus interruptus und reservatus, die Intrauterinpessare und Barrieremethoden wie die Männer- und Frauenkondome, Portiokappen, Diaphragmen und chemische Mittel. Die Methoden werden im Hinblick auf ihre Anwendung und kontrazeptive Effektivität dargestellt. Auf Besonderheiten wird im einzelnen Fall eingegangen.

Letzte repräsentative Umfragen aus dem Jahr 1997 in Gesamtdeutschland haben ergeben, dass 35–40% aller Frauen zwischen 18 und 45, die eine Kontrazeption wünschen, hormonell verhüten [1]. Im Umkehrschluss heißt dies, dass etwa 3/5 dieser Frauen andere Maßnahmen oder Methoden zur Verhinderung einer temporär oder endgültig nicht gewünschten Schwangerschaft einsetzen. Es ist deswegen dringend geboten, dass sich der Frauenarzt als Hausarzt der Familie mit diesen nichthormonellen Familienplanungsmethoden beschäftigt. Sie umfassen die originären Methoden der Natürlichen Familienplanung, die sog. neuen Technologien in der Natürlichen Familienplanung, den Coitus interruptus und reservatus, die verschiedenen Barrieremethoden und nicht zuletzt die unterschiedlichen Formen der Intrauterinspirale.

Unter einem anderen Betrachtungsaspekt kann man diese Methoden auch einteilen in solche, die Aktionen während des Koitus (▶ **koitale Methoden**) und solche, die keine besonderen Aktionen während eines speziellen Koitus (▶ **nichtkoitale Methoden**) erfordern.

Will man die Effektivität solcher Methoden beurteilen, so hat sich eingebürgert, die Fehlerquoten bzw. Versagerquoten der einzelnen Methode anzugeben. Für den täglichen Gebrauch geschieht dies üblicherweise durch den Pearl-Index [2], der die Anzahl der ungewollt eingetretenen Schwangerschaften angibt für 100 Frauen, die eine Methode 1 Jahr lang anwenden. Eine für statistische Zwecke genauere Methode stellt die Life-table-Analyse [3] der eingetretenen Schwangerschaften dar. Es wird dabei in einem Verfahren, das von Kaplan u. Mayer angegeben wurde und beispielsweise in der Onkologie zur Angabe der Überlebenszeit bei bestimmten Karzinomen eingesetzt wird, das schwangerschaftsfreie Überleben in % angeben. Wichtig ist bei dieser Methode, dass sie nicht auf einen bestimmten Zeitraum fixiert ist. Für praktische Zwecke kann man sich merken, dass der 12-Monats-Life-table-Wert in etwa dem Pearl-Index entspricht.

Etwa 3/5 aller Frauen in Deutschland verhüten durch nicht-hormonelle Methoden

▶ **Koitale Methoden**
▶ **Nichtkoitale Methoden**

Die Effektivität einer Methode wird durch den Pearl-Index oder die Life-Table-Analyse angegeben

---

Dr. G. Freundl
Städtisches Krankenhaus Düsseldorf-Benrath, Lehrkrankenhaus der Heinrich-Heine-Universität, Urdenbacher Allee 83, 40593 Düsseldorf

Die originären Methoden der natürlichen Familienplanung (NFP)

▶ **Selbstbeobachtung**

NFP-Methoden sind dadurch charakterisiert, dass die Frau durch ▶ **Selbstbeobachtung** ihres Körpers eine fruchtbare und eine unfruchtbare Zeit im Zyklus festlegen kann [4]. Die Länge der fruchtbaren Zeit hängt mit der begrenzten Dauer der Befruchtungsfähigkeit von Eizelle und Samenzelle zusammen. Weiterhin ist Voraussetzung, dass nur eine Ovulation im Zyklus auftritt und dass eine Beobachtbarkeit zyklusabhängiger Körperveränderungen gegeben ist.

Besteht kein Schwangerschaftswunsch, bleibt das Paar in der fruchtbaren Zeit abstinent
▶ **Empfängnisoptimum im Zyklus**

Der Effekt dieser Art der Familienplanung wird dadurch erreicht, dass das Paar in der fruchtbaren Zeit abstinent ist oder nur geschützt verkehrt, falls eine Schwangerschaft nicht gewünscht wird. Im Gegensatz zu vielen anderen Methoden dienen die Methoden der NFP umgekehrt auch dazu, das ▶ **Empfängnisoptimum im Zyklus** festzulegen. Will die Frau schwanger werden, so wird sie eben gerade zu diesem Zeitpunkt Verkehr haben. Entscheidend für diese Methoden ist damit das persönliche Verhalten des Paares. Es ist die Besonderheit dieser Methoden, dass der Partner in die Familienplanung bzw. Empfängnisverhütung einbezogen wird.

▶ **Temperaturmethode (TM)**
▶ **Ovulationsmethode (OM)**
▶ **Symptothermale Methode (STM)**

Je nach den Symptomen, die eine Frau an sich beobachtet und für ihre Auswertung verwendet, unterscheidet man zwischen verschiedenen Methoden (Tabelle 1): die mit den Namen Döring und Muchalski (Thyma) verbundene ▶ **Temperaturmethode (TM)**, die von Billings weltweit propagierte Schleim- oder ▶ **Ovulationsmethode (OM)**, und nicht zuletzt die Kombination aus diesen beiden Methoden, die ▶ **Symptothermale Methode (STM)**, die im europäischen Raum u. a. mit den Namen Rötzer und den verschiedenen Organisationen in Großbritannien, Irland, Frankreich und Deutschland verbunden ist, die diese Methode als sichere und moderne Methode bis heute propagieren und sie weiterentwickelt haben. Die sog. Kalender- oder Knaus-Ogino-Methode ist medizinhistorisch äußerst interessant und wichtig, wird aber heute nicht mehr empfohlen, da ihre Sicherheit gering ist und sie letztendlich nur eine Rechenmethode, keine Beobachtungsmethode für die Frau darstellt.

Die Knaus-Ogino-Methode ist obsolet

Tabelle 1
Die verschiedenen originären NFP-Methoden im Überblick

Methode	Abkürzung	Autoren
Temperaturmethode	TM	Döring, Thyma
Schleimmethode	OM	Billings
Symptothermale Methode	STM	Rötzer
Kalendermethode	KM	Knaus, Ogino

Die Temperaturmethode

▶ **Schwankungen in der Basaltemperatur**

▶ **Schwankungen in der Basaltemperatur** der Frau wurden erstmals vom katholischen Pfarrer Wilhelm Hillebrandt (1934) herangezogen, um unfruchtbare Tage zu bestimmen und damit eine neue Zeitwahlmethode der Empfängnisverhütungsmethode zu schaffen. Die Medizinische Fakultät der Universität Köln hat ihn deswegen zum Ehrendoktor ernannt. Im deutschsprachigen Raum hat die Temperaturmethode u. a. Döring weiteren Kreisen bekannt gemacht.

Die Körpertemperatur steigt nach dem Eisprung um ca. 0,2–0,4 °C

Die Temperaturmethode basiert auf dem Anstieg der Körpertemperatur nach dem Eisprung um ca. 0,2–0,4 °C oder 0,4–0,8 °F. Bedingt wird diese Veränderung durch einen Anstieg des Progesteronspiegels im Serum, der normalerweise 1–3 Tage nach dem Eisprung auftritt.

Die erhöhte Körpertemperatur bleibt bis zur nächsten Periode erhalten

Die Erhöhung der Körpertemperatur bleibt bis zur nächsten Periode erhalten. Bei der strengen Form der Temperaturmethode werden nur die Tage nach der Ovulation, nachdem die Temperatur angestiegen ist, als sicher unfruchtbare Tage gewertet. An diesen ist ungeschützter Verkehr erlaubt. Bei der großzügigeren Form der Temperaturmethode, deren Sicherheit geringer ist, existieren auch präovulatorisch unfruchtbare Zeiten, die mittels einer Rechnung und Betrachtung der letzten 6 bzw. 12 Zyklen ermittelt werden.

Die postovulatorisch unfruchtbare Zeit beginnt am Abend des 3. Tages mit erhöhter Temperatur

Für den Beginn der postovulatorisch unfruchtbaren Zeit gilt die Regel, dass sie ab dem Abend des 3. Tages mit erhöhter Körpertemperatur (mindestens 0,2 °C) zählt. Präovulatorisch werden von dem frühesten Tag des Temperaturanstiegs in den letzten 6–12 Monaten 8 Tage abgezogen. Der so bestimmte Tag (8. Tag) ist der letzte unfruchtbare Tag vor der Ovulation.

Die Gebrauchssicherheit liegt bei der strengen Form zwischen 0,3 und 2,0 (Pearl-Index)

Der Methodenfehler dieser Methode liegt zwischen 0,1 und 1,2, der Gebrauchsfehler zwischen 0,3 und 2,0 (Pearl-Index, strenge Form).

Schleimmethode, Ovulationsmethode, Billings-Methode

▶ **Typische Veränderungen des Zervikalschleims**

Die Schleimmethode basiert auf dem Erkennen und Interpretieren ▶ typischer Veränderungen des Zervikalschleims, die eine Frau am Scheidenausgang als Feuchtigkeit, Schleim oder feuchtes Gefühl feststellen kann. Die Ovulationsmethode fordert sexuelle Abstinenz nur an den Tagen, an denen eine Frau den Abgang von Schleim oder die entsprechende Sensation am Scheidenausgang selbst beobachtet. Den Beginn des Schleimsymptoms beobachtet man üblicherweise 5–6 Tage vor dem Eisprung. Das Schleimsymptom verschwindet normalerweise etwa 1–2 Tage nach erfolgter Ovulation.

Schleimabgang beobachtet man üblicherweise 5–6 Tage prä- bis 1–2 Tage postovulatorisch

Angaben über die Effektivität dieser Methode sind sehr kontrovers. Es werden Methodenfehler zwischen 1,2 und 3 nach dem Pearl-Index angegeben, die Gebrauchsfehlerrate der Methode wird als sehr schlecht angegeben, der Pearl-Index liegt in verschiedenen prospektiven Studien zwischen 15,5 und 34,9. Die Methode ist deswegen unter die unsicheren NFP-Methoden einzuordnen.

Die Methode gehört zu den unsicheren NFP-Methoden

Symptothermale Methode

Bei der symptothermalen Methode werden Beginn und Ende der fruchtbaren Zeit mittels mindestens zweier Indikatoren festgelegt, nämlich der Basaltemperatur und der von der Frau beobachtbaren Schleimbildung. Der Beginn der fruchtbaren Zeit richtet sich immer danach, welches dieser beiden Symptome zuerst beobachtet wird. Das Ende der fruchtbaren Zeit wird wiederum durch 2 Indikatoren, nämlich Temperatur und Schleim, festgelegt, wobei gilt, dass die Angabe des Endes der fruchtbaren Zeit immer durch den Indikator bestimmt wird, der dieses Ende zuletzt angibt.

Beginn und Ende der fruchtbaren Zeit werden mittels Basaltemperatur und Schleimbeobachtung festgelegt

Die Methode wurde in ihrer Effektivität und Akzeptanz in großen Studien getestet und ist ggf. durch Ergebnisse einer an der Heinrich-Heine-Universität Düsseldorf laufenden prospektiven Verlaufsstudie zu korrigieren, wenn sich Unzulänglichkeiten in der Methode einstellen (weiterführende Literatur [4, 5]).

In einer prospektiven deutschen Studie, die bis heute weitergeführt wird, hat sich bei unseren Untersuchungen eine Gebrauchssicherheit der symptothermalen Methode, wie sie von uns empfohlen wird, von 2,2 % nach der Life-table-Analyse ergeben, was in etwa einem Pearl-Index von 2,3 entspricht. In einer von uns ebenfalls betreuten prospektiven europäischen Gebrauchssicherheitsstudie lag dieser Wert bei 2,5 %. In der europäischen Studie wurden allerdings unterschiedliche symptothermale Methoden getestet.

Die Gebrauchssicherheit ergibt eine Pearl-Index von 2,3

Kalender- oder Rhythmusmethode

Dieser Methode liegen Berechnungen zugrunde, die sich auf die letzten 6–12 vorangegangenen Zyklen beziehen. Ogino nahm zur Berechnung der von ihm angegebenen Zeitspanne eine maximale Lebenszeit der Spermien von 3 Tagen an. Knaus legte als fruchtbare Phase die Zeitspanne von 3 Tagen vor der Ovulation bis 1 Tag nach der Ovulation fest. Um den Schwankungen der Zyklen gerecht zu werden, empfahl schließlich Marshall zur Berechnung der fruchtbaren Zeit die Formel: Kürzester Zyklus –18: erster fruchtbarer Tag; längster Zyklus –10: letzter fruchtbarer Tag.

Kürzester Zyklus –18: erster fruchtbarer Tag; längster Zyklus –10: letzter fruchtbarer Tag

Diese Rechenmethode ist die beliebteste Methode aller periodischen Abstinenzmethoden. Bedingt jedoch durch die großen Schwankungsbreiten der Zyklen und unterschiedlichste Einflüsse auf die Zyklusdauer, ergab sich letztendlich eine relativ ▶ hohe Fehlerrate. Die Effektivität der Kalendermethode wird hinsichtlich Methodensicherheit nur in sehr wenigen Publikationen beurteilt. Sie schwankt jedoch in den Angaben zwischen einem Pearl-Index von 5,9 und 47.

▶ **Hohe Fehlerrate**
Die Effektivität schwankt zwischen einem Pearl-Index von 5,9 und 47

Die Tabelle 2 fasst die von Döring zusammengetragenen wesentlichen Beurteilungspunkte der unterschiedlichen Methoden der NFP übersichtlich zusammen. Hinsichtlich der Ergebnisse der vergangenen 25–30 Jahre lässt sich feststellen, dass die strenge Form der Temperaturmethode und die symptothermale Methode zu den zuverlässigsten kontrazeptiven Methoden überhaupt gehören. Damit ist die Feststellung gerechtfertigt, dass diese Methoden der NFP nicht nur für diejenigen interessant sind, denen aus religiösen oder weltanschaulichen Gründen andere Methoden nicht zugängig sind, sondern dass sie durchaus auch das Interesse der medizinischen Allgemeinheit verdienen. Ärztlicherseits können aber weder die Ovulationsmethode noch die Kalendermethode empfohlen werden, da sie zu unzuverlässig sind.

> Die strenge Form der Temperaturmethode und die symptothermale Methode gehören zu den zuverlässigsten kontrazeptiven Methoden

Tabelle 2
Vor- und Nachteile der verschiedenen Methoden der natürlichen Familienplanung (Nach Döring 1988)

Vorteile	Nachteile
Hohe Zuverlässigkeit bei TM und STM	Schlechte Zuverlässigkeit bei OM und KM
Die absolut unschädlichste Methode der Kontrazeption	Wegen der erforderlichen Abstinenz nicht gut geeignet für junge Paare
Keine Vorbereitungshandlungen unmittelbar vor dem sexuellen Kontakt erforderlich	Akzeptabilität eingeschränkt, weil manche Paare der Sache nicht trauen
Reversibilität	Hohe Versagerquote zu erwarten, wenn die Motivation nicht gut ist
Keine Probleme mit Verträglichkeit	Hohe Versagerquote bei schlechter Ausbildung
Keine Nebenwirkungen	Tägliches Temperaturmessen oder Schleimbeurteilen vor dem Aufstehen morgens erforderlich
Keine Beeinträchtigung der späteren Fertilität	Gewisses Maß an Intelligenz für die richtige Deutung der Aufzeichnungen notwendig
Gute Akzeptanz, wenn Partner kooperiert	Während der Stillperiode evtl. schlecht praktikabel
Kein chemischer oder mechanischer Eingriff in den Organismus	Bei stark irregulären Zyklen nur beschränkt anwendbar
Keine Kosten nach Erlernen der Methode	

Neue Technologien in der NFP

Wendet eine Frau zur Beobachtung ihrer zyklusabhängigen Körperveränderungen ▶ technische Hilfsmittel an, die ihr erlauben, Symptome festzustellen, die sich normalerweise der natürlichen Betrachung entziehen, so spricht man, entsprechend einer weltweit anerkannten Sprachregelung heute von den sog. neuen Technologien in der NFP [6]. Es werden dabei unterschiedlichste Messgeräte und Messvorrichtungen benützt, wobei damit teilweise direkte, teilweise aber auch indirekte Zyklusmarker festgestellt werden.

Zur Verarbeitung der gemessenen Signale können einfache Geräte eingesetzt werden, es können aber auch hochkomplizierte Computer verwendet werden, in die Ergebnisse der Körperphysiologie oder aber Beobachtungen, die bei den originären NFP-Methoden gemacht worden sind, einprogrammiert sind. Den gemessenen Veränderungen werden Zyklusveränderungen zugeordnet, die im Lauf des Wachstums einer Eianlage oder verknüpft mit dem Eisprung oder der Entwicklung des Gelbkörpers zu beobachten sind. Die unterschiedlichen Geräte mit den gemessenen Parametern und den Handelsnamen bzw. technischen Namen sind in Tabelle 3 zusammengestellt.

Will man die Möglichkeiten denkbarer neuer Technologien hinsichtlich der Anwendung in der Familienplanung testen, so schlagen wir ein bestimmtes standardisiertes Vorgehen vor: Grundsätzlich geschieht die Ersttestung in sog. ▶ Effektivitäts-Findungs-Studien (efficacy finding studies, EFS).

▶ Technische Hilfsmittel

▶ Effektivitäts-Findungs-Studien (EFS)

Tabelle 3
Geräte und Parameter, die in den neuen Technologien verwendet werden

Prinzipien	Geräte
Hormonmessungen und Computerprogramm	Persona
Temperaturmessung und Computerprogramm	Babycomp/Ladycomp
	Cyclotest 2 plus
	Bioself 2000
	Mini-Sofia
Messung elektrischer Widerstand und Computerprogramm	Cue-fertility-Monitor
Mini-mikroskope	PC 2000
	Pg 53
pCO_2-Messung	Capnodig

Bei diesen Untersuchungen wird praktisch die von einem Gerät ermittelte fertile Zeit (Beginn, Ende, Dauer) mit der fertilen Zeit verglichen, die mittels ultrasonographischer Messung des wachsenden Follikels und mittels Messung des LH-Peaks im Zyklus, der dem Eisprung ca. 36 h vorausgeht, oder mittels einer originären NFP-Methode als Referenzmethode festgelegt wurde. Die Berechnung der fertilen Zeit erfolgt dann mittels Einbeziehung der bekannten Überlebenszeit von Eizelle und Samenzelle bis zur Befruchtung. Entsprechend der WHO-Definition beträgt die Länge der so bestimmten fruchtbaren Zeit 6 Tage. Bei unseren eigenen Untersuchungen wurde ein Tag zugefügt, da wir eine Empfängniswahrscheinlichkeit von 10% bei den Tests von kontrazeptiv einzusetzenden Geräten als noch zu hoch empfanden.

Hormoncomputer

In einer prospektiven Multicenterstudie wurde das Gerät Persona (Fa. Unipath) untersucht [7]. Bei diesem Gerät wird ein Computer eingesetzt, der zum einen die physiologischen Hormonwerte und Zyklusverläufe in einem Programm erfasst hat und in der Lage ist, ▶ **Hormonmessungen an Urinteststreifen** durchzuführen. Die Frau muss nur mittels Knopfdruck dem Gerät den Menstruationsbeginn mitteilen und dann jeden Morgen das Gerät, das eine brillenetuiähnliche Form hat, aufklappen. Rote bzw. grüne Indikatorlampen teilen der Frau mit, ob das Gerät sie für fruchtbar bzw. unfruchtbar hält. Eine gelbe Lampe fordert die Anwenderin an bestimmten Tagen auf, einen Streifenurintest durchzuführen. Im Streifenurintest werden Estriol-Glucuronid und LH im Urin gemessen. Aus den gemessenen und gespeicherten Daten errechnet das Gerät eine fruchtbare Zeit.

In der bereits oben erwähnten Multicenterstudie wurden von 710 Frauen 7.209 Zyklen erfasst. Es traten 169 ungeplante Schwangerschaften auf, davon 67 Methodenschwangerschaften. Es ergab sich damit ein 13 Monate-Life-table-Wert von 12,1%. Das heute auf dem Markt befindliche Gerät Persona hat einen Algorithmus, der eine sorgfältigere Kalkulation des Schwangerschaftsrisikos ermöglicht. Für dieses Gerät beträgt die kalkulierte Versagerrate 6,2%.

Temperaturcomputer

Auf dem Markt befinden sich die Geräte Babycomp/Ladycomp, Cyclotest 2 Plus, Bioself 2000 und Minisophia. Soweit uns bekannt ist, laufen derzeit mit all diesen Geräten keine prospektiven Studien. Allerdings liegen Studienergebnisse von Vorläufermodellen vor.

In einer retrospektiven Anwenderstudie wurde das Gerät Ladycomp/Babycomp untersucht. Von 597 Frauen standen 10.275 Zyklen zur Auswertung zur Verfügung. Es traten 33 ungeplante Schwangerschaften auf, was einem Pearl-Index (Gebrauch) von 3,8 entspricht. Die Methode hat nur in 6 Fällen versagt (Pearl-Index 0,7). In Effektivitäts-Findungs-Studien lag die erwartete Versagerquote zwischen 0 und 5,0%.

Für das Gerät Cyclotest 2 Plus wurde ein Vorläufermodell (Cyclotest B) untersucht. Die erwartete Versagerquote lag zwischen 4,3 und 6,2%. In einer Effektivitäts-Findungs-Studie mit dem Temperaturcomputer Cyclotest 2 Plus konnten 207 13. Zyklen von einer gleichen Anzahl von Frauen (100%) ausgewertet werden. Es zeigte sich, dass der Beginn der fruchtbaren Zeit in 58% am gleichen Tag wie durch die Referenzmethode bestimmt, das Ende der fruchtbaren Zeit in 61,4% identisch festgelegt wurde. Nur in 12,6% der Zyklen wurde der Beginn der fruchtbaren Zeit näher am Eisprung kalkuliert, nur in 2,4% der Zyklen wurde das Ende der fruchtbaren Zeit früher als das zu erwartende Ende angegeben.

Auch zu dem Gerät Bioself 2000 liegen Vortests vor. In unterschiedlichen Untersuchungen wurden Versagerquoten zwischen 1 und 14% angegeben. Das Gerät Bioself 2000 wird derzeit in Kanada getestet. Von Bioself 110 liegt eine alte prospektive Effektivitätsstudie vor, die eine Gerätefehlerrate von 7–8% ergab.

pCO₂-Messgeräte

▶ Alveoläre Kohlensäurespannung

Bereits 1946 hat Döring berichtet, dass der Verlauf der ▶ **alveolären Kohlensäurespannung** im Zyklus überzeugend biphasisch ist. Er fand heraus, dass die CO_2-Spannung 2 Tage vor dem Temperatursprung abfällt und kam zu der Schlussfolgerung, dass diese Veränderung ein zeitlich exakteres Zeichen der Progesteronwirkung und damit des Eisprungs ist, als der Anstieg der Basaltemperatur. Erst heute haben technische Weiterentwicklungen dazu geführt, dass ein Gerät für die Praxis entwickelt wurde, das in der Lage ist, relativ problemlos die Frau den pCO_2 zuhause bestimmen zu lassen.

Dieses Gerät wurde in einer Effektivitäts-Findungs-Studie (Pilotstudie) von Jakob et al. 1997 getestet. Es zeigte sich ein deutlicher ▶ **Abfall des pCO_2 1–2 Tage vor der Ovulation** bei 15 Frauen. Die Tests werden fortgesetzt. Es ist allerdings zu kommentieren, dass das Gerät eher zur Planung periovulatorischer Maßnahmen als zur Empfängnisverhütung geeignet sein wird, falls sich die Vorwarnzeit von 1–2 Tagen bestätigen sollte.

▶ Abfall des pCO2 1–2 Tage vor der Ovulation

Widerstandsmessgeräte

Nach verschiedenen Versuchen hat sich eigentlich nur das Gerät CUE-fertility-Monitor (Fa. Zentek, Denver, Colo., USA) für eine Widerstandsmessung als interessant erwiesen. Alle übrigen Geräte und Vorrichtungen zeigten eine zu geringe Messgenauigkeit.

Beim CUE-fertility-Monitor werden Widerstände im Speichel und in der Scheidenflüssigkeit gemessen

Das Gerät CUE-Fertility-Monitor wurde in zahlreichen EFS-Studien untersucht. Erstaunlicherweise sind die Ergebnisse relativ widersprüchlich: sie schwanken zwischen relativ hoher Zuverlässigkeit und wenig überzeugenden Ergebnissen. Das Problem des Geräts liegt wohl darin, dass das sehr interessante periovulatorische Signal „cue-peak" nicht in allen Zyklen gefunden werden kann. Bedauerlicherweise führt dies zu Fehleinschätzungen, da die Angaben „Signal nicht gefunden" und „Signal nicht vorhanden" technisch derzeit nicht zu trennen sind. Das Gerät ist in Deutschland nicht auf dem Markt.

Weitere Geräte

▶ Schleimmengenmessgerät

Das Rovumeter stellt ein ▶ **Schleimmengenmessgerät** dar, das von G. Schumacher (Chicago) vorgeschlagen wurde. In einer prospektiven Anwenderstudie von Flynn et al. zeigt sich eine Zuverlässigkeit für den Nachweis der zu erwartenden Ovulation von 86%.

Die Effektivität der Speichelgeräte PC2000 und Pg53 ist nicht gesichert

Zwei Geräte, PC2000 und Pg53, verwenden als nachweisbares Signal das Kristallisationsphänomen von Zervikalschleim oder Speichel, die beide zyklusabhängig sind. Die Veränderungen werden praktisch mit einer Lupenvergrößerung, die eben das Gerät darstellt, erfasst. Aus der Art und dem Vorhandensein des Phänomens wird auf die fertile bzw. infertile Zeit geschlossen. Größere Effektivitäts-Findungs-Studien liegen leider nicht vor. Bisher vorgenommene Pilotuntersuchungen zeigen Versagerquoten, die zwischen 10 und 20% liegen.

Gemeinsamkeiten und Unterschiede der NFP-Methoden

Vergleicht man zusammenfassend die originären NFP-Methoden und die Methoden der NFP, die neue Technologien verwenden, so findet man Gemeinsamkeiten zwischen den Anwenderinnen beider Methoden: sie pflegen einen vorsichtigen Umgang mit dem eigenen Körper, streben eine persönliche Verantwortung für die Fruchtbarkeit an und vermeiden hormonelle oder invasive Manipulationen des eigenen Körpers.

Es finden sich jedoch auch Unterschiede zwischen den Anwenderinnen: die Beurteilung der eigenen Fruchtbarkeit erfolgt völlig unterschiedlich, einmal durch eigene Beobachtung, zum anderen mittels technischer Hilfsmittel. Die Anwenderinnen der NFP wollen ihren Körper selbst beobachten. Die NT-Anwenderinnen sind damit zufrieden, ihren Körperstatus mittels technischer Hilfsmittel zu beurteilen. Damit handelt es sich mit großer Wahrscheinlichkeit nicht um konkurrierende Anwendergruppen.

Coitus interruptus und reservatus

▶ **Unterbrechung der Kohabitation**

Der Pearl-Index liegt bei 10–20

Es handelt sich um die ▶ **Unterbrechung der Kohabitation** vor der Ejakulation. Interessant ist, dass in manchen Ländern der Coitus interruptus als „natürliche Methode" gilt. Dies ist bei Vergleich von Statistiken wichtig. Der Pearl-Index liegt bei 10–20. Der regelmäßigen Anwendung steht entgegen, dass der weibliche Partner häufig um den Orgasmus betrogen wird. Neurotische Verhaltensstörungen sollte man damit aber nicht in Zusammenhang bringen. Urologische Störungen wurden nicht beobachtet.

▶ **Sexuelle Vereinigung ohne Samenerguss**

Der Coitus reservatus (Carezza, Mazdaznan-Coitus) wird fast nur im asiatischen Kulturraum praktiziert. Es handelt sich um eine 1–2 h dauernde ▶ **sexuelle Vereinigung ohne Samenerguss**. Bei den Männern resultieren zuweilen funktionelle urologische Störungen. Über die Versagerquote des Coitus reservatus gibt es unseres Wissens nach keine Publikationen.

Barrieremethoden

Das Kondom

Ein großer Vorteil des Kondoms ist die Effektivität gegen sexuell übertragbare Krankheiten

Das Kondom stellt ein sehr wirkungsvolles Kontrazeptivum dar, das bei richtiger Anwendung durchaus Pearl-Indizes von 4–5 erwarten lässt [8]. Ein großer Vorteil ist die Effektivität gegen sexuell übertragbare Krankheiten (STD), insbesondere heute Clamydien, Hepatitis B, HPV und HIV. Obwohl diese Wirkung nicht 100%ig ist, ist bei Kondomträgern doch eine starke Reduktion der Übertragungsraten nachgewiesen worden.

Die Effektivität des Kondoms ist stark abhängig von der richtigen Anwendung

Die Effektivität des Kondoms ist stark abhängig von der richtigen Anwendung: Es sollte nicht zu spät übergezogen werden, beim Überziehen nicht in der Struktur verletzt werden und darf nach der Ejakulation nicht zu lange belassen werden, da aufgrund des Nachlassens der Tumeneszenz des Penis relativ schnell die Dichtheit an dem Rand des Kondoms nachlässt.

Das Frauenkondom

Wenn eine Barrieremethode vom Mann nicht gewünscht oder nicht akzeptiert wird, kann sich heute die Frau durch ein Frauenkondom schützen, das unter dem Namen ▶ **Femidom** zumindest in den an Deutschland angrenzenden Ländern im Handel ist.

▶ **Femidom**

Das Frauenkondom besteht aus Polyurethan

Das Femidom besteht aus dem körperfreundlichen Kunststoff Polyurethan. Dieser Kunststoff ist sehr strapazierfähig, raschelt und knistert aber bei der Manipulation, was zuweilen als störend empfunden wird. Das Femidom kann von außen sichtbar sein, was in bestimmten Situationen seine Anwendung limitiert. Es ist allerdings auch bei Latexallergie verwendbar, da es diesen Stoff nicht enthält. Der besondere Vorteil liegt darin, dass mit diesem Kondom der Frau eine Barrieremethode zur Verfügung steht, mit der sie sich gegen STD schützen kann. Größere Studien zur Zuverlässigkeit der Methode existieren nicht.

Portiokappe, Diaphragma und chemische Mittel

Diaphragma und Portiokappe werden in Deutschland sehr selten angewandt

Diaphragma und Portiokappe sind in Deutschland sehr selten angewandte Methoden. Frauen, die damit Erfahrung haben und das Einlegen korrekt durchführen, können damit jedoch eine gute kontrazeptive Sicherheit erlangen. Als neue Modifikation der Portiokappe ist das Lea-Implantat zu erwähnen. Über dieses okkludierende Pessar sind derzeit nur Zwischenergebnisse über eine dreimonatige Anwendung publiziert.

▶ **Zusatzmaßnahme**
▶ **Nonoxinol 9**

Chemische Mittel spielen als ▶ **Zusatzmaßnahme** bei der Verwendung von Barrieremethoden eine Rolle. Meist wird als spermizider Wirkstoff das ▶ **Nonoxinol 9** verwandt. Die entsprechenden Präparationen haben allerdings häufig den Nachteil, dass es zu Reizungen im Bereich der Genitalhäute kommt. Dies kann ihre Anwendung limitieren.

Zusammenfassend ist über alle nichthormonalen Kontrazeptiva zu sagen, dass sie mehr oder weniger ohne Eingriffe in das Körpergeschehen wirken. Da denkbare Eingriffe jedoch methodenabhängig verschieden stark sind, kann man erwarten, dass sich ihre Anwenderinnen grundsätzlich unterscheiden, sodass sie eher nicht miteinander konkurrieren. In verschiedenen Ländern der Erde hat die Anwendung dieser Methoden das Einführen der hormonellen Kontrazeptiva entweder verhindert oder aber ihre Anwendung eingeschränkt.

Intrauterinpessare

Es handelt sich um eine intrauterine Einlage, deren Form sehr unterschiedlich sein kann. Moderne Intrauterinpessare haben mit den früher angewandten Einlagen nicht mehr viel gemeinsam [9].

Sie bestehen aus inertem Material mit einem Kupferanteil

Sie bestehen inzwischen alle aus inertem Material, das die Form der Spirale festlegt und zusätzlich einem Kupferanteil, der meist in Form einer Wendel die Arme des Intrauterinpessars bedeckt. Das Zufügen des Kupfers verstärkt die kontrazeptive Effektivität und stellt außerdem noch einen Infektionsschutz als bakterizides Metall dar. Nach größeren modernen Effektivitätsstudien darf man von einem ▶ **Pearl-Index von 1–2** bei modernen kontrazeptiven kupferhaltigen Spiralen ausgehen.

▶ **Pearl-Index von 1–2**

▶ **Hormonhaltige Intrauterinspiralen**

Dass die Effektivität stark von der Art der Spirale abhängig ist, zeigt Tabelle 4, die einer Zusammenstellung nach Moyer et al. entnommen ist. ▶ **Hormonhaltige Intrauterinspiralen** wie Mirena, die ein Gestagen enthalten, das kontinuierlich abgegeben wird, haben eine Zuverlässigkeit, die annähernd einem Pearl-Index von 0 entspricht. Positive Zusatzeffekte von Mirena sind eine Abnahme von Blutungsdauer und Blutungsintensität, insbesondere bei Frauen mit vorheriger Hypermenorrhö aus unterschiedlicher Ursache. Bei 10–20% der Frauen bleibt die Blutung unter Mirena vollständig aus. Bis es allerdings zu diesem Effekt kommt, können 3–6 Monate vergehen, während denen häufig Schmierblutungen, auch über längere Zeit auftreten. Die Frauen können dies akzeptieren, wenn sie vorher darüber informiert werden. Bei Entfernen dieses gestagenhaltigen Systems normalisieren sich die Veränderungen innerhalb von 30 Tagen und die Möglichkeit einer Konzeption ist wieder vorhanden.

Tabelle 4
Spezifische Angaben zu unterschiedlichen Intrauterinspiralen (IUD) (mod. nach Moyer et al. 1980). Insbesondere die Fortsetzungsrate gibt Auskunft über die Akzeptanz der Spiralen durch die Anwenderinnen

IUP-Typ	Pearl-Index	Spontanausstoßungen	Entfernungsrate	Fortsetzungsrate
Lippes-Loop D	2,6	10,8	11,8	68,0
Kupfer-T	1,6	9,7	8,5	72,3
Kupfer-7	2,9	15,7	10,9	62,6
Multiload Cu 250	0,7	1,4	3,7	86,7
Progestasert Multiparae	1,9	3,1	9,7	79,1

Aus ideologischen Gründen wurde sehr lange über die Wirkungsweise der Intrauterinspirale diskutiert. Es steht heute fest, dass die Hauptwirkung eine ▶ **spermizide Wirkung** ist: durch diese Wirkung kommt es zu einer Inaktivierung der Samenfäden, vermittelt über eine sterile Entzündung des Endometriums. Abortiv wirkt eine Spirale höchstens nur dann, wenn eine postkoitale Anwendung erfolgt ist.

▶ **Spermizide Wirkung**

Zu den Nebenwirkungen wäre noch zu sagen, dass die Aufklärung über eine Spirale ein mögliches ▶ **Infektionsrisiko** mit den entsprechenden Folgen enthalten muss. Als Folge der Infektion wird angegeben, dass gehäuft Adnexentzündungen auf-

▶ **Infektionsrisiko**

treten, die dann wiederum zu einer Reduktion der Fertilität und dann ggfs. zum Auftreten von Extrauteringraviditäten führen können.

Kritisch ist allerdings anzumerken, dass IUP-assoziierte Entzündungen ü. a. mit der Einlage zusammenhängen. Das erhöhte Infektionsrisiko der IUP-Trägerinnen ist zudem durch die Lebensführung bedingt. Dies gilt auch für die berichtete erhöhte Infertilitätsrate. Es ist bekannt, dass bei Auftreten einer Schwangerschaft die Rate an Extrauteringraviditäten erhöht ist. Diese ist allerdings bei IUP-Trägerinnen insgesamt geringer wegen der empfängnisverhütenden Wirkung mit Auftreten von weniger Schwangerschaften. Das Abortrisiko bei liegender Spirale liegt bei über 50%. Es besteht allerdings, wenn eine Schwangerschaft fortgeführt wird, kein erhöhtes Fehlbildungsrisiko. Blutungsstörungen und Dysmenorrhöen sind die Hauptgründe für das Entfernen eines IUP.

Interessant ist noch das ▶ **Wiedereintreten der Fertilität** nach Entfernung eines Kupfer-IUP: Nach Beller, Schweppe und Wagner steigt die kumulative Rate der Schwangerschaften innerhalb eines Jahres nach Entfernen des IUP auf 91,7% an. Diese Zahl zeigt, dass auf die Dauer keine Reduktion der Fertilität von IUP-Trägerinnen zu erwarten ist.

Die ▶ **Anwendungshäufigkeit** unterscheidet sich auch innerhalb Europas sehr stark. In Deutschland wird eine Nutzungshäufigkeit von ca. 10%, in den Niederlanden von 8% angegeben. In UK wird das IUD nur von ca. 5% der Frauen im betroffenen Alter angewandt. In Frankreich wiederum nutzen fast 20% der Frauen das IUD. Die höchsten Anwenderraten finde man in Norwegen und Skandinavien mit ca. 30%.

Abschließend sollte man vielleicht nochmals darauf hinweisen, dass die Häufigkeit bakterieller Entzündungen des kleinen Beckens bei Spiralenträgerinnen mit dem Insertionsprozess und mit dem Risiko sexuell übertragener Krankheiten im Zusammenhang steht und nicht so sehr mit der Spirale. Wichtig ist auch, dass die Entzündungshäufigkeit mit der Liegedauer abnimmt und dass sie umso geringer ist, je weniger eine Verbindung zwischen Uterushöhle und Vagina, z. B. durch Indikatorfäden oder gar durch besonders geformte Spiralen besteht. Das Gesagte trägt auch zu dem Rat bei, die Spirale eher selten auszutauschen: Wenn eine Frau mit ihrer Spirale zurecht kommt, sollte man eher die Liegedauer verlängern.

Aus dem Gesagten ergibt sich, dass die Risikogruppe die Frauen unter 25 Jahren sind, mit häufig wechselnden Sexualpartnern, unabhängig von der Parität. Hinsichtlich der Effektivität der Spirale sei auf große Statistiken verwiesen, die eine Versagerquote zwischen 0,7 und 2,9 Pearl-Index angeben. Aus diesen Untersuchungen ergeben sich eindeutige Hinweise, dass Versagerquote und Spiralenmodell zusammenhängen.

Endgültige Methoden der Familienplanung

Als endgültige Methode der Familienplanung ist die ▶ **Sterilisation** bei Frau oder Mann zu nennen. Während früher die Sterilisation rechtlich nicht eindeutig einzuordnen war, wird heute das Selbstbestimmungsrecht der Frau oder des Mannes als hohes Rechtsgut angesehen, sodass der wohlüberlegte Wunsch nach permanenter Unfruchtbarmachung dadurch im juristischen Sinne hinreichend gerechtfertigt ist. Allerdings muss die Aufklärung über die Maßnahme umfassend sein und dokumentiert werden. Besonders wichtig ist auch die Einsichtsfähigkeit der Patientin für die geplante operative Maßnahme.

Die gebräuchlichste Methode der Sterilisation bei der Frau ist die pelviskopisch vorgenommene thermische Destruktion der uterusnahen Tubenanteile an mindestens 2 Stellen. Eine Durchtrennung der koagulierten Tube wird heute nicht mehr als sinnvoll erachtet, da dadurch die Versagerquote sicher nicht reduziert wird.

Bei der Aufklärung wichtig ist der Hinweis auf eine ▶ **Versagerrate von 2–6‰**, die nicht durch technisch fehlerhaft durchgeführte Sterilisationsmaßnahmen, sondern durch die Möglichkeit der Regeneration bedingt ist. Neuere Techniken mit transuterinem hysteroskopischen Vorgehen haben die in sie gesetzten Erwartungen bis heute nicht erfüllt. Die einzige Methode ohne Versagerrisiko ist die ▶ **Hysterektomie**.

Literatur

Hinweis: Die Literatur kann beim Verfasser angefordert werden

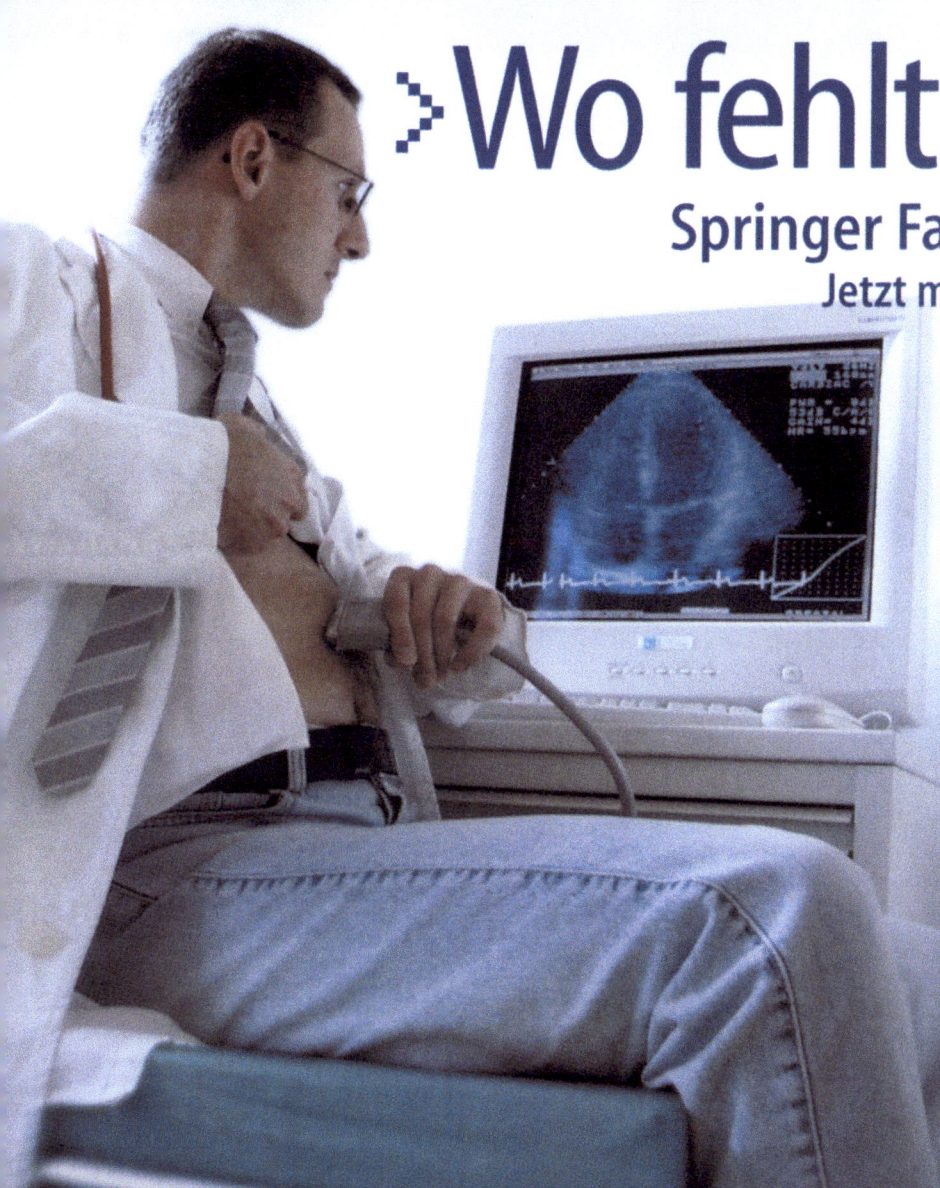

If you have any concerns about our products,
you can contact us on
ProductSafety@springernature.com

In case Publisher is established outside the EU,
the EU authorized representative is:
**Springer Nature Customer Service Center GmbH
Europaplatz 3, 69115 Heidelberg, Germany**

Printed by Libri Plureos GmbH
in Hamburg, Germany